普通高等教育"十一五"国家级规划教材

临床营养学

第4版

主　编　郝丽萍　夏　敏

副主编　高永清　孙桂菊　杨雪锋

编　　委（以姓氏汉语拼音为序）

蔡红琳　华中科技大学同济医学院附属协和医院　　蔡美琴　上海交通大学医学院

高永清　广东药科大学食品科学学院　　　　　　　郭怀兰　湖北医药学院公共卫生与健康学院

韩　浩　山西医科大学公共卫生学院　　　　　　　郝丽萍　华中科技大学同济医学院公共卫生学院

贺　娟　青岛大学附属医院　　　　　　　　　　　蒋建华　安徽医科大学第一附属医院

李　莉　新疆医科大学第一附属医院　　　　　　　厉曙光　复旦大学公共卫生学院

梁　惠　青岛大学公共卫生学院　　　　　　　　　刘菊英　中南大学湘雅医院

曲　巍　滨州医学院附属医院　　　　　　　　　　单毓娟　温州医科大学公共卫生学院

孙桂菊　东南大学公共卫生学院　　　　　　　　　唐玉涵　华中科技大学同济医学院公共卫生学院

王南平　三峡大学健康医学院　　　　　　　　　　吴晓旻　武汉市疾病预防控制中心

夏　敏　中山大学公共卫生学院　　　　　　　　　徐上知　石河子大学医学院

杨　晶　苏州大学附属第一医院　　　　　　　　　杨　艳　西南医科大学公共卫生学院

杨建军　宁夏医科大学公共卫生学院　　　　　　　杨万水　安徽医科大学公共卫生学院

杨雪锋　华中科技大学同济医学院公共卫生学院　　张喆庆　南方医科大学公共卫生学院

郑锦锋　中国人民解放军东部战区总医院　　　　　左学志　华中科技大学同济医学院附属同济医院

编写秘书　唐玉涵

科　学　出　版　社

北　京

内 容 简 介

本书分为上、中、下三篇。上篇主要介绍营养素的相关基础与应用，包括传统的营养学中的能量、蛋白质、碳水化合物、脂类、维生素、矿物质和水，还介绍了近些年被广泛关注和研究的其他膳食成分，以及药物与食物的相互作用。中篇主要介绍住院患者的营养风险筛查和评价，各种膳食和治疗中的相关营养支持（如肠内、肠外营养）及诊断和试验用的有关特殊膳食，食谱编制原则和方法等，有较强的适用性。下篇主要介绍膳食、营养与常见多发相关疾病的发生、发展、防治的关系。本版在保持前三版基本结构基础上，进行了知识的更新，如膳食营养素参考摄入量采用中国营养学会 2023 年修订的数据等，编排顺序也有所变动，希望更有利于学生的学习。

本书供临床医学、预防医学、基础医学、口腔医学、麻醉学、医学影像学、药学、医学检验技术、护理学、法医学等专业本科生和研究生使用，也可作为科研人员的参考用书。

图书在版编目（CIP）数据

临床营养学 / 郝丽萍，夏敏主编. — 4 版. — 北京：科学出版社，2025. 1.
（普通高等教育"十一五"国家级规划教材）. — ISBN 978-7-03-079004-0

Ⅰ. R459.3

中国国家版本馆 CIP 数据核字第 2024BJ0388 号

责任编辑：钟　慧 / 责任校对：宁辉彩
责任印制：张　伟 / 封面设计：陈　敬

科学出版社 出版

北京东黄城根北街 16 号
邮政编码：100717
http://www.sciencep.com

北京中科印刷有限公司印刷
科学出版社发行　各地新华书店经销

*

2004 年 8 月第　一　版　开本：787×1092　1/16
2025 年 1 月第　四　版　印张：24
2025 年 1 月第三十八次印刷　字数：710 000

定价：98.00 元
（如有印装质量问题，我社负责调换）

目　　录

绪 论

一、临床营养学的概念

营养学是研究人体营养规律及其改善措施的学科。临床营养学是营养学与医学的交叉学科，是将营养学应用到临床的理论研究与实践的学科。具体来讲，临床营养学是研究人体处于各种病理状态下的营养需求与供给特点，根据疾病的种类、病情、患者的营养状况等，结合疾病诊疗需要，合理地制订或调整营养治疗方案，实施营养治疗，以改善机体代谢、增强抵抗力，达到促使疾病好转或痊愈的目的。疾病的营养治疗是现代综合治疗的重要组成部分。

临床营养学是营养学的重要领域，与营养学和临床医学的发展联系密切。随着医学模式的改变和研究的深入，临床营养学的内涵不断拓展和变化。临床营养学不仅仅是营养治疗，还涉及营养因素在疾病发病过程中的机制、营养与机体对疾病抵抗力的关系及营养在疾病预防、治疗和康复等方面的作用。分子营养学研究逐步揭示和明确营养因素在发病机制中的作用，为采取营养措施防治这些疾病奠定理论基础，营养流行病学研究使营养学在慢性非传染性疾病防治中的作用提高到一个新的水平。因此现代临床营养学是一门研究膳食、营养预防疾病发生发展，以及治疗或辅助治疗疾病，促进康复的相关基础理论、基本知识和基本技能的学科。

二、临床营养学的发展历程

（一）国外临床营养学发展

临床营养学与营养学和医学几乎同步发展。临床营养学的发展历程大致可分为以下三个时期。

1. 萌芽与形成期　关于人工营养的最早记载可追溯到 3500 年前，希腊人及埃及人将牛奶、乳清、葡萄酒和大麦肉汤作为食物和（或）药物的形式通过直肠灌肠来提供营养以治疗各种肠道疾病。

1598 年，威尼斯医生卡皮瓦切斯（Capivacceus）报道了首个使用空心管将液体推入患者的食管进行肠内喂养的案例。自此，肠内营养开始得到进一步发展，在该时期人们尝试使用管饲通过上消化道给予食物，为患者提供能量和营养素，并对管饲的材料进行了逐步的改进。到 19 世纪，人们开始使用橡胶管进行管饲。而在同一时期，胃造口术喂养及空肠造口术喂养也开始逐渐发展起来。

肠外营养的发展可追溯到克劳迪亚斯·盖伦（Claudius Galenus）首次描述了静脉血和动脉血之间的差异，以及在 1628 年，英国内科医生威廉·哈维（William Harvey）详细地描述循环系统并发布有关循环系统的著作，这为肠外营养的发展奠定了基础。克里斯托弗·雷恩（Christopher Wren）使用由鹅羽毛笔和猪膀胱制成的装置，通过静脉将葡萄酒和麦芽酒混合营养液注射到犬的血液中。这是肠外营养案例的首次报道。从此之后，人们开始通过将一些营养物质注射进入静脉血中来补充营养。但随着实践的进一步推行，受限于营养学的发展，人们发现不是所有的物质都可通过静脉注射补充营养。如未经修饰的脂肪不能作为静脉注射的营养液，静脉注射蔗糖可随尿液排出，葡萄糖则不排出。电解质溶液不仅可用于静脉注射补充营养，还可用于治疗疾病。

在 19 世纪末，无菌术、输液和输血技术相继被成功应用，使临床营养学向前跨了一大步。该时期主要是通过静脉输注葡萄糖和（或）电解质溶液及输血（包括后期的输注白蛋白等血制品）等对危重患者进行营养治疗。但这还不是真正意义的营养治疗，因其存在明显局限性和不合理性，容易产生不良反应，疗效不理想，具体如下：①提供给机体的营养物质不全；②血制品作为体内蛋白质合成的原料不能为机体提供其他蛋白质合成所需的全部氨基酸；③血制品有可能导致过敏反应及某些疾病的传播等。

2. 临床营养学的全面发展期 进入到 20 世纪，随着现代营养学的发展，临床营养学也开始进入全面发展时期。这一时期，不仅肠外营养技术得到进一步的发展和提升，肠内营养也开发了新的喂养方案，肠外营养制剂亦相继开发成功。

在该时期，肠内营养进入一个新的转折点。1917 年，新成立的美国饮食协会（1917 年 10 月在俄亥俄州的克利夫兰举行首次会议）提出了饮食和肠内营养的基本原则。营养学研究进展使人们认识到氨基酸是蛋白质的前体及氨基酸对人体的必要性，肠内营养制剂自此开始出现。在 20 世纪 30 年代，蛋白质水解物配方开始作为一种营养制剂用于手术患者。20 世纪 40 年代，一种由蛋白质水解物、玉米油、右旋多糖、维生素和矿物质制成的婴儿配方奶粉，用于治疗过敏、腹泻或其他胃肠道功能障碍的婴儿。20 世纪 60 年代，将宇航员饮食（化学组成明确的要素膳）采用管饲用于肠瘘及其他胃肠道疾病患者，治疗获得成功，自此开启了近代肠内营养学。

在该时期肠外营养输入途径及肠外营养制剂也开始跨时代发展。20 世纪中期，以弗朗西斯·摩尔（Francis Moore）教授为代表的外科专家们阐明了外科患者在应激状态下的一系列代谢变化，这些研究结果为营养治疗奠定了全面的理论基础。法国医生罗伯特·奥巴尼亚克（Robert Aubaniac）成功地完成了中心静脉置管术，为静脉营养解决了输入的途径。从制药工业角度，又生产出了可供静脉输注的水解蛋白溶液（1939）、结晶氨基酸（1940）。瑞典阿维德·弗雷特林德（Arvid Wretlind）教授发明的大豆油脂肪乳剂（intralipid）成为极好的静脉用能量物质（1961）。1968 年美国斯坦利·杜德里克（Stanley Dudrick）等医生首先报道了应用全肠外营养（total parenteral nutrition，TPN）的实验及临床研究结果，证明该方法的营养治疗效果显著。

总之，在 20 世纪 60 年代末，肠外营养与肠内营养相继应用于临床，并且均取得较为明显的效果，不仅促使更多患者得到康复，而且对临床营养的输注技术和疾病的代谢有了更为广泛且深入的研究。

3. 临床营养学的成熟期 在 20 世纪后期，肠内营养和肠外营养迅速发展，临床营养支持也完成从营养支持到营养治疗的角色转变，现代临床营养学进入成熟期，该时期主要分为三个阶段：

（1）验证阶段与制剂发展阶段（20 世纪 70 年代）：这一阶段，在主要医院建立了第一批由医生、护士、营养师和药剂师组成的饮食支持小组，为有需要肠内营养或肠外营养的患者提供支持。通过肠内营养和肠外营养改善短肠综合征、烧伤、消化道瘘和严重感染等重症患者营养状况，提高救治率。肠外营养在该时期成为外科手术患者首选的人工营养来源。此阶段，人们对临床营养学的认识主要是静脉高营养（可通过静脉注射给予高能量）改善患者营养状况，使患者快速恢复。

（2）20 世纪 80 年代至今：20 世纪 80～90 年代为快速应用阶段。该阶段临床营养学逐渐应用于临床各个科室，刚开始是在普外科，随后应用于妇产科、内科和神经科等临床学科的重症患者。在 20 世纪后期，人们逐渐认识到不同代谢状态对外源性代谢底物利用率存在差异，过多能量底物会增加代谢负担，造成代谢紊乱、水电解质和酸碱失衡，肝、肺、肾等器官和免疫功能受到损害。因此该时期的临床营养是以"代谢支持"为目的，营养的供给量以不增加机体代谢负担为前提。

随着临床营养的快速应用，在 20 世纪 80 年代后期，学界对肠内营养有了新认识，人们对肠功能有新的认识，认识到肠道是人体最大的免疫器官，是人体的第三种屏障，肠内营养可维护肠黏膜的生长和增殖。若肠道营养不良或肠道免疫功能减弱就会发生细菌相互移位。对肠功能的新的认知也让人们认识到肠内营养的优越性，人们对临床营养形成了如下基本原则：第一，肠道有功能且能安全应用时，应用肠内营养。第二，营养支持，肠内首选，肠内外联合应用。

目前，普遍认为临床营养主要发挥补充性、维护性和治疗性的功能。对于原有营养不良或营养丢失量过大的患者，临床营养主要发挥其补充性的功能。对于病情严重，机体代谢损耗较大，不能经口进食达 5 天以上的患者，临床营养主要发挥其维护性的功能。最后，临床营养还可通过药理性营养起治疗性作用，发挥其治疗性功能。

（二）我国临床营养学发展

1. 我国临床营养学在古代的发展 我国古代临床营养学起源于营养缺乏疾病的营养治疗，东晋时期葛洪撰写的《肘后备急方》就曾记载用动物肝脏治疗维生素 A 缺乏，用海藻治疗碘缺乏所致甲状腺肿等。而后又发展药食同源理论、食物滋补和治疗等。药食同源理论是中国传统临床营养学最为重要的理论。

药食同源理论认为食物与药物之间并无绝对的分界线，许多食物可药用，许多药物也可食用，这就是"药食同源"理论基础，也是食物疗法基础。古代医学家将中药"四气""五味"理论运用到食物，食物也具有"四气""五味"。在中国古代，传统临床营养主要是采用兼有药物功效和食品美味的膳食，通过讲究饮食，使某些疾病得到医治。

2. 我国现代临床营养学的发展 中国现代临床营养学始于营养缺乏病的研究，在 1924～1937 年，临床医学相关科室开展了营养缺乏病的诊治，而家政系建立了营养专业培训营养师。在 1937～1945 年，相关研究机构组建、营养学会建立及营养学杂志的设立为我国临床营养学发展奠定了坚实的基础。自弗朗西斯·摩尔（Francis Moore）教授的著作《外科患者的代谢支持》（1959 年）中关于静脉营养理念的提出后，次年即在国内多家医院试行，随后在曾宪九、黎介寿、吴肇光等前辈的带领下着手进行基础及临床研究，使中国现代临床营养学进入快速发展期。1961 年，吴肇光教授对于全胃切除的患者通过上腔静脉插管输注高渗葡萄糖和水解蛋白质等营养物质，结合手术引流和抗生素等治疗，38 日后患者瘘口自行闭合，这是国内首例肠外营养治疗成功的案例。自此，全国各大医院逐渐将营养治疗应用于疾病治疗当中。在该时期，相关的临床营养学会/学组纷纷成立，极大地促进了临床营养的飞速发展，如中国营养学会临床营养分会、中华医学会外科学分会成立"营养支持学组"、中华医学会肠外肠内营养学分会等。此外，临床营养相关的杂志的创办更加促进了临床营养的发展及进步。

我国的临床营养学科经过半个多世纪的探索和实践，已逐渐成熟和壮大，形成了较为完备的学科体系。2012 年卫生部办公厅印发《临床营养科建设与管理指南（试行）》，规定二级及以上医疗机构应设置临床营养科，极大地推动和普及了医院临床营养科室的建立、临床营养学工作和研究的开展。《"健康中国 2030"规划纲要》明确提出"实施临床营养干预"；在《国民营养计划（2017—2030 年）》中提出的六项重大行动之一即临床营养行动——加强患者营养诊断和治疗，提高患者营养状况。2022 年国家卫生健康委员会办公厅又印发了《临床营养科建设与管理指南（试行）》（以下简称《指南》）。《指南》对医疗机构设置临床营养科和开展相关医疗服务的基本要求、临床营养科的定位及开展的工作任务、临床营养专业人才的培养、信息化建设、质量管理等方面进行了指导和规范。这些政策与指南的实施与发布将对我国医院临床营养科及临床营养学科进一步建设与发展起到重大的积极推动作用，中国的临床营养学必将进入快速发展的新时期。

三、临床营养学的研究内容与展望

临床营养学作为一门学科形成于 20 世纪下半叶，是医学与营养学相结合的学科，具有基础性和应用性的特征，亦具有广泛的多学科性，如与生物化学、药理学和生理学等其他生物学科相互作用。临床营养学的主要研究内容及进展如下：

（一）基础研究

基础研究即研究不同疾病状态下机体代谢特点及对能量和营养素的需要。为保证正常的生长发育，维持身体健康，人体需摄入含有一定种类、数量、适宜比例营养素的食物，摄入过多或不足均会对健康造成损害。同时，患有疾病的个体体内物质代谢会发生改变，对能量和各类营养素的需求也相应发生变化。如烧伤患者分解代谢增强，代谢率增加，创面修复需要蛋白质，因而对能量和蛋白质等的需要增加。因此对于营养与疾病相互作用的系统研究，探究不同个体在不同疾病状态下的代谢变化，以及对能量和营养素需求特点，才能针对性制订适宜的营养治疗方案。

营养不良一直是世界范围内的公共卫生问题。传统营养不良是指因营养素摄入与需求失衡所导致的结果，包括营养过剩、营养不足及维生素和矿物质等微量营养素的缺乏。随着研究的深入进行，认识到营养物质供需失衡并不是营养不良的唯一原因，疾病状况、创伤应激及炎性反应等亦是营养不良发生的重要因素。由于营养素摄入不足引起的营养不良很容易通过营养支持得以逆转和纠正。但在疾病分解代谢旺盛期，能量负平衡及负氮平衡却无法单独通过营养支持得以逆转，即使摄入大量营养物质也无法纠正，只有在有效控制原发病、炎性反应结束、机体进入合成代谢阶段，才能有效恢复消耗的机体组成。因此，对于营养不良的再认识，更加关注机体代谢紊乱和疾病在营养不良中的作用。

当前，临床营养已从传统意义上凭借经验使用转变到从机制上理解与认识，再到循证治疗与应用，因此除临床实践的进一步探索外，基础研究作用至关重要。目前多组学分析、高通量测序等技术为临床营养基础研究提供了机遇和挑战，如有研究者通过代谢组学的改变特征，认识严重疾病打击后，机体营养与代谢调控失衡的机制。随着营养个体化治疗概念的提出，营养治疗与不同个体功能性基因组的关系也成为新的研究热点。

（二）患者的营养状况评价

对患者进行营养状况评价是识别营养不良的重要手段、实施营养治疗的前提。通过评估发现患者在营养上存在的主要问题，为营养治疗原则的制定及选择何种营养治疗方式提供科学依据。同时，在营养治疗过程中，也需要对患者进行经常性或定期营养监测，评定营养治疗效果，及时调整营养治疗方案。

临床上对患者的营养状况进行评价的步骤一般包括：营养筛查、营养评估和营养诊断。常用的营养筛查工具有营养风险筛查 2002（nutritional risk screening 2002，NRS 2002）、主观全面评定（subjective global assessment，SGA）、营养不良通用筛查工具（malnutrition universal screening tool，MUST）、微型营养评定-简表（mini-nutritional assessment short form，MNA-SF）等。营养评估要对患者的一般情况、膳食调查、人体测量、人体组成测定、代谢检测、生化检验和临床检查等调查、测量或检测的结果进行综合考虑，然后给予营养诊断。

营养不良诊断是临床营养治疗的基础，但随着营养不良定义的更新，其诊断标准也一直在修正、补充和调整。2018 年 9 月，全球（营养）领导人发起营养不良（global leadership initiative on malnutrition，GLIM）最新评定（诊断）标准建立，GLIM 标准内容主要是将营养不良评定（诊断）分为营养筛查和诊断评定 2 个步骤。GLIM 标准的建立使国际对营养不良评定（诊断）逐步达成共识，方便学术交流，并推动未来对营养不良评定（诊断）进一步修订、完善。

（三）营养治疗方法和途径

疾病的营养治疗是现代综合治疗的重要组成部分。营养治疗的方法和途径主要包括口服提供（常规饮食，治疗性饮食，强化食品，口服营养补充剂等），通过肠内管饲（肠内营养）或作为肠外（静脉）营养。

临床营养作用已由当初的单纯补充营养转变为通过合理、有效的提供合适营养底物，选择正确喂养途径和时机，调节机体代谢过程，进而维护机体重要器官功能，提高患者救治成功率。因此，为了达到以患者为中心的治疗目标，营养治疗方案一般由一个多学科团队和患者及其护理人员一起制定，包括患者能量、营养素和液体需求、可测量的营养目标（即时和长期）、给予营养治疗的方法和途径、预计治疗持续时间、监测和评估等。在方案制定中选用有效的营养制剂是保证营养治疗效果的重要因素。

在营养学及临床医学不断实践下，大量肠内、肠外营养制剂被研制并应用于临床，取得较好的临床效果。《中华人民共和国食品安全法》和后续制定的《特殊医学用途配方食品注册管理办法》等，大力推动了我国临床营养制剂尤其是肠内营养制剂的研究进程和发展，为实施临床营养干预、推动特殊医学用途配方食品和治疗膳食的规范化应用奠定了基础。

营养科学的发展使人们对营养素有了更新的认识。研究发现，一些关键营养素，如谷氨酰胺、精氨酸、瓜氨酸、ω-3脂肪酸等具有调节炎症反应，帮助恢复免疫和其他生物功能的作用，被称为"免疫营养素"，这些免疫营养素已陆续在营养治疗中应用。此外，有研究证实添加益生菌对某些疾病，如肝移植、创伤、腹部大手术等患者的临床结局有益，但在很多国家的指南中均未对益生菌的种类和剂量作出推荐。《中国成人患者肠外肠内营养临床应用指南（2023版）》中给出的推荐意见，特定疾病使用微生态制剂是有益和安全的，但基于目前的研究结果，无法对普通患者或重症患者常规使用微生态制剂作出推荐意见。因此，需要更多的临床研究和实践来为营养素和益生菌等的临床应用提供科学依据。

（四）各类疾病的营养防治

研究膳食、营养在各类疾病发生、发展和康复中的相互作用和机制，在此基础上提出这些疾病的营养预防和营养治疗措施。

平衡膳食、均衡营养是保证机体健康的重要前提，营养失衡与多种疾病尤其是慢性非传染性疾病如肥胖、心血管疾病、糖尿病、肿瘤等的发生发展密切相关。目前研究表明DASH膳食、地中海式膳食对高血压、心血管疾病防治有益。其他的膳食模式，如东方膳食、日本膳食、低脂饮食、低碳水饮食也广受关注，但还需更多研究证实其临床治疗效果。

常规和个体化的营养治疗可有效改善患者的营养状况、身体功能，有效改善患者的预后，降低并发症的发生率，提高临床治疗效果，促进患者恢复。在临床实际应用中，临床营养治疗主要针对各个疾病做出相应的治疗对策，不同的疾病、不同的疾病状态及不同的个体，其临床治疗对策可能完全不同。如慢性胃炎患者，发作期和间歇期的营养治疗策略不同，胃酸过多者应禁食浓肉汤以避免胃酸分泌增加，而胃酸分泌减少的萎缩性胃炎患者推荐给予浓肉汤等刺激胃酸分泌，增进食欲、促进消化。2型糖尿病营养治疗应遵循个体化原则，如每天总能量的摄入应根据患者体重正常、消瘦和肥胖来分别计算给予。

随着营养基因组学、代谢组学和蛋白质组学等技术的发展，为疾病的精准营养治疗提供了可能，也为临床营养学的发展提供了更为广阔的前景。

（郝丽萍　夏　敏）

上 篇

营养（nutrition）是指人体摄取、消化、吸收、转运和利用食物中营养物质以满足机体生理需要，并排出废物的生物学过程。营养学是研究膳食、营养与人体健康关系的科学，广义的营养学，还包括社会、经济、文化、生活习惯和膳食心理等领域。

所谓营养平衡或合理营养，是指通过合理的膳食和科学的烹调加工，向机体提供足够的能量和各种营养素，并保持各营养素之间的平衡，以满足人体的正常生理需要、维持人体健康的营养。要做到合理营养，必须做到合理膳食（rational diet）。合理膳食包括以下内容：①保证营养合理；②食物安全无害；③烹调加工合理，不仅使食物色、香、味、形俱全，而且能最大限度地降低营养素的损失，并易于消化吸收；④有合理的膳食制度和饮食习惯；⑤有良好的膳食环境和愉快的心情。

为了能更好地理解本篇有关内容，应首先了解以下几个基本概念。营养素（nutrient）是指食物中可维持机体生长发育、活动、繁殖及正常代谢所需的物质。人体需要的营养素包括蛋白质、脂类、碳水化合物、矿物质、维生素和水。由于蛋白质、脂类和碳水化合物的摄入量较大，所以称为宏量营养素（macronutrient）；维生素和矿物质的需要量相对较小，称为微量营养素（micronutrient）。凡在人体内总重量大于体重的 0.01% 的矿物质，称为常量元素（major element），而总重量小于 0.01% 的，称为微量元素（trace element）。食物中的碳水化合物、脂类和蛋白质经过氧化分解释放出能量，满足人体的需要，故称产能营养素（energy-yielding nutrient）。

营养素需要量（nutritional requirement）是指能保证人体健康，达到应有发育水平并能充分有效地完成各项体力、脑力活动所需要的能量和各种营养素的必需的量。鉴于对"良好健康状态"有不同的认定标准，联合国粮食及农业组织（Food and Agriculture Organization of the United Nations，FAO）和世界卫生组织（World Health Organization，WHO）联合专家委员会提出了三个不同水平的营养素需要量：①基本需要量（basal requirement），是指为预防可察知的功能损伤所需要的营养素的量。满足这种需要，机体可正常生长和繁育，临床上不会出现缺乏病的显著症状，但该种营养素在组织内储备很少或没有，短期内膳食供给不足即可造成缺乏。②储备需要量（normative requirement），是指维持组织中储存一定水平的该营养素的需要量，以满足机体的基本需要。但是，究竟个体储备多少量为宜还是尚未解决的课题。③预防出现明显临床缺乏病的需要量，此需要量是比基本需要量更低水平的需要量，低于此需要量，就可能出现临床上的营养缺乏病。营养素需要量是制定膳食营养素参考摄入量的基础。

膳食营养素参考摄入量（dietary reference intake，DRI）是指为了保证健康个体和群体合理摄入营养素，避免缺乏和过量，推荐的每日平均营养素摄入量的一组科学参考值或标准，包括平均需要量、推荐摄入量、适宜摄入量、可耐受最高摄入量，以及与慢性非传染性疾病有关的三个参考摄入量，即宏量营养素可接受范围、降低膳食相关非传染性疾病风险的建议摄入量和特定建议值。

平均需要量（estimated average requirement，EAR）是指某一特定性别、年龄及生理状况群体中个体对某营养素需要量的平均值。按照 EAR 水平摄入营养素，根据某些指标判断可以满足这一群体中 50% 个体营养素需要量的摄入水平，不能满足另外 50% 个体对该营养素的需要。EAR 是制定 RNI 的基础。

推荐摄入量（recommended nutrient intake，RNI）是指通过膳食，满足某一特定性别、年龄及生理状况群体中绝大多数（97%～98%）个体需要的某种营养素的摄入水平。如果已知某种营养素的 EAR 及其标准差（SD），则其 RNI=EAR+2SD；如果资料不充分，不能计算某营养素 EAR 的标准差时，一般设定 EAR 的变异系数为 10%，则其 RNI=1.2×EAR。RNI 可作为个体每日摄入该营养素的目标值。RNI 是根据某一特定人群中体重在正常范围内的个体需要量而设定的。对个别身高、体重超过正常范围较多的个体，可能需要按每千克体重的需要量调整其 RNI。

适宜摄入量（adequate intake，AI）是指通过观察或实验获得的健康群体某种营养素的摄入量。当某种营养素的个体需要量因研究资料不足而不能制定 EAR，从而无法推算出 RNI 时，可通过设定 AI 来代替 RNI。AI 也可作为目标人群中个体营养素摄入量的目标值，但准确性远不如 RNI。

可耐受最高摄入量（tolerable upper intake level，UL）是指平均每日摄入营养素或其他膳食成分的最高限量。摄入量达到 UL 水平对几乎所有个体均不致健康损害，但也不表示是有益的。超过 UL 有可能对机体有害。

宏量营养素可接受范围（acceptable macronutrient distribution range，AMDR）是指三大产能营养素蛋白质、脂类、碳水化合物理想的摄入量范围。通常用某营养素摄入量占摄入总能量的百分比表示，具有上限和下限。如果超过上限或低于下限，就可能增加患某种慢性病的风险。

降低膳食相关非传染性慢性疾病（NCD）风险的建议摄入量（proposed intakes for reducing the risk of diet-related non-communicable disease，PI-NCD）是以膳食相关 NCD 的一级预防为目标，提出的必需营养素的每日摄入量。当 NCD 易感人群某些营养素的摄入量达到建议摄入量（PI）时，可降低其发生风险。

特定建议值（specific proposed level，SPL）是以 PI-NCD 为目标，提出的其他膳食成分的每日摄入量。当该成分的摄入量达到 SPL 时，可能有利于降低疾病的发生风险或死亡率。

第一章　能　量

能量是维持生命活动的必要条件。人体利用食物中的产能营养素（碳水化合物、脂类和蛋白质）供给机体所需能量。产能营养素在体内经生物氧化过程释放化学能，以维持机体代谢、呼吸、循环、神经传导以及肌肉收缩等各种生命活动的正常进行，同时产能过程中释放的能量用于维持体温的恒定。

能量的单位，国际上通用焦耳（joule，J）、千焦耳（kilojoule，kJ）和兆焦耳（megajoule，MJ）。营养学中多使用卡（calorie，cal）和千卡（kilocalorie，kcal）。其换算关系如下：1cal=4.184J；1J=0.239cal。

食物中的产能营养素不可能全部被消化吸收，且消化率也各不相同。即使其被消化吸收后，在体内也不能完全彻底被氧化分解产生热能（特别是蛋白质），而是可产生一些不能继续被分解利用的含氮化合物，如尿素、肌酐、尿酸等，所以在实际应用时，食物中产能营养素的产热量，是按下列换算关系进行的：1g 碳水化合物产能 16.81kJ（4.0kcal）、1g 脂肪产能 37.56kJ（9.0kcal）、1g 蛋白质产能 16.74kJ（4.0kcal）。此外，1g 乙醇在体内产生的能量约为 29kJ（6.9kcal），不可消化的碳水化合物生成的能量约为 8kJ（1.9kcal）。

第一节　人体的能量消耗

成人的能量消耗主要包括基础代谢、体力活动和食物热效应三个方面。对于孕妇，能量消耗还包括胎儿生长发育，母体的子宫、胎盘及乳房等组织增长和体脂储备的需要；乳母的能量消耗还包括乳汁合成、分泌的需要；婴幼儿、儿童和青少年的能量消耗还应包括生长发育的需要。

一、基础代谢

基础代谢（basal metabolism，BM）是指人体在安静和恒温条件下（一般为 18～25℃），禁食

12h 后，静卧、放松而又清醒时的能量消耗。此时能量仅用于维持体温和呼吸、血液循环及其他组织器官的基本生理功能需要，占人体总能量消耗的 60%～70%。

（一）影响基础代谢的因素

人体的基础代谢不仅个体之间存在差异，自身的基础代谢也常有变化。其影响因素主要有以下几方面。

1. 体型与机体构成 体表面积大者，散发热能也多。人体瘦体组织包括肌肉、心脏、脑、肝脏、肾脏等，是代谢活跃的组织，消耗的能量占基础代谢的 70%～80%；而脂肪组织消耗的能量明显低于瘦体组织。因此同等体重情况下，瘦高者基础代谢高于矮胖者，原因是前者体表面积大、瘦体质量（lean body mass，LBW）高。年龄和体表面积相同，男性瘦体组织量一般高于女性，这也是男性的基础代谢水平高于女性 5%～10% 的原因。对于群体，平均体重对基础代谢的贡献远大于身高。

2. 不同生理状况 儿童和孕妇的基础代谢相对较高。成年后，随着年龄的增长，基础代谢水平不断下降，30 岁以后，每 10 年降低约 2%，60 岁以后下降更多。但如注意加强体育锻炼，这种降低相对缓慢得多。

3. 环境条件的影响 炎热或寒冷、过多摄食、精神紧张时都可以使基础代谢水平升高，也有人把这一部分的能量消耗称为适应性生热作用。另外，在禁食、饥饿或少食时，基础代谢水平也相应降低。

4. 病理状况 疾病也可以改变基础代谢水平。例如，甲状腺功能亢进可使基础代谢明显升高；患黏液水肿时基础代谢低于正常；而处于创伤、发热和感染等应激状态的患者，其基础代谢水平也增高。

（二）基础能量消耗的确定

基础代谢的水平常用基础代谢率（basal metabolism rate，BMR）来表示，指机体处于基础代谢状态下，单位时间内的能量代谢量。BMR 常用单位有两类：一类为单位时间内每平方米体表面积（或每千克体重）的能量消耗；另一类是单位时间内个体的能量消耗，用兆焦/日（MJ/d）或千卡/日（kcal/d）表示。

目前，广泛被使用的是利用斯科菲尔德（Schofield）公式推算成人基础能量消耗（basal energy expenditure，BEE）（表 1-1）。儿童和青少年的 BEE 按亨氏（Henry）公式计算：0～3 岁（MJ/d），0.255×体重（kg）−0.141（男）、0.246×体重（kg）−0.0965（女）；4～10 岁，0.0937×体重（kg）+2.15（男）、0.0842×体重（kg）+2.12（女）；11～18 岁，0.0769×体重（kg）+2.43（男）、0.0465×体重（kg）+3.18（女）。

表 1-1　按体重计算 BEE 的公式

年龄/岁	男		女	
	kcal/d	MJ/d	kcal/d	MJ/d
18～29	15.057W+692.2	0.0629W+2.89	14.818W+486.6	0.0619W+2.03
30～60	11.472W+873.1	0.0479W+3.65	8.126W+845.6	0.0340W+3.53
>60	11.711W+587.7	0.0490W+2.457	9.082W+658.5	0.0379W+2.753

W 为体重（kg）

中国营养学会在制定《中国居民膳食营养素参考摄入量（2023 版）》时，基于中国体重正常人群实测数值推算 18～49 岁年龄组 BMR 公式详见本章第 2 节。

二、体力活动

体力活动（physical activity）指任何由骨骼肌收缩引起能量消耗的身体运动，占人体总能量消耗的 15%～30%。但随着人体活动量的增加，其能量消耗也将大幅度增加。人体控制能量消耗、保持能量平衡、维持健康需要通过体力活动来实现。体力活动所消耗能量的多少与三个因素有关：①肌肉越发达者，活动时消耗能量越多；②体重越重者，做相同的运动所消耗的能量也越多；③活动时间越长、强度越大，消耗能量越多。

体力活动水平（physical activity level，PAL）是每日总能量消耗与 BEE 的比值。人体活动水平或劳动强度的不同直接影响机体能量需要。静态或轻体力活动者的体力活动能量消耗约为基础代谢的 1/3，重体力活动者如运动员的总能量消耗可达到基础代谢的 2～3 倍。

为便于个体估计 PAL 具体值，根据双标水（doubly labelled water，DLW）法结果得出的各种生活方式、不同职业及休闲活动的 PAL 的数值见表 1-2。

表 1-2 根据 DLW 法估测的生活方式或职业人群的 PAL 值

生活方式	从事的职业或人群	PAL
休息，主要是坐位或卧位	不能自理的老人或残疾人	1.2
静态生活方式/坐位工作，很少或没有高强度的休闲活动	办公室职员或精密仪器机械师	1.4～1.5
静态生活方式/坐位工作，有时需走动或站立，但很少有高强度的休闲活动	实验室助理、司机、学生、装配线工人	1.6～1.7
主要是站着或走着工作	家庭主妇、销售人员、侍应生、机械师、交易员	1.8～1.9
高强度职业工作或高强度休闲活动方式	建筑工人、农民、林业工人、矿工、运动员	2.0～2.4
每周增加 1h 的中等强度体力活动		+0.025（增加量）
每周增加 1h 的高强度体力活动		+0.05（增加量）

中国营养学会，2023. 中国居民膳食营养素参考摄入量(2023 版). 北京: 人民卫生出版社: 107.

中国营养学会 2023 年将中国人群成人体力活动强度分为低强度身体活动水平（PAL：1.40）、中等强度身体活动水平（PAL：1.70）和高强度身体活动水平（PAL：2.00）三个等级，65 岁及以上人群无高强度身体活动水平。

三、食物热效应

食物热效应（thermic effect of food，TEF）即食物特殊动力作用（specific dynamic action，SDA）。人体在摄食过程中，由于要对食物中营养素进行消化、吸收、代谢转化等，需要额外消耗能量，同时引起体温升高和散发热量。这种因摄食而引起的能量的额外消耗称为食物热效应。

不同的产能营养素其食物热效应不同。脂肪的食物热效应消耗本身产生能量的 0～5%，碳水化合物为 5%～10%，而蛋白质特别高，可达 20%～30%。这种差异主要是因为：①各营养素消化吸收后转变成腺苷三磷酸（adenosine triphosphate，ATP）后贮存的量不一样，蛋白质为 32%～34%，低于脂肪和碳水化合物的 38%～40%，而其余的则变成热量；②由食物脂肪经消化吸收后，变成脂肪组织的脂肪，其消耗的能量要低于由消化吸收的葡萄糖转变成糖原或脂肪，而由食物蛋白质中的氨基酸合成人体蛋白质，或代谢转化为脂肪，其消耗的能量更多。由此可见，食物热效应与食物营养成分、进食量和进食频率有关。混合性食物其食物热效应占其总热能的 10%；吃得越多，能量消耗也越多；进食快比进食慢者食物热效应高，进食快时，其中枢神经系统更活跃，激素和酶的分泌速度快、量更多，吸收和贮存的速率更高，其能量消耗也相对更多。

四、特殊生理阶段的能量消耗

婴幼儿、儿童和青少年的生长发育需要的能量，主要包括两个方面：合成新组织所需的能量和储存在这些新组织中的能量。生长发育所需的能量占总能量需要量的比例：3个月以内婴儿约占35%，1岁时降至5%，出生后第二年约占3%，青少年期为1%～2%。

孕期额外能量消耗的增加主要包括胎儿生长发育和孕妇子宫、乳房与胎盘的发育及母体脂肪的储存，以及维持这些组织的自身代谢需要的能量等。

哺乳期乳母产生乳汁及乳汁自身含有的能量也需要额外的能量消耗。营养良好的乳母哺乳期所需要的附加能量可部分来源于孕期储存的脂肪。

第二节　人体一日能量需要的确定

能量需要量（estimated energy requirement，EER）是指能长期保持良好的健康状态、维持良好的体型、机体构成以及理想活动水平的个体或人群，达到能量平衡时所需的膳食能量摄入量。人群的能量推荐摄入量直接等同于该人群的能量平均需要量（EAR）。能量摄入不足或过多都会影响机体健康，因此准确估算各类人群或个体的能量需要量，对于指导人们改善自身的膳食结构、膳食规律、维持能量平衡、提高健康水平是非常重要的，也是营养学工作和研究中经常进行的工作。

人体能量代谢的最佳状态是达到能量消耗与能量摄入的平衡。目前测定总能量消耗量的最好方法是双标水法，但对仪器要求高、检测费用昂贵，应用受限。以下主要介绍两种计算法，简便、易行，但相对粗糙，对于确定个体或群体的能量需要均可行，且被广为使用。

一、基础能量消耗计算法

FAO、WHO、联合国大学（United Nations University，UNU）联合专家委员会、澳大利亚、荷兰、日本等国家和组织采用以基础能量消耗（BEE）为基础，乘以体力活动水平的要因加算法来估算能量需要量，即 EER=BMR×PAL，BMR 为 24h 的 BEE，PAL 为身体活动水平。中国营养学会亦采用此方法制定中国成人的能量需要量。

BMR（kcal/d）$=14.52W-155.88S+565.79$。此公式中 W 为体重（kg），S 为性别（男性 =0，女性=1）。代入公式的体重值不是人群平均体重，而是健康体重值。依据 2015 年中国成人慢性病与营养监测数据中性别年龄区间人群身高中位数，18～49 岁使用 BMI$=22.5$kg/m^2 推算目标参考体重值，$\geq$50 岁人群按照体质指数（BMI）$=23$kg/m^2 推算目标参考体重值，计算结果如表 1-3 所示。50～64 岁、65～74 岁、$\geq$75 岁三个年龄组的 BMR（kcal/d）较 18～49 岁组分别下调 5%、7.5% 和 10%。

表 1-3　中国 18 岁以上成人能量需要量

| 性别 | 年龄/岁 | 目标参考体重/kg | BMR | | EER | | |
			kcal/d	kcal/(kg·d)	PAL=1.40 kcal/d	PAL=1.70 kcal/d	PAL=2.0 kcal/d
男性	18～29	65.0	1510	23.2	2150	2550	3000
	30～49	63.0	1481	23.5	2050	2500	2950
	50～64	63.0	1407	22.3	1950	2400	2800
	65～74	61.0	1343	22.0	1900	2300	—
	≥75	60.5	1300	21.5	1800	2200	—

续表

性别	年龄/岁	目标参考体重/kg	BMR		EER		
					PAL=1.40	PAL=1.70	PAL=2.0
			kcal/d	kcal/(kg·d)	kcal/d	kcal/d	kcal/d
女性	18～29	56.0	1223	22.0	1700	2100	2450
	30～49	56.0	1209	21.6	1700	2050	2400
	50～64	55.0	1148	20.9	1600	1950	2300
	65～74	53.0	1091	20.6	1550	1850	—
	≥75	51.5	1042	20.2	1500	1750	—

"—"表示未制定参考值

PAL 采用中国正常体重人群实测 PAL 均值和标准差计算。

中国营养学会建议 18 岁以上成人的 EER 见表 1-3。个体可根据千克体重 BMR 结合实际体重及 PAL 计算能量需要量。

婴儿、儿童、青少年、孕妇和乳母的生理特点不同，能量需要也不尽相同。

二、膳食调查

健康个体，在食物供应充足、体重不发生明显变化时，其能量摄入量基本上可反映出其能量需要量。因此要详细记录一段时间摄入食物的种类和数量，计算出平均每日食物总的能量含量，就可以认为是其能量的一日需要量。不过这种膳食调查一般至少进行 5～7 天，如确定某一类人群的能量需要，还应注意调查对象应有一定的数量才相对可信、可靠。

第三节　能量供给

人体的能量来源是食物中的碳水化合物、脂类和蛋白质。谷薯类含有丰富的碳水化合物，是最经济、最廉价的膳食能量来源，油脂类富含脂肪，动物性食物富含蛋白质和脂肪，果蔬类能量含量较少。

中国营养学会推荐，成人膳食中碳水化合物提供的能量占总能量的 50%～65%，脂肪占20%～30%，蛋白质占 10%～20%（≥65 岁 15%～20%）为宜。年龄越小，脂肪供能占比应适当增加，但成人脂肪供能占比一般不应超过 30%。

（郝丽萍）

第二章 蛋 白 质

蛋白质（protein）是一切生命的物质基础，没有蛋白质就没有生命，蛋白质是人体最重要的营养素之一。正常成人体内，蛋白质约占体重的 16%～19%。人体内的蛋白质始终处于不断分解与合成的动态平衡之中，借此可达到组织蛋白质不断更新和修复的目的。肠道和骨髓内的蛋白质更新速度较快。但总体来说，成人体内每天约有 3% 的蛋白质被更新。

第一节　蛋白质的生理功能

一、人体组织的构成成分

人体的任何组织和器官，都以蛋白质作为重要的组成成分，所以人体在生长过程中，就伴随着蛋白质的不断增加。人体的瘦组织（lean tissue）中，如肌肉、心、肝、肾等器官含大量蛋白质；骨骼和牙齿中含有大量的胶原蛋白，指甲、趾甲中含有角蛋白；细胞中从细胞膜到细胞内的各种结构中均含有蛋白质。总之，蛋白质是人体不能缺少的构成成分。

二、体内生理活性物质构成成分

机体生命活动能够有条不紊地进行，有赖于多种生理活性物质的调节，而蛋白质是构成体内多种具有重要生理活性物质的成分。酶能催化体内一切物质的分解和合成；激素调节着各种生理过程并维持着内环境的稳定；抗体可以抵御外来微生物及其他有害物质的入侵；细胞膜和血液中的蛋白质担负着各类物质的运输和交换；体液内那些可溶性且可离解为阴离子、阳离子的蛋白质，使体液的渗透压和酸碱度得以稳定；此外，血液的凝固、视觉的形成、人体的运动等，都与蛋白质有关。所以蛋白质是生命的物质基础，是生命存在的一种形式。

三、供给能量

由于蛋白质中含碳、氢、氧元素，当机体需要时，可以被代谢分解，释放出能量。1g 食物蛋白质在体内约产生 16.74kJ（4.0kcal）的热能。

四、肽、氨基酸特有的功能

近些年的研究发现蛋白质的次级水解产物——肽和最终代谢产物——氨基酸具有特殊的生理功能。这些特有的生理功能，使得肽和某些特定氨基酸在产品开发、临床及保健方面的研究和应用都引起了关注。

肽，无论是由体外供给，还是体内产生，都有其特有的生理功能，主要包括参与机体的免疫调节、促进矿物质吸收、清除自由基、调节血压、调节血脂和抗菌等。具有这些功能的肽被称为"功能肽"或"生物活性肽"。现研发比较多的功能肽有大豆肽、玉米肽、苦瓜肽等植物来源肽，以及海洋生物肽、白蛋白肽、脑肽等动物来源肽。

氨基酸除了可以促进蛋白质合成外，临床上也表现出各种特有的功能，在临床营养的应用上日益受到重视。如谷氨酰胺和精氨酸是公认的免疫营养制剂，用于烧伤、创伤、肿瘤及其他危重病的营养支持治疗，可增强患者的免疫功能、促进胃肠黏膜增殖和免疫，降低并发症的发生和病死率。支链氨基酸包括亮氨酸、异亮氨酸和缬氨酸，用于肝脏疾病的营养支持，在改善氨基酸代谢、预防肝性脑病中发挥了重要作用。氨基酸制剂也从早期的水解蛋白质发展到结晶氨基酸，以及配比合理的平衡氨基酸制剂，针对不同的需求，为临床营养支持提供了多种选择。如富含支链氨基酸的肝病用氨基酸制剂，富含必需氨基酸的肾病用氨基酸制剂，富含酪氨酸、胱氨酸和牛磺酸的婴幼儿用氨基酸制剂等。随着营养科学的发展和各种氨基酸新功能的发现，氨基酸制剂在临床营养支持中将发挥越来越重要的作用。

第二节　氨基酸和必需氨基酸

一、氨基酸和肽

蛋白质是由许多氨基酸（amino acid）按一定顺序以肽键连接在一起，并形成一定空间结构的大分子。氨基酸的种类、数量、排列次序和空间结构的千差万别，构成了无数种功能各异的蛋白质，也才有了丰富多彩的、奥妙无穷的生物世界。构成人体蛋白的氨基酸有 21 种。硒代半胱氨酸是半胱氨酸中的硫原子被硒取代后的衍生物，是近年发现的参与蛋白质组成的第 21 种氨基酸。蛋白质被分解时的次级结构称肽（peptide），含 3 个或 2 个氨基酸的肽分别称三肽（tripeptide）和二肽（dipeptide），含 2～9 个氨基酸的肽称寡肽（oligopeptide），≥10 个氨基酸的肽称多肽（polypeptide）。

二、必需氨基酸

必需氨基酸（essential amino acid）是指人体不能合成或合成数量不能满足机体需要，必须从食物中直接获得的氨基酸。构成人体蛋白质的 21 种氨基酸，其中 9 种为必需氨基酸，即异亮氨酸、亮氨酸、赖氨酸、甲硫氨酸、苯丙氨酸、苏氨酸、色氨酸、缬氨酸和组氨酸。

非必需氨基酸（non-essential amino acid）指人体自身可以合成，不一定需要从食物中直接获取的氨基酸。

某些氨基酸在特定条件下，由于合成能力有限或需要量增加，不能满足机体需要，必须从食物中获取，变成必需氨基酸，即条件必需氨基酸（conditionally essential amino acid）。如谷氨酰胺和精氨酸在正常情况下是非必需氨基酸，但在创伤或患病期间谷氨酰胺为必需氨基酸，肠道代谢功能异常或严重生理应激条件下，精氨酸也成为必需氨基酸。此外，半胱氨酸和酪氨酸在体内分别由甲硫氨酸和苯丙氨酸转变而成，如果膳食中能直接提供半胱氨酸和酪氨酸，则人体对甲硫氨酸和苯丙氨酸的需要可分别减少 30% 和 50%。因此，在计算食物必需氨基酸组成时，往往将半胱氨酸和甲硫氨酸、酪氨酸和苯丙氨酸合并计算。但如果膳食中的甲硫氨酸和苯丙氨酸供给不足，或由于某些原因机体不能转化（如苯丙酮尿症的患者），半胱氨酸和酪氨酸就成为必需氨基酸。

三、氨基酸模式和限制氨基酸

人体蛋白质以及各种食物蛋白质，在必需氨基酸的种类和含量上存在着差异，在营养学上用氨基酸模式（amino acid pattern）来反映这种差异。所谓氨基酸模式，就是蛋白质中各种必需氨基酸的构成比例。其计算方法是将该种蛋白质中的色氨酸含量（作分母）定为 1，分别计算出其他必需氨基酸的相应比值，这一系列的比值就是该种蛋白质氨基酸模式（表 2-1）。

表 2-1　成人需求的必需氨基酸模式和几种食物蛋白质氨基酸模式

氨基酸	成人	全鸡蛋	牛奶	牛肉	大豆	小麦粉	稻米
异亮氨酸	5.0	3.2	3.4	4.4	4.1	3.3	2.6
亮氨酸	9.8	5.1	6.8	6.8	6.2	6.8	4.9
赖氨酸	7.5	4.1	5.6	7.2	4.9	2.2	2.1
甲硫氨酸+半胱氨酸	3.7	3.4	2.4	3.2	2.0	3.7	2.7
苯丙氨酸+酪氨酸	6.3	5.5	7.3	6.2	6.6	7.7	5.8
苏氨酸	3.8	2.8	3.1	3.6	3.1	2.7	2.1
缬氨酸	6.5	3.9	4.6	4.6	3.8	4.1	3.4
色氨酸	1.0	1.0	1.0	1.0	1.0	1.0	1.0

食物蛋白质氨基酸模式与人体需求的氨基酸模式越接近，必需氨基酸被机体利用的程度就越高，食物蛋白质的营养价值也相对越高，如蛋、奶、肉、鱼等的动物性蛋白质以及大豆蛋白，它们因此被称为优质蛋白质。其中鸡蛋蛋白质与人体蛋白质氨基酸模式最接近，在实验中常以它作为参考蛋白（reference protein）。参考蛋白是指可用来测定其他蛋白质质量的标准蛋白。反之，食物蛋白质中一种或几种必需氨基酸相对含量较低，导致其他的必需氨基酸在体内不能被充分利用而浪费，造成其蛋白质营养价值降低，这些含量相对较低的必需氨基酸称限制氨基酸（limiting amino acid）。其中含量最低的称第一限制氨基酸，余者以此类推。植物性蛋白往往相对缺少下列必需氨基酸——赖氨酸、甲硫氨酸、苏氨酸和色氨酸，所以其营养价值相对较低。如大米和面粉蛋白质中赖氨酸含量最少。为了提高植物性蛋白质的营养价值，往往将两种或两种以上的食物混合食用，从而达到以多补少的目的，提高膳食蛋白质的营养价值。这种不同食物间相互补充其必需氨基酸不足的作用叫蛋白质互补作用（protein complementary action）。如肉类和大豆蛋白可弥补米、面蛋白质中赖氨酸的不足。

第三节 蛋白质的消化、吸收和代谢

一、消化、吸收

膳食中的蛋白质消化从胃开始。胃中的胃酸首先使蛋白质变性，破坏其空间结构以利于酶发挥作用。同时，胃酸可激活胃蛋白酶分解蛋白质。蛋白质消化吸收的主要场所在小肠。由胰腺分泌的胰蛋白酶（trypsin）和糜蛋白酶（chymotrypsin）使蛋白质在小肠中被分解为氨基酸和较小的肽，肽类可被存在于肠黏膜纹状缘膜上的肽酶或胞质中的肽酶水解。这些氨基酸通过黏膜细胞进入肝门静脉而被运送到肝脏和其他组织或器官被利用。以二肽和三肽为主的寡肽可通过肠肽转运体被小肠上皮细胞摄取，而大分子蛋白质吸收极其微量，肠内细菌的毒素、食物抗原等可能会进入血液而成为致病因子。

氨基酸的吸收机制被认为主要是耗能的主动转运过程。肠黏膜上皮细胞上有转运中性、酸性、碱性氨基酸和亚氨基酸等的转运体，能与氨基酸和 Na^+ 形成三联体，将其转运入细胞，通过钠泵排出细胞外，并消耗 ATP。未被吸收的蛋白质在肠道细菌作用下进行无氧分解，即蛋白质的腐败作用。腐败产生的大多数含氮产物对人体有害，但也可以产生少量脂肪酸及维生素等。

肠道中被消化吸收的蛋白质，不仅仅来自食物（外源性蛋白），也有来自肠道黏膜细胞的脱落和消化液等，每天约有 70g，其中大部分可被消化和重吸收，未被吸收的由粪便排出体外，这种蛋白质中的氮称内源性氮，或粪代谢氮。

二、代　谢

存在于人体各组织、器官和体液中的游离氨基酸统称为氨基酸池（amino acid pool）。氨基酸池中的游离氨基酸除了来自食物外，大部分来自体内蛋白质的分解产物。这些氨基酸少数用于合成体内含氮化合物，主要被用来重新合成人体蛋白质，以达到机体蛋白质的不断更新和修复。未被利用的氨基酸，则经代谢转变成尿素、氨、尿酸和肌酐等，由尿排出体外，或转化为糖原和脂肪。所以，由尿排出的氮，也包括食物氮和内源性氮。

机体每天由于皮肤、毛发和黏膜的脱落，妇女月经期的失血等，以及肠道菌体死亡排出，损失约 20g 的蛋白质，这种氮排出是机体不可避免的氮消耗，称为必要性氮损失（obligatory nitrogen loss）。当膳食中的碳水化合物和脂肪不能满足机体能量需要时，或蛋白质摄入过多时，蛋白质才分别被用来作为能量或转化为碳水化合物和脂肪。因此，理论上只要从膳食中获得相当于必要性氮损失量的蛋白质，即可满足人体对蛋白质的需要。

三、氮　平　衡

营养学把反映机体摄入氮和排出氮的代谢关系称氮平衡（nitrogen balance）。其关系式如下：

$$B=I-(U+F+S) \tag{2-1}$$

式中，B，氮平衡；I，摄入氮；U，尿氮；F，粪氮；S，皮肤等氮损失。

当摄入氮和排出氮相等时，为零氮平衡（zero nitrogen balance），健康的成人应维持在零氮平衡并富裕 5%。如摄入氮多于排出氮，则为正氮平衡（positive nitrogen balance），儿童处于生长发育阶段，妇女怀孕时，疾病恢复时及运动和劳动需要增加肌肉时等，应保证适当的正氮平衡，满足机体对蛋白质额外的需要。而摄入氮少于排出氮时，为负氮平衡（negative nitrogen balance），人在饥饿、疾病及老年时等，一般处于这种状况，所以应注意尽可能减轻或改变负氮平衡。

第四节 食物蛋白质的营养学评价

评价食物蛋白质的营养价值对于食品品质的鉴定、新的食品资源的研究和开发、指导人群膳食等方面，都是十分必要的。不同食物的蛋白质含量、氨基酸模式各异，人体对不同食物的蛋白质消化、吸收和利用程度也存在差异，所以营养学上，主要从食物蛋白质的含量、被消化吸收的程度和被人体利用程度三方面，全面地评价食品蛋白质的营养价值。

一、含 量

虽然蛋白质的含量不等于质量，但是没有一定数量，再好的蛋白质其营养价值也有限，所以蛋白质含量是食物蛋白质营养价值的基础。食物中蛋白质含量测定一般使用凯氏（Kjeldahl）定氮法，测定食物中的氮含量，再乘以由氮换算成蛋白质的换算系数，就可得到食物蛋白质的含量。换算系数对同种食物来说，一般是不变的。换算系数是根据氮占蛋白质的百分比计算而来。一般来说，食物中含氮量占蛋白质 16%，其倒数为 6.25，由氮计算蛋白质的换算系数即 6.25。

二、消 化 率

蛋白质消化率（protein digestibility）不仅反映了蛋白质在消化道内被分解的程度，同时还反映消化后的氨基酸和肽被吸收的程度。蛋白质在食物中存在形式、结构各不相同，食物中含有不利于蛋白质吸收的其他因素，受其影响，不同的食物，或同一种食物的不同加工方式，其蛋白质的消化率都有差异。如动物性食品中的蛋白质消化率一般高于植物性食品（表 2-2）。大豆整粒食用时，消化率仅为 60%，而加工成豆腐后，消化率提高到 90% 以上。这主要是因为加工后的制品中，去除了大豆中的纤维素和其他不利于蛋白质消化吸收的影响因素。

表 2-2 几种食物蛋白质真消化率 单位：%

食物	真消化率	食物	真消化率	食物	真消化率
鸡蛋	97	燕麦片	86	大豆粉	86
牛奶、奶酪	95	小米	79	大豆分离蛋白	95
肉、鱼	94	玉米	85	花生	94
大米（精制）	88	黑小麦	90	巴西混合膳	78
面粉（精制）	96	豆子	78	美国混合膳	96
全麦	86	豌豆（成熟）	88	中国混合膳	96

蛋白质消化率常用蛋白质真消化率和蛋白质表观消化率表示。测定蛋白质真消化率时，无论以人还是动物为实/试验对象，都必须检测实验期内摄入的食物氮、排出体外的粪氮和粪代谢氮，再用式 2-2 计算。粪代谢氮是在实/试验对象完全不摄入蛋白质时，粪中的含氮量。成人 24h 内粪代谢氮一般为 0.9～1.2g。而在实际应用中，往往不考虑粪代谢氮。这样不仅实验方法简便，且因所测得的结果比真消化率要低，具有一定安全性，这种消化率称为表观消化率（apparent digestibility）。

$$蛋白质真消化率(\%)=\frac{食物氮-(粪氮-粪代谢氮)}{食物氮}\times100 \tag{2-2}$$

三、利　用　率

衡量蛋白质利用率的指标有很多，各指标分别从不同角度反映蛋白质被利用的程度。下面介绍几种常用的指标。

（一）生物价

蛋白质生物价（biological value，BV）是反映食物蛋白质消化吸收后，被机体利用程度的指标。用食物蛋白质被机体吸收后在体内储留的氮与消化吸收的氮的比值表示。生物价越高，表明其被机体利用程度越高，最大值为100。

$$生物价 = \frac{储留氮}{吸收氮} \times 100 \tag{2-3}$$

$$吸收氮 = 食物氮 - （粪氮 - 粪代谢氮）$$
$$储留氮 = 吸收氮 - （尿氮 - 尿内源性氮）$$

尿氮和尿内源性氮的检测原理和方法与粪氮、粪代谢氮一样。生物价对指导肝、肾患者的膳食很有意义。生物价高，表明食物蛋白质中的氨基酸主要用来合成人体蛋白，只有少量的未合成蛋白质的氨基酸经肝、肾代谢而释放能量或由尿排出多余的氮，因此高生物价的食物蛋白质可减少肝肾的负担。

（二）蛋白质净利用率

蛋白质净利用率（net protein utilization，NPU）反映食物中蛋白质被利用的程度，即机体利用的蛋白质占食物中蛋白质的百分比。它包含了食物蛋白质的消化和利用两个方面，因此更为全面。

$$蛋白质净利用率 = 消化率 \times 生物价 = \frac{储留氮}{食物氮} \times 100\% \tag{2-4}$$

（三）蛋白质功效比值

蛋白质功效比值（protein efficiency ratio，PER）是用处于生长阶段中的幼年动物（一般用刚断奶的雄性大白鼠），在实验期内，其体重增加（g）和摄入蛋白质的量（g）的比值来反映蛋白质的营养价值的指标。由于所测蛋白质主要被用来提供生长之需要，所以该指标被广泛用来作为婴幼儿食品中蛋白质的评价标准。实验时，饲料中被测蛋白质是唯一蛋白质来源，占饲料的10%，实验期为28天。

$$蛋白质功效比值 = \frac{动物体重增加(g)}{摄入食物蛋白质的量(g)} \tag{2-5}$$

同一种食物，在不同的实验条件下，所测得的功效比值往往有明显差异。为了使实验结果具有一致性和可比性，实验时，用标化酪蛋白为参考蛋白设对照组，无论酪蛋白质组的功效比值为多少，均应换算为2.5。所以被测蛋白质的功效比值按下式计算。

$$被测蛋白质功效比值 = \frac{实验组功效比值}{对照组功效比值} \times 2.5 \tag{2-6}$$

（四）氨基酸评分和经消化率修正的氨基酸评分

氨基酸评分（amino acid score，AAS）是目前被广为采用的一种评价方法。该方法是用被测食物蛋白质的必需氨基酸评分模式（essencial amino acid scoring pattern）和推荐的理想模式或参考蛋白质的模式进行比较，因此是反映蛋白质构成和利用的关系。不同年龄的人群，其氨基酸需要的评分模式不同，不同的食物其氨基酸评分模式也不相同。表2-3是不同人群需要的氨基酸评分。氨基酸评分分值为食物蛋白质中的必需氨基酸和参考蛋白质或理想模式中相应的必需氨基酸的比值。

$$氨基酸评分 = \frac{被测蛋白质每克氮（或蛋白质）中氨基酸量（mg）}{理想模式或参考蛋白质中每克氮（或蛋白质）中氨基酸量（mg）} \qquad (2-7)$$

表 2-3　不同人群需要的氨基酸评分模式　　　　　　　　　　　单位：mg/g 蛋白质

年龄/岁	0.5	1～2	3～10	11～14	15～17	≥18
组氨酸	20	18	16	16	16	15
异亮氨酸	32	31	31	30	30	30
亮氨酸	66	63	61	60	60	59
赖氨酸	57	52	48	48	47	45
含硫氨基酸	28	26	24	23	23	22
芳香族氨基酸	52	46	41	41	40	38
苏氨酸	31	27	25	25	24	23
缬氨酸	43	42	40	40	40	39
色氨酸	8.5	7.4	6.6	6.5	6.3	6.0

确定某一食物蛋白质氨基酸评分，分两步。第一步计算被测蛋白质每种必需氨基酸的评分值；第二步是在上述计算结果中，找出最低的必需氨基酸（第一限制氨基酸）评分值，即为该蛋白质的氨基酸评分。

氨基酸评分的方法比较简单，缺点是没有考虑食物蛋白质的消化率。为此，美国食品药品监督管理局（Food and Drug Administration，FDA）通过了一种新的方法，即消化率校正氨基酸评分（protein digestibility corrected amino acid score，PDCAAS）（表2-4）。其计算公式如下：

$$PDCAAS = 氨基酸评分 \times 真消化率 \qquad (2-8)$$

表 2-4　几种常见食物蛋白质的 AAS 和 PDCAAS

食物蛋白质	AAS	PDCAAS	食物蛋白质	AAS	PDCAAS
酪蛋白	1.19	0.99	菜豆	0.82	0.68
鸡蛋	1.19	1.00	向日葵籽蛋白	0.39	0.37
大豆分离蛋白	0.94	1.00	小麦麦麸	0.26	0.25
浓缩大豆蛋白	1.04	0.95	花生粉	0.55	0.52
牛肉	0.94	0.92	燕麦片	0.63	0.57
豌豆粉	0.79	0.69	全麦	0.44	0.40

除上述方法和指标外，还有一些蛋白质营养评价方法和指标，如相对蛋白质价值（relative protein value，RPV）、净蛋白质比值（net protein ratio，NPR）、氮平衡指数（nitrogen balance index，NBI）等，一般使用较少。

第五节　蛋白质营养不良和营养状况评价

一、蛋白质营养不良

蛋白质是人体必需的营养素，具有重要的生理功能。机体需要从膳食中摄入足够的蛋白质和氨基酸，同时还须有足够的非蛋白质能量，以达到膳食蛋白质的最佳利用。当膳食持续供应的蛋白质太少或必需氨基酸缺乏时，蛋白质缺乏就会发生。蛋白质缺乏的后果包括生长缓慢、脑和肾功能受损、免疫力低下和营养吸收不足。蛋白质缺乏往往伴随着能量摄入不足，导致蛋白质-能量营养不良（protein-energy malnutrition，PEM）。PEM 在成人和儿童中都有发生，但处于生长阶段的儿童更为敏感。据 FAO 报告，PEM 与 600 万儿童死亡有关。在发达国家，PEM 主要发生在医院患者，由疾病导致。更重要的是，发生 PEM 时，不仅蛋白质和能量不足，而且多种维生素和矿物质摄入也不足。PEM 有两种：一种称夸希奥科（Kwashiorkor），即蛋白质缺乏型营养不良，主要表现为腹、腿部水肿，虚弱，表情淡漠，生长滞缓，头发变色，变脆和易脱落、易感染其他疾病等；另一种 PEM 称 marasmus，原意即为"消瘦"，即干瘦型营养不良，指蛋白质和热能摄入均严重不足的儿童营养性疾病。患儿消瘦无力，因易感染其他疾病而死亡。也有人认为此两种营养不良是 PEM 的两种不同阶段。蛋白质-能量营养不良参见第二十四章第一节。

蛋白质，尤其是动物性蛋白摄入过多，对人体同样有害。摄入过多的动物蛋白质必然导致摄入较多的动物脂肪和胆固醇，因此蛋白质摄入（红肉和奶制品）与心脏病相关。其次蛋白质过多本身也会产生有害影响。正常情况下，人体不储存蛋白质，所以必须将过多的蛋白质脱氨分解，氮则由尿排出体外。这一过程需要大量水分，从而加重了肾脏的负荷，若肾功能不全，则危害就更大。过多的动物蛋白摄入，也会造成含硫氨基酸摄入过多，这样可加速骨骼中钙质的丢失，易产生骨质疏松（osteoporosis）。

二、蛋白质营养状况评价

人体蛋白质营养状况评价主要有以下几方面：一是膳食蛋白质摄入量，膳食蛋白质摄入量是评价机体蛋白质营养状况的基础和背景资料；二是体格测量，机体蛋白质营养状况可反映到机体体格构成，测量指标包括体重、身高、上臂围、上臂肌围、体质指数等；三是生化检验，血清蛋白质（白蛋白、转铁蛋白、血浆前白蛋白、血浆视黄醇结合蛋白、血浆纤维结合蛋白等）及尿液指标（肌酐、肌酐/身高指数和三甲基组氨酸及羟脯氨酸等）常用于评估人体蛋白质营养水平。

第六节　参考摄入量及食物来源

人体内存在着氮平衡，通过膳食给人体提供的蛋白质应满足机体的这种平衡，长期不恰当的正氮平衡和负氮平衡都可对人体造成危害。中国营养学会制定的我国成人蛋白质的 RNI 为：18～64 岁 0.98g/(kg·d)，结合成人体重代表值，18～64 岁男性和女性蛋白质 RNI 分别为 65g/d 和 55g/d；≥65 岁 1.17g/(kg·d)，结合成人体重代表值，65 岁及以上男性和女性蛋白质 RNI 分别为 72g/d 和 62g/d。蛋白质宏量营养素可接受范围（AMDR），18～64 岁成人为 10%E～20%E，65 岁及以上老年人为 15%E～20%E。蛋白质营养正常时，人体内有关反映蛋白质营养水平的指标也应处于正常水平。

蛋白质广泛存在于动植物性食物之中。动物性蛋白质质量好、利用率高，但同时富含饱和脂肪酸和胆固醇，而植物性蛋白利用率较低，因此，要注意蛋白质互补，适当进行搭配是非常重要的。为提高膳食蛋白质的质量，在膳食中应保证有一定数量的优质蛋白质，一般要求动物蛋白质和大豆蛋白质应占膳食蛋白质总量的 30%～50%。大豆可提供丰富的优质蛋白质，其对人体健康的益处已越来越被认可，牛奶是富含多种营养素的优质蛋白质食物来源，我国人均牛奶的年消费量目前依然很低，应大力提倡我国各类人群增加牛奶和大豆及其制品的摄入。

（郝丽萍）

第三章 碳水化合物

碳水化合物（carbohydrate）是由碳、氢、氧三种元素组成的有机化合物，因为分子式中氢和氧比例与水相同而得名。但是一些不属于碳水化合物的分子也有相同的元素比例，因此国际化学名词委员会在 1927 年建议使用"糖类"（saccharide）代替碳水化合物。近年来，随着营养科学的发展，人们对碳水化合物生理功能的认识已经从"提供能量"扩展到对慢性病的预防，如调节血糖、降低血脂、改善肠道菌群等。很多人误以为碳水化合物会使人发胖，因而避免吃主食，这是不正确的。鼓励摄入复合碳水化合物、减少脂肪摄入量已经成为多国"膳食指南"中的共识。

第一节 碳水化合物的分类

碳水化合物是一个大家族，如何对碳水化合物进行准确的分类是一个重要的问题。因为无论哪种单一的方法都不能给出一个既可以用于基础研究又可以用于食物指导的分类，所以目前采用多种分类方法。当前，碳水化合物的分类仍主要根据化学结构进行，WHO 和 FAO 按照化学结构和生理作用将碳水化合物分为三类：糖（1～2 个单糖）、寡糖（3～9 个单糖）和多糖（≥10 个单糖）。

一、糖

糖指聚合度为 1～2 的碳水化合物，包括单糖、双糖和糖醇，糖醇是糖的水解产物。

（一）单糖

单糖（monosaccharide）是不能被水解的最简单的碳水化合物。其中葡萄糖（glucose）、果糖（fructose）和半乳糖（galactose）是自然界构筑双糖、寡糖和多糖的基本单位。葡萄糖、果糖在水果、浆果、蔬菜和蜂蜜中有少量的分布，而半乳糖几乎全部是以结合形式存在。葡萄糖注射液是临床营养支持中非氮能源之一，糖尿病患者、手术和外伤危重患者可用转化糖（葡萄糖和果糖的混合液）替代葡萄糖。

（二）双糖

双糖（disaccharide）的代表是蔗糖（sucrose）、麦芽糖（maltose）和乳糖（lactose），分子式都是 $C_{12}H_{22}O_{11}$，但结构式不同。蔗糖是由一分子葡萄糖和一分子果糖以 α 键连接的，俗称白糖、砂糖或红糖。蔗糖几乎普遍存在于植物的叶、花、根、茎、种子及果实中，在甘蔗、甜菜和蜂蜜中尤为丰富。麦芽糖是由两分子的葡萄糖以 α 键连接的，为淀粉的水解产物，俗称饴糖，常用于食品工业。乳糖是由一分子葡萄糖和一分子半乳糖以 β 键连接的。乳糖只存在于各种哺乳动物的乳汁中，其浓度大约是 5%，占奶类提供热量的 30%～50%。

（三）糖醇

糖醇类是单糖或双糖的重要衍生物。糖醇类的特点是在体内消化、吸收速度慢，且提供的能量比葡萄糖少，属于特殊食品原料。市场上常见糖醇有山梨醇（sorbitol）、甘露醇（mannitol）、木糖醇（xylitol）和麦芽糖醇（maltitol）等。临床上常用 20% 或 25% 的山梨醇水溶液作脱水剂，使周围组织及脑组织脱水，降低颅内压，消除水肿。麦芽糖醇、木糖醇常作为甜味剂用于心血管病、糖尿病患者的专用食品及许多药品中。木糖醇也是口香糖的原料，可预防龋齿。

二、寡糖

寡糖（oligosaccharide）又称低聚糖。FAO 定义为 3～9 个单糖构成的聚合物，重要的寡糖有棉籽糖（raffinose）、水苏糖（stachyose），异麦芽低聚糖（isomaltooligosaccharide）、低聚果糖（fructo-oligosaccharide）、低聚甘露糖、大豆低聚糖（soybean oligosaccharide）等，其甜度通常只有蔗糖的30%～60%。寡糖可被肠道益生菌，如双歧杆菌所利用，促进菌群生长和繁殖，其发酵产物，如短链脂肪酸有重要生理功能，与膳食纤维一道对肠道的结构与功能有重要的保护和促进作用。

（一）低聚果糖

低聚果糖是蔗糖分子的果糖残基以β键结合1～3个果糖基而成的蔗果三糖、蔗果四糖及蔗果五糖组成的混合物。其存在于蔬菜和水果中，尤其在菊芋、洋葱、牛蒡、芦笋、香蕉、番茄、大蒜、蜂蜜中含量高。低聚果糖是双歧杆菌的增殖因子、低热量甜味剂，具有抗龋齿等优点，备受人们的重视与开发。在日本和欧洲多国，低聚果糖广泛应用于乳制品、乳酸饮料、糖果、焙烤食品、膨化食品及冷饮食品中。

（二）大豆低聚糖

大豆低聚糖是存在于大豆中可溶性糖分的总称，主要成分是棉籽糖和水苏糖。棉籽糖由葡萄糖、果糖、半乳糖三种单糖组成，除了存在于大豆中，还常见于棉籽和甜菜中；水苏糖是在棉籽糖的基础上再加一个半乳糖、存在于豆类中的四糖，摄入大量豆类所引起的腹胀就是由于棉籽糖和水苏糖不能被小肠中的消化酶水解，而在结肠中被肠道细菌发酵、产气所致。大豆中含水苏糖2.7%、棉籽糖1.3%。目前大豆低聚糖可作为保健食品的原料，也可代替蔗糖用于清凉饮料、酸奶、乳酸菌饮料、冰淇淋、面包、糕点、糖果、巧克力等食品中。

（三）异麦芽低聚糖

指葡萄糖经α键连接而成的单糖数不等的一类低聚糖。自然界游离状态的低聚异麦芽糖极少，在某些发酵食品，如酱油、酒中少量存在。低聚麦芽糖有甜味，随着异麦芽三糖、四糖、五糖聚合度的增加，甜味降低并逐渐消失。不同食用糖、糖醇及甜味剂的相对甜度见表3-1。

表3-1 不同食用糖、糖醇及甜味剂的相对甜度

糖		糖醇		甜味剂	
种类	相对甜度	种类	相对甜度	种类	相对甜度
乳糖	0.2	山梨醇	0.6	糖精	300
果糖	1.2～1.8	甘露醇	0.7	安赛蜜	200
葡萄糖	0.7	木糖醇	0.9	甜味素	200
蔗糖	1.0	麦芽糖醇	0.8	阿斯巴甜	600
麦芽糖	0.4	异麦芽糖醇	0.6	叶甜素	400
半乳糖	0.3			甘草甜味剂	50
转化糖	0.8			甜菊苷	100～300

三、多　糖

由10个及以上单糖聚合而成的大分子为多糖（polysaccharide），多糖在性质上与单糖和低聚糖不同，一般不溶于水，无甜味、不形成结晶，无还原性。在酶和酸的作用下，水解成单糖残基数不等的片段，最后成为单糖。多糖可分为淀粉多糖和非淀粉多糖（non-starch polysaccharide，NSP），非淀粉多糖又称膳食纤维。

（一）淀粉

淀粉（starch）为数百个至数千个葡萄糖聚合的大分子，也是最丰富、最廉价的能量营养素，大量存在于谷物、根茎类等植物中。根据结构可分为直链淀粉（amylose）和支链淀粉（amylopectin）。其次级水解产物含葡萄糖数目较少，称为糊精（dextrin）。

1. 直链淀粉 又称糖淀粉，是由几十至几百个葡萄糖残基以 α 键相连而成的一条直链，并卷曲成螺旋状的二级结构，分子量 1 万至 10 万。天然食品中直链淀粉含量相对较少，约占淀粉总量的 19%～35%。因为直链淀粉升血糖的幅度要小于支链淀粉，所以农业专家正在积极培育含直链淀粉更为丰富的谷类作物。

2. 支链淀粉 又称胶淀粉，分子相对较大，一般由几千个葡萄糖残基组成，其中每 30 个葡萄糖连接成一条支链，许多支链形成树冠状的复杂结构。食物淀粉中支链淀粉含量较高，一般占 65%～81%。

（二）膳食纤维

膳食纤维（dietary fiber）包括纤维素、半纤维素和木质素、果胶、树胶等，是由五碳糖、六碳糖和醛糖类组成的支链和直链的多糖混合物，如纤维素是葡萄糖分子是以 β 键连接，人体淀粉酶不能破坏这种化学键，无法对其进行消化，但它具有重要的营养学意义。

根据目前化学分析方法，膳食纤维分为总膳食纤维（total diet fiber）、可溶性膳食纤维（soluble dietary fiber）和不溶性膳食纤维（insoluble dietary fiber）。

1. 总膳食纤维 包括传统意义的膳食纤维，如非淀粉多糖和抗性淀粉、美拉德反应产物等。

2. 可溶性膳食纤维 主要包括果胶（pectin）、树胶（gum）、黏胶（mucilage）和部分半纤维素等。

（1）果胶：是由 D-半乳糖醛酸聚合成的复合多糖。其通常存在于水果和蔬菜中，柑橘、苹果中含量丰富，柑橘皮中含量为 30%，苹果中含 15%。果胶分解后产生甲醇和果胶酸，腐烂水果和果酒中甲醇含量较高。在食品加工中常用果胶作为增稠剂生产果冻、色拉、冰淇淋和果酱等。

（2）树胶和黏胶：由不同的单糖及其衍生物组成，在食品加工中可作为增稠剂。

3. 不溶性膳食纤维 主要包括纤维素、不溶性半纤维素和木质素。

（1）纤维素：是细胞壁的主要成分，由多个葡萄糖以 β 键聚合而成。燕麦、全豆中含量多。纤维素因具有吸水性，可以增加肠内容物的体积。

（2）半纤维素：由许多戊糖和己糖聚合而成的杂多糖。谷类中的可溶的半纤维素被称为戊聚糖，可形成黏稠的水溶液并具有降低胆固醇的作用。

（3）木质素：是酚核结构物质的高分子聚合物，不能被人体消化吸收。食物中的木质素主要存在于蔬菜的木质化部分和种子中，如草莓籽、老化的胡萝卜和花茎甘蓝中。

（三）糖原

糖原（glycogen）结构与支链淀粉相似，主要是多聚 D-葡萄糖，存在于动物组织，故又称动物淀粉。糖原的分支多，支链比较短。每个支链平均长度相当于 12～18 个葡萄糖分子。糖原的分子很大，一般由几千个至几万个葡萄糖残基组成。

四、其他概念

随着人们对碳水合物认识的加深，近年来又出现了一些新的概念。

（一）可消化和不可消化碳水化合物

按照人类对碳水化合物的消化性，可将其分为可消化和不可消化的碳水化合物。能够被人体消化吸收的碳水化合物被称为可利用的碳水化合物，其被消化吸收入血液能引起血糖水平升高，故又称为生血糖碳水化合物。可利用的碳水化合物主要包括糖、淀粉和部分糖醇。不可利用的碳水化合物主要指半纤维素和纤维素。因为近年来发现不消化部分可以在大肠内发酵并产生能量，所以建议使用"可消化和不可消化碳水化合物"概念替代"可利用和不可利用碳水化合物"概念。

（二）益生元

益生元是膳食中的一类不可被消化的食物成分，在通过上消化道时大部分不会被消化并能被肠道菌群所发酵，能够选择性地促进宿主肠道内一种或几种有益细菌的生长繁殖。最重要的是它通过刺激有益菌群的生长，抑制有潜在致病性或腐败活性的有害细菌的生长，达到促进机体健康的目的。代表性的益生元有乳果糖、异麦芽低聚糖等。

（三）食物血糖生成指数

不同种类的碳水化合物，升高血糖的水平和能力会不同。血糖生成指数（glycemic index，GI）是衡量某种食物或某种膳食组成对血糖浓度影响的指标。GI 定义为含 50g 碳水化合物的食物血糖应答曲线下面积与同一个体摄入 50g 葡萄糖或面包血糖应答曲线下面积之比，以百分比表示为

$$GI=\frac{含有50g碳水化合物的某食物食后2小时血糖应答曲线下面积}{相当含量葡萄糖食后2小时血糖应答曲线下面积}\times100\% \tag{3-1}$$

根据 GI 将食物分为高（GI＞70）、中（55＜GI≤70）、低（GI≤55）血糖生成指数食物。常见食物的血糖生成指数见表 3-2。GI 高的食物或膳食，进入胃肠后消化快、吸收完全，血糖浓度波动大；反之，GI 低的食物或膳食，胃肠停留时间长、吸收慢，血糖浓度波动小。血糖生成指数的概念和数值可用于糖尿病患者的膳食指导、控制体重和指导运动员补糖。

表 3-2　常见食物的 GI

食物名称	GI	食物名称	GI	食物名称	GI
花生	14	葡萄	43	玉米面	68
黄豆（浸泡、煮）	18	柑	43	胡萝卜	71
柚子	25	饼干	47.1	小米	71
菜豆	27	酸奶	48	西瓜	72
绿豆	27.2	山药	51	油条	74.9
牛奶	27.6	香蕉	52	南瓜	75
鲜桃	28	猕猴桃	52	熟甘薯	76.7
藕粉	32.6	荞麦	54	玉米片	78.5
苕粉	34.5	生甘薯	54	烙饼	79.6
梨	36	荞麦面条	59.3	面条	81.6
苹果	36	大麦粉	66	大米饭	83.2
扁豆	38	菠萝	66	白面包	87.9
可乐	40.3	马铃薯（煮）	66.4	馒头	88.1

餐后血糖水平除了与碳水化合物的 GI 有关外，还与食物中碳水化合物的含量密切相关。将碳水化合物的"质"与"量"结合起来，提出了食物的血糖负荷（glycemic load，GL）概念。GL=GI×碳水化合物含量（g）/100。一般认为 GL＜10 为低 GL 食物，10≤GL≤20 为中 GL 食物，GL＞20 为高 GL 食物。GI 与 GL 结合使用，可反映特定食品一般摄入量下可消化碳水化合物的数量和质量，更有实际应用价值。

第二节 碳水化合物的代谢

碳水化合物的消化与吸收主要有两个形式：小肠消化和结肠发酵。膳食中的碳水化合物主要是淀粉，此外还有少量纤维素、果胶、蔗糖、乳糖、麦芽糖、葡萄糖及一些戊糖等。淀粉不易溶于水，不能被人体直接吸收利用。蔗糖、乳糖及麦芽糖虽然易溶于水，但也不能被直接吸收进入体内，都必须在消化道内在消化腺分泌的水解酶作用下，转变为葡萄糖和相应的其他单糖才能被吸收。非淀粉多糖，如纤维素、果胶等，因为人体消化液缺乏消化它们的水解酶，不能使之变成单糖而被吸收利用，但肠道中存在多种微生物，它们含有水解纤维素和果胶的各种酶，可将其分解被人体间接吸收。

一、碳水化合物的消化

（一）口腔内消化

碳水化合物的消化自口腔开始，口腔分泌的唾液中含有 α-淀粉酶（α-amylase），又称唾液淀粉酶（ptyalin）。α-淀粉酶能催化直链淀粉、支链淀粉及糖原分子中 α-1,4-糖苷键的水解，但不能水解这些分子中分支点上的 α-1,6-糖苷键及紧邻的两个 α-1,4-糖苷键。水解后的产物可有葡萄糖、麦芽糖、异麦芽糖、麦芽寡糖及糊精等的混合物，因此，长时间咀嚼馒头、米饭等淀粉食品时，有越来越甜的感觉。

（二）胃内消化

食物在口腔停留时间短暂，因此唾液淀粉酶的消化作用不大。当口腔内的碳水化合物食物被唾液所含的黏蛋白黏合成团，并被吞咽进入胃后，其中所包藏的唾液淀粉酶仍可使淀粉短时继续水解，但当胃酸及胃蛋白酶渗入食团或食团散开后，pH 下降至 1～2 时，不再适合唾液淀粉酶的作用，同时，该淀粉酶本身亦被胃蛋白酶水解破坏而完全失去活性。胃液不含任何能水解碳水化合物的酶，其所含的胃酸虽然很强，但对碳水化合物也只可能有微小或极局限的水解，故碳水化合物在胃中几乎没有被消化。

（三）肠内消化

碳水化合物的消化主要是在小肠中进行。小肠内消化分为肠腔消化和小肠黏膜上皮细胞表面上的消化。极少部分非淀粉多糖可在结肠内通过发酵消化。

1. 肠腔内消化 肠腔中的主要水解酶是来自胰液的 α-淀粉酶，称胰淀粉酶（amylopsin），其作用和性质与唾液淀粉酶一样，最适 pH 为 6.3～7.2，也需要氯离子作激动剂。胰淀粉酶对末端 α-1,4-糖苷键和邻近 α-1,6-糖苷键的 α-1,4-糖苷键不起作用，但可随意水解淀粉分子内部的其他 α-1,4-糖苷键。消化结果可使淀粉变成麦芽糖、麦芽三糖（约占 65%）、异麦芽糖、α-临界糊精及少量葡萄糖等。α-临界糊精是由 4～9 个葡萄糖基构成的。

2. 小肠黏膜上皮细胞表面上的消化 淀粉在口腔及肠腔中消化后的上述各种中间产物，可以在小肠黏膜上皮细胞表面进一步彻底消化。小肠黏膜上皮细胞刷状缘上含有丰富的 α-糊精酶（α-dextrinase）、葡萄糖淀粉酶（glucoamylase）、麦芽糖酶（maltase）、异麦芽糖酶（isomaltase）、蔗糖酶（sucrase）及乳糖酶（lactase），它们彼此分工协作，最后把食物中可消化的多糖及寡糖完全消化成大量的葡萄糖及少量的果糖及半乳糖。生成的这些单糖分子均可被小肠黏膜上皮细胞吸收。

3. 结肠内消化 小肠内不被消化的碳水化合物到达结肠后，部分可被结肠菌群分解，产生氢气、甲烷气、二氧化碳和短链脂肪酸等，这一系列过程称为发酵。发酵也是消化的一种方式。所产生的气体由体循环转运经呼气和直肠排出体外，其他产物如短链脂肪酸被肠壁吸收并被机体代谢。碳水化合物在结肠发酵时，促进了肠道一些特定菌群的生长繁殖，如双歧杆菌、乳酸杆菌等，由于这些菌群对健康有益，故称为"益生菌"。

二、碳水化合物的吸收转运和利用

（一）碳水化合物的吸收

糖吸收的主要部位是在小肠的空肠。碳水化合物经过上述消化过程变成单糖后，单糖首先进入肠黏膜上皮细胞，再进入小肠壁的门静脉毛细血管，并汇合于门静脉而进入肝脏，最后进入体循环，运送到全身各个器官。在吸收过程中也可能有少量单糖经淋巴系统进入体循环。

（二）碳水化合物的转运

单糖是碳水化合物体内代谢的基本成分，其在细胞膜内外的跨膜转运需要通过相应的转运体来完成，主要包括两大类，分别为钠-葡萄糖耦联转运体（sodium-glucose linked transporter, SGLT）和葡萄糖转运体（glucose transporter, GLUT）。GLUT1 分子几乎存在于体内所有组织，负责调节葡萄糖的摄取，同时还可以保证足够的葡萄糖分子由血浆转运进入中枢神经系统。GLUT2 分子似乎仅在血浆葡萄糖水平相对较高时才作为转运体发挥载体功能。此外，GLUT2 还存在于小肠上皮细胞的基底膜，负责将小肠上皮吸收的单糖转运至人体内。人体转运单糖的能力几乎是没有自限性的。

（三）碳水化合物的利用

1. 直接利用 细胞从血液中摄取葡萄糖，氧化分解为二氧化碳和水，并释放能量。葡萄糖在体内分解有两种方式，一种是无氧氧化，另一种是有氧氧化。无氧氧化也称糖酵解，是指葡萄糖分解为丙酮酸，在无氧情况下，净生成 2 个 ATP 分子。当进行重体力劳动或剧烈运动时，肌肉可因氧供应不足处于严重缺氧状态，这时需要通过糖酵解作用补充急需的能量。

如果氧气充足，葡萄糖将进行有氧氧化。有氧氧化反应过程可归纳为三个阶段：第一阶段是葡萄糖降解为丙酮酸，此阶段的反应与糖酵解途径完全相同；第二阶段为丙酮酸转变为乙酰辅酶 A；第三阶段是乙酰辅酶 A 进入三羧酸循环被彻底氧化成 CO_2 和 H_2O，并释放能量。1 分子葡萄糖彻底氧化可净生成 36～38 个分子 ATP，是无氧酵解生成量的 18～19 倍。所以葡萄糖有氧氧化是机体获取能量的主要方式。

有氧氧化过程中的多种中间产物可以使糖、脂类、蛋白质及其他许多物质发生广泛的代谢联系和互变。

2. 合成糖原 消化吸收的葡萄糖或其他物质转变而来的葡萄糖进入肝脏和肌肉后，可分别合成肝糖原和肌糖原，此过程称为糖原的合成。肌肉含有身体 2/3 的糖原，并只作己用，肝脏中糖原用于血糖供应不足时补充血糖，供给大脑和其他组织。

肝糖原分子非常适合用来在需要时释放葡萄糖，它与没有多少支链、只能线性降解的淀粉不同，糖原有很多支链，每个分子都有上百个末端。当血糖浓度降低时，胰脏便会向血液分泌胰高血糖素。肝细胞上千个响应的酶会结合糖原的末端，释放出一批葡萄糖进入血液。

3. 转化为脂肪 当食物提供的葡萄糖多于组织需要时，过量的部分最终转化为脂肪，并沉积在机体的脂肪组织上。

三、血糖的调节

正常情况下，血糖含量总是保持在恒定的范围，其空腹浓度 3.9～6.1mmol/L（700～1100mg/L）。人出现低血糖时会感觉头痛、智力迟钝、疲倦、混乱、恶心，甚至出现抽搐和昏迷。当空腹血糖超过一定的界限值时，往往考虑患糖尿病的可能性。总之，血糖浓度保持稳定是细胞进行正常代谢、维持器官正常功能的重要条件之一，特别是脑组织，对血糖的浓度要求更高。血糖浓度的高低取决于血糖的来源和去路的相对速度，其速度的调控靠体内神经、激素以及某些器官组织细胞的功能性协调作用（图 3-1）。

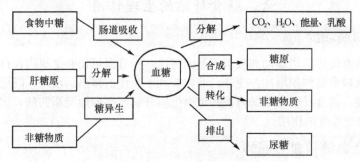

图 3-1　血糖的来源与去路

第三节　碳水化合物的功能

碳水化合物是细胞结构的主要成分及主要供能物质，并且有调节细胞活动的重要功能。机体中碳水化合物的存在形式主要有三种，即葡萄糖、糖原和含糖的复合物。碳水化合物的生理功能与摄入食物的碳水化合物种类和在机体内存在的形式有关。

一、储存和提供能量

膳食碳水化合物是人类获取能量最经济和最主要的来源，每克葡萄糖在体内氧化可以产生 16.74kJ（4kcal）的能量，人体所需能量中通常 50% 以上由碳水化合物提供。糖原是体内碳水化合物的储存形式，肝脏约储存体内 1/3 糖原，肌肉约储存 2/3。一旦机体需要，肝中糖原立即分解为葡萄糖进入血液，为主要器官组织提供能量。红细胞、脑和神经组织及心肌对糖分解产能依赖性大。低血糖休克就是血糖浓度过低引起的。

二、构成机体的成分

碳水化合物是机体重要的构成成分之一。每个细胞都有碳水化合物，其含量为 2%～10%，主要以糖脂、糖蛋白和蛋白多糖形式存在，分布在细胞膜、细胞器膜、细胞质及细胞间质中。DNA 和 RNA 中均含有 D-核糖，在遗传信息传递中起重要作用。

三、节约蛋白质

尽管葡萄糖能转化为脂肪，但脂肪酸不能转变为葡萄糖供应大脑的需要。当缺少葡萄糖时，机体要通过分解蛋白质来合成葡萄糖（糖异生作用），这样可能会消耗肌肉、肝、肾、心脏中的一部分蛋白质。不当节食减肥的危害与此有关。补充足够的碳水化合物则可防止体内和膳食中的蛋白质作为能源，起到节约蛋白质的作用。

四、抗生酮作用

脂肪氧化时需要葡萄糖协同作用，当糖不足时，身体不能通过正常途径利用脂肪。此时脂肪酸不完全氧化分解而产生酮体，酮体在体内蓄积以至于产生酮血症和酮尿症。膳食中充足的碳水化合物可以防止上述现象的发生，此为碳水化合物的抗生酮作用（antiketogenesis）。人体每天至少需摄入 100g 的碳水化合物。

五、解毒作用

葡萄糖经糖醛酸途径生成的葡萄糖醛酸，是体内一种重要的结合解毒方式，葡萄糖醛酸在肝脏与许多有害物质如细菌毒素、乙醇、砷等结合，以消除或减轻这些物质的毒性或生理活性，从而起到解毒作用。

六、膳食纤维的生理作用

（一）增强肠道功能

大多数纤维具有促进肠道蠕动和吸水膨胀的特性，一方面可使肠道肌肉保持健康和张力，另一方面粪便因含水较多而体积增加并变软，非常有利于粪便的排出。反之，肠道蠕动减慢，粪便少而硬可造成便秘。膳食纤维在结肠内被肠道微生物分解产生的短链脂肪酸，如丁酸，实验发现有预防大肠黏膜细胞癌变的作用。

（二）可降低血糖和血胆固醇

可溶性膳食纤维可减少小肠对糖的吸收，使血糖不致因进食而快速升高，因此也可减少体内胰岛素的释放，而胰岛素可刺激肝脏合成胆固醇，所以胰岛素释放的减少可以使血浆胆固醇水平受到影响。各种纤维可吸附胆汁酸、脂肪等而使其吸收率下降，因而可达到降血脂的作用。可溶性膳食纤维在结肠中被肠道微生物分解代谢产生一些短链脂肪酸，如乙酸、丁酸、丙酸等，一旦这些短链脂肪酸进入肝脏，可减少肝中胆固醇的合成。

（三）控制体重和减肥

膳食纤维，特别是可溶性膳食纤维，可以减缓食物由胃入肠道的速度和吸水作用，易使人产生饱腹感从而减少能量的摄入，起到控制体重和减肥的作用。

第四节　碳水化合物的参考摄入量和供给

碳水化合物缺乏或过量摄入均会干扰人体正常的营养素代谢，进而对人体健康产生不良影响。碳水化合物缺乏时，可使体内糖异生反应增强，导致酮症酸中毒；反之，碳水化合物摄入过多，可对血脂浓度产生明显影响，使心血管疾病发生的危险性增加。

一、碳水化合物的参考摄入量

碳水化合物参考摄入量研究主要有以下几方面：一是满足人体碳水化合物的基础需要量，特别是大脑的需要，并可节约蛋白质和限制脂肪分解。二是碳水化合物适宜供能比。碳水化合物、蛋白质和脂肪是人体必需的三种产能营养素，三者摄入比例不仅影响微量营养素的摄入状况，而且会影响膳食相关疾病，如非传染性慢性病的发生风险，因此，对碳水化合物的供能比提出了摄入的下限和上限，即宏量营养素可接受范围。三是由于不同碳水化合物组分在吸收代谢、健康效应等方面的作用不同，还应分别考虑糖、膳食纤维等组分的作用并提出参考摄入量建议。

中国营养学会 2023 年推荐，根据每天成人大脑对碳水化合物的需要量，且为避免糖异生的情况下，推算成人碳水化合物的 EAR 为 120g/d；建议 1 岁以上人群的碳水化合物 AMDR 为 50%E～65%E；建议添加糖摄入不超过 50g/d，最好低于 25g/d；膳食纤维适宜摄入量成人为 25～30g/d。

二、碳水化合物的供给

碳水化合物的主要来源为谷类、薯类、根茎类、豆类和其他植物性食物（如硬果、水果和蔬菜）。谷类含碳水化合物为 70%～80%，根茎类为 15%～25%，豆类为 21%～60%，动物性食品除肌肉和肝脏含有糖原外，只有乳类提供 5% 的碳水化合物。

（杨万水）

第四章 脂 类

脂类（lipid）是人体必需的一类宏量营养素，包括脂肪（fat）和类脂（lipoid）。脂肪又称三酰甘油（triglyceride，TG），是人体能量的主要来源，也是人体最重要的成分和能量的储存形式，约占体内脂类总量的95%。类脂主要包括磷脂（phospholipid）和固醇（sterol），约占体内脂类总量的5%，磷脂是生物膜脂质双层的基本骨架，胆固醇富含于脑和神经系统，是合成维生素D_3、胆汁酸、固醇类激素的前体。适量摄入脂类对满足机体生理需要，促进脂溶性维生素的吸收和利用，维持人体健康发挥着重要作用。

第一节 脂类的分类及功能

脂类是不溶于水但可以被乙醚、氯仿、苯等非极性有机溶剂抽提出的化合物，大多数脂类的化学本质是脂肪酸和醇所形成的酯类及其衍生物。目前使用的lipid一词最早在1923年由加布里埃尔·伯特兰（Gabriel Bertrand）提出，该词源于希腊语lipos，根据结构不同，可将其分为脂肪和类脂。脂类在人体中发挥重要功能，如储存和提供能量、信号转导、保温及润滑、构成生物细胞膜、提供必需脂肪酸等。

一、脂 肪

（一）结构

每个脂肪分子是由三分子脂肪酸与一分子的甘油酯化而成。自然界因脂肪酸种类的差异有多种三酰甘油，并因其所含脂肪酸碳链的长短、饱和程度和空间结构不同而呈现不同的特性和功能。

（二）生理功能

1. 构成人体成分并提供和储存能量 细胞膜中含有大量脂类，用以维持正常细胞的结构和功能。脂肪也是构成体成分的重要物质，脂肪一般占体重的14%～19%。

1g脂肪在体内彻底氧化可产生37.7kJ（9kcal）的能量，比1g蛋白质或1g碳水化合物高一倍多。肥胖者的脂肪可占体重的30%～60%。据研究，安静状态下空腹的成人，维持其所需的能量，大约25%来自游离脂肪酸，15%来自葡萄糖代谢，其余由内源性脂肪提供。

体内脂肪细胞的储存和供应能量有两个特点：一是脂肪细胞不断地储存脂肪，至今未发现其吸收脂肪的上限，所以人体脂肪可以不断累积，导致身体越来越胖，肥胖者脂肪细胞可能比瘦者大很多倍；二是机体不能利用脂肪酸分解的二碳的化合物合成葡萄糖，所以脂肪不能给脑和神经细胞及血细胞供能，节食就可能导致机体分解蛋白质，通过糖异生保证血糖水平。

临床肠外营养制剂中脂肪乳剂占有重要的地位。因为脂肪在代谢时可产生能量，并能满足成人每日能量需要的20%～50%。给婴儿输注脂肪乳剂尤为有益，因婴儿所需的能量通常约一半由脂肪代谢来满足。脂肪是完全肠外营养时能量的主要来源。此外，临床长时间以葡萄糖和氨基酸提供营养时，可发生必需脂肪酸的缺乏。补给脂肪乳剂后，必需脂肪酸的缺乏可得到纠正。

2. 节约蛋白质 充足的脂肪可保护体内蛋白质不被作为能源物质，从而使其更有效地发挥其他生理功能。

3. 维持体温与保护脏器 脂肪是热的不良导体，可阻止体热的散发，维持体温的恒定。脂肪作为填充衬垫，可防止和缓冲因震动而造成的对脏器、组织、关节的损害，发挥对器官的保护作用。

4. 内分泌作用 脂肪组织内分泌功能的发现是近年来内分泌领域的重大进展之一，也是人们进一步认识脂肪组织作用的新起点。脂肪组织分泌一系列因子，如瘦素、肿瘤坏死因子（TNF）、白细胞介素（IL）、雌激素、胰岛素样生长因子、脂联素等，可参与机体代谢、免疫、生长发育等生理过程。

二、类　脂

类脂包括磷脂和固醇类，前者主要有磷酸甘油酯和神经鞘脂，在脑、神经组织和肝脏中含量丰富；后者主要为胆固醇和植物固醇，胆固醇在动物内脏、蛋黄中含量丰富，植物固醇在植物油、种子和坚果中含量丰富。

（一）磷脂

磷脂是指三酰甘油中的一个或两个脂肪酸被含磷酸的其他基团所取代的一类脂类物质，其中最重要的磷脂是卵磷脂（lecithin）——磷脂酰胆碱，其次还有脑磷脂（磷脂酰乙醇胺）、鞘磷脂、神经磷脂等。磷脂的功能体现在以下几方面。

1. 提供能量　磷脂和三酰甘油一样，可以提供能量。

2. 细胞膜的构成成分　由于磷脂具有极性和非极性双重特性，可帮助脂溶性维生素、激素等顺利通过细胞膜，促进细胞内外物质交换。磷脂缺乏会造成细胞膜结构受损，出现毛细血管脆性增加和通透性增加，皮肤细胞对水的通透性增高从而引起水代谢紊乱、产生皮疹等。

3. 乳化剂作用　磷脂可以使体液中的脂肪悬浮在体液中，有利于其吸收、转运和代谢。

4. 改善心血管作用　磷脂能够改善脂肪的吸收和利用，防止胆固醇在血管内沉积、降低血液的黏度、促进血液循环，对预防心血管疾病具有一定作用。

5. 改善神经系统功能　磷脂被机体消化吸收后释放出胆碱，随后合成神经递质乙酰胆碱，可促进和改善大脑和神经系统的功能。

（二）固醇

固醇类是一类含有多个环状结构的脂类化合物，包括动物固醇和植物固醇。

1. 胆固醇（cholesterol）　是最重要的一种动物固醇，是细胞膜的重要成分，人体 90% 的胆固醇存在于细胞内。人体内许多活性物质，如胆汁、性激素、肾上腺素和维生素 D 等都是以胆固醇为原料来合成。体内胆固醇可来源于膳食及自身肝脏的合成，过多摄入的胆固醇可反馈地抑制肝脏合成。但这种反馈调节并不完善，故膳食胆固醇摄入过多时仍可使血中胆固醇含量升高。

2. 植物固醇（phytosterol）　是存在于植物性食品中分子结构与胆固醇相似的化合物，又称植物甾醇。与胆固醇不同的是，植物固醇在侧链上还有额外的甲基或乙基基团。常见的植物固醇有 β-谷固醇、菜固醇和豆固醇。植物固醇可以干扰肠道对膳食中胆固醇和胆汁中胆固醇的吸收，因此，具有降低人和动物血清胆固醇的作用。植物固醇的主要来源是植物油、种子和坚果等食品。

第二节　脂　肪　酸

脂肪酸是脂类的重要结构组分，有多种分类方法。机体自身无法合成的脂肪酸被称为必需脂肪酸，包括 α-亚麻酸和亚油酸。脂肪酸在人体内可氧化供能，可代谢生成一系列类花生酸，也可参与调控一系列信号通路，影响机体生理功能。

一、脂肪酸的分类

脂肪酸（fatty acid，FA）是脂肪的关键部分。脂肪酸的基本分子式为 $CH_3[CH_2]_nCOOH$，式中 n 的数目大部分为 2～24 个，基本上是偶数碳原子。脂肪酸的命名和表达方式可以用碳的数目和不饱和双键的数目来表示。例如，棕榈酸为 16 个碳的饱和脂肪酸，用 $C_{16:0}$ 表示。已知目前存在于自然界的脂肪酸有 40 多种，常见的脂肪酸见表 4-1。

表 4-1 常见的脂肪酸

饱和脂肪酸	单不饱和脂肪酸	多不饱和脂肪酸
丁酸 $C_{4:0}$	棕榈油酸 $C_{16:1}$，n-7 顺式异构	亚油酸 $C_{18:2}$，n-6, 9 全顺式异构
己酸 $C_{6:0}$	油酸 $C_{18:1}$，n-9 顺式异构	α-亚麻酸 $C_{18:3}$，n-3, 6, 9 全顺式异构
辛酸 $C_{8:0}$	反油酸 $C_{18:1}$，n-9 反式异构	γ-亚麻酸 $C_{18:3}$，n-6, 9, 12 全顺式异构
癸酸 $C_{10:0}$	芥子酸 $C_{22:1}$，n-9 顺式异构	花生四烯酸 $C_{20:4}$，n-6, 9, 12, 15 全顺式异构
月桂酸 $C_{12:0}$	神经酸 $C_{24:1}$，n-9 顺式异构	二十碳五烯酸 $C_{20:5}$，n-3, 6, 9, 12, 15 全顺式异构
肉豆蔻酸 $C_{14:0}$		二十二碳五烯酸 $C_{22:5}$，n-3, 6, 9, 12, 15 全顺式异构
棕榈酸 $C_{16:0}$		二十二碳六烯酸 $C_{22:6}$，n-3, 6, 9, 12, 15, 18 全顺式异构
硬脂酸 $C_{18:0}$		
花生酸 $C_{20:0}$		

（一）按脂肪酸碳链的长短分类

组成脂肪酸烃链的碳原子数目不等，含 14～24 个碳的脂肪酸为长链脂肪酸（long-chain fatty acid，LCFA），8～12 个碳的为中链脂肪酸（medium-chain fatty acid，MCFA），短链脂肪酸（short-chain fatty acid，SCFA）含 6 个碳以下。

（二）按饱和程度分类

脂肪酸烃链上可以有双键存在，数目 1～5 个，甚至更多。零双键的脂肪酸为饱和脂肪酸（saturated fatty acid，SFA）；一个双键的为单不饱和脂肪酸（monounsaturated fatty acid，MUFA），如油酸；两个或两个以上双键的脂肪酸为多不饱和脂肪酸（polyunsaturated fatty acid，PUFA），如亚油酸、亚麻酸等。

（三）按第一个不饱和双键位置分类

脂肪酸一端为甲基端，另一端为羧基端，按照第一个双键离甲基端的位置分为 n-3 系，n-6 系和 n-9 系等。

（四）按空间结构分类

根据脂肪酸的不饱和双键上两个氢原子的位置分为顺式脂肪酸（cis-fatty acid）和反式脂肪酸（trans-fatty acid）。在自然状态下，大多数不饱和脂肪酸为顺式脂肪酸，只有少数是反式脂肪酸。油脂的氢化过程和高温加热条件下，一些不饱和脂肪酸由顺式转化为反式。

（五）按人体需要分类

人体不能合成的脂肪酸或合成量不能满足自身需要的脂肪酸为必需脂肪酸，其他脂肪酸为非必需脂肪酸。

二、必需脂肪酸与其他多不饱和脂肪酸

（一）必需脂肪酸

人体可以利用糖、脂肪和蛋白质来合成所需的绝大部分脂肪酸，但有两个脂肪酸例外，n-6 系中的亚油酸（linoleic acid；$C_{18:2}$，n-6）和 n-3 系中的 α-亚麻酸（α-linolenic acid；$C_{18:3}$，n-3）是人体不能合成，必须由食物供给，且人体必不可少的脂肪酸，因此它们是必需脂肪酸（essential fatty acid，EFA）。

必需脂肪酸的功能有：①是合成前列腺素（prostaglandin，PG）、血栓素（thromboxane，TX）

以及白三烯（leukotriene，LT）等体内活性物质的原料。这些活性物质参与炎症发生、平滑肌收缩、血小板凝聚、免疫反应等过程。近年来研究认为 EFA 有减少血栓形成和血小板聚集的趋势，可能与其作为前列腺素和凝血素的前体有关。EFA 缺乏可致皮肤湿疹样病变、脱发、婴儿生长发育迟缓等。②是合成磷脂与胆固醇酯化的必需原料，有利于脂质的利用和代谢。③参与生物膜的结构，是膜磷脂具有流动特性的物质基础，对膜的生物功能具有重要意义。

（二）其他多不饱和脂肪酸

长链多不饱和脂肪酸是指有 $14 \sim 26$ 个碳，含有多个顺式不饱和双键的脂肪酸，包括花生四烯酸（arachidonic acid，AA；$C_{20:4}$，n-6）、二十碳五烯酸（eicosapentaenoic acid，EPA；$C_{20:5}$，n-3）和二十二碳六烯酸（docosahexaenoic acid，DHA；$C_{22:6}$，n-3）。这些脂肪酸具有必需脂肪酸的功能，但在体内可以利用亚油酸和 α-亚麻酸来合成，所以不能说它们是必需脂肪酸。

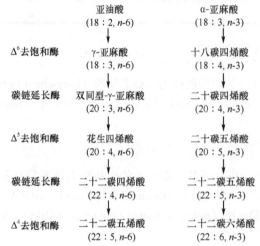

图 4-1　体内多不饱和脂肪酸（n-3、n-6 系）合成途径

机体可以利用母体脂肪酸合成更长链的脂肪酸，这种碳链延长作用只能在同系列脂肪酸内部完成。机体在利用两种必需脂肪酸合成其他多不饱和脂肪酸时，使用同一系列的酶，由于竞争抑制作用，这一过程较为缓慢，因此，从食物中直接获得长链多不饱和脂肪酸是最为有效的途径。图 4-1 是体内多不饱和脂肪酸（n-3 和 n-6 系）合成途径。长链多不饱和脂肪酸对人体健康虽然有很多益处，但易产生脂质过氧化反应，因而产生自由基和活性氧等物质，对细胞和组织会造成一定的损伤。因此考虑脂肪需要量时，必须注意饱和脂肪酸、单不饱和脂肪酸、多不饱和脂肪酸，以及 n-3 和 n-6 系脂肪酸、必需脂肪酸的合适比例。

1. n-6 系长链脂肪酸　　n-6 系脂肪酸的代表是亚油酸和花生四烯酸。这类脂肪酸广泛存在于植物油中，来源相当丰富。功能有以下几个方面：①亚油酸具有降低血液胆固醇和低密度脂蛋白胆固醇（LDL-C）的作用，效果基本同油酸，缺点是大剂量亚油酸会使血高密度脂蛋白胆固醇（HDL-C）下降。②n-6 多不饱和脂肪酸是特殊脂类（磷脂）的组成成分，能维持细胞膜的结构完整和最佳不饱和水平，保证皮肤健康。③花生四烯酸是形成类花生酸的重要前体物质，花生四烯酸缺乏时皮肤易感染、伤口愈合减慢。④花生四烯酸及衍生的 PG_2 具有促进生长和发育作用，这与类花生酸调节下丘脑和垂体激素释放有关。

2. n-3 系长链脂肪酸　　α-亚麻酸是 n-3 系脂肪酸的母体，它的碳链被延长为更长链的多不饱和脂肪酸，如 EPA 和 DHA。少数植物油和鱼油是 n-3 系脂肪酸的主要食物资源。新的研究发现，n-3 系脂肪酸不但对正常生长发育是不可缺少的，而且在冠心病、高血压、关节炎、其他炎症和自身免疫性疾病及肿瘤防治中发挥重要作用：①免疫调节和抗炎作用，临床上尝试用于治疗关节炎。②对癌症的影响：流行病学和实验研究都显示 n-3 系脂肪酸对肿瘤细胞具有抑制作用，并具有改善患者恶病质、控制肿瘤转移、增强抗癌药物疗效的作用。③长链多不饱和脂肪酸在脑和视网膜的发育上有突出功能，其中 DHA 和花生四烯酸一样是影响儿童智力和视敏度的重要物质。④降低血脂：n-3 系脂肪酸与亚油酸和油酸一样，能降低血液总胆固醇和 LDL-C，但它不会引起 HDL-C 的下降，甚至反而能升高 HDL-C。它还可以阻碍三酰甘油掺入到肝的极低密度脂蛋白（VLDL）中，导致分泌到血液循环中的三酰甘油减少。此外，n-3 系脂肪酸对高血压患者来说具有降压作用，且呈剂量效应关系。⑤调控脂肪代谢基因的作用：多不饱和脂肪酸特别是 n-3 系脂肪酸通过向上调节脂质氧化与向下调节脂质合成的作用抑制脂类的合成。其结果是代谢综合征得到改善，患心脏病的危险性降低。

三、饱和脂肪酸

饱和脂肪酸多存在于动物脂肪及乳脂中，这些食物也富含胆固醇。故进食较多的饱和脂肪酸也必然进食较多的胆固醇。实验研究发现，进食大量饱和脂肪酸后肝脏的羟甲基戊二酸单酰辅酶 A（HMG-CoA）还原酶的活性增高，使胆固醇合成增加，所以饱和脂肪酸被认为是膳食中使血液中胆固醇升高的主要脂肪酸。棕榈酸（$C_{16:0}$）、豆蔻酸（$C_{14:0}$）和月桂酸（$C_{12:0}$）升高血清胆固醇的作用较强，依次为棕榈酸＞豆蔻酸＞月桂酸。小于 10 个碳原子和大于 18 个碳原子的饱和脂肪酸几乎不会升高血液胆固醇。但因饱和脂肪酸不易被氧化产生有害的氧化物、过氧化物等，一定量的饱和脂肪酸还有利于 HDL 的形成，人体不应该完全限制饱和脂肪酸的摄入。少数几种植物油中也富含饱和脂肪酸，如椰子油、棉籽油和可可油等。

四、单不饱和脂肪酸

单不饱和脂肪酸的代表是油酸（oleic acid；$C_{18:1}$，n-9），茶油和橄榄油中油酸含量达 80% 以上，棕榈油中含量也较高，约 40%。基斯等在 7 个国家心血管的流行病学调查中发现，在地中海地区的一些国家，其每日摄入的脂肪量很高，供能比达 40%，但其冠心病发病率和血胆固醇水平皆远低于欧美国家，究其原因，发现该地区居民的食用油脂主要为富含油酸的橄榄油。

据多数研究报道，单不饱和脂肪酸降低血胆固醇、三酰甘油和 LDL-C 的作用与多不饱和脂肪酸相近。但大量摄入亚油酸在降低 LDL-C 的同时，HDL-C 也降低，而大量摄入油酸则无此情况。同时单不饱和脂肪酸不具有多不饱和脂肪酸潜在的不良作用，如促进机体脂质过氧化、促进化学致癌作用和抑制机体的免疫功能等。所以为了降低膳食饱和脂肪酸，以单不饱和脂肪酸取代部分饱和脂肪酸有重要意义。表 4-2 是常用油脂中主要脂肪酸的组成。

表 4-2　常用油脂中主要脂肪酸的组成（食物中脂肪酸总量的百分数）　　　　单位：%

食用油脂	饱和脂肪酸	不饱和脂肪酸			其他脂肪酸
		单不饱和脂肪酸	亚油酸（$C_{18:2}$）	亚麻酸（$C_{18:3}$）	
大豆油	15.6	23.8	51.5	6.5	2.6
玉米油	14.6	30.6	51.7	0.6	2.5
花生油	19.3	44.5	34.3	0.1	1.8
菜籽油	7.3	64.0	19.3	6.8	2.6
葵花子油	11.4	31.6	53.7	0.2	3.1
茶油	10.0	81.6	7.7	0.2	0.5
亚麻籽油	8.5	19.5	14.8	56.0	1.2
米糠油	18.5	42.0	35.0		3.9
椰子油	91.4	6.9	1.7	0	0
橄榄油	14.1	78.6	6.3	0.6	0.4
芝麻油	14.6	39.6	43.6	0.3	1.9
棕榈油	51.7	38.4	9.2	0.2	0.5
黄油	56.2	36.7	4.2	1.3	1.6
牛油（板油）	61.8	34.0	1.9	1.0	1.3
羊油（板油）	57.3	36.1	2.9	2.4	1.3
猪油（炼）	43.2	47.9	8.9	0	0

五、中短链脂肪酸

（一）中链脂肪酸

中链脂肪酸（medium-chain fatty acid，MCFA）碳原子数为 8～12，食物中有一定含量，如椰子油含 13.9%，棕榈油含 71%，牛乳及制品含 4.0%～4.7%，人乳含有 1.5%～2.9%。中链脂肪酸因其特有的营养学特点，目前受到越来越多的关注。中链脂肪酸油脂具有水溶性较好，不需要胆汁乳化，可直接被小肠吸收；吸收后无须形成乳糜微粒，可由门静脉直接进入肝脏；在细胞内可快速氧化产生能量，代谢中可直接消耗 8%～35% 能量；极少再合成三酰甘油、胆固醇，不在体内蓄积和提高血胆固醇水平等特点。所以此类脂肪在特殊食品生产（如运动员食品）和临床上（用来治疗高脂蛋白血症，急性和慢性肾功能不全及因长链脂肪循环、吸收及黏膜代谢失常而引起的腹泻等）开始受到重视。

但是，中链脂肪酸氧化产生的酮体较多，过多使用可引起恶心、面部潮红、血栓静脉炎、脑电图改变等。一般来说，适量使用并与长链脂肪酸同时使用较好。

（二）短链脂肪酸

短链脂肪酸碳原子数在 6 个以下。短链脂肪酸（short-chain fatty acid，SCFA）主要包括乙酸、丙酸、丁酸等。人体内短链脂肪酸主要来源于食物中的膳食纤维、抗性淀粉、低聚糖和糖醇等在结肠被肠道微生物发酵的产物。

目前认为短链脂肪酸可以提供机体能量、促进细胞膜脂类物质合成、预防和治疗溃疡性结肠炎、预防结肠肿瘤，同时对内源性胆固醇的合成有抑制作用。在上述作用中，丁酸的作用最重要，其次是丙酸。目前，短链脂肪酸在临床上已有一定的应用。

六、反式脂肪酸

反式脂肪酸不是天然产物，主要由油脂氢化和高温加热（＞220℃）产生，如人造黄油和高温油炸食物。油脂在氢化和高温加热过程中，某些天然存在的顺式双键转变为反式构型。人体摄入这些食物后，其中的反式脂肪酸或被氧化掉，或掺入到结构脂类中去。反式脂肪酸摄入过多可使血液中 LDL-C 上升，HDL-C 下降，增加了患动脉粥样硬化和冠心病的风险。WHO 指出，每天摄入反式脂肪酸的量要小于总能量的 1%。

人造奶油（黄油）是植物油经氢化饱和后制得的，其中仍有一些未被饱和的不饱和脂肪酸，其结构可由顺式变为反式结构，其中反式脂肪酸的含量可以占总脂肪的 5%～45%。人造奶油的食品有西式糕点、巧克力派、咖啡伴侣、热巧克力等。一般在商品包装上标注为人工黄油（奶油）、人造植物黄油（奶油）、人造脂肪、氢化油、起酥油或植脂末等不同名称。

第三节　脂类的代谢

脂类需经消化吸收才能被机体利用，消化吸收主要在小肠进行。经过消化，三酰甘油水解为甘油单酯（甘油一酯）和游离脂肪酸后被机体吸收，磷脂水解为溶血磷脂和游离脂肪酸，胆固醇酯水解为游离胆固醇，然后被小肠吸收，吸收后的游离脂肪酸、溶血磷脂、游离胆固醇重新合成为三酰甘油、胆固醇酯及磷脂。由于脂类的疏水性，脂类在循环系统中的运输需与蛋白质结合形成脂蛋白才可完成。

一、脂类的消化和吸收

膳食中的脂类主要是脂肪，还有少量的磷脂和固醇。机体每天大约从胃肠道吸收 50～100g 三酰甘油，4～8g 的磷脂，300～450mg 的胆固醇。成人胃液酸性强，含脂肪酶甚少，故脂肪在成人胃内几乎不能消化。胃的蠕动促使食入的脂肪被磷脂乳化呈分散状，在水相内的细小油珠而排入小肠腔内，然后与肝脏分泌的磷脂、胆固醇复合体结合成胆汁酸盐微团。小肠蠕动使微团中的脂肪油珠乳化成脂肪小滴，增加了酶与脂肪分子的接触面，然后被激活的胰脂肪酶水解为甘油和脂肪酸。食入的约 70% 三酰甘油被水解为甘油单酯和两分子脂肪酸，其余约 20% 三酰甘油被小肠黏膜细胞分泌的肠脂肪酶继续水解为脂肪酸和甘油，未被消化的少量脂肪则随胆汁酸盐由粪便排出。

通常食物中的油脂皆为由长链脂肪酸组成的三酰甘油，主要为 16 个碳和 18 个碳的脂肪酸。16 个碳和 18 个碳及其他长链脂肪酸代谢时必须在小肠黏膜细胞内重新合成三酰甘油，然后以乳糜微粒的形式经淋巴从胸导管进入血液循环。而中链脂肪酸（8～12 个碳）组成的三酰甘油则可不经消化、不需胆盐即可完整地被吸收到小肠黏膜细胞的绒毛上皮或进入细胞，催化其分解的是细胞内的脂酶，而不是分泌到肠腔的胰脂酶。最后，产生的中链脂肪酸不重新酯化，亦不以乳糜微粒形式分泌入淋巴，而是以脂肪酸形式直接扩散进入门静脉，与血浆清蛋白呈物理性结合，并以脂肪酸形式由门脉循环直接输送到肝脏。

二、脂类的转运和利用

由于脂类不溶于或微溶于水，因此无论是外源性还是内源性脂类必须形成溶解度较大的脂蛋白复合体，才能在血液循环中运送到其他组织被利用或至脂肪组织储存。脂蛋白复合体有乳糜微粒（chylomicron，CM）、极低密度脂蛋白（very low density lipoprotein，VLDL）、低密度脂蛋白（low density lipoprotein，LDL）、高密度脂蛋白（high density lipoprotein，HDL）。已知 CM 是将膳食中的三酰甘油运往肝脏和其他组织，VLDL 是将肝脏合成的三酰甘油与其他脂类物质运输到体细胞以便利用。当 VLDL 将自己的大部分脂肪给予体细胞后与胆固醇形成了 LDL。HDL 可将胆固醇从体细胞运输到肝脏降解。LDL 和 HDL 的载体蛋白都是在肝脏中制造的，虽然两者同样都可携带大量的胆固醇，但血液中 LDL 浓度升高是心脏病最可能发作的信号，而 HDL 浓度升高则意味着心脏病发作的危险性比较低。

1g 脂肪氧化可以产生 9kcal 的能量。储存于脂肪细胞中的三酰甘油在激素敏感性脂肪酶（hormone-sensitive triglyceride lipase，HSL）的催化下水解并释放出脂肪酸，供给全身各组织细胞摄取利用。此过程称为脂肪动员。肝和肌肉是进行脂肪酸氧化最活跃的组织，其最主要的氧化形式是 β-氧化。此过程可分为活化、转移、β-氧化三个阶段。

第四节　人体脂营养状况评价

人体脂营养状况评价通过体格测量、测定血脂及红细胞膜磷脂脂肪酸的构成而进行。

一、体　格　测　量

（一）体质指数

体质指数（body mass index，BMI）是由体重结合身高派生出来的评价人体体格的常用指标，被认为能较好地反映人体体型胖瘦，加上测定方法便捷、直观而被广泛采用。中国肥胖问题工作组建议 BMI<18.5kg/m^2 为低体重，18.5≤BMI≤24kg/m^2 为正常，24.0<BMI<28kg/m^2 为超重，≥28kg/m^2 为肥胖。

（二）腰臀比

正常成人腰臀比（waist-to-hip ratio，WHR）为男性小于 0.9，女性小于 0.85，超过此值被认为中心性肥胖。

（三）体脂含量

体脂含量是评价体脂的直观指标。用双能 X 线设备和技术，能灵敏和准确测定出体脂含量。

二、血脂与红细胞膜磷脂脂肪酸构成的测定

血脂是反映人体脂肪代谢的最重要指标。通常包括总胆固醇（TC）、TG、HDL-C、LDL-C四项。

红细胞膜磷脂脂肪酸的构成是评价体内 n-6 和 n-3 系不饱和脂肪酸营养状况的生物标志物，提取红细胞膜，用高效液相色谱法或气相色谱法可测定其膜中各种脂肪酸。

第五节　脂类的参考摄入量和供给

脂类摄入缺乏与过量，与许多疾病的发生密切相关。脂类长期摄入缺乏，可导致必需脂肪酸的缺乏，影响大脑的正常发育，导致发育不良、生殖功能丧失等。脂类摄入过量，可导致肥胖、心血管疾病等。一些功能性脂类，如多不饱和脂肪酸（polyunsaturated fatty acid，PUFA），参与调控机体类花生酸代谢及血脂代谢等，对心血管疾病、癌症等慢性病的防控具有重要意义。

一、脂类的参考摄入量

脂肪摄入过多，可导致肥胖、心血管疾病、高血压和某些癌症发病率升高。所以限制和降低脂肪的摄入已成为发达国家和我国预防此类疾病发生的重要措施。中国营养学会对各类人群膳食脂肪的宏观营养素可接受范围（AMDR）及适宜摄入量有详细的推荐（表 4-3、表 4-4）。

表 4-3　中国居民膳食脂肪和脂肪酸 AMDR

年龄/岁	总脂肪/%E	SFA/%E	n-6PUFA/%E	n-3PUFA/%E	EPA+DHA/(mg/d)
0～	—	—	—	—	—
0.5～	—	—	—	—	—
1～	—	—	—	—	—
3～	—	—	—	—	—
4～	20～30	<8	—	—	—
7～	20～30	<8	—	—	—
11～	20～30	<8	—	—	—
12～	20～30	<8	—	—	—
18～	20～30	<10	2.5～9.0	0.5～2.0	250～2000
孕妇和乳母	20～30	<10	2.5～9.0	0.5～2.0	—

%E 表示该营养素提供能量占总能量的百分比；"—"表示未制定

表 4-4　中国居民膳食脂肪和脂肪酸的适宜摄入量

年龄/岁	总脂肪/%E[a]	LA/%E	ALA/%E	EPA+DHA/(mg/d)
0～	48	8.0（150mg[b]）	0.90	100（DHA）
0.5～	40	6.0	0.67	100（DHA）
1～	35	4.0	0.60	100（DHA）
3～	35	4.0	0.60	200
4～	—	4.0	0.60	200
7～	—	4.0	0.60	200

续表

年龄/岁	总脂肪/%E[a]	LA/%E	ALA/%E	EPA+DHA/(mg/d)
11～	—	4.0	0.60	200
12～	—	4.0	0.60	250
18～	—	4.0	0.60	—
孕妇和乳母	—	4.0	0.60	250（DHA 200）

a: %E 表示该营养素提供能量占总能量的百分比；b: 花生四烯酸 ARA 的含量，150mg；"—"表示未制定

二、脂类的供给

人类膳食脂类主要来源于动物和植物的脂肪，动物脂肪含饱和脂肪酸和单不饱和脂肪酸相对较多，饱和脂肪酸含量达 40%～60%，单不饱和脂肪酸含量达 30%～50%，同时胆固醇也较多，而多不饱和脂肪酸较少。植物油中主要含多不饱和脂肪酸和必需脂肪酸，多不饱和脂肪酸达 80%～90%，饱和脂肪酸只有 10%～20%，不含胆固醇。亚油酸普遍存在于植物油中，α-亚麻酸在紫苏籽油、亚麻籽油、豆油中含量较丰富，鱼贝类含 EPA 和 DHA 相对较多。含磷脂较多的食物主要有蛋黄、瘦肉、肝、肾等动物内脏，尤其蛋黄含卵磷脂最多，达 9.4%。除动物性食物外，植物性食物大豆含量也很丰富，磷脂含量可达 1.5%～3.0%，其他植物种子如向日葵、亚麻籽、芝麻等也有一定含量。大豆磷脂在保护细胞膜、延缓衰老、降血脂、防治脂肪肝等方面具有良好的效果。含胆固醇丰富的食物是动物脑、肝、肾等内脏和蛋类，肉类和奶类也含有一定量的胆固醇。

（杨万水）

第五章 维 生 素

维生素（vitamin）是维持机体正常生理功能及细胞内特异代谢反应所必需的，其在体内不能合成，或者合成的数量和速度不能满足机体需要，必须由外界摄入的一类微量低分子有机化合物。虽然维生素每日的需要量很小，仅以毫克或者微克计，但在调节物质代谢和能量代谢过程中起着重要的作用。根据维生素溶解性的不同，可以分为脂溶性维生素和水溶性维生素。

第一节 脂溶性维生素

脂溶性维生素（fat-soluble vitamin）包括维生素 A、维生素 D、维生素 E、维生素 K，不溶于水而溶于脂肪及有机溶剂（如苯、乙醚、氯仿等）。脂溶性维生素在食物中常与脂类共存，其吸收与肠道中的脂类密切相关。脂溶性维生素可储存于体内，摄取过多时容易引起中毒，缺乏时会缓慢出现相应症状。

一、维生素 A

维生素 A（vitamin A）是指具有视黄醇生物活性的一大类化合物的总称，一般包括视黄醇（retinol）和类似物，以及维生素 A 原类胡萝卜素（provitamin A carotenoid）。维生素 A 和维生素 A 原均对热和碱稳定，但易被氧化和受紫外线破坏。脂肪酸败可引起视黄醇和胡萝卜素严重破坏，当食物中含有磷脂、维生素 E、维生素 C 和其他抗氧化剂时，视黄醇和胡萝卜素较为稳定。

（一）生理功能

1. 维持正常视觉 视网膜上的感光物质视紫红质，由 11-顺式视黄醛与视蛋白结合而成，为维持暗视觉功能所必需。

2. 维持上皮的正常生长与分化 维生素 A 在糖蛋白合成中发挥了重要作用，可稳定上皮细胞的细胞膜，对维持皮肤、消化道、呼吸道及泌尿生殖道等上皮组织的形态和功能具有重要作用。

3. 促进生长发育 维生素 A 参与细胞的 RNA、DNA 合成，对细胞分化、组织更新有一定影响。

4. 抑癌作用 维生素 A 或其衍生物（如 5,6-环氧视黄酸、1,3-顺式视黄酸）有抑癌防癌作用，与它们能促进上皮细胞的正常分化有关，也与阻止肿瘤形成的抗启动基因的活性有关。类胡萝卜素的抑癌作用比维生素 A 更受人们重视，可能与其抗氧化作用有关。

5. 维持机体正常免疫功能 维生素 A 可调节机体的细胞免疫和体液免疫功能，而且维生素 A 可维持上皮组织完整和正常分化，也有利于抵抗外来致病因子的入侵。

（二）缺乏与过量

维生素 A 缺乏最早的症状是暗适应（dark adaptation）能力下降，可进一步发展为夜盲症（night blindness），严重者可致眼干燥症，甚至失明。眼干燥症患者眼结膜和角膜上皮组织变性、泪腺分泌减少，可发生结膜皱纹、失去正常光泽、混浊、变厚、变硬，角膜基质水肿、表面粗糙混浊、软化、溃疡、糜烂、穿孔；患者常感眼睛干燥、怕光、流泪、发炎、疼痛，发展下去可致失明。

维生素 A 缺乏除了会引起眼部症状外，还会引起机体不同组织上皮干燥、增生及角化，以至于出现各种症状。如皮脂腺及汗腺角化，出现皮肤干燥，在毛囊周围角化过度，发生毛囊丘疹与毛发脱落，多见于上、下肢的伸侧面，以后向臀部、腹部、背部、颈部蔓延等；呼吸、消化、泌尿、生殖上皮细胞角化变性，破坏其完整性，使其容易遭受细菌入侵，引起感染。

摄入大剂量维生素 A 可引起急性毒性、慢性毒性及致畸毒性。急性中毒见于一次或多次连续摄入大量的维生素 A（成人大于 RNI 的 100 倍，儿童大于 RNI 的 20 倍），表现为嗜睡或兴奋、头痛、呕吐等高颅内压症状。慢性中毒比急性中毒常见，维生素 A 摄入量为其 RNI 的 10 倍以上可出现头痛、食欲降低、肝大、肌肉疼痛或僵硬、皮肤干燥瘙痒、呕吐、昏迷等慢性中毒症状。孕期维生素 A 过量摄入可导致胚胎吸收、流产和出生缺陷。摄入普通食物一般不会引起维生素 A 过量，维生素 A 过量大多是由于大量摄入维生素 A 浓缩制剂，或食用狗肝和鲨鱼肝等维生素 A 含量特别高的食物。

（三）机体营养状况评价

维生素 A 营养状况应根据生化指标、临床表现，结合生理情况、膳食摄入情况综合予以判定。常用检查方法如下。

1. 血清维生素 A 水平 成人血清维生素 A 水平正常范围为 1.5～3μmol/L。由于维生素 A 储存降低者血清水平可能正常，所以不能作为维生素 A 营养充足的标准。

2. 相对剂量反应试验（relative dose responses test，RDR） 是一种间接估计肝脏维生素储备相对充足程度的方法。受试者口服视黄基质（450～1000μg），测定口服前和口服 5h 后血浆视黄醇浓度。计算 RDR（%）=（5h 血浆视黄醇浓度－基础视黄醇浓度）/5h 血浆视黄醇浓度×100%。一般 RDR≥20% 指示肝脏维生素 A 不足。

3. 暗适应功能测定 暗适应实验主要测试暗适应的时间进程。维生素 A 缺乏者，暗适应时间延长。但是有眼部疾病、血糖过低和睡眠不足者暗适应功能也降低，此法不能真实反映其维生素 A 的营养水平。

4. 眼部症状检查 WHO 将维生素 A 缺乏的眼部症状予以分类，其中角膜干燥、溃疡、角化定为诊断维生素 A 缺乏有效的体征，毕脱斑用于诊断少儿。

5. 其他 如血浆视黄醇结合蛋白可较好地反映维生素 A 营养水平。而近年来发展起来的稳定同位素稀释实验可了解机体维生素 A 的储存状态及动态平衡，也可全面评价机体维生素 A 营养状况。

（四）参考摄入量及供给

维生素 A 最好的食物来源是各种动物肝脏、鱼肝油、鱼卵、全奶、奶油、奶酪及蛋黄等。维生素 A 原的良好来源是深色蔬菜和水果，如冬苋菜、菠菜、苜蓿、蕹菜、莴笋叶、芹菜叶、胡萝卜、豌豆苗、红心红薯、辣椒、南瓜、胡萝卜、马铃薯和杞果、杏、番茄等。

膳食中具有视黄醇活性的物质采用视黄醇活性当量（retinol activity equivalent，RAE）来表示，包括已形成的维生素 A 和维生素 A 原。采用 RAE 表示膳食维生素 A 原类胡萝卜素的维生素 A 活性时，所得数值仅为原使用的视黄醇当量（retinol equivalent，RE）的一半。计算公式如下：

$$视黄醇当量 (μgRE)= 视黄醇 (μg)+β-胡萝卜素 (μg)×0.167+其他维生素 A 原 (μg)×0.084$$
$$视黄醇活性当量 (μgRAE)= 视黄醇 (μg)+β-胡萝卜素 (μg)×0.084+其他维生素 A 原 (μg)×0.042$$
$$1IU 维生素 A 活性 =0.3μg 全反式视黄醇 =0.3μgRAE \qquad (5-1)$$

根据中国营养学会 2023 年制定的 DRI，我国成人（18～50 岁）维生素 A 的 RNI 男性为 770μgRAE/d，女性为 660μgRAE/d；UL 成人为 3000μgRAE/d。孕妇从孕中期开始增加 70μgRAE/d，乳母增加 600μgRAE/d，UL 均为 3000μgRAE/d。

除膳食来源之外，维生素 A 补充剂也可适当使用。现在市场上有强化维生素 A 的强化食品，如强化维生素 A、维生素 D 的牛奶或者奶粉，也可以在面粉制品或者糖果中补充维生素 A。市场上还有强化维生素 A 的植物油，如大豆色拉油，每公斤含维生素 A（醋酸视黄酯）4000～8000μg。

二、维 生 素 D

维生素 D（vitamin D）是指含环戊氢烯烃环结构、并具有钙化醇生物活性的一大类物质，以

维生素 D_2（ergocalciferol，麦角钙化醇）及维生素 D_3（cholecalciferol，胆钙化醇）最为常见。植物中存在的麦角固醇经紫外线照射可转变为维生素 D_2，且能被人体吸收；动物皮肤中存在的7-脱氢胆固醇经紫外线照射可合成维生素 D_3。维生素 D_2 和维生素 D_3 均为白色晶体，溶于脂肪和有机溶剂，在中性和碱性溶液中耐热，不易被氧化，但在酸性溶液中则会逐渐分解。故通常的烹调加工不会引起维生素 D 的损失，但脂肪酸败可引起维生素 D 破坏。

（一）生理功能

维生素 D 的基本生理功能是维持细胞内、外钙浓度，调节钙磷代谢等。

（1）促进小肠钙吸收。

（2）促进肾小管对钙、磷的重吸收，减少丢失。

（3）对骨细胞呈现多种作用：在血钙降低时，它将储存在骨组织中的钙和磷动员出来进入血液，这一作用可能与 $1,25\text{-}(OH)_2\text{-}D_3$ 诱导干细胞分化为成熟的破骨细胞和增加破骨细胞的活性有关。$1,25\text{-}(OH)_2\text{-}D_3$ 可增加成骨细胞碱性磷酸酶活性及骨钙化基因表达。

（4）调节基因转录作用：$1,25\text{-}(OH)_2\text{-}D_3$ 通过调节基因转录和一种独立信息转导途径来启动生物学效应。已经证明具有调节基因转录作用的维生素 D 核受体靶器官包括肠、肾、骨、心脏、胰、垂体、乳房、胎盘、造血组织、皮肤及各种来源的癌细胞等。

（5）通过维生素 D 内分泌系统调节血钙平衡：目前已确认存在维生素 D 内分泌系统，其主要的调节因子是 $1,25\text{-}(OH)_2\text{-}D_3$、甲状旁腺激素及血清钙和磷的浓度。$1,25\text{-}(OH)_2\text{-}D_3$ 是受低血钙引起的甲状旁腺激素上升的刺激而产生的，肾脏将 $25\text{-}(OH)\text{-}D_3$ 羟化为 $24R,25\text{-}(OH)_2\text{-}D_3$ 的过程是受高血钙引起的甲状旁腺激素下降的刺激而产生的。当血钙降低时，甲状旁腺激素升高，$1,25\text{-}(OH)_2\text{-}D_3$ 增多，通过其对小肠、肾、骨等靶器官的作用以增高血钙水平；当血钙过高时，甲状旁腺激素下降，降钙素产生增加，尿中钙、磷的排出量增加。

（二）缺乏与过量

缺乏维生素 D 对儿童将引起佝偻病；对成人，尤其是孕妇、乳母和老人，可使已成熟的骨骼脱钙而发生骨质软化症和骨质疏松症。

1. 佝偻病 维生素 D 缺乏时，由于骨骼不能正常钙化，易引起生长迟滞和弯曲变形，如幼儿刚学会走路时，身体重量使下肢骨弯曲，形成"X"或"O"形腿。由于腹部肌肉发育不好，易使腹部膨出，胸骨外凸（"鸡胸"）。肋骨与肋软骨连接处形成"肋骨串珠"。囟门闭合延迟、骨盆变窄和脊柱弯曲。牙齿方面，会出现出牙推迟，恒齿稀疏、凹陷、容易发生龋齿。

2. 骨质软化症 主要表现为肢骨、脊柱、胸廓及骨盆骨质软化、容易变形，孕妇、乳母和老人容易发生。

3. 骨质疏松症 主要表现为骨矿物质含量减少，骨质变松、变薄，常导致脊椎骨压缩变形，髋部和前臂腕部骨折。骨质疏松症及其引起的骨折是威胁老年人健康的主要疾病之一。

4. 手足痉挛症 表现为肌肉痉挛，小腿抽筋、惊厥等，在缺乏维生素 D、钙吸收不足、甲状旁腺功能失调或其他原因造成血钙水平降低时可引起。

维生素 D 的中毒剂量虽然尚未确定，但摄入过量维生素 D 可能产生毒副作用。维生素 D 毒性主要在于血浆维生素 D 及其代谢产物水平升高导致高钙血症带来的损伤。中毒症状表现为食欲缺乏、体重减轻、恶心、呕吐、腹泻、头痛、多尿、烦渴、发热，血清钙磷增高，可发展成动脉、心肌、肺、肾、气管等软组织转移性钙化和肾结石。严重维生素 D 中毒可导致死亡。

（三）机体营养状况评价

用高效液相色谱法测定血浆中的 $25\text{-}OH\text{-}D_3$。不同国家和机构推荐的 $25\text{-}OH\text{-}D_3$ 适宜浓度介于 $25\sim100$nmol/L（$10\sim40$ng/ml），多数国家认为低于 30nmol/L 为缺乏。

血清 1,25-$(OH)_2$-D_3 也可用竞争受体结合试验（competitive receptor binding assay）进行测定。

血清钙磷乘积、血清碱性磷酸酶活性也被用于判定佝偻病，但由于其结果受众多因素影响，并不被认为是判定维生素 D 营养状况的特异性指标。

（四）参考摄入量及供给

维生素 D 主要存在于海水鱼（如沙丁鱼）、肝、蛋黄等动物性食品及鱼肝油制剂中。我国不少地区使用维生素 A、维生素 D 强化牛奶。经常晒太阳是人体获得充足有效的维生素 D 的最好方式。

中国营养学会制定的 DRI（2023 版）提到，在钙、磷供给量充足的条件下，婴幼儿、儿童、少年、成人、孕妇、乳母维生素 D 的 RNI 值为 $10\mu g/d$，65 岁以上的老人为 $15\mu g/d$。12 岁及以上人群的 UL 为 $50\mu g/d$，0～4 岁、4～7 岁、7～12 岁人群的 UL 分别为 $20\mu g/d$、$30\mu g/d$ 和 $45\mu g/d$。

三、维生素 E

维生素 E（vitamin E，tocopherol）是指含苯并二氢吡喃结构、具有 α-生育酚生物活性的一类物质。目前已知有四种生育酚（α-T，β-T，γ-T，δ-T）和四种生育三烯酚（α-TT，β-TT，γ-TT，δ-TT），其中 α-生育酚的生物活性最高。α-生育酚是黄色油状液体，对热及酸稳定，对碱不稳定，对氧十分敏感，油脂酸败可加速维生素 E 的破坏。

（一）生理功能

1. 抗氧化作用 在非酶抗氧化系统中维生素 E 是重要的抗氧化剂。维生素 E 与超氧化物歧化酶、谷胱甘肽过氧化物酶一起构成体内抗氧化系统，保护生物膜上多不饱和脂肪酸、细胞骨架及其他蛋白质的巯基免受自由基攻击。

2. 维持生育功能 维生素 E 是哺乳动物维持生育功能的必需营养物质。维生素 E 缺乏会造成大鼠繁殖能力降低、胚胎死亡率增加。维生素 E 对妊娠和新生儿健康有益。

3. 维持免疫功能 维生素 E 对维持正常免疫功能，特别是 T 淋巴细胞的功能具有重要作用。

（二）缺乏与过量

实验动物缺乏维生素 E 时，血浆中维生素 E 浓度降低，红细胞膜受损，红细胞寿命缩短，会出现溶血性贫血、神经肌肉退行性变化、生殖障碍等。一般情况下人体不会因维生素 E 摄入不足导致缺乏。

在脂溶性维生素中，维生素 E 的毒性相对较小。有证据表明长期摄入 800～1200mg/d 及以上的维生素 E 有可能出现中毒症状，如视物模糊、头痛、极度疲乏和凝血机制受损等。

（三）机体营养状况评价

1. 血清维生素 E 水平 用血清（浆）α-生育酚浓度可直接反映人体维生素 E 的储存情况。血浆生育酚浓度与血浆总脂浓度密切相关，故有人建议使用每克总血脂中的 α-生育酚水平。

2. 红细胞溶血试验 红细胞与 2%～2.4% H_2O_2 溶液保温后出现溶血，测得的血红蛋白量占红细胞与蒸馏水保温后测得的血红蛋白量的百分比可反映维生素 E 的营养状况（表 5-1）。

表 5-1 维生素 E 的营养状况

状况	血清维生素 E/(mmol/L)	红细胞 H_2O_2 溶血试验/%
缺乏	<12	>20
偏低	12～17	10～20
正常	>17	<10

（四）参考摄入量及供给

维生素 E 在自然界中分布甚广，一般情况下不会缺乏。维生素 E 含量丰富的食品有植物油、麦胚、硬果、种子类、豆类及其他谷类，蛋类、鸡（鸭）胗、绿叶蔬菜含有一定量的维生素 E，一般的肉、鱼类等动物性食品、水果及其他蔬菜中含量很少。

维生素 E 的活性可用 α-生育酚当量（α-tocopherol equivalence，α-TE）来表示。根据 2023 年中国营养学会制定的 DRI，我国成人维生素 E 的 AI 为 14mg α-TE/d，UL 为 700mg α-TE/d。维生素 E 的摄入量应该参考多不饱和脂肪酸摄入量。一般每增加摄入 1g 多不饱和脂肪酸，应多摄入 0.4mg 维生素 E。

四、维生素 K

天然维生素 K 有两种类型，植物来源的为维生素 K_1，又称叶绿醌（phylloquinone）。维生素 K_2 又称甲基萘醌（menaquinone），主要源自发酵食品、肉类和乳制品，也可通过肠道内细菌合成。维生素 K 对热和氧相对稳定，但对光和碱敏感。

（一）生理功能

维生素 K 参与蛋白质中的谷氨酸的 γ 位置的羧化作用，这些 γ-羧基谷氨酸（Gla）参与钙离子结合。很多种蛋白质存在此种羧基化作用，因此，这些蛋白质被称为维生素 K 依赖性蛋白质（vitamin K-dependent protein，VKDP）。

1. 调节凝血蛋白质合成　维生素 K 是四种凝血因子（Ⅱ、Ⅶ、Ⅸ、Ⅹ），以及蛋白 C、S、Z 在肝内合成必不可少的物质，参与凝血过程。

2. 调节骨组织钙化和形成　成骨细胞合成的一种蛋白质——骨钙素（osteocalcin，OCN）是依赖维生素 K 的 Gla 蛋白，可调节骨骼的钙化过程。

3. 抑制血管钙化　维生素 K 主要通过激活 VKDP 中的基质 Gla 蛋白来抑制血管钙化。

4. 其他　维生素 K 对代谢综合征、2 型糖尿病、特定肿瘤、认知障碍、抑郁等疾病的发生发展也有积极的影响。

（二）缺乏与过量

维生素 K 广泛存在于各种食物中并且肠道可以合成，成人缺乏仅见于慢性胃肠疾病、控制饮食和长期服用抗生素的部分人群。由于胎盘屏障导致胎儿期从母体获得维生素 K 有限、新生儿肠道未建立正常菌群不能合成以及母乳中含量低等原因，新生儿是维生素 K 缺乏的敏感人群。维生素 K 缺乏影响凝血酶原合成，表现为凝血缺陷和出血。如果凝血酶原值低于 10%，就可表现为新生儿溶血病（hemorrhagic disease of the newborn，HDN）。HDN 一般见于产后 1～7 天，表现为皮肤、胃肠道、胸腔内出血，严重时有颅内出血。迟发性出血见于产后 1～3 个月，除上述表现外，通常伴有吸收不良和肝脏疾病。

天然形式的维生素 K 一般不会引起中毒。但维生素 K 前体 2-甲基萘醌可引起婴儿溶血性贫血、高胆红素血症等，所以不用于维生素 K 缺乏的治疗。

（三）机体营养状况评价

除了病史和膳食史以及出血倾向的体格检查外，传统的方法是通过测定机体的凝血功能来评价维生素 K 的营养状况。近年可用高压液相色谱直接测定血浆叶绿醌水平，正常值为 0.3～2.6nmol/L。此外，血浆和尿液未羧化骨钙素和未羧化凝血酶原测定是评价维生素 K 营养状况的敏感指标。

（四）参考摄入量及供给

维生素 K 广泛分布于各种动物性和植物性食物中。奶酪、鱼肝油、动物肝脏、蛋黄、海藻、菠菜、甘蓝菜、莴苣、花椰菜，豌豆、香菜、豆油中含量丰富。母乳中含量低，约 2μg/L。

在中国营养学会 2023 年制定的 DRI 中，成人维生素 K 的 AI 为 80μg/d，暂未制定维生素 K 的 UL 值。

第二节 水溶性维生素

水溶性维生素（water-soluble vitamin）包括 B 族维生素和维生素 C。水溶性维生素溶于水，不溶于脂肪及脂溶剂。在体内没有非功能性单纯的储存形式，可以利用负荷试验对水溶性维生素的营养状况进行鉴定。水溶性维生素一般无毒性，缺乏时出现症状较快。

一、维生素 B₁

维生素 B₁ 又称硫胺素（thiamine）或抗脚气病维生素。硫胺素略带酵母气味，易溶于水，微溶于乙醇。盐酸硫胺素为白色结晶，有特殊香味，在水中溶解度较大，在碱性溶液中加热极易被分解破坏，而在酸性溶液中加热到 120℃ 也不被破坏。氧化剂及还原剂均可使其失去作用，亚硫酸盐可使其分解成噻唑和嘧啶两部分。

（一）生理功能

维生素 B₁ 以焦磷酸硫胺素（thiamine pyrophosphate，TPP）的形式作为体内 α-酮酸氧化脱羧反应和磷酸戊糖循环中转酮醇酶的辅酶参与碳水化合物和能量代谢。此外，维生素 B₁ 可直接激活神经细胞的氯离子通道、控制神经传导的启动以及抑制胆碱酯酶等非辅酶的功能。因此，维生素 B₁ 在维持神经、肌肉特别是心肌的正常功能以及维持正常食欲、胃肠蠕动和消化液分泌方面有重要作用。

（二）缺乏与过量

维生素 B₁ 摄入严重不足时出现的缺乏症又称脚气病（beriberi），主要损害神经系统和心血管系统。成人和婴幼儿均可发生。

1. 成人脚气病 初期症状表现为疲乏、淡漠、食欲差、恶心、忧郁、急躁、沮丧、腿麻木和心电图异常。根据临床症状可分为以下几型。

（1）干性脚气病（dry beriberi）：以多发性神经炎症为主，出现上行性周围神经炎，表现为指趾麻木、肌肉酸痛、压痛，尤以腓肠肌为甚。

（2）湿性脚气病（wet beriberi）：以心血管系统障碍为主，主要表现为下肢水肿和心脏症状。

（3）混合型脚气病：严重缺乏者可同时出现神经和心血管系统症状。

此外，少数患者在慢性缺乏基础上发生急性严重缺乏可引起脑型脚气病，即韦尼克-科尔萨科夫（Wernicke-Korsakoff）综合征。

2. 婴幼儿脚气病 多发于出生后 2～5 个月的婴儿。发病急，早期表现为食欲缺乏、腹泻或便秘、心跳快、呼吸急促和困难；晚期出现发绀、水肿、心力衰竭和强直性痉挛，常在症状出现后 1～2 天后突然死亡。

维生素 B₁ 一般不会出现过量中毒。有研究显示每天口服 500～1500mg 维生素 B₁，持续 10 天，未出现不良反应。

（三）机体营养状况评价

1. 负荷试验 成人一次口服 5mg 硫胺素后，收集测定 4h 尿中排出总量。以小于 100μg 为缺乏，100～199μg 为不足，≥200μg 为正常，≥400μg 以上为充裕。

2. 尿硫胺素与肌酐排出量比值 用相当于含 1g 肌酐的尿中硫胺素排出量的多少反映机体的硫胺素营养状况，以尿维生素 B₁（μg）/尿肌酐（g）表示。成人该比值≤26 为缺乏，27～65 为不足，66～129 为正常。儿童、青少年的判定标准有所不同，应予以注意。

3. 红细胞转酮醇酶活性系数（erythrocyte transketolase activity coefficient，ETK-AC）或红

细胞转酮醇酶焦磷酸硫胺素效应（erythrocyte transketolase thiamin pyrophosphate effect，ETK-TPP 效应） 采用红细胞体外实验，测定加 TPP 和不加 TPP 时红细胞转酮醇酶活力，以两者之差占基础活性的百分比即 ETK-AC 或称 TPP 效应来表示硫胺素的营养状况。一般认为≤15% 为正常，16%～24% 为不足，≥25% 为缺乏。

（四）参考摄入量及供给

维生素 B_1 的食物来源主要有两方面，一是谷类的谷皮和胚芽、豆类、硬果和干酵母，糙米和带麸皮的面粉比精白米面中含量高；二是动物内脏（肝、肾）、瘦肉和蛋黄。

硫胺素的供给应与每日的能量供给量平衡，应该达到 0.5mg/4.2MJ（1000kcal）。根据中国营养学会 2023 年 DRI，我国居民的硫胺素 RNI 为成年男性 1.4mg/d，女性 1.2mg/d，暂未制定 UL 和 PI-NCD。

二、维生素 B_2

维生素 B_2 又称核黄素（riboflavin），是黄色针状结晶，微溶于水，在酸性溶液中对热稳定，碱性环境中易于分解破坏。

（一）生理功能

维生素 B_2 在体内可转化为活性磷酸化代谢物黄素单核苷酸（FMN）和黄素腺嘌呤二核苷酸（FAD）。脂酰辅酶 A 脱氢酶、L-氨基酸氧化酶、琥珀酸脱氢酶、黄嘌呤氧化酶等都属于黄素酶。除了在呼吸链能量产生中发挥重要的作用外，还在氨基酸和脂肪氧化、嘌呤碱转化成尿酸、芳香族化合物的羟化、蛋白质与某些激素的合成以及体内铁的转运过程中发挥重要作用。

FAD 还是谷胱甘肽过氧化物酶的辅酶，因此也是体内抗氧化系统的成员。核黄素还可参与叶酸转化成各种辅酶及其储存于人体的过程。

（二）缺乏与过量

核黄素缺乏的症状主要表现在唇、舌、口腔黏膜和会阴皮肤处，故有"口腔-生殖综合征"（oral-progenital syndrome）之称。首先出现咽喉炎和口角炎，然后为舌炎、唇炎（红色剥脱唇）、面部脂溢性皮炎、躯干和四肢皮炎，随后出现贫血和神经系统症状。有些患者有明显的角膜血管增生和白内障形成，以及阴囊炎、阴道炎等。但舌炎、皮炎等不是维生素 B_2 缺乏的特有症状，其他维生素缺乏也可出现皮炎。怀孕期间，尤其是胎儿形成的关键时期，如缺乏核黄素，也会出现唇裂、白内障等先天畸形。

维生素 B_2 在正常肾功能状况下几乎不产生毒性，大量服用时尿呈黄色。

（三）机体营养状况评价

1. 负荷试验 口服核黄素 5mg，测定服后 4h 尿中排出量，尿中排出量<400μg 为缺乏，400μg≤尿中排出量<800μg 为不足，800μg≤尿中排出量≤1300μg 为正常，尿中排出量>1300μg 为充裕。

2. 任意一次尿核黄素/肌酐值（μg/g） 该比值<27 为缺乏，27≤该比值<80 为不足，80≤该比值<270 为正常，该比值≥270 为充足。

3. 全血或红细胞谷胱甘肽还原酶活力系数（glutathione reductase activity coefficient，GR-AC） 在辅酶 A（CoA）饱和的溶血试样中加入一定量的底物谷胱甘肽，测定加与不加 FAD 时还原型谷胱甘肽的生成量，以二者的比值即 GR-AC 来作为评价维生素 B_2 营养状况的指标。当 GR-AC<1.2 为正常，1.2≤GR-AC≤1.4 为不足，GR-AC>1.4 为缺乏。

（四）参考摄入量及供给

核黄素的良好来源主要是动物性食物，肝、肾、心、蛋黄、乳类尤为丰富。植物性食物中则以绿叶蔬菜如菠菜、韭菜、油菜及豆类含量较多，而粮谷类含量较低，尤其是精磨过的粮谷。核黄素在食品加工中容易损失。

与硫胺素类似，核黄素的供给量与能量摄入有关，一般为 0.5mg/4.2MJ（1000kcal）。根据中国营养学会 2023 年 DRI，我国的膳食核黄素参考摄入量，成年男性为 1.4mg/d，女性为 1.2mg/d，暂未制定 UL 和 PI-NCD。

三、烟 酸

烟酸（niacin, nicotinic acid）又称尼克酸、维生素 B_3、维生素 PP、抗癞皮病因子等，是吡啶-3-羧酸及其衍生物的总称，对酸、碱、光、热都比较稳定。

（一）生理功能

1. 构成辅酶Ⅰ和辅酶Ⅱ 烟酸以烟酰胺（nicotinamide, nicotinic acid amide, NAM）的形式在体内构成辅酶Ⅰ（NAD）和辅酶Ⅱ（NADP），后者是组织中极其重要的递氢体。在糖、脂类、氨基酸、类固醇以及核酸等物质的代谢过程中起着重要的作用。

2. 构成葡萄糖耐量因子 非辅酶形式的烟酸还是葡萄糖耐量因子（GTF）的组成成分，具有增强胰岛素效能的作用。

（二）缺乏与过量

烟酸缺乏症又称糙皮病（pellagra）。临床上以皮肤、胃肠道、神经系统症状为主要表现。其典型病例可有皮炎（dermatitis）、腹泻（diarrhea）和痴呆（dementia），即三 D 症状。本病常与脚气病、核黄素缺乏症及其他营养缺乏病同时存在。以玉米为主食的人群容易发生糙皮病，这与玉米中的烟酸为结合型，不能被人体吸收以及玉米中色氨酸含量低有关。

过量摄入的副作用有颜面潮红、皮肤瘙痒或灼热感、眼部感觉异常、偶见高血糖等。

（三）机体营养状况评价

1. 负荷试验 口服 50mg 烟酸，测定 4h 尿中排出量小于 2.0mg 为缺乏，2.0mg≤尿中排出量≤2.9mg 为不足，3.0mg≤尿中排出量≤3.9 mg 为正常。

2. 尿中 2-吡啶酮/N^1-甲基烟酰胺 一般认为该比值为 1.3～4.0 为正常，该比值小于 1.3 表明有潜在缺乏危险。这个指标受蛋白质营养状况的影响较大，对边缘性烟酸缺乏不敏感。

3. 尿中 N^1-甲基烟酰胺/肌酐 测定任意一次尿中 N^1-甲基烟酰胺/肌酐（mg/g）作为评价指标，以＜0.5 为缺乏，0.5≤该比值≤1.59 为不足，1.6≤该比值≤4.2 为正常，该比值＞4.2 为充裕。

4. 红细胞 NAD 含量 红细胞 NAD 含量可作为烟酸缺乏的灵敏指标，红细胞 NAD/NADP 值小于 1.0 表示有缺乏的危险。

（四）参考摄入量及供给

烟酸广泛存在于动植物食品中，肝、肾、瘦肉、花生、茶叶、口蘑等含量较高，奶、干酪和蛋中烟酸含量不高，但含有丰富的色氨酸，全谷类、绿叶蔬菜中也含有一定数量的烟酸。

烟酸除了从食物中直接摄取外，还可在体内由色氨酸转化而来，大约 60mg 色氨酸可转化为 1mg 烟酸。烟酸的膳食营养素参考摄入量应以烟酸当量（nicotinic equivalence，NE）表示。

$$烟酸当量 (mgNE)= 烟酸 (mg)+1/60 色氨酸 (mg) \tag{5-2}$$

中国居民膳食参考摄入量中成年男性烟酸 RNI 为 15mgNE/d，女性为 12mgNE/d，UL 为 35mgNE/d。

四、泛 酸

泛酸（pantothenic acid）又称维生素 B_5 和遍多酸，是一种黄色黏稠油状物，易溶于水，不溶于有机溶剂，对酸、碱和热不稳定。泛酸常以钙盐的形式存在，为易溶于水的白色粉状结晶，在中性水溶液中耐热，在一般的温度下蒸煮，损失很少，但高温会使其受到破坏，在酸性和碱性条件下不稳定，易被破坏。

（一）生理功能

1. 构成辅酶 A　泛酸作为辅酶 A 的组成部分参与体内碳水化合物、脂肪和蛋白质的代谢；传导神经脉冲和解除某些药物毒性需要乙酰胆碱，乙酰辅酶 A 可提供乙酰胆碱的合成原料——乙酰基；血红素由甘氨酸、琥珀酰辅酶 A 及铁这三种原料合成，泛酸参与血红素的合成。

2. 构成酰基载体蛋白　酰基载体蛋白作为脂肪酸合成酶复合体的组成部分参与脂肪酸的合成。当体内缺乏泛酸时，机体可利用辅酶 A 合成酰基载体蛋白，因此辅酶 A 含量明显下降，而酰基载体蛋白含量无明显改变。

（二）缺乏与过量

1. 缺乏　泛酸广泛存在于自然界，一般不易发生缺乏病。泛酸缺乏通常与三大宏量营养素和其他维生素摄入不足伴随发生。泛酸缺乏会导致机体代谢受损，包括脂肪合成减少和能量产生不足。泛酸缺乏者依其缺乏程度不同可显示不同的体征和症状，其中包括易怒（急躁）、头痛、抑郁、坐立不安、疲劳、冷淡、不适、睡眠不良、恶心、呕吐和腹部痉挛、麻木（失去知觉或注意力不集中）、麻痹、肌肉痉挛（抽筋）、手脚感觉异常、肌无力和步态摇晃、低血糖症。也有人发生葡萄糖耐量改变、对胰岛素敏感性增加和抗体产生减少。

当精神上受到意外冲击时，身心会发生一系列变化：心跳加快、血压升高、呼吸急促、肌肉紧张、血糖升高等应激反应。应激反应伴随大量能量消耗，而泛酸在应激反应发生时可以减少能量消耗，所以泛酸也称抗应激维生素。

2. 过量　泛酸毒性很低，每日摄入 10～20g 时，可偶尔引起腹泻和轻度肠道不适。

（三）机体营养状况评价

1. 尿中泛酸排出量　尿中泛酸排出量与摄入水平呈正相关，正常膳食的成人，尿中泛酸排出量为 2～7mg/d，若排出量<1mg/d，一般认为泛酸缺乏或不足。

2. 全血泛酸浓度　正常全血泛酸浓度为 2mg/L 左右，如果浓度<1mg/L，为泛酸摄入不足或缺乏。

（四）参考摄入量及供给

《中国居民膳食营养素参考摄入量（2023 版）》成人 AI 为 5.0mg/d，孕妇为 6.0mg/d，乳母为 7.0mg/d。

泛酸广泛分布于食物中，来源最丰富的食品是肉类（心、肝、肾）、蘑菇、鸡蛋和坚果类；其次为大豆粉和小麦粉；精制食物及蔬菜与水果中含量相对较少。

五、维生素 B_6

维生素 B_6 的基本结构是 2-甲基-3-羟基-5-羟甲基嘧啶。在体内主要有吡哆醇（pyridoxine，PN）、吡哆醛（pyridoxal，PL）、吡哆胺（pyridoxamine，PM）及其单磷酸化衍生物 5′-磷酸吡哆醇（PNP）、5′-磷酸吡哆醛（PLP）和 5′-磷酸吡哆胺（PMP）六种形式。维生素 B_6 易溶于水和乙醇，在空气和酸性溶液中对光、热比较稳定，在碱性中易受光、热破坏。

（一）生理功能

由维生素 B_6 构成的 PLP 是很多酶的辅酶，在参与重要氨基酸的代谢、血红蛋白合成、烟酸的形成、同型半胱氨酸分解中发挥重要作用，与蛋白质、脂类和能量代谢关系密切。

（二）缺乏与过量

维生素 B_6 缺乏的症状主要表现在皮肤和神经系统。眼、鼻和口部皮肤脂溢样损害，伴有舌炎和口腔炎。神经系统方面表现为周围神经炎，伴有滑液肿胀和触痛，维生素 B_6 缺乏还可导致体液和细胞介导的免疫功能受阻，迟发性过敏反应减弱，出现高半胱氨酸血症和黄尿酸血症，偶尔可见小细胞贫血。

肾功能正常时服用维生素 B_6，几乎不产生毒性。长期大量应用维生素 B_6 可致严重的周围神经炎，出现神经感觉异常，进行性步态不稳，手、足麻木，停药后症状虽可缓解，但仍感觉软弱无力。孕妇接受大量的维生素 B_6 后，可致新生儿产生维生素 B_6 依赖综合征。

（三）机体营养状况评价

1. 血浆 PLP 含量及尿中 4-吡哆酸含量 成人血浆 PLP>30nmol/L 是维生素 B_6 适宜水平，20~30nmol/L 为边缘性缺乏，<20nmol/L 为缺乏。4-吡哆酸是维生素 B_6 代谢的最终产物，可反映近期膳食维生素 B_6 摄入量水平。

2. 色氨酸负荷试验 按 0.1g/(kg·bw) 口服色氨酸，测定 24h 尿中黄尿酸排出量，计算黄尿酸指数（xantharenic acid index，XI），即 XI=24h 尿中黄尿酸排出量（mg）/色氨酸给予量（mg）。维生素 B_6 营养正常者 XI 为 0~1.5，不足者可大于 12。

（四）参考摄入量及供给

维生素 B_6 的良好食物来源为肉类（尤其是肝脏），以及豆类中的黄豆、鹰嘴豆，坚果中的葵花籽、核桃等。

维生素 B_6 的需要量直接受膳食蛋白质摄入量的影响。中国营养学会 2023 年制定的维生素 B_6 的 RNI，成人为 1.4mg/d，50 岁以上人群为 1.6mg/d，孕妇为 2.4mg/d，乳母为 1.7mg/d，UL 值为 60mg/d。

六、叶 酸

叶酸（folic acid）为淡黄色结晶性粉末，无臭、无味、微溶于热水，不溶于乙醇、乙醚及其他有机溶剂。叶酸的钠盐易溶于水，但在水溶液中容易被光解破坏，产生蝶啶和氨基苯甲酸谷氨酸盐。在酸性溶液中对热不稳定，而在中性和碱性环境中却很稳定。

（一）生理功能

叶酸在体内必须转变成四氢叶酸（tetrahydrofolic acid，FH_4 或 THFA）才有生理活性。四氢叶酸是一碳基团转移酶系统的辅酶，发挥一碳单位传递体的作用，参与重要化合物的生成和代谢，主要包括：参与嘌呤和胸腺嘧啶的合成，进一步合成 DNA 和 RNA；参与氨基酸之间的相互转化，充当一碳单位载体，如同型半胱氨酸转化为甲硫氨酸、甘氨酸和丝氨酸的互换、组氨酸转化为谷氨酸等；参与血红蛋白及重要的甲基化合物合成，如肾上腺素、胆碱、肌酸等。

（二）缺乏与过量

体内缺乏叶酸时，一碳基团转移发生障碍，核苷酸特别是胸腺嘧啶脱氧核苷酸的合成减少，更新速率较快的造血系统首先受累，典型症状为巨幼红细胞贫血（mega-loblastic anemia）。白细胞分裂增殖同样需要叶酸，故叶酸缺乏时，尚可见周围血液中粒细胞减少，且粒细胞的体积也偏大，核分叶增多。类似的细胞形态变化可见于胃肠道、呼吸道黏膜和宫颈上皮细胞的癌前病变。

叶酸缺乏是婴儿神经管畸形发生的主要病因。叶酸缺乏会引起尿嘧啶错误地嵌入人类 DNA 中导致染色体断裂，这可能是使致癌危险性及智障性疾病增加的原因。叶酸缺乏可以使同型半胱氨酸向甲硫氨酸转化出现障碍，进而导致高同型半胱氨酸血症（hyperhomocysteinemia，HHcy），HHcy 是动脉粥样硬化等心血管疾病的独立危险因素。

肾功能正常者，长期大量服用叶酸很少发生中毒反应，偶尔可见过敏反应。个别患者可出现厌食、恶心、腹胀等胃肠道症状。此外，大量服用叶酸可干扰抗惊厥药物的作用，诱发患者惊厥发作，还可掩盖维生素 B_{12} 缺乏的早期表现，导致神经系统受损。

（三）机体营养状况评价

测定血清叶酸水平是评价叶酸营养状况普遍采用的方法，但是血清叶酸水平受叶酸摄入量及其代谢因素的干扰。红细胞中的叶酸水平是血清中的 10 倍，在一定程度上反映叶酸的储备水平。维生素 B_{12} 对这两个指标都有影响，因此最好同时测定血清、红细胞中的叶酸含量及反映维生素 B_{12} 营养状况的指标，进行综合分析。

此外，评价叶酸营养状况还可使用组氨酸负荷实验。

（四）参考摄入量及供给

人体需要的叶酸主要来自食物，深色绿叶蔬菜、胡萝卜、肝脏、蛋黄、豆类、南瓜、杏等都富含叶酸。

由于食物叶酸的生物利用率仅为 50%，而叶酸补充剂与膳食混合时生物利用率为 85%，为前者的 1.7 倍，故叶酸的参考摄入量以膳食叶酸当量（dietary folate equivalence，DFE）计算，公式如下：

$$DFE(\mu g)= 膳食叶酸 (\mu g)+1.7×叶酸补充剂 (\mu g) \tag{5-3}$$

2023 年中国营养学会制定的中国居民膳食叶酸参考摄入量，推荐 15 岁及以上人群 RNI 为 $400\mu gDFE/d$，孕妇为 $600\mu gDFE/d$，乳母为 $550\mu gDFE/d$；成人 UL 值为 $1000\mu gDFE/d$。

七、维生素 B_{12}

维生素 B_{12} 是一组含金属元素钴的类咕啉化合物，因而又称钴胺素（cobalamin），钴可与氰基（—CN）、羟基（—OH）、甲基（—CH$_3$）和 5-脱氧腺苷等基团相结合，分别称氰钴胺素、羟钴胺素、甲基钴胺素、5-脱氧腺苷钴胺素，后两者是维生素 B_{12} 的活性型，也是血液中存在的主要形式。

维生素 B_{12} 为红色结晶体（金属钴的颜色），熔点甚高（320℃时不熔），溶于水和乙醇，在弱酸条件下稳定，在强酸、强碱环境中易被破坏，日光、氧化剂和还原剂均能使其破坏。

（一）生理功能

维生素 B_{12} 在体内以两种辅酶形式发挥生理作用，即甲基 B_{12}（甲基钴胺素）和辅酶 B_{12}（5-脱氧腺苷钴胺素）参与体内生化反应。

作为甲硫氨酸合成酶的辅酶参与同型半胱氨酸甲基化转变为甲硫氨酸的反应。维生素 B_{12} 从 5-甲基四氢叶酸获得甲基后形成甲基 B_{12}，后者又将甲基转移给同型半胱氨酸，并在甲硫氨酸合成酶的作用下合成甲硫氨酸。维生素 B_{12} 缺乏时，5-甲基四氢叶酸上的甲基不能转移，甲硫氨酸的生成受阻，造成同型半胱氨酸堆积，形成高同型半胱氨酸血症；同时使组织中游离的四氢叶酸含量减少，不能被重新利用，影响嘌呤和嘧啶的合成，最终导致核酸合成障碍，影响细胞分裂，结果产生巨幼红细胞贫血，即恶性贫血。

作为甲基丙二酰辅酶 A 异构酶的辅酶参与甲基丙二酸-琥珀酸的异构化反应。维生素 B_{12} 缺乏时，甲基丙二酰辅酶 A 大量堆积，其结构与脂肪酸合成的中间产物丙二酰辅酶 A 相似，因此影响脂肪酸的正常合成。脂肪酸的合成异常影响了髓鞘质的更新，髓鞘质变性退化，造成进行性脱髓鞘，导致维生素 B_{12} 缺乏引起的神经疾病。

（二）缺乏与过量

膳食缺乏多见于素食者、母亲为素食者的婴幼儿和老年人。膳食摄入不足、各种原因引起的胃酸过少、胰蛋白酶分泌不足、小肠疾病及血清全钴胺传递蛋白Ⅱ合成减少等均可导致维生素 B_{12}

吸收减少，进而导致维生素 B_{12} 缺乏。

维生素 B_{12} 缺乏的主要表现如下。

1. 巨幼红细胞贫血 维生素 B_{12} 参与细胞的核酸代谢，为造血过程所必需。当其缺乏时，红细胞中 DNA 合成有障碍，诱发巨幼红细胞贫血。

2. 神经系统损害 维生素 B_{12} 缺乏会阻抑甲基化反应而引起神经系统损害，可引起斑状、弥漫性的神经脱髓鞘，此种进行性的神经病变起始于末梢神经，逐渐向中心发展并累及脊髓和大脑，形成亚急性复合变性，出现抑郁、记忆力下降、四肢震颤等神经症状。

3. 高同型半胱氨酸血症 维生素 B_{12} 缺乏与叶酸缺乏一样可引起高同型半胱氨酸血症。高同型半胱氨酸血症不仅是心血管疾病的危险因素，还可对脑细胞产生毒性作用从而造成神经系统损害。

维生素 B_{12} 毒性相对较低，未见明显不良反应报道。

（三）机体营养状况评价

1. 血清维生素 B_{12} 浓度 该指标反映维生素 B_{12} 体内储存状况，目前一般以血清维生素 B_{12} 浓度 $120 \sim 180pmol/L$ 为正常。

2. 血清全转钴胺素 Ⅱ（holotranscobalamin Ⅱ，holo TCⅡ） 反映维生素 B_{12} 负平衡的早期指标。holo TCⅡ 是一种把维生素 B_{12} 释放到细胞的循环蛋白质，所含有的维生素 B_{12} 约占血清维生素 B_{12} 的 20%，一般以 holo TCⅡ 水平 $\leqslant 29.6pmol/L$（40pg/mL）定为维生素 B_{12} 负平衡。

3. 血清全结合咕啉（维生素 B_{12} 结合咕啉） 结合咕啉是循环中维生素 B_{12} 的储存蛋白质，约含血清维生素 B_{12} 的 80%。血清全结合咕啉与肝脏维生素 B_{12} 的储存相平衡，当血清全结合咕啉 $\leqslant 110pmol/L$（150pg/ml）时，表示肝脏储存缺乏。

4. 血清同型半胱氨酸及甲基丙二酸 当维生素 B_{12} 缺乏时两者含量增高。

（四）参考摄入量及供给

人体对维生素 B_{12} 的需要量极少，《中国居民膳食营养素参考摄入量（2023 版）》中维生素 B_{12} 的 RNI 成人为 $2.4\mu g/d$、孕妇为 $2.9\mu g/d$、乳母为 $3.2\mu g/d$。

膳食中维生素 B_{12} 来源于动物食品，主要食物来源为肉类、动物内脏、鱼、禽及蛋类，乳及乳制品含量较少。植物性食品基本上不含维生素 B_{12}。

八、生 物 素

生物素（biotin）又称维生素 B_7、维生素 H 和辅酶 R，现已知有八种异构体，天然存在并具有生物活性的是 D-生物素。生物素对空气、光和热稳定，但在强酸和强碱溶液中容易降解。

（一）生理功能

生物素作为体内 4 个生物素依赖的羧化酶-乙酰辅酶 A 羧化酶、丙酮酸羧化酶、丙酰辅酶 A 羧化酶以及甲基巴豆酰辅酶 A 羧化酶的辅酶，在脂类、碳水化合物、氨基酸的代谢以及能量代谢中具有重要作用。此外，生物素对于细胞生长、葡萄糖的代谢平衡、DNA 的生物合成以及唾液酸糖蛋白的受体表达都有重要影响。

（二）缺乏与过量

生物素食物来源广泛，并且能由肠道细菌合成，所以生物素缺乏比较少见。生鸡蛋清中含有抗生物素蛋白（avidin），它能结合并阻止膳食生物素或体内肠道细菌合成生物素的吸收。生物素缺乏者主要见于长期生吃鸡蛋者、未补充生物素的肠外营养患者、胃肠道吸收障碍者等。表现为毛发变细失去光泽、皮肤鳞片状和红色皮疹；大多数成年患者有抑郁、嗜睡、幻觉和感觉异常等神经系统症状。儿童在全肠外营养 $3 \sim 6$ 个月后，可出现生物素缺乏症状，并有蛋白质能量营养不良和生长发育迟缓。婴儿肠外营养6～9个月出现面部脂肪分布异常、毛发稀少甚至脱落，称为生物素缺乏面容（biotin deficiency facies），严重者可引起躁狂、嗜睡和发育迟缓以及婴儿猝死综合征。

生物素毒性很低。大剂量生物素摄入（200mg/d 口服）或20mg/d静脉注射未发现有明显毒性。

（三）机体营养状况评价

测定血、尿生物素含量以及尿中有关代谢产物浓度可用于评价生物素的营养状况。人血清和尿中生物素浓度随摄入量的增加而增加，生物素缺乏时，尿生物素浓度变化比血清更敏感。生物素缺乏时，尿3-羟异戊酸排出量增加，是评价早期生物素缺乏的敏感指标。

淋巴细胞生物素依赖性羧化酶活性能较早反映人体生物素边缘性缺乏，适用于孕妇生物素缺乏的诊断。

（四）参考摄入量及供给

生物素广泛存在于天然食物中，但仅蜂蜜和啤酒酵母中含量较高。其他含量相对较多的食物有奶类、鸡蛋黄、肝脏和肾脏、菠菜、黄豆、燕麦、高粱等。

中国营养学会2023年制定的DRI中，生物素的适宜摄入量成人为40μg/d，孕妇和乳母均为50μg/d。

九、维生素C

维生素C又称抗坏血酸（ascorbic acid），是含有6个碳原子的多羟基化合物。维生素C含有不对称碳原子，具有旋光异构体，自然界存在的、有生理活性的是L-抗坏血酸。维生素C在酸性水溶液中较为稳定，在中性及碱性溶液中易被破坏，有微量金属离子（如Cu^{2+}、Fe^{3+}等）存在时，更易被氧化分解。

（一）生理功能

1. 参与体内的羟化反应

（1）胶原的合成：参与胶原蛋白合成过程中脯氨酸和赖氨酸的羟化作用。当维生素C缺乏时，血管和骨骼等组织的胶原合成有障碍。

（2）胆固醇的羟化：参与胆固醇转化为胆汁酸的羟化过程。维生素C缺乏时，可致胆固醇在肝内蓄积，血中胆固醇浓度升高。

（3）芳香族氨基酸的羟化：苯丙氨酸羟化为酪氨酸，酪氨酸转变为儿茶酚胺或分解为尿黑酸，色氨酸转变为5-羟色胺时也需要维生素C参与。

（4）有机药物或毒物的羟化：羟化过程是药物或毒物在体内生物转化及解毒的重要过程，维生素C可升高混合功能氧化酶的活性，增强解毒过程。

2. 还原作用 维生素C在体内作为重要的还原剂而起作用，主要有以下几个方面。

（1）保护巯基和使巯基再生：维生素C可使许多含巯基的酶分子中的—SH维持在还原状态，使酶保持活性。

（2）促进铁的吸收和利用：维生素C使三价铁（Fe^{3+}）还原为二价（Fe^{2+}），促进铁的吸收，有助于缺铁性贫血的辅助治疗。

3. 增强机体免疫功能 维生素C增强机体的免疫功能通过促进抗体的合成，增强白细胞对流感病毒的反应性以及促进H_2O_2在粒细胞中的杀菌作用等。

（二）缺乏与过量

维生素C严重摄入不足可患坏血病（scurvy）。临床的早期表现有疲劳、倦怠、皮肤出现瘀点、毛囊过度角化，其中毛囊周围轮状出血具有特异性，出现在臀部或下肢，继而出现牙龈出血、球结膜出血、机体抵抗力下降、伤口愈合迟缓、关节疼痛及关节腔积液，可伴有轻度贫血及多疑、忧郁等精神症状，还可伴有干燥综合征（Sjögren syndrome），主要表现为口、眼干燥。婴儿坏血病的早期症状是四肢疼痛引起的仰蛙形体位，对其四肢的任何移动都会使其疼痛以至哭闹。坏血病患者如不及时治疗，可危及生命。

维生素 C 的毒性很低，但大剂量服用可产生副作用。过量摄入，尿草酸盐排出增加，可能导致泌尿系统结石。成人每日摄入超过 3g 时，将危害健康，如恶心、腹部不适，甚至出现痉挛、腹泻等。

（三）机体营养状况评价

1. 血浆中维生素 C 含量　测定血浆中的维生素 C 水平，可反映近期维生素 C 摄入情况，不能反映体内的储备水平。如果每日摄入维生素 C 90～150mg，血浆维生素 C 浓度可达到 12～15mg/L。血浆维生素 C 浓度≥4mg/L 为正常，2.0～3.9mg/L 为不足，<2mg/L 为缺乏，可出现坏血病症状。

2. 白细胞中维生素 C 浓度　可以反映组织中的储存水平，但不能反映近期维生素 C 的摄入量，一般认为<20μg/10^8 个白细胞为缺乏。

3. 尿负荷试验　晨起空腹时受试者口服 500mg 维生素 C（成人量），然后收集 4h 或 24h 的尿液，测定尿中维生素 C 含量，若 4h 尿中排出维生素 C>13mg 为充足，5～13mg 为正常，<5mg 为不足；24h 尿中维生素 C 排出量为口服量的 10% 以上为正常。

（四）参考摄入量及供给

维生素 C 主要存在于蔬菜和水果中，植物种子基本不含维生素 C。蔬菜中的柿子椒、番茄、菜花及各种深色叶菜，水果中的柑橘、柠檬、青枣、山楂、猕猴桃等维生素 C 的含量丰富。动物性食品除肝、肾、血液外含量甚微。

各个国家每日供给的标准差异很大。中国营养学会 2023 年 DRI 推荐，成人维生素 C 的 RNI 值为 100mg/d，孕妇从中期开始提高到 115mg/d，乳母为 150mg/d，成人 UL 值为 2000mg/d。适量增加维生素 C 摄入量有利于降低慢性非传染性疾病的发病风险，中国营养学会推荐维生素 C 的 PI-NCD 为 200mg/d。

（徐上知）

第六章 矿物质和水

人体作为一个有机生命体，在各种生命活动中需要多种物质的参与，这些物质的种类和数量同地球表层的元素组成基本一致。人体内几乎含有自然界存在的所有 60 余种化学元素，这些化学元素是构成人体结构的重要成分，也是维持机体正常生理功能必需的化学物质。其中碳、氢、氧和氮构成约占体重 96% 的有机物和水，其余的无机元素同有机物质一样不断更新，必须从食物补给，故称这一类营养素为矿物质（无机盐）。除有机物和水外，成人体重的 4%（约 1.7kg）是由 50 余种不同的无机盐组成，目前已有 28 种被证实为人类营养所需要。在机体中含量大于 0.01% 的矿物质称为常量元素（macroelement），包括钙、磷、钾、钠、硫、氯、镁 7 种。另一些在体内含量小于体重 0.01% 的称微量元素（microelement），包括：铁（Fe）、碘（I）、锌（Zn）、硒（Se）、铜（Cu）、铬（Cr）、钼（Mo）、钴（Co）、锰（Mn）、氟（F）10 种人体必需微量元素；硼（B）、镍（Ni）、矾（V）、硅（Si）4 种人体可能必需的微量元素；砷（As）、锂（Li）、锡（Sn）、铅（Pb）、镉（Cd）、汞（Hg）、铝（Al）7 种具有潜在毒性，但在低剂量时，可能是人体必需的微量元素。

各种无机盐在体内的分布很不均匀，如钙、磷绝大部分在骨、牙和硬组织中，85% 的铁集中在红细胞，70%～80% 的碘集中在甲状腺，锌集中在肌肉组织等。在人体每天的新陈代谢过程中，通过粪、尿、胆汁、头发、指甲、脱屑等途径都会排出一定量的无机盐，因此必须通过膳食来予以补充。常量元素和微量元素主要来源于食物和水，适度范围内它们有益于人体的正常生理活动和保持健康，缺乏或量过多都会导致疾病的发生和发展。矿物质对人体具有以下生理功能（表 6-1、表 6-2）。

1. 是构成机体组织的重要成分，如骨骼、牙齿中的钙、磷、镁，蛋白质中的硫、磷等。

2. 是细胞内外液的重要成分，如钾、钠、氯等共同维持细胞内外液的渗透压平衡，使组织能潴留一定量的水分，对机体代谢发挥重要作用。

3. 保持机体的酸碱平衡，钾、钠、氯离子、碳酸盐和蛋白质的缓冲作用。

4. 钾、钠、钙、镁离子保持一定的比例，可维持神经肌肉的兴奋性、细胞膜的通透性及细胞和组织正常生理功能。

5. 是酶系统中的催化剂、辅基、核酸和蛋白质的组成成分，也是机体某些特殊功能物质的重要成分，如血红蛋白中的铁、甲状腺素中的碘、超氧化物中的锌、谷胱甘肽过氧化物酶中的硒等。

表 6-1 常量元素的功能和来源

元素	平均含量/ [g/70(kg·bw)]	主要功能	食物来源	摄入量 /(mg/d)
钙（calcium）	1200	形成和维持骨骼和牙齿的结构、维持神经和肌肉活动、参与血凝、酶反应的激活等	牛奶、奶酪、贝壳类	500～1200
磷（phosphorus）	660	构成骨骼和牙齿重要成分、磷酸盐（ATP、ADP）和磷酸肌酸是机体代谢能的储存库、多种酶的构成成分、调节酸碱平衡、磷脂是构成细胞膜的主要成分	动物性食品	1000～15000
硫（sulfur）	200	构成各种蛋白质、酶类、肽和激素、促进甲硫氨酸氧化还原循环、构成结缔组织基质成分等	含硫氨基酸	视必需氨基酸而定
钾（potassium）	149	参与糖和蛋白质代谢、维持细胞正常渗透压和酸碱平衡、维持神经肌肉应激性、维持心肌正常功能、降低血压作用等	豆类、瘦肉、香蕉、柑橘	2000～5000
钠（sodium）	99	调节细胞外液容量与渗透压、维持酸碱平衡、维持正常血压、维持神经肌肉应激性等	加工食品、盐	3000～7000

续表

元素	平均含量/[g/70(kg·bw)]	主要功能	食物来源	摄入量/(mg/d)
氯（chlorine）	99	调节细胞内外液容量与维持渗透压、维持体液酸碱平衡、参与血液 CO_2 运输等	加工食品、盐	3000～9000
镁（magnesium）	26	体内多种酶的激活因子、调节激素分泌、促进骨骼生长等	谷物、糖	180～480

表 6-2　微量元素在人体内的吸收、分布与排泄

元素	平均含量/[mg/70(kg·bw)]	膳食吸收/%	蓄积器官组织	排泄
铁（iron）	3500～4500	5～15	肝、脾	胆汁
氟（fluorine）	2600～4000	10～100	骨骼、牙齿	尿
锌（zinc）	1600～2300	31～51	皮肤、骨骼	胰液、胆汁
硅（silicon）	1100	30～50	皮肤、骨骼	尿
铜（copper）	110	30～60	皮肤、淋巴结、骨骼、肌腱	胆汁
硒（selenium）	21	35～85	肝、脾	尿（胆汁、呼出）[#]
碘（iodine）	10～20	100	甲状腺	尿
锡（stannum）	14	2	肾	胆汁、尿液
锰（manganese）	12～16	3～4	肝、脾、肺	胆汁
钼（molybdenum）	9～16	40～100	肝、肾、骨骼	尿，胆汁
钒（vanadium）	10	0.1～1.5	肾、肝	尿
镍（nickel）	5～10	3～6	皮肤、肝、肌肉	尿、汗液
钴（cobalt）	1.1～1.5	63～95	肝、脂肪	尿
铬（chromium）	5～10	0.5～2	脾、心脏	尿

[#]：尿硒排出占总排出量的 50%～60%，粪硒排出占 40%～50%，呼出气和汗液排出硒极少，只有在硒摄入剂量很高时才形成具有浓烈大蒜味的呼气

第一节　钙

　　钙是构成人体的重要成分。成人钙的含量为 1000～1200g，占体重的 1.5%～2.2%，是人体内含量最多的矿物元素。人体中 99% 的钙集中于骨骼和牙齿中，并以磷酸钙 $[Ca_3(PO_4)_2]$ 或羟磷石结晶 $[Ca_{10}(PO_4)_6·Ca(OH)_2]$ 形式存在。其他则以游离或结合的形式存在于体液和软组织中。血清钙的正常浓度为 9～11mg/100ml，其中离子钙 47.5%，蛋白结合钙 46%，柠檬酸钙 1.7%，磷酸钙 1.6%。钙是身体内含量最多的一种阳离子。钙不仅是构成机体完整性不可缺少的组成部分，而且在机体的生长发育和生理生化过程中，对维持生命起着非常重要的作用。

一、生 理 功 能

（一）形成和维持骨骼和牙齿的结构

　　钙是骨骼和牙齿的重要成分。在正常情况下，1% 的钙与柠檬酸和蛋白质结合或以离子状态存在于软组织、细胞外液及血液中，称为混溶钙池。骨骼中的钙在破骨细胞作用下不断地更新。成人每日更新约 700mg 钙，在骨骼已关闭和骨长度的生长停止以后每年更新 2%～4%，40～50岁以后骨钙的溶出大于生成，骨组织的钙逐渐减少，其速率约为每年 0.7%，饮食习惯或饮食中钙的质与量并不影响其下降速率。这种现象女性发生早于男性，且可能出现骨质疏松症，但长期的体力活动可减缓此过程（表 6-3）。

表 6-3　人体骨骼和牙齿中无机盐的组成　　　　　　　　　　单位：%

	Ca	P	Mg	F	Na
皮质骨	32～34	14～15	3.3	0～0.2	1.5～2
钙化软骨	33～37	14～16	3～7	—	2～5
牙釉质	34～39	16～18	0.2～0.6	0.01～0.03	0.2～0.9
牙质	34～39	17～19	1.0～1.3	—	0.2～0.6

"—"表示"无"

（二）维持神经和肌肉活动

神经递质的释放，神经冲动的传导，肌肉的收缩及心脏的正常搏动等生理活动都需有钙的参与。肌细胞在静息状态下，细胞质 Ca^{2+} 的浓度为 $0.2\mu mol/L$，肌细胞受刺激兴奋时细胞质 Ca^{2+} 浓度可达 $0.6\mu mol/L$。Ca^{2+} 可与肌钙蛋白、钙调蛋白等大分子化合物结合参与肌肉收缩的调节，这说明在肌肉收缩过程中钙起关键性作用。血清 Ca^{2+} 浓度降低时，神经肌肉兴奋性增加，可引起手足抽搐；而 Ca^{2+} 浓度过高时，则可损害肌肉的收缩功能，引起心脏和呼吸衰竭。

（三）其他生理功能

已知有 4 种维生素 K 结合参与血液凝固过程，即在 Ca^{2+} 存在情况下，使可溶性纤维蛋白质转变成蛋白形成凝血。此外对细胞功能的维持、酶反应的激活以及激素的分泌等，钙都发挥了重要的作用，如 ATP 酶、琥珀酸脱氢酶、脂肪酶、淀粉酶、磷酸果糖激酶、蛋白分解酶等都需要钙的激活。

二、代　谢

（一）吸收

机体对钙的吸收，主要在小肠近端，一般大部分为被动吸收，小部分为主动吸收。当机体对钙的需求量较高或摄入量较低时，肠道对钙的主动吸收最活跃，此时需要有关酶（如 ATP 酶）以及 $1,25\text{-}(OH)_2\text{-}D_3$ 的参与。每日食物中的钙含量并不恒定，通常为 0.5～1.0g，吸收率的变化幅度在 20%～60%，钙的吸收率受很多因素的影响。

钙的吸收率随着年龄增长而下降，婴儿的钙吸收率可达 60%～70%，儿童为 40%，成人大多在 26%～30%，女性 40 岁以后随年龄增长而降低。婴幼儿、孕妇、乳母的钙吸收率远大于成年男性。

能降低肠道 pH 或增加钙溶解度的膳食均能促进钙吸收。赖氨酸、色氨酸、精氨酸等也可与钙形成可溶性钙盐而利于其吸收。而在肠道中与钙形成不可溶性物质则会干扰钙的吸收，如谷类中的植酸、菠菜、苋菜、竹笋中的酸性物质等。此外，膳食纤维中的糖醛酸残基，脂肪酸等都会同钙结合而影响其吸收，使胃肠道 pH 升高的药物（如四环素等）都会使钙吸收减少。

（二）分布和排泄

人体内 99% 的钙以磷酸钙或羟磷灰石的形式沉积在钙化的硬组织中，使骨骼具有特定的硬度、强度及机械性能。而在人体骨外组织中以结合或游离形式存在的钙虽然仅占总体钙 1% 左右，但其生物学作用却是最活跃的一部分。在人的一生中，钙在血液与骨之间进行交换使得骨的形成与重吸收在不断进行，这在维持机体钙稳态及血钙水平稳定方面起着重要作用。在正常状态下，一般有少于 1% 骨骼钙可与细胞外液进行自由的离子交换。

钙的排泄主要通过肠道与泌尿系统，少量经皮肤（汗液、皮屑、毛发和指/趾甲）排出。肠道排出的钙，每日为 100～150mg，一部分是未被吸收的膳食钙，另一部分为消化液分泌至肠道而未被吸收的钙，称为内源性钙。肾是钙排出的主要途径，每日从肾小球滤过的钙总量可达 10g，其中约有 2/3 的肾小球滤出钙在肾近曲小管被再吸收，肾远曲小管调节尿钙的最终排出量。尿钙排出量为 1.0～3.5mg/[kg(bw)·d]，正常人每日从尿中排出 160～200mg，最多能达 500mg。

三、缺乏和过量

（一）缺乏

钙和（或）维生素 D 缺乏主要表现为骨钙营养不良：生长期儿童长期缺钙可导致骨骼钙化不良，严重者出现骨骼变形和佝偻病；成人缺钙可导致骨质疏松症甚至骨折。

血钙过低：正常生理状态下，机体不会出现体液和细胞内液钙的缺乏或过量。病理状态下可出现血钙过低，并导致神经的过度兴奋，引起腓肠肌痉挛和其他部位肌肉痉挛等。

（二）过量

钙摄入过量的主要不良作用包括高钙血症、高钙尿症、血管及软组织钙化、肾结石、乳碱综合征，以及干扰其他矿物质的吸收等。

四、机体营养状况评价

钙的营养状况评价方法较多，包括膳食调查、血钙和尿钙、钙平衡试验、骨代谢标志物、骨密度和骨含量测定等，但缺乏特异和敏感的单一指标，需在排除维生素 D 缺乏后，综合膳食钙摄入量和上述其他指标评价。

五、参考摄入量及供给

奶和奶制品因其钙含量和吸收率均高，是理想的钙来源。小虾皮、鱼、海带、硬果类、芝麻酱含钙量也很高，豆类、绿色蔬菜如甘蓝菜、花椰菜因含钙丰富也是钙的较好来源，必要时可补充钙剂。

2023 年中国营养学会推荐成人钙的 RNI 为 800mg/d，UL 为 2000mg/d。孕妇与乳母补钙不影响母体及婴儿骨健康，怀孕及哺乳次数不影响中老年时期骨健康，孕期和哺乳期钙的 EAR 不需要额外增加，其 RNI 与同龄女性一致。

第二节 磷

磷也是构成机体、维持正常生长发育及生命活动必需的矿物元素。成人磷的含量为 600～900g，仅次于钙，占体重的 0.8%～1.2%。体内约 85% 的磷沉积在骨骼和牙齿中，14% 的磷与蛋白质、脂肪、碳水化合物及其他有机物结合，分布在骨骼肌、皮肤、神经组织等软组织中，剩余 1% 分布于生物膜和体液中。

一、生理功能

（一）构成骨骼和牙齿的重要成分

在骨骼和牙齿中的磷主要以无定性的磷酸钙和结晶的羟磷灰石的形式存在，使骨骼和牙齿具有特定的硬度、强度和机械性能。

（二）调节机体对能量的有效利用

磷酸盐（ATP、ADP）和磷酸肌酸都是机体代谢能的储存库，以高能磷酸键（～P）的形式储存及释放代谢能，调控机体在能量代谢过程中对能量的有效利用。

（三）调节机体糖类、脂肪及蛋白质代谢

磷是多种酶的构成成分或调节因子，如烟酰胺腺嘌呤二核苷酸、烟酰胺腺嘌呤二核苷酸磷酸、

焦磷酸维生素 B_1、磷酸吡哆醛等，在糖类、脂肪和蛋白质代谢中起重要作用。

（四）调节酸碱平衡

磷是体内重要的碱性缓冲对 HPO_4^{2-} 和 $NaHPO_4^-$ 的组成成分，维持着体内的酸碱平衡。

（五）其他

血清磷浓度对维生素 D 代谢和机体钙稳态的维持起调节作用；磷脂是构成细胞膜的主要成分，维持细胞膜的通透性，是血浆脂蛋白的重要组分，起稳定脂蛋白的作用。在代谢中，磷脂能促进脂肪及脂肪酸的分解代谢，促进激素分泌，有益于高级中枢神经系统的功能活动。

二、代　　谢

机体对磷的吸收主要在空肠，大部分为逆浓度梯度的主动吸收，磷的吸收率高于钙，平均约为 70%，其中无机磷大于有机磷，80% 以上被吸收的磷经肾脏排出体外。与钙相同，磷的吸收也受甲状旁腺激素（PTH）、$1,25-(OH)_2-D_3$ 等调节。

三、缺乏和过量

磷在食物中分布广泛，正常膳食一般不会造成磷摄入不足，但在一些特殊情况下会出现。如纯母乳喂养的早产儿，因乳汁磷含量较低，可发生磷缺乏，出现佝偻病样骨骼异常。临床上长期使用大量抗酸药、肾小管重吸收障碍或禁食者易出现磷缺乏，严重时发生低磷血症，出现厌食、贫血、肌无力、骨痛、佝偻病、全身乏力、感觉异常、共济失调、精神错乱甚至死亡。

因含磷添加剂或补充剂在食品工业的广泛应用，总磷摄入增加。对于肾功能降低的患者、透析患者，临床大量口服、灌肠或静脉注射含磷酸盐制剂的患者，可发生高磷血症。磷摄入过量主要影响钙代谢，造成肾性骨病及血管、肾脏等非骨组织的转移性钙化等。

四、机体营养状况评价

膳食磷的摄入量直接影响血清无机磷的水平，测定血清无机磷水平，是评价磷营养状况的有效指标。正常成人的血清磷浓度范围为 0.87～1.45mmol/L。

五、参考摄入及供给

磷广泛分布于各种食物中，瘦肉、禽、蛋、鱼、坚果、海带、紫菜、油料种子、豆类等均是磷的良好食物来源。谷类食物中的磷主要以植酸磷的形式存在，其与钙结合不易吸收。

我国磷 DRI 推荐值 RNI 为 18～29 岁 720mg/d，30～64 岁 710mg/d，65 岁及以上 680mg/d；UL 值 18～64 岁 3500mg/d，65 岁及以上 3000mg/d。

第三节　其他常量元素

其他常量元素包括钠、钾、镁、氯、硫等。钠和钾是机体内电解质的主要成分，在维持细胞内、外渗透压，酸碱平衡以及调节水平衡等诸多功能中发挥重要的作用。镁与钾、钠、钙等离子共同维持神经肌肉的兴奋性，而且是维持心肌的正常结构和功能以及心脏正常节律所必需的。

一、钠

钠和钾在体内具有相同的作用，它们都是机体内电解质的主要成分，在维持细胞内、外渗透压及酸碱平衡中起重要作用，Na^+/K^+-ATP 酶（钠泵）在 Mg^{2+} 的存在下使细胞内维持一定浓度的 K^+，细胞外维持一定浓度的 Na^+，从而调节水的平衡。钠是细胞外液的主要阳离子，占阳离子总量 90%，它与相对应的阴离子一起所产生的渗透压占细胞外液的 90%；钾在细胞内液也构成相应的渗透压，使水留在细胞内。此外，钠和钾亦具有维持体液酸碱平衡的作用。人体血浆内钾和钠的浓度分别为 3.5～5.5mmol/L 和 135～145mmol/L。

钠在小肠上部吸收，吸收率很高，几乎可全部被吸收，故粪便中含钠量很少。钠与钙在肾小管内的重吸收过程发生竞争，故钠摄入量高时，会相应减少钙的重吸收，而增加尿钙排泄。因尿钙丢失约为钙潴留的 50%，故高钠膳食对钙丢失有很大影响。

人体内钠在一般情况下不易缺乏，但在禁食、少食，膳食钠限制过严而摄入非常低时，或在高温、重体力劳动、过量出汗、肠胃疾病、反复呕吐、腹泻使钠过量排出而丢失时可引起钠缺乏。钠的缺乏在早期症状不明显，如倦怠、淡漠、无神，甚至起立时昏倒。失钠达 0.5 g/kg 体重以上时，可出现恶心、呕吐、血压下降等。国内外研究表明，钠摄入过多与高血压、脑卒中、心血管疾病及胃癌等有关，还可增加全因死亡风险。已有研究证实高血压家族人群对钠敏感，提示高血压家族性遗传可能与钠敏感的个体遗传密切相关。

食物中钠的含量，一般动物性食物高于植物性食物。但人体钠来源主要为食盐，加工、制备食物过程中加入的钠或含钠的复合物，以及酱油、盐渍或腌制肉或烟熏食品，酱咸菜类，发酵豆制品，咸味休闲食品等。2023 年中国营养学会推荐成人钠的 AI 为：18～64 岁 1500mg/d，65 岁及以上 1400mg/d；PI-NCD 值 18～64 岁≤2000mg/d，65～74 岁≤1900mg/d，75 岁及以上≤1800mg/d。

二、钾

钾占人体无机盐的 5%，约 70% 存在于肌肉中，10% 在皮肤，红细胞内为 6%～7%，骨骼内 6% 左右。钾主要在空肠和回肠吸收。细胞内外钾浓度的比例决定了跨膜静息电位的形成，其浓度改变可影响神经肌肉的去极化和复极化，进而影响细胞的兴奋性、传导性、自律性和收缩性。缺钾对心脏造成的伤害最严重，缺乏钾，可能是人类因心脏疾病致死的最主要原因之一。当人体钾摄取不足时，钠会带着许多水分进入细胞中，使细胞水肿导致细胞破裂。血液中缺钾会使血糖偏高，导致高血糖症。当人体内缺钾时，会造成全身无力、疲乏、心律不齐、头昏眼花，严重缺钾还会导致呼吸肌麻痹死亡。此外，低钾会使胃肠蠕动减慢，导致肠麻痹，加重厌食，出现恶心、呕吐、腹胀等症状。钾具有扩张血管的作用，有学者提出可以用钾对抗高盐引起的高血压。各种原因导致的钾摄入不足或排出增多易导致低钾血症（<3.5mmol/L），反之则引起高钾血症（>5.5mmol/L）。

大部分食物都含有钾，蔬菜和水果是钾主要的食物来源。每100g 食物钾含量如下：肉类 150～300mg，鱼类 200～300mg，豆类 600～800mg，蔬菜和水果 200～500mg，谷类 100～200mg。富含钾的食物有如下几种：紫菜 1760mg/100g，黄豆 1503mg/100g，冬菇 1155mg/100g，绿豆 787mg/100g，黑木耳 757mg/100g，花生仁 587mg/100g 等。2023 年中国营养学会推荐成人钾的 AI 为 2000mg/d，PI-NCD 为 3600mg/d。

三、镁

镁对生命活动是必需的，其在人体内的含量为 26g 左右，有 60%～65% 存在于骨骼和牙齿中，约 27% 存在软组织中，广泛分布于组织细胞内，是体内多种酶的激活因子。参与体内糖类及核酸等的代谢过程，细胞内镁离子仅占 1%，但却是保持其生物活性的重要形式，多以 Mg^{2+}-ATP 的形式存在；细胞外液中的镁 1/3 与血浆蛋白结合，2/3 以离子形式存在。

膳食镁在整个肠道均可被吸收，以空肠末端和回肠为主，吸收率 30%～50%。约 95% 的镁会在肾脏被重吸收，维持了血镁水平的恒定。镁经尿液和汗液排泄，肾小球每天滤过的镁约 1800mg，3%～5% 出现在尿中，汗液中排出的镁约 15mg/d，高温时可达镁总排出量的10%～25%。高盐摄入、PTH、渗透性利尿等促进镁的排泄。正常条件下很少发生镁缺乏，但在慢性腹泻、蛋白质供给不良等情况下会导致镁缺乏。

富含镁的食物有小米、荞麦、燕麦、绿叶菜等，肉、蛋、鱼和动物内脏含镁也很丰富。

2023 年中国营养学会推荐成人镁的 RNI 为：18～29 岁 330mg/d，30～64 岁 320mg/d，65～74 岁 310mg/d，75 岁及以上 300mg/d，孕期 RNI 额外增加 40mg/d。

第四节 铁

铁是人体最重要的营养素之一，是红细胞中血红蛋白的重要成分，也是人体中必需微量元素含量最多的一种，但铁缺乏也是全球特别是发展中国家主要的营养素缺乏疾病之一。正常人体内的铁含量为 30～40mg/(kg·bw)，随年龄、性别、体重、营养状况和健康状况等的差异而不同。体内的铁可分为功能性铁和储存铁两种，功能性铁约占 2/3，存在于血红蛋白、肌红蛋白和血红素酶类（细胞色素、细胞色素氧化酶等）辅助因子等中，主要参与体内氧的运送和组织呼吸过程；储存铁占 1/3，有两种存在形式即铁蛋白和含铁血黄素，主要存在于肝、网状内皮细胞与骨骼中，在体内仅用于补充功能性铁的损失。

一、生 理 功 能

铁是血红蛋白、肌红蛋白、细胞色素酶及某些呼吸酶的主要成分，在体内参与氧和二氧化碳的转运、交换和组织呼吸过程。铁与红细胞的形成和成熟有关，铁在骨骼造血组织中进入幼红细胞内，与原卟啉结合形成正铁血红素，后者再与珠蛋白合成血红蛋白。缺铁时，新生的红细胞中血红蛋白量不足，可以影响 DNA 的合成及幼红细胞的分裂增殖，还可以使红细胞复制能力降低、寿命缩短、自身溶血增加。肌红蛋白的主要功能是在肌肉中运输和储存氧，在肌肉收缩时释放氧以满足代谢的需要。细胞色素是一系列含血红素的化合物，通过它在线粒体中的电子传递作用，对呼吸和能量代谢起决定性的影响。此外铁还有许多重要功能，如催化促进 β-胡萝卜素转化为维生素 A、嘌呤与胶原的合成、抗体的产生、脂类从血液中转运以及药物在肝脏的解毒等。铁与免疫的关系也比较密切，可以提高机体的免疫力，增加中性白细胞和巨噬细胞的吞噬功能，同时也可使机体的抗感染能力增强。

二、代 谢

（一）吸收

铁的吸收主要在十二指肠和空肠上段，胃和小肠的其余部分也吸收少量的铁。健康人铁吸收率一般都低于 10%，铁缺乏者其吸收率可达 16%～20%。血红素铁经铁特异受体进入小肠黏膜细胞后，卟啉环被血红素加氧酶破坏，铁被释放出来，此后与吸收的非血红素铁成为同一形式的铁而进入血浆，血红素铁主要来自肉、禽、鱼的肌红蛋白，非血红素铁主要存在于植物和乳制品，占膳食铁的绝大部分。膳食中铁的吸收率差异很大，与机体铁营养状况、膳食中铁的含量及存在形式以及影响铁吸收的食物成分及含量都有密切关系。

影响铁吸收的膳食因素：①一些因素可促进铁的吸收，如蛋白质类食物能刺激胃酸分泌，促进铁的吸收。某些氨基酸如组氨酸、赖氨酸、甲硫氨酸、酪氨酸等与铁螯合为小分子可溶性单体，提高铁的吸收。维生素 C 促进铁吸收，核黄素对铁的吸收、转运与储存均有良好的影响。②食物中的铁主要以三价铁的形式存在，少数为二价铁形式，但只有二价铁才能在小肠黏膜被吸收。与血红素铁相比，非血红素铁受膳食的影响较大，膳食中抑制非血红素铁吸收的物质有植酸、草酸、多酚、钙等。③胃酸缺乏和抗酸药物的服用，既影响二价铁的形成也妨碍铁的吸收。铅、铬、锰等矿物元素过多摄入妨碍机体对铁的吸收。

（二）利用与排泄

血红蛋白分解的铁或由肠道吸收的铁转运到组织依靠血浆中的转铁蛋白（transferrin）完成。转铁蛋白将大部分铁转运至骨髓用于新的红细胞产生，其余被用来合成其他含铁化合物（如肌红蛋白、细胞色素等）或运至需铁的细胞。

机体可对吸收的铁进行储存和再利用，体内剩余的铁以铁蛋白和含铁血黄素形式储存。正常成人每日血红蛋白分解代谢需要 20～25mg 铁，通常人体很难从膳食中得到满足。但是人体能保留代谢铁的 90% 以上，并能将其反复利用，包括细胞死亡后其内部的铁也同样被保留和利用。

机体对铁的排泄能力有限，成人每天排出铁 0.90～1.05mg，其中 90% 从肠道排出，尿中排出量极少。另外，月经、出血等也为铁的排出途径。

三、缺乏和过量

铁缺乏（iron deficiency，ID）是全世界特别是发展中国家最常见的营养缺乏病。铁缺乏可导致缺铁性贫血（iron deficiency anemia，IDA）。据估计全球有 5 亿～10 亿人患铁缺乏，多见于婴幼儿、孕妇和乳母。主要因机体需要量增加且膳食铁摄入不足引起。另外，月经过多、痔疮、消化性溃疡、肠道寄生虫等疾病的出血，也是引起铁缺乏的重要原因。体内缺铁可分为以下三个阶段。第一阶段为铁减少期（iron deficiency store），此时储存铁耗竭，血清铁蛋白浓度下降，无临床症状。第二阶段为红细胞生成缺铁期（iron deficiency erythropoiesis，IDE），其特征是血清铁蛋白、血清铁、转铁蛋白饱和度等都下降，游离原卟啉浓度（FEP）上升，但血红蛋白浓度尚未降至贫血标准，处于亚临床症状阶段。第三阶段为缺铁性贫血期，此时血红蛋白和红细胞比积均下降，并伴有缺铁性贫血的临床症状，如头晕、气短、心悸、乏力、注意力不集中、脸色苍白等症状。贫血能引起机体工作能力的明显下降。缺铁性贫血可造成儿童认知能力的损害，即便以后补充铁也难以完全恢复。铁缺乏还可导致机体抗感染能力的降低。

通过各种途径进入人体的铁过量，也会对健康造成危害。铁摄入过量与多种疾病，如心脏病、肝脏疾病及糖尿病和某些肿瘤有关。

四、机体营养状况评价

（一）生化指标

1. 血清铁蛋白（serum ferritin，SF） 可反映机体储存铁状况，铁缺乏时 SF 降低。但机体存在炎症或亚临床感染时 SF 会增高。WHO 推荐的 12μg/L 或 15μg/L 用作铁缺乏的判定界值。

2. 转铁蛋白饱和度（transferrin saturation，TS） 是指血清铁与转铁蛋白结合的比例，表示体内铁运转及利用状况。铁缺乏时，血清铁降低，总铁结合力增高，转铁蛋白饱和度明显降低。成人、婴儿和儿童铁缺乏的界值分别为 TS<16%、12% 和 14%。

3. 转铁蛋白受体（transferrin receptor，TfR） 血清或血浆 TfR 与组织缺铁的程度呈负相关，且不受感染或炎症的影响，是精确反映铁营养状态的指标。敏感度高，早期缺铁即可诊断，缺铁性贫血时比正常值高 3～4 倍。

4. 血红蛋白（hemoglobin，Hb） 是诊断缺铁性贫血的常用指标。但在评价铁营养状况时缺乏灵敏性和特异性。正常值范围男性为 120～160g/L，女性为 110～150g/L。

5. 平均红细胞体积（mean corpuscular volume，MCV）和红细胞体积分布宽度（red cell volume distribution width，RDW） MCV 反映整体红细胞体积的大小，RDW 是反映外周血红细胞体积异质性的参数。缺铁性贫血的特征性改变为低 MCV 和高 RDW，即小细胞不均一性贫血，一般 MCV<80fL、RDW>15% 提示铁缺乏。

6. 网织红细胞血红蛋白含量（reticulocyte hemoglobin content，CHr） 网织红细胞半衰期仅 1～2 天，该指标可反映体内近期红细胞生成时铁缺乏状态，具有很高的敏感度和特异度。国内有研究提出将 CHr 为 27.2pg 作为我国成人缺铁性贫血诊断的界值，但有待进一步验证。

（二）体格及功能检查

铁缺乏导致贫血时可出现缺铁性贫血的临床症状，但不具有特异性。

五、参考摄入量及供给

铁广泛存在于各种食物中，但分布极不均衡，吸收率相差也极大，一般动物性食物的含量和吸收率较高。膳食中的铁的良好来源主要为动物肝脏（如猪肝含铁量为 22.6mg/100g）、动物全血、畜禽肉类、鱼类。蛋类的铁吸收率不高。蔬菜和牛奶及奶制品中含铁量不高，且生物利用率低。

中国营养学会 2023 年制订的 DRI 推荐成人铁 RNI：男性为 12mg/d，育龄女性为 18mg/d，孕中期、孕晚期和哺乳期分别为 25mg/d、29mg/d 和 24mg/d，大于 50 岁且无月经女性为 10mg/d。成人 UL 为 42mg/d。

第五节　锌

锌是人体必需微量元素，成年男性体内总量为 2.5g，女性为 1.5g，非均匀性地分布于人体大部分组织、器官和体液中，在肝、肾、肌肉、视网膜、前列腺内的含量高。

一、生 理 功 能

（一）酶的组成成分

目前发现的含锌酶或其他蛋白已超过上千种，锌在金属酶中的功能包括催化、结构和调节等。这些酶在参与组织呼吸、能量代谢及抗氧化过程中发挥重要作用。

（二）促进生长发育

锌参与蛋白质合成及细胞生长、分裂和分化等过程。锌的缺乏可引起 DNA、RNA 及蛋白质的合成障碍，细胞分裂减少，导致生长停止。锌参与促黄体生成素、促卵泡激素、促性腺激素等有关内分泌激素的代谢，对胎儿生长发育、促进性器官和性功能发育均具有重要调节作用

（三）促进食欲

动物和人缺锌时，都会出现食欲下降，锌缺乏对味觉系统有不良影响，导致味觉迟钝。这可能是因为构成一种含锌的唾液蛋白对味觉及食欲有起促进作用。

（四）促进维生素 A 的代谢和生理作用

锌在维生素 A 的代谢中既参与视黄醛的合成和变构，也能促进肝脏中维生素 A 的动员以维持血浆中维生素 A 的正常浓度，适当补锌可以防止出现皮肤粗糙、干燥等现象。

（五）参与免疫功能

锌同免疫功能的关系密切，如锌缺乏可促使胸腺萎缩，胸腺分泌减少，脾的重量减轻等。还可使 T 细胞数量减少，抗体产量下降，淋巴细胞萎缩，中性粒细胞趋化受抑制，从而使机体抵抗力下降、免疫系统功能减退。

二、代　　谢

锌在小肠被吸收，主要通过十二指肠和空肠吸收，吸收率为 20%～30%。吸收率受摄入锌水平的影响，低锌摄入时，吸收效率增加。体内锌浓度高时可诱导肝脏金属硫蛋白（metallothionein，MT）合成增加，并与之结合存积于肠黏膜细胞内，当锌水平下降时，再释放至肠腔，以此调节体内锌的平衡。小肠内被吸收的锌在门静脉血浆中与白蛋白结合，被快速转运到肝脏，进入肝静脉血中的锌有 30%～40% 被肝脏摄取，然后释放回血液中。循环中的锌以不同速率进入到各种肝外组织中。体内的锌经代谢后主要由肠道排出，少部分随尿排出，汗液和毛发中也有少量排出。

三、缺乏与过量

锌不同程度地存在于各种自然食物中，一般情况下完全可以满足人体对锌的基本需求而不会引起缺乏。发生锌缺乏主要有以下几种原因：①将含有大量植酸和纤维素的食物为主要食物时，由于植酸和纤维素影响锌的吸收而引起锌缺乏症；②生长发育期的儿童、青少年及孕妇、乳母对锌的需求量大增而导致锌供给不足；③手术患者和给予青霉胺、组氨酸等锌螯合剂时引起缺锌。

慢性肾病患者可因尿中锌排出增多而引起缺锌。

缺锌可引起食欲减退或异食癖，生长发育停滞，儿童长期缺锌可导致侏儒症。成人长期缺锌可导致性功能减退、精子数减少、胎儿畸形、皮肤粗糙、免疫功能降低等。

在锌正常摄入量和产生有害作用之间，有一个相对较宽的范围，加上人体有效的体内平衡机制，所以一般来说人体不易发生锌中毒。但是，职业中毒，盲目过量补锌，医疗中口服或静脉注射大剂量的锌或误服可导致锌中毒的发生。人体慢性摄入过量锌可抑制铜、铁和其他微量元素的吸收，并损害免疫功能。成人摄入 2g 以上锌可发生锌中毒，引起急性腹痛、腹泻、眩晕和恶心等临床症状。

四、机体营养状况评价

1. 血浆锌 机体血浆锌含量相对稳定，但受近期饮食、机体炎症以及用药等影响，只有当严重锌缺乏时才具有诊断意义。

2. 发锌 发锌具有采样方便、检测方法简便的优点，但含量受头发生长速度、环境污染、洗涤方法和采集部位的影响，不是判断锌营养状况的可靠指标，只是作为锌缺乏的参考指标。

3. 血浆和红细胞 MT 水平 缺锌时，血浆和红细胞 MT 水平明显降低，可灵敏地反映人体锌营养状况，但铜、铁等其他金属元素也可诱导 MT 合成，实用价值尚待进一步研究。

4. 功能指标 可通过含锌酶活性、味觉、暗适应能力等的变化对锌功能进行评价，但这些指标缺乏特异性。

五、参考摄入量及供给

锌的来源较广泛，贝壳类海产品、红色肉类和动物内脏是锌的极好来源。蛋类、豆类、谷类胚芽、燕麦、花生等也富含锌。蔬菜和水果类锌含量较低。

中国营养学会 2023 年制定的锌的 RNI 为成年男性 12.0mg/d，女性 8.5mg/d，孕妇和乳母分别为 10.5mg/d 和 13.0mg/d，成人 UL 为 40mg/d。

第六节 碘

碘是人体所必需的微量元素，它被甲状腺摄取后合成甲状腺激素。成人体内的碘总量为 30mg（20～50mg），甲状腺具有很强浓集碘的能力，其碘含量为 8～15mg，是体内碘含量最高的腺体。其中甲状腺素（T_4）占 16.2%，三碘甲状腺原氨酸（T_3）占 7.6%，碘的生理作用主要是通过甲状腺素来完成的。

一、生理功能

甲状腺素是人体内重要的激素，甲状腺素在体内的生理功能如下。

1. 调节新陈代谢 甲状腺激素在蛋白质、脂肪、糖代谢中，促进生物氧化和氧化磷酸化过程，促进物质的分解代谢，产生能量，维持基本生命活动，保持体温。

2. 促进生长发育 发育期儿童的身高、体重、肌肉、骨骼的增长和性发育都必须有甲状腺激素的参与。甲状腺激素促进 DNA 和蛋白质的合成，促进维生素的吸收和利用，活化许多重要的酶（100 多种），这对儿童期体格发育极为重要。

3. 促进脑发育 在脑发育阶段，神经系统的发育依赖甲状腺激素。神经元的增殖、迁移、分化和髓鞘化，特别是树突、树突棘、突触及神经联系的建立都需要甲状腺激素的参与，它的缺乏会导致不同程度的脑发育落后。缺碘对大脑神经的损害是不可逆的。

4. 调节组织中的水盐代谢 甲状腺素缺乏时可引起组织内水盐潴留，在组织间隙出现含有大量黏液的组织液，从而使皮肤产生黏液性水肿。

5. 促进维生素的吸收和利用 甲状腺素能促进烟酸的吸收和利用，促进胡萝卜素转变为维生素 A，促进核黄素合成核黄素腺嘌呤二核苷酸。

二、代　谢

（一）吸收

人体所吸收的碘 80%～90% 来源于食物，10%～20% 来自饮用水，<5% 来自空气。消化道、皮肤、呼吸道和黏膜等均可吸收碘。食物中的碘有无机碘和有机碘两种形式。无机碘在胃肠道可100% 吸收，有机碘在消化道被消化、脱碘以后，以无机碘形式被吸收。同脂肪酸结合的有机碘可不经过肝脏由乳糜管直接吸收。碘的吸收在食物进入肠道的 1～3h 完成，吸收后碘迅速到达血浆并分布到各组织中，如甲状腺、肾脏、唾液腺、胃黏膜、乳腺、脉络膜等，但只有甲状腺组织能利用碘合成甲状腺激素。

（二）排泄

在碘供应稳定和充足条件下，人体碘的排出与摄入相当。体内碘的排出，约 90% 经尿排出，10% 经粪便，极少量通过皮肤和肺脏排出。哺乳的妇女从乳汁中可排出一定量的碘，乳母每日因哺乳损失至少 30μg 的碘。体内碘的储存量仅能维持 2～3 个月，一旦缺碘，则甲状腺首先受到影响。

三、缺乏和过量

机体因缺碘而导致的一系列障碍统称为碘缺乏病（iodine deficiency disorder，IDD），其临床表现取决于缺碘的程度、缺碘时机体所处的发育阶段及机体对缺碘的代偿适应能力。最主要的危害是缺碘影响胎儿的脑发育，导致儿童智力和体格发育障碍。成人缺碘可引起甲状腺肿，胎儿期和新生儿期缺碘可引起呆小病，又称克汀病，患者表现为精神发育迟缓、言语障碍、听力障碍和身体异常矮小。

碘过量常会导致甲状腺轻度肿大，多呈弥漫型。此外还可诱发甲状腺功能亢进，常出现心率加速、气短、急躁不安、失眠、手、舌、眼睑及全身震颤、畏热多汗、代谢和食欲亢进等，并伴有凸眼性甲状腺肿。通常是由于摄入含碘高的海产品过多，以含碘高的水作为饮食用水，以及在治疗甲状腺肿等疾病中使用过量的碘剂等所致。

四、机体营养状况评价

1. 膳食碘摄入　人体主要通过膳食来获取碘，因此膳食碘摄入可直接反映人体碘营养状况。

2. 生化指标　对于人群碘营养状况，通常采用尿碘中位数来评价。成人、学龄儿童群体尿碘中位数在 100～190μg/L 提示该人群碘营养适宜，而孕妇尿碘中位数处于 150～249μg/L，提示孕妇人群碘营养适宜。垂体-甲状腺轴激素如促甲状腺激素、T_3、T_4 等指标反映碘营养对甲状腺功能影响。此外，唾液腺、血清碘浓度和甲状腺球蛋白也可作为评价碘营养的指标。

3. 体格及功能检查　甲状腺体积是反映长期碘营养状态的指标，碘缺乏及过量均可致甲状腺体积增大，儿童甲状腺肿率>5%，提示该人群碘营养不良。

五、参考摄入量及供给

海产品含碘丰富，是碘的良好来源，海产品的碘含量大于陆地食物，动物性食物的碘含量高于植物性食物，水果和蔬菜中的碘含量最低。碘盐也是我国居民膳食碘的重要来源。其他食品的含碘量，则取决于当地土壤和水中的碘量。

中国营养学会 2023 年制定的碘的 RNI 为成人 120μg/d，孕妇 230μg/d，乳母 240μg/d。碘的 UL 为成人 600μg/d，孕妇和乳母为 500μg/d。

第七节　硒

硒最早在 1817 年被发现，1957 年施瓦茨（Schwarz）发现硒能阻止大鼠食饵性肝坏死。我国科研人员于 20 世纪 70 年代发现补硒能有效地预防克山病，从而进一步肯定了硒是人体必需的微量元素。硒在人体内总量为 14～20mg，硒分布于所有的组织和器官中，在肝脏、肾脏、胰腺、心脏、脾脏、牙釉质和指甲中浓度较高，而脂肪组织中的浓度最低。

一、生理功能

（一）抗氧化作用

硒是谷胱甘肽过氧化物酶（GSH-Px）的组成成分，每摩尔的 GSH-Px 中含 4g 原子硒，该酶的作用是能催化过氧化氢还原为水，消除脂质氢过氧化物，阻断活性氧和自由基的致病作用，保护细胞膜和细胞以防止过多的过氧化物损害机体的代谢和危害机体的健康。

（二）促进生长、保护视觉器官以及抗肿瘤的作用

已有研究表明硒是生长和繁衍必需的微量元素，补硒可减少视网膜上氧化损伤，并能提高视力。流行病学调查表明，低硒可使机体对致癌物质的敏感性增加，硒缺乏地区肿瘤发病率明显提高。

（三）保护心血管和心肌作用

克山病同缺硒有密切的关系，心肌坏死的病理表现为原纤维型的心肌细胞坏死和线粒体型的心肌细胞坏死。硒和维生素 E 对多种动物的心肌纤维素、小动脉及微血管的结构和功能均有重要作用，含硒高的地区人群心血管发病率低。

（四）解除体内重金属的毒性作用

硒同金属有很强的亲和力，是一种天然的对抗重金属的解毒剂，硒在体内可同汞、甲基汞、镉及铅等结合而形成金属硒蛋白复合物从而解毒，并将其排出体外。有报道硒还可以降低黄曲霉毒素 B_1 的毒性，降低试验动物肝中心小叶坏死的程度及死亡率。

（五）免疫作用

硒与机体的免疫系统有着密切的关系，硒的摄入量不足则吞噬细胞的杀菌能力下降，给牛喂低硒饲料（0.01μg/g）26 周后，中性粒细胞的杀菌能力降为对照组（0.1μg/g）的 60%，而且中性粒细胞的趋化性受到抑制。硒可以增强小鼠的 T 细胞和 NK 细胞在体外对肿瘤细胞的破坏能力，也能促使产生 IgM 的细胞数目增多，使 IgM 合成增加。

二、代　谢

硒主要是在十二指肠、空肠和回肠中被吸收，硒化合物极易被人体吸收，吸收率大于 60%，硒的吸收率取决于其存在的化学结构的形式，化合物溶解度的大小等，有机硒更容易吸收。被吸收的硒主要进入血浆，然后运至各种组织，如骨骼、头发及白细胞。有实验表明硒也与肌红蛋白、细胞色素 c、肌酶、肌球蛋白、醛缩酶及核蛋白结合。

硒主要由尿排出，占总量的 50%～60%，摄入高膳食硒时，尿硒排出量会增加，反之减少。当硒摄入量在一定范围内（8.8～226μg/d）时，粪硒排出量恒定在 40%～50%，硒从呼出气和汗液中排出极少。

三、缺乏和过量

克山病和大骨节病的发生同缺硒有关，临床上可见其主要症状为心肌扩大、心功能失代偿、心力衰竭或心源性休克、心律失常、心动过速或过缓，严重时可有房室传导阻滞、期前收缩等。由于血硒和 GSH-Px 活力下降，机体抗氧化能力低下，从而导致对人体健康的危害。

硒过量会导致中毒，有报道硒摄入量达 38mg/d 时，3～4 天头发全部脱落。慢性中毒者平均摄入硒 4.99mg/d，中毒体征主要是指甲变形和头发脱落，严重者会出现麻痹症状，开始时肢端麻

木，然后抽搐、麻痹，甚至偏瘫、死亡。

四、机体营养状况评价

膳食摄入量调查及生化指标检测可作为评价硒营养状况的指标。双份饭法调查膳食硒摄入量可准确评价硒营养状况。生化指标检测包括全血及其血浆、红细胞、毛发、指/趾甲和尿液等生物样本总硒含量及血浆/血清 GSH-Px 活性和硒蛋白含量等。

五、参考摄入量及供给

食物中硒含量受产地土壤中硒含量的影响而有很大的地区差异，如低硒地区大米硒含量可少于 2μg/100g，而高硒地区大米硒含量可高达 38μg/100g。一般来说，海产品、肾脏、肝脏、肉和整粒的谷类是硒的良好来源。

中国营养学会 2023 年制定的硒的 RNI 为成人 60μg/d，孕妇 65μg/d，乳母 78μg/d。硒的 UL 为成人 400μg/d。

第八节　其他微量元素

本节所介绍的氟、钴、钼、铬、锰、铜 6 种微量元素也非常广泛地参与了人体的生理生化作用，如作为生物大分子的组成成分或辅助成分，或用于激素、维生素的构成等，对维持机体正常的生命活动等都具有重要意义。

一、氟

正常成人体内含氟总量为 2～3g。茶叶、海产品中氟含量较高，在我国，饮用水是氟的主要来源。氟主要在十二指肠及回肠末端吸收，此外呼吸道也可吸收空气中少量的氟化物。99% 蓄积在骨骼和牙齿中，经肾排泄。氟参与骨骼中磷酸钙磷灰石的转化过程，有助于钙和磷形成羟基磷灰石，维持机体正常的钙磷代谢，从而维持人体正常的生长发育。目前尚无诊断氟缺乏的临床表现和生化指标，但是低氟人群适量补充氟化物可有效降低龋齿的发病率，其机制虽还存在争论，但是关于氟化物可增加早期龋蚀的牙釉质的再矿化及其在牙齿萌出前进入磷灰石结晶可降低釉质的可溶性的观点已趋于一致。我国是氟病高发国家，高水氟、高土壤氟地区广。急性氟中毒临床表现为恶心、呕吐及呼吸紊乱，甚至昏迷。慢性氟中毒表现为氟牙症和氟骨症。其分别由于小儿在牙齿发育期，过多的氟化物引起釉质矿化不全，牙齿表面不平出现白垩状斑点，质地松脆，及长时间摄入高剂量氟化物干扰了正常的骨代谢，临床表现为关节疼痛僵硬、脊柱及四肢畸形等。中国营养学会 2023 年推荐成人氟的 AI 为 1.5mg/d，UL 为 3.5mg/d。

二、钴

钴是人体必需的微量元素，动物性食品如肉类和海产品中含钴量较高，主要在十二指肠及回肠末端吸收。人体内含钴总量为 1.1～1.5mg。肝脏、肾脏及骨骼中含量最高。体内的钴主要以维生素 B_{12} 形式发挥生理作用。钴主要的生理功能是参与构成维生素 B_{12} 从而促进红细胞的成熟；此外，钴还可影响甲状腺代谢。钴可能是某些酶的组分或催化活性的辅助因子，并可调节铁、铜、硒等其他微量元素的代谢。有研究表明膳食钴具有抗氧化和抗炎功能，钴已被用于治疗难治性贫血。

三、钼

钼是人体必需的微量元素，成人体内钼的最高储存量为 9mg。谷类、豆类、乳类及动物肝、肾中含钼最为丰富。钼的吸收在胃及小肠，经肾和胆汁排泄。1953 年以后发现钼是黄嘌呤氧化酶以及醛氧化酶和亚硫酸盐氧化酶的组成成分。钼的生理功能也是这三种钼金属酶的功能。黄嘌呤氧化酶能催化次黄嘌呤转化成黄嘌呤，进而转化成尿酸。有报道在谷物及牧草中，钼浓度高地区的居民痛风发生率特别高。亚硫酸盐氧化酶催化亚硫酸盐向硫酸盐转化，维持正常的硫代谢。该酶缺乏时会导致先天性半胱氨酸（含硫氨基酸）代谢紊乱症，表现为精神发育迟缓、严重的脑损害等。钼在体内的稳态平衡主要依赖于人体对尿钼排泄的调节。中国营养学会 2023 年制定的成人钼的 RNI 为 25μg/d、UL 为 900μg/d。

四、铬

铬是必需微量元素，在人体内分布广泛，主要以三价铬（Cr^{3+}）的形式存在。人体含铬总量为 5～10mg，骨、大脑、肌肉、皮肤和肾上腺的铬浓度相对较高。肉类食品、全谷类食品是铬的最好来源，主要形式是 Cr^{3+}。铁可抑制铬吸收；维生素 C 增加铬吸收，经肾脏排泄，少量由胆汁排泄。铬的生理功能主要有：①铬是体内葡萄糖耐量因子（glucose tolerance factor，GTF）的重要组成成分，有助于胰岛素结合到细胞膜上，加强胰岛素的作用，从而影响碳水化合物、脂肪（三酰甘油）和蛋白质的代谢。②与核酸相互作用，调节细胞生长，可增加血清免疫球蛋白，增加机体特异性免疫功能。

铬缺乏时会出现对葡萄糖不耐受或血糖升高，尿糖排出升高，且对胰岛素不敏感。正常膳食未见铬对人体产生毒性，铬中毒多发生在制革业人群中。

中国营养学会 2023 年推荐成人铬的 AI：18～49 岁男性和女性分别为 35μg/d 和 30μg/d，50 岁及以上男性和女性分别为 30μg/d 和 25μg/d。

五、锰

正常成人体内含锰约 20mg，以二价或三价化合物的形式广泛分布于各种组织中，骨骼、肝脏、胰腺及肾脏等含量较高。茶叶、咖啡、豆类、绿叶菜中含锰较丰富，精制谷物和动物性食物如肉、蛋、奶等含锰较少。在正常膳食条件下极少发生锰缺乏或中毒。锰主要是在小肠吸收，其吸收率较难测定。被吸收的锰大部分分布在红细胞，且以二价锰离子形式经门静脉到达肝脏，小部分进入体循环被氧化成三价锰离子在血中转运，在肝内的锰大部分经溶酶体排入胆管，与胆汁一起进入肠道，经由粪便排出体外。

锰在体内作为金属酶的组成成分或作为一些酶的激活物而发挥其生理功能：如含锰的精氨酸酶、丙酮酸羧化酶和含锰过氧化物歧化酶及锰激化的葡萄糖苷酶、磷酸烯醇式丙酮酸羧基激酶和谷氨酰胺合成酶不仅参与脂质和糖类代谢，而且是合成蛋白质、DNA 和 RNA 所必需的。

锰缺乏可能会引起生长缓慢、骨骼发育异常和内分泌失调等。长期职业性接触锰的作业人群较易发锰中毒，首先会引起中枢神经系统的严重异常，然后产生有高度精神病症状的综合征（如高激惹性、暴力行为、幻觉、共济失调等），最终发展为锥体外系的永久性损害。也有研究表明锰中毒可能是帕金森病发病的原因之一。

中国营养学会 2023 年推荐成人锰的 AI：男性和女性分别为 4.5mg/d 和 4.0mg/d，乳母为 4.2mg/d，UL 为 11mg/d。

六、铜

铜是人体必需的微量元素，正常成人体内含铜总量为 100～120mg，主要以蛋白结合状态存在于肌肉和骨骼（50%～70%）、肝脏和血液中，其中肝脏铜的浓度最高。铜广泛存在于各种食物中，牡蛎、贝壳、动物肝、肾，以及坚果类、谷类胚芽、豆类是铜的良好来源。铜主要在十二指肠吸收，人体内的吸收率为 55%～75%。过量的铜可被转运至胆汁，与进入胃肠道的铜及少量来自小肠细菌的铜一起由粪便排出。健康人每日经尿排泄 10～30μg 铜，经皮肤及汗液丢失的铜在 50μg 以内。

铜的生理作用主要有：参与构成超氧化物歧化酶（SOD），催化超氧阴离子转变为过氧化物，进而在过氧化氢酶或 GSH-Px 的作用下转变为水，保护机体免受过氧化损伤。参与构成铜蓝蛋白，参与铁的代谢和红细胞生成。参与构成赖氨酰氧化酶，促进胶原组织的形成，维持心血管结缔组织的韧性和弹性。诱导合成金属硫蛋白，具有清除自由基和拮抗有毒金属元素的功能。

一般情况下人体不会发生铜缺乏症，但在中长期肠外营养、早产和患某些疾病时可能会发生。其主要的表现为不同程度的贫血（低色素小细胞性）、厌食、生长发育停滞、消化功能障碍、毛发脱色、神经与骨骼改变等。铜对大多数哺乳动物是相对无毒的，长期大量摄入含铜量高的食品，未见有中毒报道。

中国营养学会 2023 年制定的成人铜的 RNI：18～74 岁为 0.8mg/d，≥75 岁为 0.7μg/d，孕期和哺乳期分别比非孕女性增加 0.1mg/d 和 0.7mg/d，UL 为 8.0mg/d。

第九节　水

水是人体内含量最多的营养素，分布于细胞、细胞外液和固态支持组织中，在代谢活跃的肌肉和内脏细胞中，水的含量最高，在细胞中作为媒介或溶剂来维持生命活动所需要的化学反应。随着年龄的增长，人体内水分含量会逐渐下降，这主要是由细胞外液的减少引起的。肌肉组织丰富的人体内水分含量比肌肉组织较少的人多，因为肌肉组织中水分含量是脂肪组织的 3 倍左右。男性体内水分较女性多，因为男性的肌肉组织比例较大，而脂肪组织较少。人体细胞内液和细胞外液的体积保持相对恒定。

一、水的生理作用

人体内的水主要有以下六个方面的生理作用。

1. 溶媒　营养物质的吸收、转运，代谢物的排出都需要溶解在水中才能进行，这关系到消化、吸收、代谢、分泌及排泄等多种重要的生理过程。如果没有水作为溶媒，生命中几乎所有的化学反应都会停止，体内的化学物也无法形成活的生物体所具有的完整而且复杂的化学体系。人体中的化学物质只有溶解在细胞内液或外液中，才能获得流动性和机动性，从而使生命成为可能。

人体内有约 12L 的细胞间液，存在于细胞间隙中，这部分体液负责将营养素从毛细血管运送到细胞外膜，并协助营养素跨膜转运至细胞内液中。同样，细胞的代谢物也是通过这条途径逆向转运到毛细血管中。而细胞内液则作为一种合适的媒介将营养素运送到需要的细胞结构中，以构成和维持细胞的正常功能。

2. 体温调节因子　水在人体内热量分布和体温调节中起重要作用。体内热量来源于产能营养素（碳水化合物、脂肪和蛋白质）的代谢，产能营养素在体内氧化后释放的能量除供应组织生长更新所需能量外，最终都会转变为热量。这些热量中的一部分用于维持正常体温（37℃），但机体产生的热量往往超出维持体温所需热量，多余热量会导致体温升高超出正常范围，引起疾病甚至死亡，因此这部分剩余热量需要释放出体外。部分热量可通过热辐射和机体与空气之间的热传而散发，以皮肤表面水分的方式蒸发，即排汗。水从液相蒸发变为气相是吸热反应，由于水的比热高于其他物质，因而吸收的热量较多，因此皮肤表面汗液蒸发时会带走大量的热量，蒸发 1L 的汗液约从体内带走 600kcal 的热量。在正常环境温度和湿度条件下，机体会通过皮肤持续排汗来使自身冷却，通过排汗散发的热量约占机体基础能量消耗的 25%，而伴随的水丢失为 350～700ml/d，但这一过程人体无法察觉，又称为隐形排汗。

3. 润滑剂　所有的液体都具有润滑的特性，可使固体物质之间滑动更加容易。以水为基础的体液在机体的各个部位发挥着润滑剂的作用，尤其是在关节腔内的滑液可使关节运动自如，并在转动时减少软骨以及骨之间的磨损。此外，口腔中的唾液和食管中的黏液能使食物更易于吞咽。

4. 参与构成组织　蛋白胶体中的水直接参与构成细胞与组织，这种结合水能使组织具有一定的形态、硬度和弹性。

5. 反应剂　任何参加化学反应的化学物均称为反应剂，在化学反应中反应剂会被转化为反应产物。水是一种反应剂，可直接参与机体内的多种化学反应，水分子被分解以提供反应所需要的氢原子（H）、氢离子（H^+）、氧原子（O）、氧离子（O^{2-}）、羟基（—OH）、氢氧根离子（OH^-）等。例如，许多大分子物质（多糖、脂肪、蛋白质等）可通过水解反应分解为小分子。

6. 其他 日常饮用水和食物加工中使用的水中可含有大量的矿物质，如钙、镁、钠、钾、铜、锌、氟等。水中这些矿物质的含量取决于其来源，每升硬水中可含有约 50mg 钙和 120mg 镁，而软水中钙、镁含量较低，钠含量较高，可达 250mg/L。因此适当选择饮用水及食品加工用水的种类和数量可为机体提供所需的矿物质。

二、水的代谢

人体每日都会有一部分水丢失，并通过饮水、食物等的摄入来补充这部分水丢失，以维持体内水平衡或称为体液平衡。机体水平衡的维持主要有两种途径，即通过神经系统渴感的改变控制水的摄入和通过肾脏控制水的丢失速度。

人体内的水每日都在进行更新，体内水每天会通过尿液、汗液、呼出气体及粪便等方式排出体外。机体水丢失过多时，细胞外液中电解质，尤其是钠的浓度增加，会产生口干、口渴和想喝水的感觉。

三、缺水的危害

缺水或长期饮水不足造成的脱水对人体健康有严重的危害。缺水会使机体组织中的蛋白质和脂肪分解增加，氮和钠、钾离子排出增加。缺水比饥饿更难维持生命，饥饿时消耗体内绝大部分的脂肪和一半以上的蛋白质仍可生存。但人体失去水分占体重的 2% 时，就会感到口渴和尿少；失水达体重的 6% 就会全身乏力、抑郁、无尿；失水达体重的 10% 则会导致严重的代谢紊乱，出现烦躁不安、眼球内陷、皮肤失去弹性、全身乏力、体温升高、脉搏加快和血压下降；如果失水超过体重的 20% 则会导致死亡。高温季节的缺水后果比低温时更加严重。任何原因造成的人体内水分增加超过正常水平的 10% 或以上时，都会表现为水肿。某些特定组织的局部水肿会引起多种损伤和疾病，特别是会影响血液循环和淋巴引流。

四、水的需要量

水的需要量受年龄、体力活动、环境温度、膳食、疾病和损伤等方面的影响。婴幼儿单位体重需要的摄水量通常大于成人，炎热环境中和从事重体力活动的人对水的需要量会增加。此外，某些膳食或疾病因素也可影响人体对水的需要量，如高蛋白、低碳水化合物饮食可造成体内水丢失增加，使人体对水的需要量增加。一般情况下，人体的最低需水量是 1500ml。水的供给量与能量供给有关，一般能量消耗及环境散热条件下成人适度的给水量是 1.0ml/kcal，但是由于出现水中毒的危险性极小，经常将特定情况下水的需要量增加至 1.5ml/kcal，以满足不同活动量和排汗量的需要。此外，妊娠期妇女由于细胞外液间隙扩张，加上胎儿发育和生成羊水的需要，对水的需要量增加。哺乳期妇女需要增加水的摄入量以维持正常的泌乳需要，产后前 6 个月按每日平均泌乳量 750ml 计算，乳汁的含水量 87%，则每日至少应增加水摄入量 1000ml。

中国营养学会 2023 年推荐成人水的 AI：男性和女性饮水量分别为 1700ml/d 和 1500ml/d，总摄入量（包括食物中的水和直接饮用的水）分别为 3000ml/d 和 2700ml/d；孕中期和孕晚期饮水量 1700ml/d、总饮水量 3000ml/d，乳母饮水量 2100ml/d、总饮水量 3800ml/d。

（厉曙光）

第七章 食物活性成分

食物活性成分（food bioactive component）是一大类具有生理活性的食品组分，可起到改善营养、预防疾病和促进健康的功能。这类物质过去较多地被称为非营养素生物活性成分或植物化学物（phytochemical），包括主要来自植物性食物的黄酮类化合物、酚酸、有机硫化物、萜类化合物和类胡萝卜素等，也包括主要来源于动物性食物的辅酶Q、γ-氨基丁酸、褪黑素及左旋肉碱等生物活性成分。

植物化学物是由种类繁多的化学物质组成的，并根据植物化学物代谢产物的产生过程将其代谢产物分为初级代谢产物和次级代谢产物。前者主要包括蛋白质、脂肪、碳水化合物，其主要作用是参与植物细胞的能量代谢和结构重建。后者是植物代谢所产生多种低分子量的末端产物，通过降解或合成将不再对代谢过程起作用的化合物。这些产物除个别是维生素的前体物（如β-胡萝卜素）外均为非营养素成分，往往被称作为"植物化学物质""植物营养素"或"功能性成分"。

从广义上来说，植物化学物质是生物进化过程中植物维持其与周围环境（含紫外线）相互作用的生物活性分子；从化学结构上来说，这些次级代谢产物结构复杂，种类繁多，主要包括萜类化合物、生物碱类、酚类化合物、苷类、含硫化合物及甾类化合物等，研究最多的是黄酮类化合物和生物碱类物质；从数量上来说，天然存在的植物化学物质的总数量还不清楚，但估计有6万~10万种；从含量上来说，这些次级代谢产物微乎其微。这些食物活性成分均在体内发挥着重要的生物学功能。主要表现为抗癌作用、抗氧化作用、免疫调节作用、抗微生物作用和降低胆固醇作用，此外还具有调节血压、血糖、血小板、凝血，抑制炎症及维持视网膜黄斑功能等作用。目前，《中国居民膳食营养素参考摄入量（2023版）》建议的包括植物化学物在内其他膳食成分的特定建议值（specific proposed level，SPL）和可耐受最高摄入量（tolerable upper intake level，UL）见表7-1。

表 7-1　其他膳食成分成人特定建议值和可耐受最高摄入量

其他膳食成分	SPL	UL
酚类		
原花青素（mg/d）	200	—
花色苷（mg/d）	50	
大豆异黄酮（mg/d）	55（绝经前女性）；75（围绝经和绝经女性）	120（绝经女性）
绿原酸（mg/d）	200	—
萜类		
番茄红素（mg/d）	15	70
叶黄素（mg/d）	10	60
植物甾醇（g/d）	0.8	2.4
植物甾醇酯（g/d）	1.3	3.9
含硫化合物和醌类		
异硫氰酸酯（mg/d）	30	—
辅酶 Q_{10}（mg/d）	100	—

续表

其他膳食成分	SPL	UL
氨基酸衍生物		
甜菜碱（mg/d）	1.5	4.0
糖聚合物及其衍生物		
菊粉或低聚果糖（mg/d）	10	—
β-葡聚糖（谷物来源）（mg/d）	3.0	—
硫酸/盐酸氨基葡萄糖（mg/d）	1500	—
氨基葡萄糖（mg/d）	1000	—

中国营养学会，2023. 中国居民膳食营养素参考摄入量（2023 版）. 北京：人民卫生出版社.

"—"示暂无

第一节　萜类化合物

萜类化合物（terpenoid）是指由若干异戊二烯单位 $(C_5H_8)_n$ 为基本单元，通过不同方式首尾相接构成的一类天然化合物，因此常又被称为萜烯。

一、结构与分类

（一）结构

萜类化合物因其化学结构骨架中包含的异戊二烯单元的数量，可分为单萜（monoterpene）、倍半萜（sesquiterpene）、二萜（diterpene）、三萜（triterpene）、四萜（tetraterpene）和多萜（polyterpene）。一般来说，含有两个异戊二烯单位骨架的萜类称为单萜；含有三个异戊二烯单位骨架的萜类称为倍半萜；含有四个异戊二烯单位骨架的萜称为双萜；依此类推，有三萜、四萜等。一般单萜和倍半萜及其简单含氧衍生物是挥发油的主要成分，而二萜是形成树脂的主要成分，三萜则以皂苷的形式广泛存在（如大豆、人参、红景天中具有重要生理活性的三萜皂苷，已经归入下一节苷类化合物中加以详述）。

（二）分类

萜类化合物广泛分布于生物界，是植物体内最为丰富的次生代谢产物。天然萜类化合物估计有 2 万种以上，占天然产物总数的 1/4～1/2。许多多萜类化合物还具有很好的药理活性，是中药和天然植物药的主要有效成分，其中某些化合物已经被开发成临床广泛应用的有效药物，如人参主要活性成分属三萜化合物及其衍生物，维生素 A 是由四萜成分胡萝卜素（carotene）在人体内转化而来。本节主要介绍植物性食物中含量较高的类胡萝卜素和叶黄素。

1. 类胡萝卜素（carotenoid）　是萜类化合物的主要代表成分之一，是四萜类衍生物中重要的一类多烯色素，是由 8 个异戊二烯基本单位组合成的多烯链，通过共轭双键构成的，具有生物活性的一类脂溶性化合物或其氧化衍生物。类胡萝卜素分子最显著的结构特征是分子中含有一个共轭体系，由不同数目的双键或单链的长链所构成的中央区域形成。它们都带有 9～13 个共轭双键的异戊二烯链，在链的两端各有一个 β-紫萝酮环，通过末端的环化、异构化或键的旋转等方式，形成多种衍生物。一般情况下，依环的组成不同可以分为碳氢类胡萝卜素，主要包括 α-胡萝卜素（α-carotene）、β-胡萝卜素（β-carotene）、番茄红素（lycopene）；羟基类胡萝卜素，主要包括叶黄素（lutein）和玉米黄素（zeaxanthin）；α-羟基-酮类胡萝卜素如虾青素等。三者的生物合成关系见图 7-1。

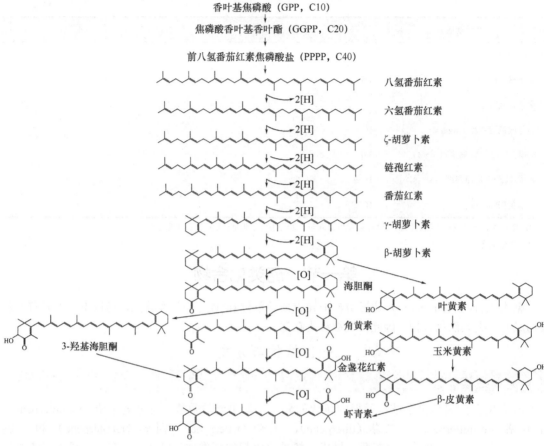

图 7-1　类胡萝卜素的生物合成途径

碳氢类胡萝卜素耐热，普通的烹饪方式（如微波加热、蒸、煮等）几乎不会影响食物中类胡萝卜素的含量，高温加热可导致类胡萝卜素的氧化损伤；羟基类胡萝卜素对热敏感。类胡萝卜素主要来源于蔬菜中的胡萝卜、番茄、西兰花、油菜等（表 7-2）；番茄红素主要来源于番茄、西瓜、紫色葡萄柚、杏等；叶黄素主要来源于水果中的柑橘、杧果、木瓜、杏，蔬菜中的南瓜、辣椒等。

表 7-2　饮食中水果、蔬菜中类胡萝卜素的含量

食品种类	含量（μg/100g 可食部）
柑橘（早橘）	5 140
杧果（大头）	2 080
哈密瓜	920
木瓜	870
枇杷	700
苹果	600
杏	450
番茄	550
胡萝卜	4 170
小红尖辣椒（干）	3 376
南瓜（栗面）	1 518

续表

食品种类	含量（μg/100g 可食部）
韭菜	1 596
小白菜（青菜）	1 853
乌塌菜	1 568
油菜	1 083
羽衣甘蓝	4 368
蕹菜	1 714
苦苣菜	54 330
苜蓿	5 490
螺旋藻（干）	38 810
裙带菜	2 230
菠菜（干）	3 590
金针菜	1 840
芹菜叶	2 930
西兰花	7 210

2. 叶黄素　广泛存在于食物中，尤以深色绿叶蔬菜为甚，如菠菜和羽衣甘蓝。100g 菠菜中含有 12mg 叶黄素，100g 羽衣甘蓝含有 40mg 的叶黄素，一些黄色食品，如玉米和蛋黄也是叶黄素良好的膳食来源。

二、生物学作用

（一）抗氧化作用

类胡萝卜素分子结构中含有多个共轭双键，可使其保护细胞免受活性氧的破坏性影响。人体内的活性氧类（reactive oxygen species，ROS），主要包括单态氧（$^1O_2$）、羟自由基（$OH \cdot$）、氢过氧基（$HO_2^{2-\cdot}$）、超氧阴离子（O_2^-）和过氧化氢（H_2O_2），来源于细胞呼吸或生物氧化过程中线粒体电子传递链上的电子"漏出"及细胞质和质膜上的酶系和非酶系反应，ROS 可损伤细胞生物大分子物质，引起 DNA 氧化损伤、脂质过氧化和蛋白质变性。类胡萝卜素可以猝灭 $^1O_2$、$OH \cdot$、$HO_2^{2-\cdot}$、O_2^-、H_2O_2，并与自由基起反应，生成无害的氧化性产物，参与脂质过氧化反应；或通过破坏自由基链反应，将自由基清除，减少其对细胞遗传物质 DNA、RNA 和细胞膜上蛋白质、脂质和碳水化合物的损伤。有研究表明，β-胡萝卜素和番茄红素在低浓度时（1～2μmol/L）可保护细胞 DNA 免受损伤，当浓度大于 4μmol/L 时这种保护作用开始下降，浓度达到 10μmol/L 时这种保护作用丧失。二羟基类胡萝卜素玉米黄质能保护由黄嘌呤/黄嘌呤氧化酶介导的 DNA 损伤，并呈剂量依赖关系；当剂量增加到一定程度时则呈现抗氧化能力降低。

（二）免疫调节作用

类胡萝卜素能增强免疫系统中 B 细胞、CD4$^+$T 细胞的活力，增加免疫细胞中性粒细胞的数目，提高机体免疫防御的能力。体外试验结果显示，类胡萝卜素能增加自然杀伤细胞（NK 细胞）的数目或刺激吞噬细胞的吞噬作用，起到消灭癌细胞、预防癌症的作用。番茄红素能保护吞噬细胞免受自身的氧化损伤、促进 T 细胞与 B 细胞增殖、刺激 T 细胞的功能、增强巨噬细胞和 NK 细胞的功能、减少淋巴细胞 DNA 的氧化损伤和促进 IL-2 和 IL-4 的产生，对机体正常或免疫低下的非特异性免疫及特异性细胞免疫功能有一定上调作用。

（三）抗癌作用

α-胡萝卜素、β-胡萝卜素、番茄红素、叶黄素等类胡萝卜素具有抗癌作用。其应用后，可使癌症致死的风险性降低20%～30%。番茄红素抗癌的机制主要与影响肿瘤细胞周期调控分子及细胞间隙连接通信等作用有关，可通过干扰胰岛素样生长因子1（insulin like growth factor 1，IGF-1）受体信号和抑制细胞周期进程影响癌细胞的生长。对多种动物移植性或自发性肿瘤，如输卵管癌、胰腺癌及肺癌等有抑制作用，可以降低食管癌、胃癌、结肠癌和直肠癌等消化道肿瘤的发病率。叶黄素与玉米黄素可抑制乳腺癌细胞的增殖，有降低吸烟者肺癌发病率的作用。

（四）其他慢性病的预防

类胡萝卜素具有预防心血管疾病、眼科疾病、动脉硬化以及降低骨质疏松症和风湿性关节炎的作用。其中，玉米黄素可清除过氧亚硝基，减少主动脉内皮细胞表面的黏附分子；番茄红素可以通过抑制低密度脂蛋白的氧化，减少冠心病的发生，而且口服番茄红素（15mg/d）8周后，血压可从144mmHg降到134mmHg；β-隐黄质能够促进骨的钙化作用，并且能够促进成骨细胞的形成和破骨细胞的凋亡，对健康人和围绝经期妇女的骨形成有促进作用而对骨吸收有抑制作用；叶黄素的摄入可以减少局部缺血性脑卒中的发生，对老年性黄斑变性、白内障等眼科疾病及动脉硬化的发生具有一定的预防作用。临床研究发现，血清或膳食中叶黄素高者，冠心病或脑卒中的发病率低。

第二节　生物碱类

生物碱类（alkaloid）是一类具有含氮碱基的碱性有机化合物，能与有机酸反应生成盐类。主要产生于高等植物的种子中。

一、结构与分类

（一）结构

大多数生物碱是含氮杂环结构的有机化合物，如吡啶、吲哚、嘌呤等，其分子结构多数属于仲胺、叔胺或季胺类，少数为伯胺类。有类似碱的性质，多数为无色味苦的固体，可与酸结合成盐，在植物体内多以有机酸盐的形式存在，游离的生物碱一般不溶或难溶于水，易溶于醚、醇、氯仿等有机溶剂，其无机酸盐或小分子有机酸易溶于水。其基本结构见图7-2。

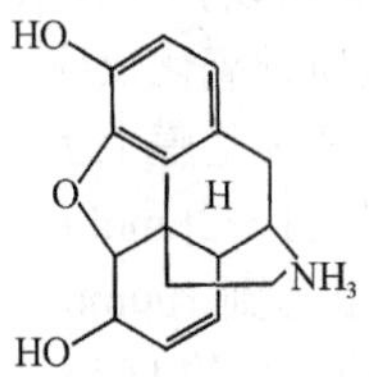

吗啡 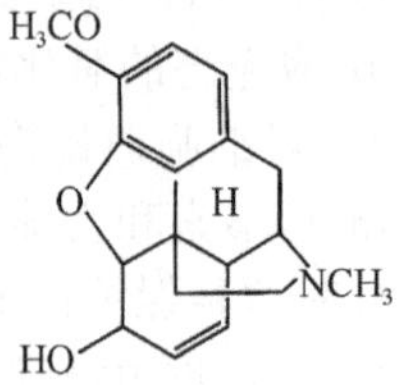　　　　　　　可待因 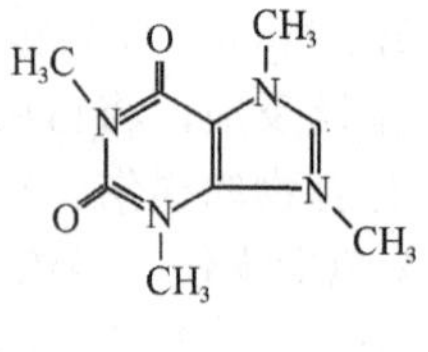　　　　　　　咖啡因

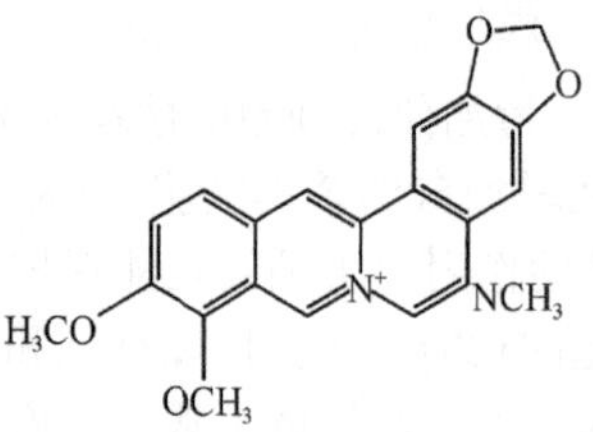

黄连素 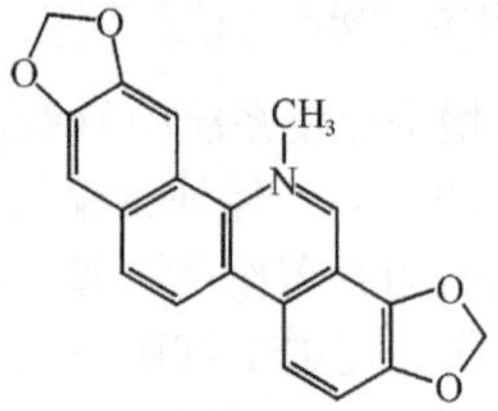　　　　　　血根碱

图7-2　植物中生物碱的基本结构

（二）分类

目前，已发现的生物碱有约 12 万种，但仅有 20% 的生物碱被用于医学。生物碱的分类方法有多种。可依据其化学构造进行分类，如麻黄碱（ephedrine）属有机胺类，苦参碱（matrine）属吡啶衍生物类，莨菪碱（hyoscyamine）属莨菪烷衍生物类，喜树碱（camptothecine）属喹啉衍生物类，常山碱（febrifugine）属喹唑酮衍生物类，茶碱（theophylline）属嘌呤衍生物类，小檗碱（berberine）属异喹啉衍生物类，利舍平（reserpine）、长春新碱（vincristine）属吲哚衍生物类等。也可依据植物来源进行分类，黄麻碱因是从黄麻中提取得到而得名，烟碱（nicotine）因是从烟叶中提取得到而得名。

二、生物学作用

（一）抗肿瘤作用

天然生物碱可抑制癌细胞的增生、增殖。从喜树中分离出的喜树碱、10-羟基喜树碱、10-甲氧基喜树碱、11-甲氧基喜树碱、脱氧喜树碱和喜树次碱等，对白血病和胃癌具有一定的疗效。从海南粗榧、三尖杉、篦子三尖杉和中国粗榧中分离出近 20 种生物碱，其中三尖杉碱和高三尖杉酯碱对急性淋巴性白血病有较好疗效。从卵叶美登木、云南美登木、广西美登木及它们的亲缘植物变叶裸实中分离的美登素、美登普林和美登布丁三种大环生物碱，具有较好的抗癌活性。从农吉利中分离的野百合碱对动物肿瘤也有一定的抑制作用。从石蒜科几种植物中分离得到 20 余种生物碱，而其中伪石蒜碱具有抗肿瘤活性作用。掌叶半夏民间用于治疗宫颈癌，其中含葫芦巴碱，对动物肿瘤有一定疗效。从豆科植物苦豆子根茎提取出的槐果碱有抗癌作用。另外，秋水仙碱能抑制细胞有丝分裂，临床上用于治疗癌症，特别是乳腺癌有良好疗效，对皮肤癌、白血病和霍奇金淋巴瘤等也有作用。

（二）神经系统作用

从千金藤属和轮环藤属植物的根部获得异喹啉生物碱多数具有镇静和止痛作用。从蝙蝠葛中提取出的蝙蝠葛苏林碱，其溴甲烷衍生物具有松弛肌肉作用。从山莨菪中分离得到的樟柳碱，对偏头痛型血管性头痛、视网膜血管痉挛和脑血管意外引起的急性瘫痪有较好疗效。从乌头属分离得到的二萜生物碱，具有止痛作用。从瓜叶菊中分离得到的瓜叶菊碱甲和瓜叶菊碱乙具有阿托品作用。从胡椒中分离得到的胡椒碱，临床称为伊来西胺。

（三）心血管系统作用

生物碱具有抗心律失常、抗心肌缺血、抗高血压、对脑缺血有保护作用等。野罂粟总生物碱（TAPN）可能对 Na^+ 内流有一定的抑制作用，具有明显的抗心肌缺血作用。TAPN 的负性肌力、负性频率及负性传导作用可能是其抗心律失常作用的药理基础，而且主要是通过钙离子拮抗、α受体阻断及可能的阻碍 Na^+ 内流而发挥作用的。钩藤碱和异钩藤碱是从传统中药钩藤中提取的生物碱，有降血压、安神和镇静作用。莲心中的莲心碱和甲基莲心碱季铵盐有降压作用。从马兜铃和广玉兰叶中分离得到的广玉兰碱，有显著降压作用。从小叶黄杨中分离出的环常绿黄杨碱，对典型心绞痛、缺血型 ST 及 T 段有改善作用，有降低血清中胆固醇作用及改善高血压的作用。

（四）抗菌和抗病毒作用

天然生物碱具有抗菌和抗病毒作用。山豆根中的苦参碱对痢疾中的变形杆菌、大肠埃希菌、铜绿假单胞菌等有明显抑制作用；北豆根中的生物碱对金黄色葡萄球菌、溶血性链球菌、肺炎双歧杆菌、脑膜炎球菌有抑制作用。沙生槐子生物碱具有抑制革兰氏阳性金黄色葡萄球菌、革兰氏阴性大肠埃希菌生长繁殖的作用，尤其对金黄色葡萄球菌的抑制作用更强。从黄藤中分得的棕榈碱，对白念珠菌有显著抑菌作用。苦豆子中所含生物碱对治疗菌痢、肠炎具有一定作用。槐果碱是苦参中的有效成分，具有抗柯萨奇 B 组病毒的作用和免疫调节功能。植物雷公藤根提取的倍半萜嘧啶生物碱 triptonine A 和 hypoglaunine B 具有抗艾滋病病毒活性作用，其半数效应浓度（EC_{50}）分别为 2.54μg/ml 和 0.13μg/ml，治疗指数分别为 39.4 和大于 1000，显示其具有很强的抗艾滋病病毒活性。

第三节 酚类化合物

酚类化合物（phenolics）是所有酚类衍生物的总称，是植物中的植物化学物经苯丙氨酸氨裂解酶裂解为苯丙氨酸后所合成的一类化合物，广泛分布于植物界，主要存在于植物的叶、花、根、茎及果实中。

一、结构与分类

（一）结构

酚类化合物是一类含有大而复杂基团的化合物。从化学上讲，酚是苯环（又称芳香环）上含有一个或多个羟基的化合物。多酚（polyphenol）物质是含有酚官能基团的物质，是构成植物固体部分的主要物质。

（二）分类

酚类化合物依其结构可分为酚酸（phenolic acid）、类黄酮（flavonoid）、二苯乙烯（stilbene）以及香豆素（coumarin）和单宁（tannin）等，其中尤以类黄酮的种类最为多见。

1. 酚酸类 主要由羟基苯甲酸类（hydroxybenzoic acid）和羟基苯丙烯酸类（hydroxycinnamic acid）组成。前者包括羟基苯甲酸、原儿茶酸（protocatechuic acid）、香草酸（vanillic acid）、丁香酸（syringic acid）和没食子酸（gallic acid）；后者包括香豆酸（coumaric acid）、咖啡酸（caffeic acid）、阿魏酸（ferulic acid）和芥子酸（sinapic acid）。绿原酸（chlorogenic acid）则是咖啡酸的酯化物，姜黄素（curcumin）则由两个阿魏酸化合而成（图 7-3）。酚酸类多以结合形式存在于植物中，加热、发酵等加工过程有助于其游离释放。酚类物质从本质上讲，是天然抗氧化剂的代表物。水果中越橘、石榴、苹果、红葡萄、草莓、菠萝等，以及蔬菜中花椰菜、菠菜、黄色洋葱、红椒、胡萝卜等酚类化合物含量较高。

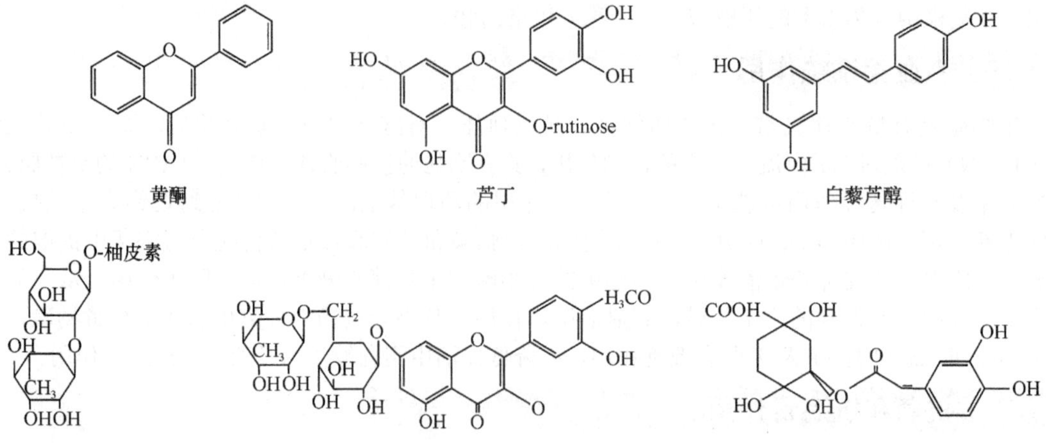

黄酮　　　　　　芦丁　　　　　　白藜芦醇

柚苷　　　　　　橘皮苷　　　　　　绿原酸

图 7-3　酚类化合物的基本化学结构

2. 类黄酮 又可分为黄酮醇（flavonol）、黄酮（flavone）、黄烷醇（flavanol）、黄烷酮（flavanone）、花色素（anthocyanidin）和异黄酮（isoflavone）等。天然状态下类黄酮多与不

同糖基结合形成糖苷衍生物（图7-4）。槲皮素（quercetin）属最常见的黄酮醇类，广泛分布于蔬菜、水果、茶叶以及红酒之中。最近的研究表明，摄入23mg/d的槲皮素对人体健康是有益的。茶多酚（tea polyphenol）为茶叶中含有的黄烷醇、黄酮醇以及其他酚酸类物质的总称，主要有表儿茶素（epicatechin）、表儿茶素-3-没食子酸酯（epicatechin-3-gallate）、表没食子儿茶素（epigallocatechin）、表没食子儿茶素-3-没食子酸酯（epigallocatechin-3-gallate）。花色苷（anthocyanin）为花色素糖苷衍生物，常见的花色素类有矢车菊色素（cyanidin）、花葵素（pelargonidin）、飞燕草素（delphinidin）、芍药素（peonidin）和二甲花翠素（malvidin）等。花色苷为蔬菜、水果中色素类物质，黑米中也含有丰富的花色苷类。异黄酮主要含于大豆及其制品中，主要包括染料木黄酮（genistein）、大豆苷元（daidzein）和黄豆黄素（glycitein）。由于其广泛分布在食品和饮料中，成为人类饮食中最重要的化合物。不同国家人群每日黄酮类化合物摄入量为20～70mg。主要的食物来源有柑橘类、苹果、梨、红葡萄、樱桃、黑莓、桃、杏等水果和胡萝卜、芹菜、番茄、菠菜、洋葱、西兰花、莴苣、黄瓜等蔬菜，并且在谷物、豆类、茶叶、葡萄酒、咖啡豆、可可豆中含量较多。

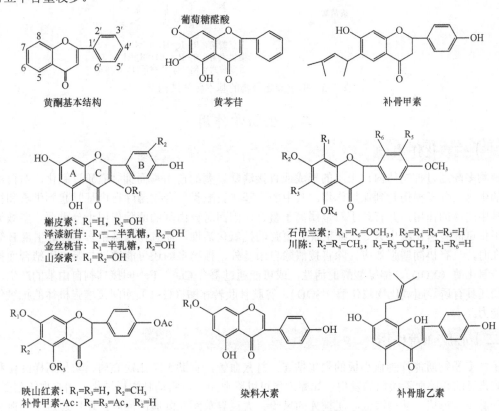

图7-4 类黄酮化合物的基本化学结构

3. 1,2-二苯乙烯类化合物 此类化合物在植物中的分布并不十分广泛，但近年来随着白藜芦醇（resveratrol）生理功能的揭示而备受关注。白藜芦醇，即3,4,5-三羟基-1,2-二苯乙烯（3,4,5-trihydroxystlbene），无色针状结晶，易溶于乙醇、乙酸乙酯、丙酮、氯仿等，常与葡萄糖结合形成苷，是葡萄、虎杖、藜芦、决明子和花生等植物的天然抗毒素。

4. 单宁酸（tannic acid） 单宁为高等植物的次生代谢产物，广泛分布于植物的根、树皮、茎和外层的植物组织，分子量为300～3000Da，主要分为水解单宁和缩合单宁两大类。水解单宁主要是聚橘酸酯类多酚，即橘酸及其衍生物与多元醇以酯键连接而成，可以分为橘酸单宁和鞣花单宁两类；缩合单宁则主要由聚黄烷醇类多酚或原花色素，即羟基黄烷醇类单体的组合物，单体间以 C—C 键相连。水解单宁和缩合单宁在结构组成上完全不同，因此它们在化学性质和应用范围上的差异显著。如水解单宁在酸、碱、酶的作用下不稳定，易于水解；而缩合单宁则相对稳定，但在强酸作用下会缩合成不溶于水的物质。常见的单宁包括黄烷醇类、花色苷类、黄酮类、黄酮醇类和酚酸类等。其中以黄烷醇类物质（儿茶素）最为重要（图 7-5）。

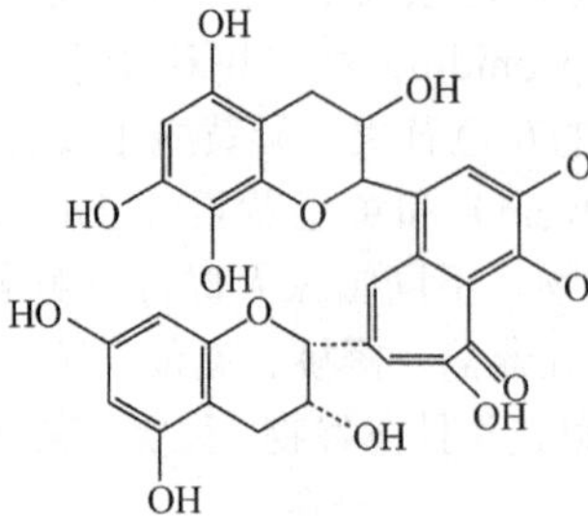

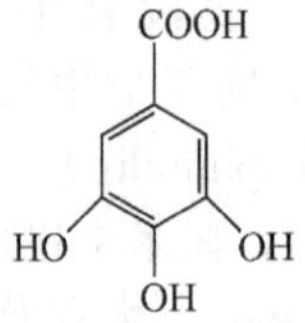

没食子酸

茶黄素

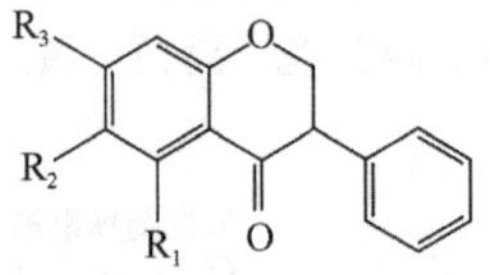

大豆黄素：R_1=R_2=H；R_3=OH
染料木素：R_1=R_3=OH；R_2=H
黄豆黄素：R_1=H；R_2=OCH；R_3=OH

图 7-5　单宁酸化合物的基本化学结构

二、生物学作用

（一）抗氧化作用

植物多酚通过抑制体内自由基的形成或直接清除过剩的自由基而抑制脂质过氧化，对自由基诱发的生物大分子损伤起到保护作用。其中酚羟基在黄酮类化合物清除自由基时起到供氢和稳定自由基中间体的作用，并有利于对金属离子螯合，因而对自由基的清除作用十分重要。多数天然多酚不仅可能有着比维生素 C、维生素 E 更强的抗氧化活性，而且在与维生素 C、维生素 E 等同时存在时，具有协同增强效应。除直接清除自由基外，植物多酚还可能通过与蛋白质结合而抑制黄嘌呤氧化酶（XOD）、酪氨酸酶的活性，或可能通过螯合 Cu^{2+}、Fe^{2+} 间接抑制自由基的产生，部分多酚还具有诱导超氧化物歧化酶（SOD）、谷胱甘肽转移酶（GST）而间接增强机体的抗氧化和解毒能力。

（二）心脑血管作用

植物多酚物质能抑制血小板的聚集粘连，舒张血管，有助于防止冠心病、动脉粥样硬化和脑卒中等常见的心脑血管疾病的发生。如槲皮素可以降血脂，阻断动脉粥样硬化，增强血管耐受力，防止动脉血栓形成，从而降低心肌梗死的风险。大豆异黄酮在降脂的同时，还可通过干预血小板和凝血酶的作用、抑制平滑肌细胞的增生，从而预防动脉粥样硬化的形成。葡萄原花青素可减轻大鼠缺血后的心肌损伤，降低心脏对缺血再灌注损伤的敏感性，还可通过非竞争抑制血管紧张素转换酶（ACE）系统来降低大鼠自发性高血压。

（三）抗肿瘤作用

植物多酚可以在癌变的不同阶段进行多方面的抑制，同时也是有效的抗诱变剂，能减少诱变剂的致癌作用，提高染色体的精确修复能力，提高细胞的免疫力，抑制肿瘤细胞的生长。有研究表明，染料木黄酮通过阻滞血管增生，可有效抑制白血病、乳腺癌、结肠癌、肺癌、胃癌的发生，提高某些药物的抗癌效果；原花青素对人乳腺癌、前列腺癌、结肠癌等肿瘤细胞具有生长抑制作用，对致癌因素诱发的皮肤癌、结肠癌、肺癌等肿瘤的发生发展具有抑制作用。

（四）抗菌消炎、抗病毒作用

植物多酚在不影响动植物细胞正常生长的情况下，对多种细菌、真菌、念珠菌，甚至病毒都有明显的抑制作用。茶多酚可抑制幽门螺杆菌的生长，柿子单宁酸可抑制破伤风杆菌、白喉菌、葡萄球菌等病菌的生长，苹果多酚等具有抗龋功能，二聚鞣花单宁、仙鹤草素可抑制人类免疫缺陷病毒（HIV）的繁殖。

（五）雌激素样作用

大豆异黄酮的结构与动物体内雌激素类似，可与雌激素受体结合，但具有双向调节平衡效应：对低雌激素水平者，表现为弱的雌激素样作用，可防止一些和雌激素水平下降有关的疾病，如围绝经期综合征、骨质疏松等；对于高雌激素水平者，表现为抗雌激素活性，可防治乳腺癌、子宫内膜炎。

（六）护肝益肾

植物多酚可改善肝、肾血液循环，降低血糖浓度，减轻肝、肾的脂质过氧化。朝鲜蓟提取物，其有效成分主要是黄酮类化合物和绿原酸，具有利胆护肝作用，临床上对肝胆疾病和上腹胀满、食欲不振、恶心、腹痛等有良好疗效。此外，黄酮及其苷类化合物还有利尿作用，尤其是在与生物碱结合时，利尿效应更为明显。

（七）其他

植物多酚对多种天然毒素有一定的抑制作用，如柿子单宁通过抑制蛇毒蛋白的活性而对眼镜蛇的毒素有很强的解毒作用。石榴皮和槟榔中多酚具有驱虫药效。茶多酚能缓解人的晶状体球蛋白的氧化压力，从而起到保护视网膜、防止视力下降作用。

第四节 苷 类

苷类（glycoside）是植物中糖分子中的半缩醛羟基和非糖化合物中的羟基缩合而成具有环状缩醛结构的化合物，也叫糖苷。苷类一般味苦，可溶于水和醇中，易被酸或酶水解，水解的最终产物为糖及苷元。其是一类广泛存在于植物茎、叶和根中的化合物。

一、结构与分类

（一）结构

苷元的化学结构不同，苷的种类也有多种，主要有皂苷、氰苷等。皂苷（saponin）又称皂苷或皂素，由皂苷元、糖和糖醛酸（或其他有机酸）组成。皂苷中的糖链一般较短，含 2~5 个糖基且组成比较简单，主要包含的糖基有 D-葡萄糖（D-Glc）、D-木糖（D-Xyl）、D-半乳糖（D-Gal）、D-岩藻糖（D-Fuc）、L-阿拉伯糖（L-Ara）、L-鼠李糖（L-Rha）、D-葡萄糖醛酸（D-GlcA）和 D-半乳糖醛酸（D-GalA）等其他戊糖类，但其结构变化非常多，同时皂苷糖链上的自由羟基经常有修饰基，如乙酰基、硫酸基或其他有机酸（如桂皮酸、阿魏酸）等。皂苷的复杂性与多样性是由糖链的结构差异决定的，糖链的连接方式与组成不同导致皂苷在生物活性上的差异（图 7-6）。

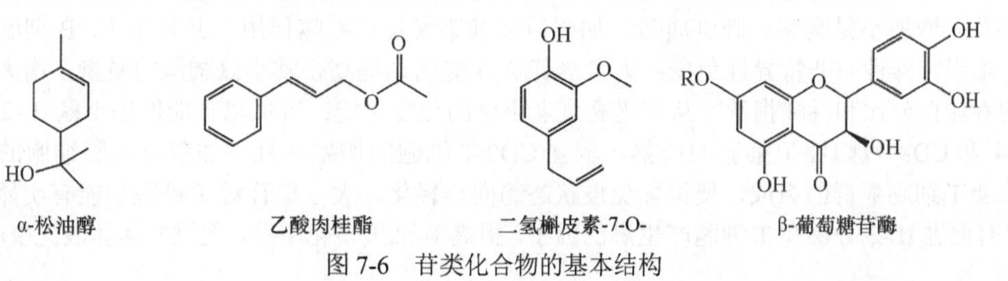

α-松油醇　　　乙酸肉桂酯　　　二氢槲皮素-7-O-　　　β-葡萄糖苷酶

图 7-6 苷类化合物的基本结构

氰苷类化合物包括生氰苷、假生氰苷和非生氰苷三种。生氰苷是指经酶解或水解能够产生氰化氢气体的一类化合物，约占含腈基化合物的 75%，是一类 α-羟基氰苷类化合物，其由氨基酸转化形成（图 7-7）。根据生氰苷的类型，一般认为它们分别是由 *L*-缬氨酸、*L*-亮氨酸、*L*-异亮氨酸、*L*-苯丙氨酸、*L*-酪氨酸和环戊烯甘氨酸等六种氨基酸转化生成。

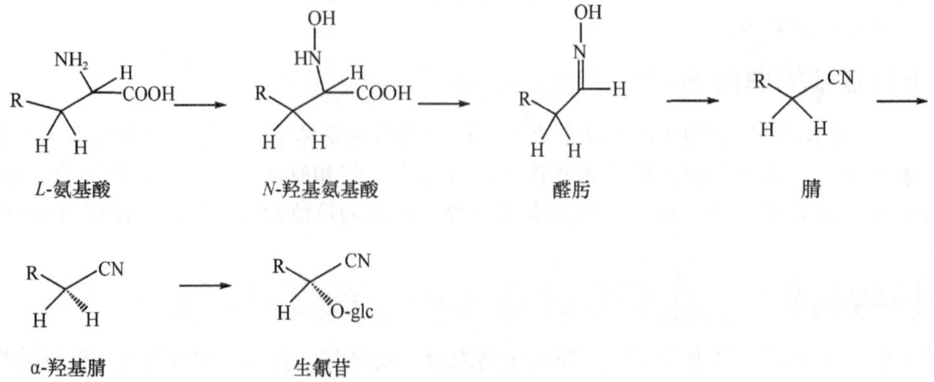

图 7-7　生氰苷生源途径

（二）分类

皂苷类化合物主要包括三萜皂苷与甾体皂苷。三萜皂苷的皂苷元由 30 个碳原子组成，基本骨架为齐墩果烷，已发现含三萜皂苷的植物有 600 多种，在豆科、报春花科、五加科、葫芦科、伞形花科等植物中比较普遍。其中以五环三萜为常见（如人参、三七等），四环三萜型皂苷中以达玛烷型（dammarane type）的生理活性被关注。甾体皂苷的皂苷元由 27 个碳原子组成，其基本骨架称为螺旋甾烷及其异构体异螺旋甾烷。

生氰苷主要包含氰基生物碱和氰基菇等类化合物。氰苷多具有毒性，误食会导致中毒。但同时一些氰苷（苦杏仁苷，amygdalin）则有较强的药理作用。

二、生物活性作用

（一）抗氧化作用

皂苷具有良好的抗氧化功能。苦瓜皂苷可通过对干扰素-α（INF-α）的刺激而增强超氧化物歧化酶（SOD）、还原型谷胱甘肽（GSH-Px）活力。大豆皂苷具有减轻自由基对细胞的损伤，降低电离辐射诱导的小鼠骨髓细胞染色体畸变与微核的形成，及抗脂质氧化作用。人参茎叶皂苷能明显提高多柔比星中毒小鼠血清及心肌组织中的 SOD 活力，可降低脂质过氧化程度。柴胡皂苷降低了经 CCL4 损伤的肝细胞中乳酸脱氢酶（lactate dehydrogenase，LDH）的释放，减少了脂质氧化产物丙二醛（MDA）的形成。三七皂苷能提高血清 SOD、GSH-Px、过氧化氢酶（catalase，CAT）水平，具有较强的抗自由基、抗氧化作用。

（二）免疫功能的调节

植物皂苷通过促进免疫器官、细胞及细胞因子的功能来提高机体的免疫力。动物实验表明，柴胡皂苷可增加小鼠胸腺、脾脏质量，加强巨噬细胞聚集和吞噬作用，并刺激 T、B 细胞的免疫调节，增强特异性与非特异性免疫；人参皂苷 Rg3 能明显提高正常小鼠胸腺的质量，增大腹腔巨噬细胞吞噬百分比和吞噬指数，从而提高衰老小鼠的免疫功能；苦瓜皂苷能促进小鼠 IL-2 的分泌与 CD4$^+$ 和 CD8$^+$ 双阳性 T 细胞的成熟，增强 CD8$^+$T 细胞的增殖活性，加强对胸腺细胞的反馈调节，改变 T 细胞亚群的组成，使机体免疫状态趋向年轻化。大豆皂苷对 T 细胞功能有明显增强作用，具有促进 IL-2 分泌和 T 细胞产生淋巴因子，提高 B 细胞转化增殖，促进机体体液免疫的功能。

三七总皂苷可提高外周血中性粒细胞和肺泡巨噬细胞的吞噬率，增强机体的特异性和非特异性细胞免疫功能。

（三）调节脂质代谢，预防心脑管疾病

植物皂苷可以通过调节脂类的代谢，影响胆固醇的合成、吸收和排泄，抑制脂质过氧化等的发生，从而控制血脂的升高，降低心血管疾病的发生与发展。绞股蓝总皂苷、人参皂苷能抑制LDL 的氧化，从而起到降低血脂的作用。大豆皂苷能抑制血清中脂类物质的氧化与过氧化脂质的生成，并能降低血液中胆固醇和三酰甘油的含量。人参皂苷可降低试验型高脂动物的 TG、TC、LDL、VLDL 和脂质过氧化水平。大豆皂苷不仅可以降低 TG、TC 水平，还能延长缺氧小鼠存活时间，减少冠状动脉和脑血管阻力，增加冠状动脉和脑的血流量，改善心脑供血不足，并降低心率，对实验性大鼠急性心肌缺血所致的 T 波、ST 段缺血性改变有明显的拮抗作用。此外，大豆皂苷还可激活纤溶系统，促进纤维蛋白原降解而抑制其向纤维蛋白转化，以强烈抑制血小板的聚集，因而具有抗凝血、预防血栓形成的作用。黄芪皂苷Ⅳ能抑制异丙肾上腺素所致乳鼠心肌细胞损伤模型的氧自由基与脂质过氧化物的生成，减轻氧自由基引起的心肌损伤，促进心肌血管再生。以皂苷为例，植物化学物降低胆固醇的作用机制如下：皂苷在肠中与初级胆酸结合形成微团，这些微团过大不能通过肠壁，因此减少了胆酸的吸收，使胆酸的排出增加，还可引起内源性胆固醇池增加初级胆酸在肝脏中的合成，从而降低血中的胆固醇浓度。此外，存在于微团中的胆固醇通常在肠外吸收，植物固醇可使胆固醇从微团中游离出来，减少胆固醇的肠外吸收。

（四）抗肿瘤作用

植物皂苷能有效抑制癌细胞的增殖与诱导癌细胞的凋亡，其主要通过这种途径发挥抗肿瘤活性。大豆皂苷有抑制癌细胞增殖的作用。人参皂苷 Rg3 能通过诱导细胞凋亡发挥抗肿瘤作用，人参皂苷 Rh2 也能抑制白血病细胞 HL60 的增殖且促进其分化作用。皂苷和植物雌激素类的植物化学物还有降低初级胆汁酸合成及抑制它们向次级胆汁酸转化的作用，对于结肠癌的发生有一定的预防作用。

（五）抑菌、抗病毒、抗炎及抗诱变作用

甘草皂苷具有广谱的抗菌作用，对金黄色葡萄球菌、溶血性链球菌、肺炎链球菌、痢疾杆菌、伤寒杆菌、副伤寒杆菌、霍乱弧菌、大肠埃希菌、变形杆菌、铜绿假单胞菌、百日咳杆菌及常见的致病性皮肤真菌均有较强的抑制作用。甘草皂苷、大豆皂苷、人参皂苷不仅对白念珠菌、HIV、水痘病毒、带状疱疹病毒、乙型肝炎病毒等有较好的抑制作用，还有较强的抗诱变效应。大豆皂苷抗病毒的机制可能与如下机制有关：对病毒的直接杀伤作用、阻滞细胞钙离子通道、增强机体局部吞噬细胞和 NK 细胞的功能，从而增强机体细胞抵抗病毒的免疫力。

第五节 含硫化合物

含硫化合物（sulfide）是分子结构中含有硫元素并具有特殊生理活性的有机化合物。广泛分布于自然界中，包括大蒜和其他球根状植物。

一、结构与分类

（一）结构

含硫化合物主要有二烯丙基一硫化物、二烯丙基二硫化物和二烯丙基三硫化物。其中二烯丙基二硫化物的生物活性最强，亦称蒜素（allicin），蒜素中的基本物质是蒜苷（alliin）。芥子油苷（thioglycoside），又叫硫代葡萄糖苷，水解后可生成异硫氰酸酯类（芥子苷，sinigrin）、硫氰酸盐（thiocyanate）和吲哚（indole），因其结构中含有硫原子，故亦属于含硫化合物范畴（图 7-8）。

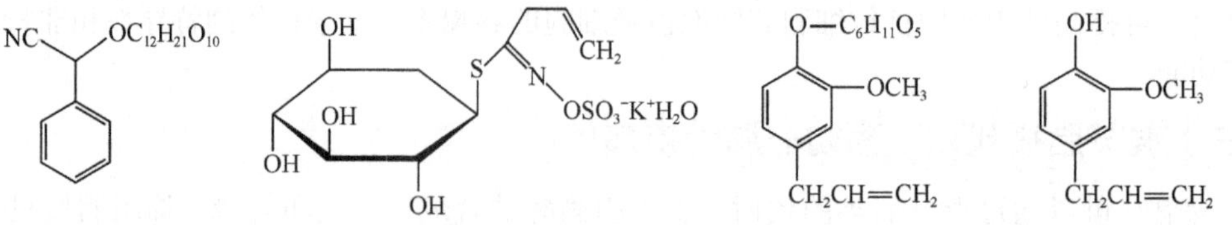

图 7-8　含硫化合物的基本结构

（二）分类

1. 异硫氰酸盐（isothiocyanate，ITC）　以其前体芥子油苷（β-thioglucoside N-hydroxysulfate，GS）的形式广泛存在于 3000 多种十字花科蔬菜中，如西兰花、卷心菜、菜花、球茎甘蓝、荠菜和小萝卜等，含量约占十字花科蔬菜干重的 1% 以上。广为研究的 ITC 有 20 多种，包括莱菔硫烷和烯丙基、苄基、苯乙基等取代的异硫氰酸类化合物。

2. 烯丙基硫化物（diallyl sulphide）　主要来自葱蒜类蔬菜（大蒜、洋葱、大葱、小葱等）的前体类物质——蒜氨酸的降解。蒜氨酸是一种无味的非蛋白类氨基酸，在葱蒜组织结构破坏时与蒜氨酸酶接触，产生不稳定的、具有强烈辛辣味和挥发性的蒜素，后者遇光、热或有机溶剂降解成多种烯丙基硫化物，共同形成葱蒜特有风味。葱蒜烯丙基硫化物多达 30 余种，主要有二烯丙基一硫化物（DAS）、二烯丙基二硫化物（DADS）和二烯丙基三硫化物（DATS），即大蒜新素。

二、生物学作用

（一）异硫氰酸盐

异硫氰酸盐共同的化学基团"—N=C=S"是其发挥生物学作用的关键功能性基团，其中 C 具有强烈的亲电子特性，其生物学作用主要表现在以下几方面。

1. 抗癌作用　十字花科植物提取的芥子油苷代谢物可活化细胞培养系统中具有去毒作用的 II 相酶-苯醌还原酶。80% 的流行病学研究结果表明，食用植物性食物，特别是十字花科蔬菜能够降低多种癌症（如肺癌、胰腺癌、膀胱癌、前列腺癌、甲状腺癌、皮肤癌、胃癌、结肠癌）的患病危险。ITC 选择性地抑制肿瘤发生的可能机制：①诱导 II 相致癌物解毒酶：ITC 可能通过与启动子抗氧化响应元件（antioxidant response element，ARE）结合而选择性地诱导致癌物解毒酶类，如 I 型苯醌还原酶（quinone reductase，QR-1）、GST、葡萄糖苷酸转移酶（UDP-glucuronosytransferases，UGT）、I 型血红素氧化酶（heme oxygenase-1，HO-1）等。活化的解毒酶通过催化致癌物与内源性物质结合而降低其反应活性，并促进排出；或直接损伤致癌物的活性中心；或提高细胞的抗氧化应激水平，以直接或间接地抑制肿瘤的发生与发展。②抑制 I 相代谢酶系：许多致癌物通过相应细胞色素酶（CYP）450 的作用才能活化成相应的终末致癌物。ITC 主要通过竞争或直接的共价修饰抑制 CYP 的活性，甚至直接促进其降解，以抑制前致癌物在体内的活化。但也有报道称 ITC 能够诱导某些 CYP，相关研究还待进一步深入。③抑制肿瘤细胞增殖和诱导其凋亡：ITC 通过阻滞肿瘤细胞周期于 G_2/M 或 G_0/G_1 而抑制肿瘤细胞的增殖与分化，或通过诱导胱天蛋白酶（caspase）而启动肿瘤细胞的凋亡信号通路。

2. 抗氧化作用　ITC 可通过保护或诱导细胞抗氧化应激蛋白而防止 DNA 的氧化损伤。研究发现 ITC 本身就是氧化应激因子，可引起细胞内巯基（主要为 GSH）的耗竭和 ROS 的大量产生。

3. 其他生物活性　西兰花中含量最为丰富的硫化物——莱菔硫烷，能明显抑制幽门螺杆菌对裸鼠的感染，具有抗菌活性；苯乙基异硫氰酸盐能降低脂多糖诱导的小鼠巨噬细胞炎症反应，包括抑制诱导型一氧化氮合酶（iNOS）、IL-1、环氧合酶 2（COX-2）等的表达，对心血管疾病、白内障、糖尿病等具有预防作用。

（二）烯丙基硫化物

烯丙基硫化物具有多种生物作用主要是因其极易透过磷脂膜进入细胞内，发挥广泛而独特的药理活性，主要表现在以下几方面。

1.抗菌杀虫 烯丙基硫化物通过对巯基的氧化，使与微生物生长繁殖有关的巯基酶失活，或竞争性抑制巯基化合物如胱氨酸，或非竞争性地抑制某些酶的活性，对多种致病性细菌、真菌甚至原虫具有抑制或杀灭作用。烯丙基硫化物对葡萄球菌、脑膜炎奈瑟菌、肺炎链球菌及白喉棒状杆菌、痢疾杆菌、大肠埃希菌、伤寒杆菌、副伤寒杆菌、铜绿假单胞菌、结核分枝杆菌和霍乱弧菌、念珠菌、须发癣菌等有明显的抑制或杀灭作用；对霉菌和念珠菌等真菌的抑制强度相当于化学防腐剂苯甲酸和山梨酸，且不易产生耐药性。大蒜还能抑制甲型流感病毒及烟曲霉，杀灭恙虫热立克次体、阿米巴原虫和阴道滴虫等。

2.抗癌作用 烯丙基硫化物对乳腺癌、结肠癌、肺癌、膀胱癌、肝癌、前列腺癌及白血病有明显的抑制作用。其机制可能是通过阻滞肿瘤细胞周期演进、参与肿瘤细胞的信号转导通路、诱导肿瘤细胞分化和凋亡、影响癌基因和抑癌基因表达、抑制 I 相代谢酶活性而活化 II 相解毒酶，从而降低化学致癌物毒性，抑制肿瘤细胞的增殖。此外，烯丙基硫化物还能阻断细菌对硝酸盐的还原作用，并与亚硝酸盐反应生成硫代亚硝酸异戊酯而阻断亚硝胺的形成；大蒜能刺激干扰素的分泌，增强免疫，防止 DNA 的氧化损伤，抑制甲基磺酸甲酯和环磷酰胺等的诱变毒性。

3.心、脑血管疾病的预防 葱蒜烯丙基硫化物可防止血清肝、肾或主动脉 TC、TG 的升高，并通过抗血脂升高、降低血液黏度、抗脂质过氧化、调节花生四烯酸（AA）代谢、抗血小板聚集作用等减缓动脉粥样硬化的发生和发展。烯丙基硫化物还通过抑制 TA2 羟化酶和 HMG-CoA 还原酶活性，抑制 LDL、VLDL、血清 TC 和 TG 的合成；通过抑制血小板（PLT）和纤溶系统的功能防止血栓的形成。烯丙基硫化物可抑制体内、体外由二磷酸腺苷（ADP）、肾上腺素、胶原等诱导的 PLT 聚集、黏附，升高血浆纤溶酶活性，促使聚集的 PLT 解聚。

4.免疫调节 葱蒜烯丙基硫化物是一种较好的免疫激发性成分，可提高免疫功能低下的小鼠淋巴细胞转化率、增强淋巴细胞分裂增生及活性，减轻环磷酰胺所致的胸腺和脾的萎缩，增加脾抗体形成细胞数量，促进溶菌酶、H_2O_2 的释放，提高 NK 细胞活性、IL-2 表达水平及巨噬细胞介导的细胞毒性，防止恶性肿瘤患者血液循环中的免疫复合物引起的继发性红细胞免疫功能低下，因而具有提高细胞免疫、体液免疫和非特异性免疫功能的作用。

5.抗氧化作用 大蒜及烯丙基硫化物对 $^1O_2$、OH·、O_2^- 等 ROS 有较强的清除能力，可抑制由丁基过氧化氢引起的肝微粒体脂质过氧化产物的早期产生。烯丙基硫化物抑制 CCL4 诱导的化学性肝损伤，其机制也与其抗氧化活性有关。

6.其他作用 烯丙基硫化物通过促进胰岛素分泌，增加外周组织对葡萄糖的利用，以提高糖耐量、降低餐后血糖水平。大蒜提取物能延长正常细胞的寿命、改善小鼠衰老导致的记忆障碍、去屑止痒、软化皮肤角质层，因而具有延缓衰老和美容的作用。

第六节 甾醇类化合物

一、分类与结构

（一）分类

甾醇类化合物广泛存在于自然界中，是饱和或不饱和的仲醇，根据来源不同分为动物固醇和植物固醇。

（二）结构

植物固醇（phytosterol）是以环戊烷全氢菲为甾核的一大类化学物质的总称，广泛存在于蔬菜、水果等植物的细胞膜中。常见的植物固醇有 β-谷固醇（sitosterol）、豆固醇（stigmasterol）、菜籽固醇 1（brassicasterol）和菜籽固醇 2，分别占食物中植物固醇的 65%、30% 和 3%。具有降低胆固醇、抗癌、调节免疫、抗炎及防治前列腺疾病等生物学作用。

植物固醇是以环戊烷全氢菲为基本骨架，具有 3-位羟基的甾体化合物。植物固醇和胆固醇是细胞膜所必需的一类物质，在结构上极为类似，功能相同，仅分布上有差异。与胆固醇相比，谷固醇和油菜固醇在 C24 位上分别多了一个乙基和一个甲基，而豆固醇的结构和谷固醇一样，只是 C22 位上是一个双键。固醇环上双键被饱和后称为甾烷醇（stanol, 含量约为植物固醇的 1/10），酯化后称为固醇酯。植物固醇主要存在于植物的种子及其油料中，如 β-谷固醇、豆固醇和菜油固醇。从化学结构来看，植物固醇与胆固醇的区别是前者增加了一个侧链（图 7-9）。人每日从膳食中摄入的植物固醇为 200～400mg，甾烷醇 20～50mg。植物固醇尤其是甾烷醇在人体内的消化吸收率极低（5% 以下），远低于胆固醇（30%～80%），影响吸收率的原因目前尚不清楚。

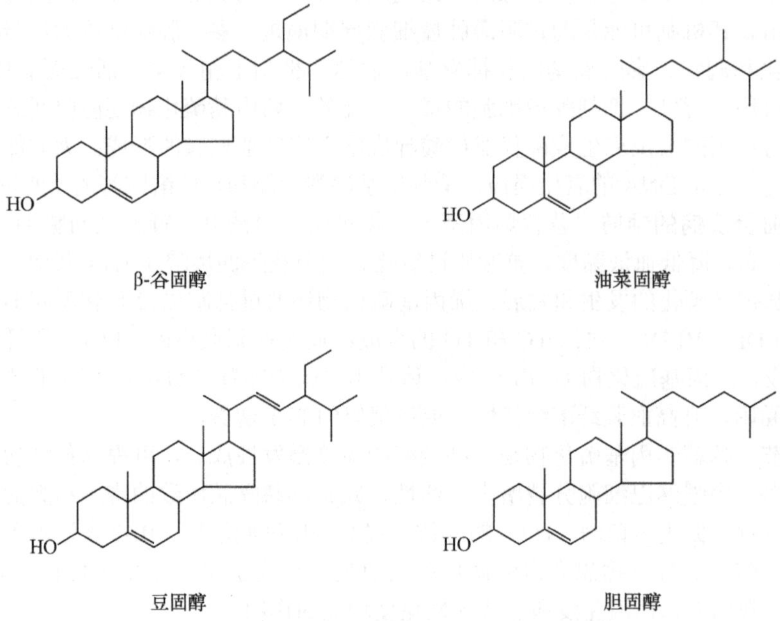

β-谷固醇

油菜固醇

豆固醇

胆固醇

图 7-9　常见植物固醇与胆固醇的化学结构式

二、生物学作用

（一）降低胆固醇作用

植物固醇具有降低血清总胆固醇和低密度脂蛋白胆固醇的作用。美国 FDA 也指出，植物固醇（1.5～3.3g/d）对降低 TC 和 LDL 有效，可降低患心脏病的风险。其机制可能是植物固醇主要通过抑制胆固醇在小肠的吸收而降低血清胆固醇。胆固醇与胆汁结合形成可溶性微团才能被吸收，由于植物固醇疏水性高于胆固醇，因而容易取代胆固醇进入微团中，使微团中的胆固醇含量下降，从而减少胆固醇的吸收。此外，植物固醇还可以作为肝 X 受体（LXR）激动剂激活固醇流出转运体基因 ABC 家族（如 ABCG5、ABCG8）而促进胆固醇的排泄，或通过抑制蛋白质的异戊二烯化而部分阻止胆固醇的从头合成。

（二）抗癌作用

植物固醇具有阻断致癌物诱发癌细胞形成的功能，可以降低前列腺癌、卵巢癌、乳腺癌、结肠癌、胃癌、肺癌、皮肤癌、宫颈癌的发病危险，其中酯化的植物固醇（如维生素 C 酯化）似乎显示出更高的抗癌活性。应用 2% 的植物固醇饲养接种乳腺肿瘤的小鼠，可减少小鼠肿瘤的直径，减少肿瘤的淋巴转移和肺转移，抑制培养液中肿瘤细胞的生长。对于结肠癌，植物固醇可能通过刺激甲羟戊酸和 MAPK 途径或激活鞘磷脂酯循环，抑制胆固醇的合成，消除胆酸诱导结肠癌细胞的增殖。

（三）其他作用

植物固醇可能有抗氧化的功能。谷固醇和豆固醇可早期阻断人巨细胞病毒（HCMV）、单纯疱疹病毒（HSV）等病毒感染细胞抗原的表达；通过抑制促炎物质的形成、加速其降解的功效。此外，植物固醇还有一定的解热镇痛、刺激淋巴细胞增殖和调节免疫等作用，还可作为口服药载体。

第七节　γ-氨基丁酸

γ-氨基丁酸（γ-aminobutyric acid，GABA）是一种广泛存在于动物、植物和微生物体内的非蛋白质氨基酸，是哺乳动物、甲壳类动物和昆虫神经系统中最重要的抑制性神经递质。在植物体内，GABA 可形成类似脯氨酸的环状结构；而在一些与根瘤菌共生的固氮植物的根瘤中，可以结合态存在。近年来 GABA 在调节血压、脑功能、生长激素分泌、肾功能、肝功能等方面的作用越来越受到人们关注。

一、结构与分类

（一）结构

γ-氨基丁酸的化学名为 4-氨基丁酸，别名为氨酪酸、哌啶酸，分子式为 $C_4H_9NO_2$，分子量为 103.12Da，其结构如图 7-10 所示，氨基位于 γ-C 的位置。

（二）分类

GABA 对生物体的作用主要通过其与相应的受体结合而产生。根据 GABA 与相应结合的受体可分为三大类：$GABA_A$ 受体、$GABA_B$ 受体和 $GABA_C$ 受体。

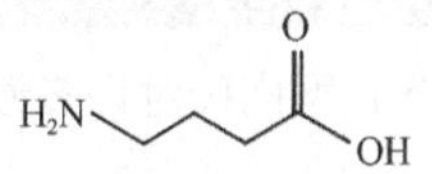

图 7-10　γ-氨基丁酸的化学结构式

二、生物学作用

（一）神经调节作用

GABA 在改善应激和情绪紊乱方面具有重要作用。摄入 GABA 可以提高葡萄糖磷脂酶的活性，从而促进大脑的能量代谢，增加脑血流量和氧供给量，改善神经功能，从而达到改善睡眠和易怒症状等功效。

（二）血压调节作用

GABA 具有舒缓血管和降血压的生物学作用，其机制可能与 GABA 的外周神经节阻断作用等有关。

第八节　左旋肉碱

肉碱（carnitine）又称肉毒碱、维生素 B_T，是一种具有多种生理功能的类氨基酸化合物。目前，作为一种食品营养强化剂，L 型肉碱已被广泛应用于医药、保健品和食品等领域。

一、结构与分类

（一）结构

肉碱的化学名称为 L-β-羟基-γ-三甲胺丁酸，分子式为 $C_7H_{15}NO_3$，分子量为 161.199Da（图 7-11）。肉碱的性质类似于胆碱，常以盐酸盐的形式存在。另外，肉碱的酸性基团和碱性基团之间的分子距离和磷脂相同，这一化学性质决定了酯酰基肉碱可以很容易地穿过磷脂膜，在脂肪代谢过程中，可运载长链脂肪酸跨过线粒体膜，进入线粒体完成脂肪氧化。

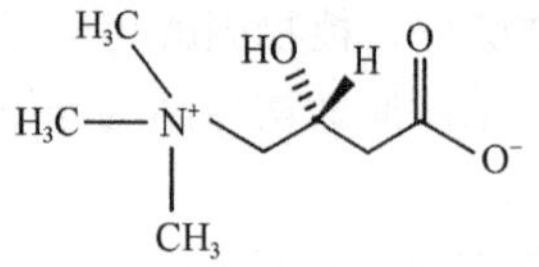

图 7-11　肉碱的化学结构式

（二）分类

肉碱的 β-OH 位碳原子可结合 4 个不同配体，故具有旋光性，表现为两种同分异构体，即 D 型和 L 型，其中只有 L 型肉碱具有生物学活性，而 D 型肉碱无生物学活性，是 L 型肉碱的竞争性抑制剂。

二、生物学作用

（一）脂肪酸代谢的载体

L 型肉碱作为载体以脂酰肉碱的形式将长链脂肪酸从线粒体膜外运转至膜内，促进脂肪酸的 β-氧化和三羧酸循环，产生 ATP，为机体代谢活动提供能量。同时可作为载体以酰基肉碱形式将线粒体内的短链酰基（乙酰、丙酰、支链酰等）运送至膜外，起到调节线粒体内的酰基-CoA/CoA 比例的作用，并为细胞质中脂肪酸合成提供乙酰基。

（二）婴儿的必需营养物质

婴儿机体合成 L 型肉碱的速度平均仅为成人的 20%，且体内储存量很低，其主要靠外源性 L 型肉碱维持血液 L 型肉碱水平。婴儿发育较快，需要大量的能量与脂肪，L 型肉碱的需要量也增加，膳食 L 型肉碱缺乏会影响婴儿对脂肪的利用，引起严重的代谢紊乱，最终导致婴儿发育不良，肌肉乏力，感觉迟钝等。

（三）其他

补充 L 型肉碱对许多慢性病如心脏病、高脂血症、肾病、肝硬化、营养不良等群体均有益。

第九节　葡萄糖胺

葡萄糖胺（glucosamine）又称氨基葡糖、氨基葡萄糖或壳糖胺，对软骨具有保护功能，并显示出抗炎和促进创面愈合的积极作用。近年来，葡萄糖胺作为膳食补充成分或新资源食品被广泛地应用。

一、结构与分类

（一）结构

葡萄糖胺是葡萄糖的一个羟基被氨基取代后的化合物，即 2-氨基-2-脱氧-D-葡萄糖，分子式是 $C_6H_{13}O_5N$，分子量为 179.17Da（图 7-12）。

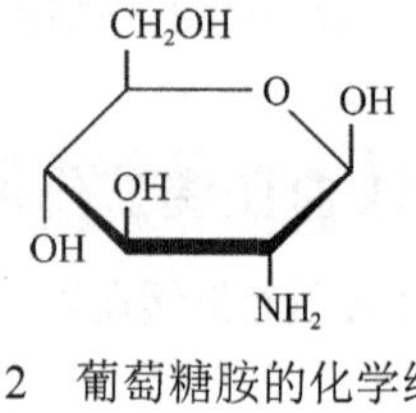

图 7-12　葡萄糖胺的化学结构式

（二）分类

葡萄糖胺主要存有三种，分别是盐酸氨基葡萄糖、硫酸氨基葡萄糖和 N-乙酰葡萄糖胺。

二、生物学作用

（一）维持关节软骨的正常功能

葡萄糖胺是软骨组织的主要组成成分，以氨基聚糖聚合物的形式存在，具有渗透性，可吸纳水分，使软骨膨胀以抵抗软骨所受的压缩力。葡萄糖胺聚合物含量不足，可破坏软骨的完整性导致骨关节炎。

（二）抗炎、缓解骨关节炎症

葡萄糖胺能抑制某些炎性因子的合成，起到抗炎或促进合成代谢的作用。软骨细胞外基质代谢过程中，如果降解超过合成，降解产物会引起滑膜细胞和软骨细胞分泌炎性因子，如 IL-1β、前列腺素 2（PG$_2$）和一氧化氮（NO）等，从而引起滑膜炎症反应，氨基葡萄糖能有效地拮抗 IL-1β的炎性作用，促进软骨蛋白聚糖的合成，也可以抑制 PG$_2$ 和 NO 的合成，从而发挥抗炎活性。

（三）组成透明质酸成分

葡萄糖胺是透明质酸的组成成分，透明质酸在结缔组织和皮肤中含量丰富，在关节滑膜液、眼球玻璃体和皮下组织基质中存在，有滑润及填充作用。临床研究显示，外用透明质酸能促进伤口愈合，特别是急性放射性皮炎、下肢静脉溃疡、糖尿病足损伤。

第十节　辅酶 Q$_{10}$

辅酶 Q（coenzyme Q，CoQ）是一种存在于自然界的脂溶性醌类化合物，类似于维生素的脂溶性苯醌，又称泛醌（ubiquinone，UQ）。不同来源的 CoQ 其侧链异戊二烯单元的数目不同，其中单元 10 的 CoQ 在人类和哺乳动物体内最为常见，因此被称为辅酶 Q$_{10}$（coenzyme Q$_{10}$，CoQ$_{10}$）。CoQ$_{10}$ 在细胞线粒体呼吸链的质子转移和电子传递中起重要作用，是一类重要的生理活性物质。外源性的 CoQ$_{10}$ 可能具有广泛的药理作用，体现在保护心血管、增强免疫力、抗氧化、神经保护、抗肿瘤、抗疲劳及抗炎等方面。是预防动脉硬化形成最有效的抗氧化成分。国内外广泛将其用于营养保健品及食品添加剂。CoQ$_{10}$ 在动物的内脏、牛肉、豆油、沙丁鱼和花生等食物中含量相对较高。

一、结构与存在形态

（一）结构

辅酶 Q$_{10}$ 化学名称为 2,3-二甲氧基-5 甲基-6-癸异戊烯基-1,4-二苯醌，分子式为 C$_{59}$H$_{90}$O$_4$，分子量 863.36Da。其结构类似于维生素 E，含有一个具有氧化还原活性的醌型结构，以及一个脂溶性的、由 10 个类戊异二烯单元组成的侧链（图 7-13）。

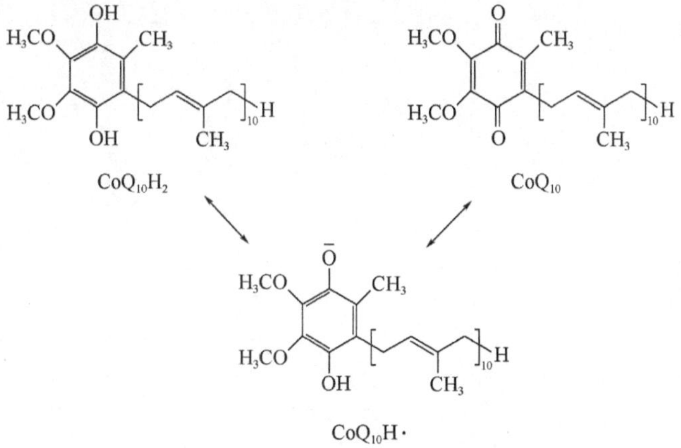

图 7-13　辅酶 Q$_{10}$ 的化学结构式

（二）存在形态

CoQ$_{10}$ 以三种形态存在：完全还原态的泛醇形式、自由基半醌中间体和完全氧化态的泛醌形式。

二、生物学作用

（一）抗氧化作用

CoQ_{10} 是唯一一种可以内源合成的脂溶性抗氧化剂，也是唯一一种主要以还原形式存在的抗氧化剂，可以降低循环中超氧阴离子、脂质过氧化和丙二醛，提高血清谷胱甘肽过氧化物酶和超氧化物歧化酶的活性。

（二）抗炎作用

多项荟萃分析表明补充 CoQ_{10} 可以显著降低血清 TNF-α、C 反应蛋白和 IL-6 等炎症因子的水平，部分改善炎症状态的过程。

（三）心血管代谢性疾病

CoQ_{10} 可通过多种机制直接或间接发挥降血压作用。胰岛素抵抗导致的糖代谢紊乱被认为是心血管代谢性疾病的重要危险因素之一，补充 CoQ_{10} 能显著改善胰岛素抵抗指数。CoQ_{10} 还具有改善心力衰竭等作用。

（杨建军）

第八章 药物与食物的相互作用

药物和食物、食物组分或特殊营养物质间相互作用的潜能，日益成为药物治疗中不可忽视的问题。当患者的营养状况发生了根本改变时，这种相互作用的可能性将变得更加复杂。药物-营养物质相互作用（drug-nutrient interaction，DNI）是指药物与一种或多种营养物质或普通食品之间产生的物理、化学、生理或病理的关系。从临床应用前景来看，如果相互作用使治疗反应发生了改变或营养状况改善，这种相互作用被认为是有意义的。

目前，DNI 以药物动力学特性的最为多见，是由食物影响某药品的吸收、分布、代谢或排出所致，即当摄入某些食物时，其影响（抑制或诱导）体内药物代谢酶的活性，导致药物的代谢动力学发生变化，从而使药物的血药浓度升高或降低，如酒类可以增强降糖药的作用，使患者产生低血糖反应；卷心菜、大豆等可使甲状腺素片的作用降低等。DNI 以药物功效学特性的仅有少数几个实例，是由食物或食物的衍生物在受体水平上影响药物的作用造成的。目前，主要研究内容包括食物对药物动力学的影响，对药效学的影响，以及药物对食物及其成分的摄入、消化吸收和利用的影响。同时对影响 DNI 性质和强度的因素做了初步探讨，如药物制剂、进食和服药间隔时间、食物种类及活性成分、人种及个体差异等方面。因此，加强食物与药物关系的认识，有效预防药物与营养相互不利影响，是治疗疾病、促进健康的重要保证之一。

第一节 药物和食物相互作用的机制和分类

一、药物和食物相互作用的机制

体内与药物结合的物质大多数来源于膳食，故营养因素在调节药物的结合反应中起到重要作用。营养缺乏及不平衡，特别是蛋白质营养不良、维生素的缺乏都会影响酶的合成，造成酶的活性下降，导致酶系统功能的损害，影响药物的正常代谢，从而降低药物效应或增加药物毒性。

（一）药物代谢的两相反应

绝大多数的药物代谢都是细胞内特异性酶的酶促反应，这些药物代谢酶，主要是肝脏微粒体混合功能酶系统，又称肝药酶，其中重要的是细胞色素 P450。药物在体内的生物转化（biotransformation）分为两个过程。

1. Ⅰ相反应（phase Ⅰ reaction） 通常发生于肝脏或其他器官中细胞的细胞质、线粒体和微粒体（滑面内质网上含有膜联酶的亚细胞组分）上。主要包括氧化、还原或水解。参与的酶主要是肝脏微粒体混合功能酶系统，依赖于细胞色素 P450 系统，同时需要蛋白质、烟酸、维生素 B_2、泛酸、维生素 E、铁、铜、锌、镁和磷脂酰胆碱等多种营养物质参与。

2. Ⅱ相反应 即结合反应，是药物或营养物质与内源性物质的耦联，这足以改变其三维结构而降低其生物活性。结合反应常导致药物或营养物质的水溶性增加，进而减少其通过肾小管的重吸收，提高尿中排出率。药物或营养物质与葡萄糖（葡萄糖醛酸）的结合是人体中最常见的结合反应。其他的Ⅱ相反应包括甘氨酸、谷氨酸或谷胱甘肽结合；N-乙酰化（乙酰辅酶 A 作为酰基供体）；O-、S-或 N-甲基化（S-腺苷甲硫氨酸作为甲基供体）；形成硫酸盐或磺胺酸盐（3′-磷酸腺苷5′-磷酸硫酸盐作为硫酸根供体）。这些结合反应中，必须有脂肪酸、叶酸、维生素 B_{12} 和硫辛酸等物质的参与。

（二）药物代谢的首过效应

首过效应（first pass effect）又称首过清除（first pass elimination）或首过代谢（first pass metabolism），是指药物首次通过肝脏进入全身循环的过程中对药物分布产生的特殊影响。静脉给药无首过效应，而口服给药的首过效应最高。首过效应高时，可利用的有效药物量明显少，反之则可利用的有效药物多。很明显，经过首过效应后的有效药物的数量，取决于肝脏对该药物的代谢能力，即取决于肝药酶与药物之间的作用。如果某些食物的成分可以改变肝药酶的活性，则可影响有效药物量，改变药物的生物利用度。例如，葡萄柚汁可抑制肝脏细胞色素 P450 酶（CYP3A4）的活性，减弱以此酶作为底物的药物（如非洛地平）的首过效应，可显著提高非洛地平的生物利用度，增加其药效，减小药物的不良反应。

（三）直接的理化反应

食物与药物在体内可发生直接的理化反应而改变药物吸收、分布、代谢和排泄，从而影响药物治疗作用，如在胃肠道中发生螯合、吸附、氧化还原等，药物吸收以后还可发生结合、电荷中和等反应。

（四）影响胃肠道的吸收

如同食物成分的吸收一样，大部分药物主要在小肠内吸收，故肠道功能对药物吸收的速度和吸收率都有很大影响。膳食中营养素的组成以及进餐间隔，都可影响药物的吸收。例如，脂肪类食物可以减缓胃排空，影响药物的吸收。需要注意的是食物既可促进药物吸收，也可延缓药物吸收。

（五）影响药物的生物利用度

药物的生物利用度（bioavailability，BA）是指服用药物后，药物进入体循环的药量与给药总量的比。食物可以调节药物的生物利用度，引起药动学和药效学方面的改变。同时，药物对食物及其成分的生物利用度也有影响。影响药物生物利用度的因素包括首过效应、溶解性和稳定性以及药物剂型（包括生产厂家的质量控制水平）。此外，服药者的遗传、年龄、性别及饮食模式、营养状态和健康状况也可能影响药物的生物利用度。

二、药物和食物相互作用的分类

（一）DNI 按途径分类

通过药物、营养物质、患者类型、结果（临床表现）、机制（化学或生理）或通过位置（体外、胃肠道、循环和电效应）进行分类。主要表现在以下五个方面：①营养状态对药物处置和效应的影响；②食品对药物处置和效应的影响；③特殊营养物质对药物处置和效应的影响；④药物对营养状态的影响；⑤药物对特殊营养物质的处置和效应的影响。对于这五种类型中的每一种类型，其特别的促进因素应该有一个明确的定位和（或）与目标物的相互作用机制（表 8-1）。

表 8-1　药物-营养物质相互作用的途径

促进因素	相互作用的对象	科学基础	临床对策
改变的营养状况	药物	机制明确	目标是使治疗失败或药物毒性降到最低
食品或食品成分	药物	机制和位置明确	目标是使治疗失败或药物毒性降到最低
营养状况	药物	机制和位置明确	目标是使治疗失败或药物毒性降到最低
药物	营养状况	机制明确	目标是维持或改善营养状况
药物	营养物质	机制和位置明确	目标是维持或改善个体营养状况

（二）DNI 按药物和食物相互作用的机制分类

可分为药物的动力学特性和药物功效学特性两方面的内容。药物和食物相互作用主要是指药物的动力学特性，即包括食物或者其中的某些成分通过影响口服药物的吸收、分布、代谢或者排泄，影响了药物的生物利用度和体内药物的动力学特性的过程。这对于理解或者预测药物或营养物质的效应强度和持续时间非常重要，一种物质必须在其作用靶点达到足够的浓度才能产生效应。多种因素可以影响药物和营养物质的吸收与分布。大多数药物的吸收不受食物的影响，但血药浓度大于最低抑菌浓度（minimum inhibitory concentration，MIC）（即细菌短暂接触抗生素后，虽然抗生素血清浓度降至最低抑菌浓度以下或已消失，对微生物的抑制作用依然持续一定时间）所维持的时间时，该药物，尤其是浓度依赖性的药物，可因食物延缓其吸收，即使不降低其生物利用度，也能降低血药浓度峰值，延长达峰时间，影响药物的疗效，甚至达不到药物的有效治疗浓度（图 8-1、图 8-2）。

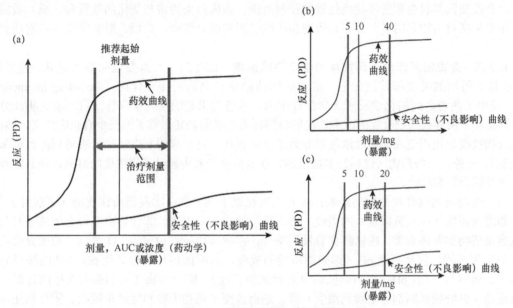

图 8-1 暴露-反应关系假设图

（a）根据暴露量 [剂量、药时曲线下面积（AUC）、C_{max} 等] 确定治疗范围和响应数据。（b）安全有效剂量为 5～40mg 的示例（推荐起始剂量：10mg）。（c）安全有效剂量范围为 5～20mg 的示例（推荐起始剂量：10mg）

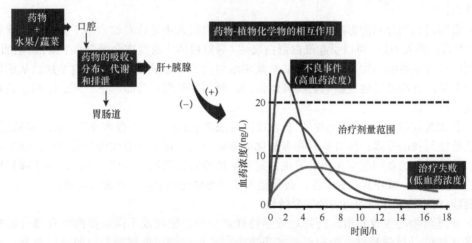

图 8-2 药物-水果/蔬菜的相互作用和对药物生物利用度的影响

与水果或蔬菜一起服用药物时，药物的 ADME 特性 [即吸收（absorption）、分布（distribution）、代谢（metabolism）和排泄（excretion）] 可以通过药物-植物化学物相互作用而改变。这种相互作用的结果可能是增加或降低药物的血浆浓度，从而导致不良事件或治疗失败

由此可见，药物的物理和化学特性是其与食物发生相互作用的最重要因素，是药物或营养物质与细胞靶点直接或间接相互作用所产生的药理学或生理学结果。一般而言，摄入的所有成分均可影响各种药物的吸收、消除和药效。出现在胃肠道阶段的相互作用可能是由于物理化学作用和酶活性或载体功能的改变。食品或药剂中释放出的营养物质也可与药物发生相互作用。肠道内外营养物质的复杂性及患者对营养物质需求为多种相互作用创造了机会。这应该包括药物与食品或营养补充品的混合物所涉及的离体相互作用所产生的物理化学反应。从机制上看，DNI可能在体外药物的载体中，在药物和营养物质间发生反应，发生在药物和营养物质的吸收阶段以改变生物利用度，发生在药物和营养物质的系统分布、储存、代谢或消除阶段。特殊的药物可能会改变营养物质的摄入、吸收、储存、代谢和排泄。非营养药物（中草药和其他营养补充品）具有改变营养状态和营养物质处置的相同潜能。临床后果通常与变化的处置和（或）效应有关。主要包括对生物利用度、分布、代谢和排泄的影响或对器官、组织、细胞膜或亚细胞功能的影响。

1. 药物-食物相互作用对药物动力学特性的影响　DNI的一个重要效应参数是BA的变化。BA依赖于药物的吸收和首过效应。最重要的药动学食物药物相互作用（food-drug interaction，FDI）是由于两者之间的化学反应（如螯合作用）或进餐引起的生理学应答（胃酸度、胆汁分泌或胃肠运动）所导致药物吸收的改变。仅影响药物吸收率的FDI虽常见但很少有临床意义。然而，某些药物吸收加快所造成的高峰浓度可导致浓度依赖性不良反应的发生（如米索前列醇和硝苯地平胶囊）。另外，一些药物（包括许多抗菌剂）疗效依赖于血中超过其阈浓度的时间，而其吸收率发生改变就会影响疗效。

（1）食物对药物吸收方面的影响：主要表现在以下四方面：①高脂肪饮食能促进胆汁分泌，增加脂溶性药物（如灰黄霉素）的吸收，提高药物的生物利用度。②食物中多价金属离子易与某些抗感染药物如四环素类、喹诺酮类等发生螯合，影响药物吸收和疗效。③食物中的成分影响了机体的生理过程，包括胃液pH（影响酮康唑的吸收，影响肠溶片或者其他pH敏感的缓释制剂的溶出、崩解）、尿液pH（影响磺胺药物对肾脏的毒性）、胆汁分泌（影响头孢曲松的排泄）和胃肠蠕动（影响缓释制剂的生物利用度）等，进而改变了药物吸收和肾脏重吸收。④食物还可通过影响药物转运蛋白，如P-糖蛋白、有机阴离子转运多肽（organic anion transporting polypeptide，OATP）、多药耐药蛋白（multidrug resistance-associated protein，MRP）、有机阴离子转运子（organic anion transporter，OAT）和有机阳离子转运子（organic cation transporter，OCT）等，影响药物的吸收和分布。

（2）食物对药物分布的影响：多发生在食物中蛋白摄入不足或者饮食不平衡而导致营养不良时。食物中蛋白摄入不足，可以引起低白蛋白血症，导致机体中血浆结合蛋白水平降低。在此期间，若服用蛋白结合率高的药物，药物就会从血浆中游离出来，使游离型药物浓度增加，从而增强疗效。理论上讲，食物可以通过影响药物转运蛋白，对药物的组织分布产生一定的影响，其临床意义尚需进一步考察。

（3）食物对代谢和排泄的影响：主要表现在对尿液pH的改变。有些食物有碱化尿液的作用，能促进弱酸性药物的排泄；而有些食物有酸化尿液的作用，促进弱碱性药物的排泄。例如，磺胺类药物，如果摄入的食物能引起尿液酸化，则可增加磺胺类药物的毒性。因此，为了减轻磺胺类药物在肾脏的沉积，减轻其肾脏毒性，必须摄入使尿液碱化的食物，增加其排泄。

2. 药物-食物相互作用的药物功效学特性

（1）促进药物的吸收和增加药物功效学特性：空腹、饱腹及不同质量的饮食都可影响药物的吸收和药物的功效学特性。饱腹服药，药物吸收延迟，排出速率减慢。如服用铁剂后进食酸性食物，可增加铁的溶解度，促进Fe^{3+}还原成Fe^{2+}，增加铁的吸收；服用脂溶性维生素时，进食高脂饮食可促进其吸收；服用驱虫药时，吃富含纤维的食物可促进肠蠕动，并促进虫体排出（表8-2）。

表 8-2　药物-食物相互作用促进药物吸收的示例

药物	机制	建议
卡马西平	促进胆汁生成，溶解和吸收	—
二异丙苯	胆汁流量增加，胃排空延迟，促进溶解和吸收	与食物同服
红霉素	机制不明	—
灰黄霉素	脂溶性药物，与高脂肪食物一起服用吸收增加	与高脂肪食物一起服用
肼屈嗪、拉贝洛尔和美他洛尔	食物可能会减少首过提取和代谢	—
呋喃妥因、苯妥英和丙氧酚	延迟胃排空，改善溶解和吸收	—
普萘洛尔	食物可能会减少首过提取和代谢	与食物同服
螺内酯	胃排空延迟，促进溶解和吸收，胆汁可溶解药物	—

（2）干扰药物的吸收和降低药物功效学特性：食物与药物结合形成复合物、沉淀物，甚至毒物，从而降低和改变药效。如服用中枢神经系统抑制药时，不宜用茶水送服，茶中含有咖啡因，具有兴奋作用，因此服药时不宜饮浓茶，用白水送服为宜；服用地西泮、氯氮䓬等药物时，饮酒可增强中枢抑制效应，发生过度抑制可致猝死；服用利福平、抗血吸虫药物时，饮酒可加重其对肝脏的损害；服用降糖药物时，饮酒可增强肝糖原分解，并增加降糖药物的作用，引起低血糖反应（表 8-3）。

表 8-3　药物-食物相互作用干扰药物吸收的示例

药物	机制	建议
对乙酰氨基酚	高果胶食品作为吸附剂和保护剂	如禁忌证可空腹服用
地高辛	高纤维、高果胶食物结合药物	与食物同时服药，避免与高纤维食物一起服用
格列吡嗪	机制不明	影响血糖，饭前半小时服用效果更佳
异烟肼	食物会提高胃的 pH，阻止溶解和吸收	如果可以忍受，请空腹服用
左旋多巴	药物与氨基酸竞争吸收转运	避免与高蛋白食物一起服用
甲基多巴	竞争性吸收	避免与高蛋白食物一起服用
纳菲林	机制不明	空腹服用
青霉胺	可能与钙或铁形成螯合物	避免与乳制品或富含铁的食物或补充剂一起服用
奎尼丁	可能与蛋白质结合	可与食物同服以防止肠胃不适
磺胺类	机制不明	随餐服用可能会延长胃排空时间
四环素类	与钙离子或铁盐结合形成不溶性螯合物	饭前 1h 或饭后 2h 服用，不要喝牛奶

（3）干扰药物的排泄改变药效：由于激素类药物具有保钠排钾的作用，因此服用时要求低盐饮食，并给予绿叶蔬菜、香蕉、柑橘、果汁等食物补钾；相反，服用保钾利尿剂（如螺内酯）时，要停用含钾高的食物，以免血钾过高。服用利尿剂时，忌食谷氨酸钠，因谷氨酸钠与利尿剂合用能协同排钾，即使药量很小，也可引起脱水，使钾离子浓度下降，严重缺钾可致心搏骤停（表 8-4）。

表 8-4　药物-食物相互作用干扰药物排泄的示例

药物	效果和注意事项
抗生素	
头孢菌素、青霉素	空腹服用以加速药物的吸收
红霉素	不要与果汁或葡萄酒一起服用，会降低药物的有效性
磺胺类药物	增加维生素 B_{12} 缺乏的风险
四环素	乳制品会降低药物的有效性，抑制维生素 C 的吸收

药物	效果和注意事项
抗惊厥药	
苯妥英钠、苯巴比妥	若缺乏叶酸和其他 B 族维生素，会增加贫血和神经问题的风险
抗抑郁药	
氟西汀	抑制食欲还可能导致过度减肥
锂	低盐饮食会增加锂中毒的风险，过量的盐会降低药物的疗效
MAO 抑制剂	酪胺含量高的食物（陈年奶酪、加工肉类、豆类、葡萄酒和啤酒等）会导致高血压危象
三环类	许多食物，尤其是豆类、肉类、鱼类和富含维生素 C 的食物，会降低药物的吸收
抗高血压药、心脏药物	
ACE 抑制剂	空腹服用可促进药物的吸收
α 受体阻滞剂	与水或食物一起服用，以避免血压过度下降
抗心律失常药	避免摄入咖啡因，会增加心律不齐的风险
β 受体阻滞剂	空腹服用；食物，尤其是肉类，会增加药物的作用，并可能导致头晕和低血压
洋地黄	避免与牛奶和高纤维食物一起服用，会抑制吸收，增加钾的流失
利尿剂	增加缺钾的风险
保钾利尿剂	除非医生另有建议，否则不要服用含钾补充剂或盐替代品的利尿剂，会导致钾过载
哮喘药	
伪麻黄碱	避免摄入咖啡因，会增加焦虑和紧张的感觉
茶碱	高蛋白饮食会抑制吸收，咖啡因会增加药物中毒的风险
降胆固醇药	
考来烯胺	促进叶酸和脂溶性维生素的排泄
吉非罗齐	避免高脂肪食物，会降低该药物降低胆固醇的功效
胃灼热和溃疡药物	
抗酸药	干扰多种矿物质的吸收，饭后 1h 服药效果最佳

三、食物与药物相互作用的效果分类

（一）食物与药物的协同作用

食物与药物合用后可使药物或食物成分的作用增加。例如，食用大豆及其制品时，其中的植物雌激素成分可与雌激素药产生增加药效的协同作用。

（二）食物与药物拮抗作用

食物成分与药品的生物活性相反时，会减弱药品的药效或降低食物成分的营养功能。如水杨酸类药与食物中维生素 K，在凝血过程中产生拮抗作用。食物中的维生素 D 与治疗高血压、心绞痛的维拉帕米（verapamil）、硝苯地平（nifedipine）等药品产生拮抗作用。

（三）增加或减少毒性及不良反应的作用

某些食物与药物合用时，会增加或减少药品毒性或药品不良反应。例如，驱虫药鹤草酚与植物油合用，因该药溶于植物油而增加吸收，可使鹤草酚的毒性明显增加。又如饮用葡萄柚汁可以明显抑制肝脏和肠壁 CYP3A4 的成分，从而增加非洛地平（felodipine）、尼莫地平（nimodipine）等抗高血压药的不良反应，造成低血压。与此相反，维生素 B_2 可以减少硼酸的毒性，因为硼酸与

维生素 B_2 的核糖侧链结合后由尿排出体外。另外，维生素 E 可以减少体内过多活性氧的毒性，因此早产儿发生呼吸困难用氧气治疗时，可用维生素 E 进行保护。

第二节 饮食结构对药物疗效的影响

饮食结构对药物在体内作用过程的影响是多方面的。饮食结构对药物吸收的影响体现在两方面，既可以促进吸收，也可以延缓或抑制吸收，这主要取决于食物及药物的特性，其机制是对胃排空过程的影响。有些食物能够减少、延迟或阻碍某些药物的吸收，产生不利于药物吸收的作用。例如，胃中食物可减少阿司匹林的吸收，故应空腹服用。青霉素、土霉素、四环素、异烟肼和阿莫西林（amoxicillin）等药物都会因食物而减少吸收，而头孢氨苄、磺胺嘧啶等抗生素可因食物而延缓吸收。不同药物的理化性质不同，受到饮食结构的影响也不同，表现为对吸收、分布、代谢和排泄的影响。合理的饮食结构有助于发挥药物的作用，不当的饮食结构能降低药物疗效，危害健康，甚至危及生命，导致严重后果。

一、高脂饮食对药物疗效的影响

高脂饮食可促进脂溶性药物的吸收，如脂溶性维生素（如维生素 A、维生素 D、维生素 E）、抗生素类（灰黄霉素）及驱虫药（山道年、阿苯达唑）、利尿剂氯噻酮（chlortalidone）、双氢克尿噻（dihydrochlorothiazede）、螺内酯（spironolactone）和止吐药氯丙嗪（chlorpromazine）等与油脂类食物同服可增加药物的溶解性，延缓排空，可使药物在小肠内吸收部位的饱和程度增加，从而增加上述药物的吸收，使不良反应发生率增高。但高脂饮食也可降低某些药物的吸收，如贫血患者服用含铁剂药物时，不宜与高脂饮食（如花生仁、芝麻酱及含钙、磷较多的食物等）同服，因为脂肪抑制胃酸分泌，使胃酸减少从而影响铁离子的吸收。在服用调血脂药期间，应以植物油代替动物油，因动物脂肪易致胆固醇过高。卡恩等通过随机、对照、6 周期 6 次序交叉、单剂量试验研究了不同类型的食物对头孢克洛缓释制剂（500mg）生物利用度的影响，发现六种饮食情况下（禁食过夜、高脂素食、低脂素食、高脂非素食、低脂非素食和米饭），高脂非素食和低脂素食提高头孢克洛的 C_{max} 和吸收程度（AUC）幅度基本相似，然而以最低抑菌浓度 90%（MIC_{90}）为指标，低脂素食优于高脂非素食，因此建议低脂素食早餐后服用头孢克洛缓释制剂以达到最好的临床效果。卡里姆（Karim）的研究结果类似：随机交叉对照试验显示，食物并没有显著影响头孢克洛的吸收程度，但是食物导致吸收速率（T_{max}）延长，C_{max} 降低，其中非素食餐比素食餐对头孢克洛的吸收影响更大，低脂素食对其生物利用度的影响最小。试验显示食物能显著降低头孢克洛的 T_{max}，而对 AUC 没有显著影响。C_{max} 的降低将直接影响临床抗感染疗效，应该引起注意。头孢氨苄、头孢羟氨苄和头孢拉定的胃肠吸收也受胃内容物影响，因胃内容物使这类药物进入肠道吸收部位的时间延长，故应于餐前 1～2h 服用。

二、高蛋白食物对药物疗效的影响

高蛋白饮食（如大豆、牛肉、脱脂奶粉、乳酪）在肠内会产生大量氨基酸而妨碍左旋多巴的吸收，而且会使药物酶活性轻度增加，使药效明显下降。高蛋白饮食可使药酶活性增加，使部分药物代谢加快。服用单胺氧化酶抑制剂（MAOI）等药物期间，不宜同食奶酪、肉制品、鱼类等富含组氨酸的食物，其主要机制是在正常情况下，饮食中所产生的组胺、酪胺、色氨酸可经单胺氧化酶（MAO）和双胺氧化酶（DAO）代谢。但在高蛋白饮食条件下，服用 MAOI 时，循环系统中的酪胺则难以代谢而蓄积，酪胺从去甲肾上腺素储存部位取代去甲肾上腺素，而释放的去甲肾上腺素不能被 MAO 破坏，故可导致血压急剧升高，甚至发生高血压危象。若循环系统中的组胺增高，则可扩张血管和增加血管壁通透性，可导致头痛、出汗、面红、腹泻、瘙痒和低血压。服氨茶碱、茶碱类药物时，不宜同时食用牛肉、鸡蛋、奶制品等高蛋白食物，否则会降低疗效。

此外，奶酪富含组胺和酪胺，红酒也含有大量的酪胺，发酵或腐败的食物中酪胺的含量增高，而鱼类特别是青花鱼、马哈鱼、沙丁鱼、马林鱼、竹荚鱼和竹刀鱼富含组胺。常食用的此类食物还有发酵品，如酸奶、啤酒、乳酪；腌制品，如腌鱼、腌肉、腌肠；豆类，如扁豆、蚕豆、豆荚；其他，如肝脏、巧克力、香蕉。在使用具有 MAO 抑制作用的药物期间，不应食用这类食物。常用药物有异烟肼、呋喃唑酮、利奈唑胺、异丙氯肼、异卡波肼、苯乙肼、司来吉兰等。

三、高糖饮食对药物疗效的影响

高糖食物（如蜂蜜、麦芽糖、枣、饼干及含糖多的食物、水果等）能与退热剂形成复合体，从而减慢药物的吸收速度；另外，食物中的糖分含量高，会造成高血糖，对降糖药有负面影响。长期应用糖皮质激素的患者，除补钙外，饮食当以低糖、低盐、高蛋白为宜。因糖皮质激素能促进机体糖原异生，蛋白质分解增加，合成减少，同时保钠、排钾、排钙，故使用糖皮质激素时，应限制糖的摄入，以低糖饮食为宜；服用健胃药及患高三酰甘油血症者应限制食用甜食，防止发生消化不良、动脉粥样硬化、血脂升高等；糖尿病患者必须对碳水化合物饮食加以控制，以免降低降糖药物疗效。服用龙胆酊、小儿散等苦味健胃药时，应忌食甜味食品。因健胃药的苦味可刺激末梢神经，反射性地增加胃液分泌，达到助消化、增加食欲的目的。若吃糖类食品，掩盖其苦味，会使其失去药效。

四、高矿物质饮食对药物疗效的影响

高钙食物（如牛奶、乳制品、海带等）可影响某些抗生素的吸收，同时能使强心苷功能增强，增加药物的不良反应。高钙食物、高磷食物、盐卤、含镁制品与四环素类抗生素同服时，可与四环素生成螯合物而影响其吸收。其原理是四环素类药的结构中存在酚羟基和烯醇基，两个四环素分子可与钙及其他二价金属离子螯合，生成不溶性的钙盐或其他盐类（如镁盐）。因此服用四环素类药时，不可同食奶类及其制品、海带及用石膏或者镁卤盐制作的豆制品。应用强心苷如地高辛、洋地黄等，需禁食含钙高的食品，因 Ca^{2+} 能增强洋地黄等药的毒性，引起心律失常，同时可减弱药物的作用。服用维生素 D 应多食富含钙质食物及含磷较多食品，以增强疗效。高钙食品有牛奶、乳制品、海带、豆类及豆制品、虾皮、芹菜、黑木耳、蛋黄。富磷食品有核桃仁、瓜子、花生、水产品。阿姆斯登等研究了食物对左氧氟沙星吸收的影响，观察了 14 名健康受试者在空腹或食用普通早餐（钙强化橙汁+即食麦片）对 500mg 左氧氟沙星生物利用度的影响。结果显示：与空腹状态（C_{max}=100%）相比，合用牛奶组的 C_{max} 为对照组的 79.2%，未合用牛奶组的 C_{max} 为对照组的 79.1%。因此建议氟喹诺酮类药物避免和矿物质合用。环丙沙星的生物利用度不受普通食物的影响，但奶制品可使其生物利用度降低 30%～36%。

高钾食物与呋塞米、噻嗪类利尿药合用时，补充了钾盐，可增强药物疗效和降低不良反应。在服用心脏病药物、抗排斥反应药物、抗组胺药物、保钾利尿药（螺内酯、氨苯蝶啶）期间，不宜吃太多含钾量高的食物，这些食物很容易在体内产生钾蓄积，引起高钾血症，出现胃肠痉挛、腹痛、腹泻及心律失常等。含钾量高的食品有香蕉、柑橘、桃、葡萄干、香菜、红糖、菠菜、紫菜、海带、土豆。

高钠食物的影响：饮用大量饮料和增加食盐量，可加速碘代谢；高血压及风湿性关节炎患者用药时不宜食用咸菜、腌鱼等高钠食物，否则可影响药物的疗效，甚至使病情恶化。

五、高维生素饮食对药物疗效的影响

服用铁剂时，应进食富含维生素 C 的食物，可增加铁盐溶解度，利于吸收从而增加药效。大量维生素 A 能够破坏可的松类药物的抗炎或抗过敏作用。维生素 B_6 可促使左旋多巴脱羧形成多巴胺，因后者不能通过血-脑屏障而降低药效。因此在使用左旋多巴治疗需补充多种维生素时，应避免使用维生素 B_6。维生素 K 具有促凝血作用，在治疗出血性疾病时，应当忌食黑木耳。因黑木耳中有妨碍血液凝固的成分，使维生素 K 凝血作用减弱，甚至完全丧失。富含维生素 K 的食物可降低抗凝药如华法林、双香豆素的抗凝效果。此外，高蛋白、低碳水化合物饮食、豆浆等均可降低抗凝效果。

有些食物可增强抗凝药的抗凝效果，如大蒜与华法林合用可使华法林抗凝作用增强，杧果中含有的维生素 A、维生素 C、维生素 B_1、维生素 B_6 等与华法林合用也可增强其抗凝作用。鱼油可抑制血小板聚集，降低凝血相关血栓素和维生素 K 依赖性凝血因子的水平，从而增强华法林的抗凝作用。富含维生素 K 的食物有菠菜、花菜、卷心菜、甘蓝、胡萝卜、蛋黄、动物肝脏、绿茶等。

六、高膳食纤维饮食对药物疗效的影响

食物中的膳食纤维可增加肠道蠕动，服用驱虫药时应多食富含膳食纤维的蔬菜和粗粮，增强驱虫药的效果，促使虫体排出。食物中的膳食纤维还能够提高降压药普萘洛尔的生物利用度。但摄入大量膳食纤维可导致药物的生物利用度下降而影响药效。例如，高膳食纤维膳食可使地高辛的吸收率下降 10%，使青霉素 V 的生物利用度下降 25%～37%，使阿莫西林的生物利用度下降 21%。另外，膳食纤维还可以干扰补充铁、锌、钙等矿物质药物的利用。对于强心苷及抗心律失常药来说，常规膳食不影响地高辛的生物利用度（BA），但摄入大量膳食纤维会使其 BA 降低 16%～32%，从而导致治疗失败。

七、多酸碱饮食对药物疗效的影响

酸碱食物不是食物直接测试 pH 后的分类。食物代谢之后，如果含硫、磷、氯元素较多，在人体中形成硫酸、盐酸、磷酸和乳酸等物质，称为酸性食物（或称成酸性食物）；含有钾、钠、钙、镁等元素的食物在体内代谢后生成碱性物质，如氢氧化钠（钾）、碳酸钠等，称为碱性食品（或称碱性食物）。磺胺类在碱性尿液不易形成结晶，氨基苷类在碱性尿液中作用强；大环内酯类在碱性环境中稳定，过酸则失效；酸性食物会降低碳酸氢钠的药效，在用药时应食碱性食物，以增加疗效。

四环素类及喹诺酮类在碱性环境中吸收均降低，影响疗效；在服用抗心律失常药奎尼丁时，应忌食或限制能使尿液碱化的食物，因其可使药物浓度增高而发生中毒，用药时应食酸性食物。动物内脏、浓肉汤、海鲜、酵母和胚芽类，能使血浆尿酸水平升高；而牛奶、蛋类、蔬菜、水果则使血浆尿酸水平降低。故服用呋塞米等能引起高尿酸血症的高效利尿药时，应避免食用大量发酵制品和海鲜制品，而应增加牛奶、蔬菜等的摄入。

第三节　药物对营养状况的影响

一般来说，除某些营养拮抗剂外，短期应用治疗量的药物，对营养素的利用影响很小。药物引起的营养不良，多见于长期服药。有的药物长期服用可刺激食欲，增加食物摄入量。例如，抗组胺药和抗精神病药，可以阻断组胺 H_1 受体、5-羟色胺 2C 受体、多巴胺 D2 受体、5-羟色胺 1A 受体、γ-氨基丁酸受体而增加食欲。再如类固醇激素、胰岛素、甲状腺激素等药物则通过改变机体代谢水平而增加食欲。更多的药物由于产生异味，引起味觉障碍，引起饱胀感，损害胃肠道功能，抑制中枢神经系统而降低食欲，包括某些抗生素、非甾体抗炎药、抗肿瘤药、双胍类降糖药。还有某些中药也可以抑制食欲，如石膏、知母、大黄、黄柏性苦寒，败胃，熟地黄碍胃，都可降低食欲。

一、药物对食欲的影响

药物可以引起食欲的下降，饱腹感或是对食物的异常反应。药物对食物的抑制，有的是原发性的，有的则是继发性的。原发性的药物诸如右旋安非他命、左旋多巴、甲基纤维素等；而继发性的药物，如青霉胺可以引起味觉丧失，又如氟脲可以引起口腔炎，洋地黄类、抗惊厥类药、磺胺类及抗癌化疗药物可引起胃肠道不良反应，导致服用药物后出现厌食、恶心、呕吐、腹胀而影响进食，营养状况下降。

二、药物对肠道吸收的影响

药物对肠道的影响可通过不同的机制，阻断营养素的运转系统，使营养素的吸收不良。如新霉素，可引起消化道上皮细胞损伤，损害小肠绒毛膜功能，沉淀胆盐，抑制胰酶的活性，使粪便中的脂肪、氮、钠、钾、钙的排出量增加，并可使维生素 A、维生素 D、维生素 E、维生素 K、维生素 B_{12} 及铁和双糖的吸收不良。秋水仙碱可使上皮细胞的有丝分裂停止，小肠黏膜结构出现缺损，肠酶的活性被抑制，粪便中钾、钠和脂肪排泄量增加，维生素 B_{12} 吸收不良，引起贫血。有些抗肿瘤药物会干扰糖代谢，使糖异生加快，动用体存脂肪，另外腹泻会加速体液和电解质、维生素、微量元素的丢失，影响整个机体和许多营养素的代谢。

三、药物对营养素需要量的影响

促肠道排泄加速的药物会影响营养素的吸收率，如液体石蜡可溶解胡萝卜素和脂溶性维生素，使肠蠕动加快，减少营养素的吸收。广谱抗生素可以抑制肠道正常菌群，减少维生素 K 及其他生物素的合成，如果患者同时有肝脏疾病，或使用抗凝药物，就会出现维生素 K 不足引起的问题。老年人服用大量的抗酸药物，因其含有铝或氢氧化镁，或是混合铝镁制剂，可以引起磷的耗竭，易引发低磷症状，表现为肌肉无力、全身虚弱、四肢麻木、厌食及溶血性贫血等。氯霉素和多种抗癌药物都能抑制骨髓功能，阻碍维生素 B_{12} 的利用。长期口服氯化钾可降低回肠 pH，从而减少维生素 B_{12} 的吸收；氨苯蝶啶、甲氧苄啶（TMP）等都是叶酸的拮抗剂，可抑制二氢叶酸还原酶，阻碍二氢叶酸的形成；阿司匹林可促使叶酸从所结合的蛋白上解离，加速叶酸的排出，影响维生素 B_{12} 代谢，且增加尿中维生素 C 的排出，减少叶酸的重吸收和利用，可造成贫血。抗惊厥药（如苯巴比妥、苯妥英钠）及镇静药等是药酶的诱导剂，可激活药酶的活性，干扰维生素 D 的代谢，使其分解，导致血清钙、磷水平下降，钾、镁、锌排出加快，钙在体内的储存量减少。长期用泼尼松及其他肾上腺皮质激素，会减少钙、磷、维生素 A 和维生素 B_6 的吸收，阻碍钙的运转，导致骨质疏松等症。有些抗肿瘤药物会干扰蛋白质合成，导致免疫功能和抗感染能力降低。

总体来说，药物和食物在药效学方面，个别药物的吸收受食物的影响比较大，容易导致治疗失败或者导致药物吸收过多引起中毒，临床应该提高警惕，特别是受药物的普及应用和饮食日益丰富的影响，医务人员应改变"疾病—药物"的单纯思考模式，树立"疾病—药物—营养"三位一体观念。患者在用药时除考虑药物配伍和副作用以外，还应警惕药物与食物、营养素的相互作用，服药前应仔细询问医生、药师或营养师。因此，正确处理疾病、药物、营养三者关系，防止医源性营养不良，应成为医患共同关注的合理用药内容。在临床营养治疗中，不可忽略患者在使用药物时的情况和反应，这亦是营养治疗中不可缺少的组成部分。

（杨建军）

中 篇

第九章　住院患者的营养风险筛查和评价

临床上不同科室住院患者营养不良患病率存在差异，其原因与疾病的病因、病程，特别是疾病对消化功能和营养代谢的影响等相关。营养不良的及时发现和营养不良风险的正确评估已成为当今临床营养工作的重要内容。营养不良的纠正和营养不良风险的评估与防范，将直接影响患者的疾病转归。

患者出现营养不良或存在营养不良风险的常见原因包括食欲不振或进食困难所致的营养素摄入障碍、消化吸收功能受疾病影响而降低、疾病诊疗所需的禁食或限制进食、疾病所造成的高代谢或营养素丢失以及机体的代谢异常等。对患者及时进行营养风险的筛查和评估，并据此制定个体化营养风险防控措施，对于提高临床治疗疗效，促进患者机体康复，降低患者疾病负担及缩短平均住院日意义重大。

营养风险筛查具有快速、简便、无创的特点。其能及时发现患者是否存在营养不良，以及是否存在营养不良的风险，为是否需要进一步进行全面营养评估提供重要依据。

对住院患者进行营养风险筛查并适时进行营养评价不仅能及早发现患者是否存在营养不良，而且可判断其营养不良的类型，还可进一步明确发生营养不良的原因，并对患者发生并发症的风险进行预测，为实施营养治疗（支持）并评估其疗效、及时调整营养治疗方案提供依据。

第一节　营养风险筛查

临床上有多种营养风险筛查手段和方法，常用的有主观全面评定（SGA）、微型营养评定（MNA）、预后营养指数（PNI）、营养不良通用筛查工具（MUST）和营养风险筛查 2002（NRS 2002）等。上述常用筛查工具是由不同营养学术组织在不同时期研究并推出的，但其发现患者存在营养不良风险的特异度和敏感度会因疾病种类不同而存在差异。因此，对不同疾病患者，甚至对同一患者在不同病程时期，应当选择适当的筛查工具，也可以综合运用。

1. 主观全面评定（subjective global assessment，SGA） 由美国肠外肠内营养学会（American Society for Parenteral and Enteral Nutrition，ASPEN）提出并推荐（表 9-1）。

表 9-1　主观全面评定

编号	指标	A 级	B 级	C 级
1	近期（2 周）体重改变	无/升高	减少小于 5%	减少大于 5%
2	饮食改变	无	减少	不进食/低能量饮食
3	胃肠道症状（持续 2 周）	无/食欲不减	轻微恶心、呕吐	严重恶心、呕吐
4	活动能力改变	无/减退	能下床活动	卧床
5	应激反应	无/低度	中度	高度
6	肌肉消耗	无	轻度	重度
7	三头肌皮褶厚度	正常	轻度减少	重度减少
8	踝部水肿	无	轻度	重度

上述 8 项中，至少 5 项属于 C 级或 B 级者，可分别被定为重或中度营养不良

2. 微型营养评定（mini-nutritional assessment，MNA） 由古戈（Guigoz）等于20世纪90年代初提出，该方法快速、简便、易行，且与传统的人体营养评价方法及人体组成评价方法有良好的线性相关性，主要用于老年患者的营养评估。评估内容包括人体测量（身高、体重、体重丢失）、整体评定（生活类型、医疗、疾病状况）、膳食问卷（食欲、食物数量、餐次、营养素摄入、摄食障碍）和主观评定（对健康和营养状况的自我监测）等，根据上述各项评分标准进行计分累加。

MNA≥24，表示营养状况良好；MNA在17~23.9，表示存在营养不良风险；MNA<17，表示营养不良。

有研究证明，该工具适用于存在营养不良风险和已发生营养不良的住院患者。此外，该工具还可用于预测健康结局、社会适应能力、病死率、就诊次数和住院费用等。

3. 预后营养指数（prognostic nutritional index，PNI） 是一个综合性营养评价指标，主要作为确定临床患者是否需要营养支持的重要参考指征，还可用于评价外科患者术前营养状况、预测术后并发症发生率及死亡率的高低，单位为%。其计算方法如下：

$$PNI=158-16.6(ALB)-0.78(TSF)-0.20(TFN)-5.80(DHST)\tag{9-1}$$

ALB：血清白蛋白（单位：g%）；TSF：三头肌皮褶厚度（单位：mm）；TFN：血清转铁蛋白（单位：mg/L）；DHST：迟发性超敏皮肤反应试验（硬结直径>5mm者，DHST=2；<5mm者，DHST=1；无反应者，DHST=0）。

PNI越高，提示患者发生手术并发症、术后感染的可能性越大，死亡率也越高。因此，当临床患者的PNI≥30%时应及时进行营养支持。

PNI<30%，表示发生术后并发症及死亡的可能性均很小；30%≤PNI<40%，表示存在轻度手术预后不良风险；40%≤PNI<50%，表示存在中度手术预后不良风险；PNI≥50%，表示存在较高术后并发症发生的可能性及死亡率。

4. 营养不良通用筛查工具（malnutrition universal screening tool，MUST） 是由英国肠外肠内营养协会（British Association for Parenteral and Enteral Nutrition，BAPEN）多学科营养不良咨询小组开发的，整合了BMI、最近体质量丢失和疾病对进食状态影响三方面资料，通过累加评分，将患者分为"低风险""中风险""高风险"三种营养风险状态。

该工具主要用于蛋白质-能量营养不良及其风险的筛查，可预测老年住院患者的病死率和住院时间。对于无法测量体重的卧床老年患者，也可用MUST筛查，并预测临床结局。其优点在于简便和快速，并适用于所有的住院患者。MUST与SGA和NRS 2002有较高的一致性，MUST在不同使用者间也具有较高的一致性。

5. 营养风险筛查2002（nutritional risk screening 2002，NRS 2002） 由欧洲肠外肠内营养学会（European Society for Parenteral and Enteral Nutrition，ESPEN）于2002年提出并推荐使用，包括四个方面的评估内容，即人体测量、近期体重变化、膳食摄入情况和疾病的严重程度。NRS 2002评分由三个部分构成，即营养状况评分、疾病严重程度评分和年龄调整评分，三部分评分之和为总评分。总评分为0~7分，若总评分≥3分，可确定患者存在营养不良风险。

NRS 2002便于及时反馈患者的营养状况，预测发生营养不良的风险，并能前瞻性地动态判断患者营养状态变化，可为调整营养支持方案提供依据。有研究显示，应用NRS 2002发现存在营养风险的患者，给予营养支持后，其临床预后优于无营养风险的患者，如住院时间缩短等。NRS 2002简便、易行、无创、无医疗耗费，方便进行医患沟通，故患者易于接受（表9-2、表9-3）。

表 9-2　NRS 2002 的初筛表

序号	问题	是	否
1	体质指数（BMI）<18.5吗？		
2	最近3个月内患者的体重有丢失吗？		
3	最近1个星期内患者的膳食摄入有减少吗？		
4	患者的病情严重吗？（如在重症监护中）		

表 9-2 中，如果任何一个问题的答案为"是"，则按表 9-3 进行最终筛查；如果所有问题的答案为"否"，每隔一周要重新进行筛查。如果患者被安排有大手术，则要考虑预防性的营养治疗计划以避免大手术所伴随的风险。

表 9-3 NRS 2002 的最终筛查表

营养状况评分			疾病严重程度评分		
营养不良风险	评分	评分标准	营养不良风险	评分	评分标准
无	0 分	正常营养状态	无	0 分	正常营养需要量
轻度	1 分	近 3 个月内体重丢失大于 5%；或食物摄入比正常需要量低 20%～50%	轻度	1 分	营养需要量轻度提高：髋骨折、慢性疾病有急性并发症；肝硬化、慢性阻塞性肺病、长期血液透析、糖尿病、一般肿瘤
中度	2 分	一般情况差或 2 个月内体重丢失大于 5%；或食物摄入量比正常需要量低 50%～75%	中度	2 分	营养需要量中度增加：腹部大手术、脑卒中、重症肺炎、血液系统恶性肿瘤
严重	3 分	BMI＜18.5kg/m^2 且一般情况差或 1 个月内体重丢失大于 5% 或前一周的食物摄入比正常需求量低 75%～100%	严重	3 分	营养需要量明显增加：颅脑损伤、骨髓移植、大于 APACHE10 分的 ICU 患者
年龄	如果年龄≥70 岁，在总分基础上加 1 分				

总分 = 营养状况评分 + 疾病严重程度评分 + 年龄调整评分

表 9-3 中，若疾病严重程度评分≥3，说明患者存在营养风险，需要营养支持；若疾病严重程度评分＜3，需要每周重测；如果患者安排有重大手术，要考虑预防性的营养支持以避免联合风险状况。

由于缺乏敏感度和特异度均较理想的，适用于各类患者营养评价的"金标准"，临床上可依据筛查对象特点和评估目的选择适当的工具。

第二节 营养状况评价

不同患者存在营养不良时，其表现形式存在差异，科学的营养状况评价必须采取综合性的评价手段。常用的评价方法包括患者膳食调查、患者机体营养状况测量、临床生化检验和营养缺乏症的检查等。在临床上进行营养状况评价的过程中，应对不同疾病患者优化选择不同的评价指标进行综合评价分析后给出评价结论。对于部分患者因疾病而难以完成某些评价指标的测量时，应当选择适当的替代指标。

（一）膳食调查

通过膳食调查和统计分析，可了解患者在一定时段内膳食摄入情况，以此来评定患者的饮食摄入满足机体需要的程度，并为纠正不合理膳食行为、改善营养状况提供依据。

1.膳食调查的内容及方法

（1）调查内容：了解被调查对象在一定时间内（或日常生活中）每天摄入的食物品种和数量；常用的烹调方法以及饮食制度和餐次分配是否合理；既往的饮食情况、饮食习惯；日常生活中的饮食卫生等情况。

（2）调查方法：有询问法、查账法、称重法、化学分析法和食物频数法等。每种方法都有其优缺点，实际调查时可根据不同的调查目的而采用不同方法的组合，使结果更为准确：①询问法。优点是简便易行、费用低，缺陷是存在回顾性偏倚，有时需借助食物模具或食物图谱来提高其准确性。注意在调查询问时，应计入加餐、零食和饮料等食物。②查账法。可用于建有详细伙食账目的集体单位。通过查询各种食物出入账目，了解该单位每天食物消耗的品种、数量以及就餐人数。优点是适合集体就餐的人群，所需人力少，缺点是此法难以对不同个体实际摄入各种营养素量做出准确的估算。③称重法。对某一食堂（家庭或个人）所消耗的全部食物在烹调前和烹调后进行称重，计算生熟比值，再根据实际就餐人数和生熟比值折算出每人实际摄入的食物重量。此法调查结果较准确、细致，但工作量大、费时费力，不适合大规模人群的调查。④化学分析法。将被调查对象全天所摄入的食物进行备份，并在实验室进行化学分析，测定其能量和各种营养素的含量。该法需要一定的仪器设备，分析操作复杂，费用高，不适合一般的调查。⑤食物频数法。是估计被调查者在指定的一段时期（数周、数月或数年）内各种食物消费频率及消费量，从而获得个人长期食物和营养素平均摄入量，反映长期膳食行为，可供膳食咨询指导使用。此方法常用于膳食与健康关系的流行病学研究。

2.膳食调查结果的整理及评价

（1）资料整理：①记录平均每人每日摄取的各种主、副食品的名称及数量，并根据食物成分表分别计算出所摄入每种食物所供给的能量和各种营养素的含量，汇总计算平均每人每日各种营养素及能量的实际摄入量。以此分析所摄入食物是否种类多样，主副食品及荤素搭配是否合理，能量及各种营养素是否数量充足。②计算三餐或多餐的能量摄入百分比，计算所摄入三大产能营养素分别所占能量百分比；分类计算蛋白质来源（粮食类、豆类、动物类食品等）分布和脂肪来源（动物性脂肪、植物性脂肪）分布，维生素和矿物质来源等是否合理。

（2）结果评价：将调查结果与中国营养学会推荐的膳食营养素参考摄入量进行比较，并做出恰当的评价。

在进行膳食调查时，不仅要对调查全过程进行质量控制，保证数据、资料的准确性，同时还要善于捕捉信息、发现问题。如食物的选购和搭配，食物的储存、加工、烹调方法，以及饮食制度和饮食习惯，就餐环境、卫生条件等是否符合卫生学要求。

（二）人体测量

通过测量人体相关指标可了解患者的一般营养状态。常用指标包括身（长）高、体重、皮褶厚度、围度、握力等，处于生长发育期的儿童可加测头围、胸围及坐高。

1.身（长）高与体重

（1）身（长）高：身高为站立式测量的人体的长度，常用于健康人群和能站立的患者；身长为仰卧式测量的人体的长度，适用于3岁以下儿童、不能直立的患者和部分老年人。身（长）高是评定生长发育和营养状况的基本指标之一，尤其对儿童有重要的意义（图9-1、图9-2）。由于身高在一天之内会有波动，因此测量时间应在清晨。测量方法有直接测量法（站立和仰卧）和间接测量法（身体各部累计长度）两种。

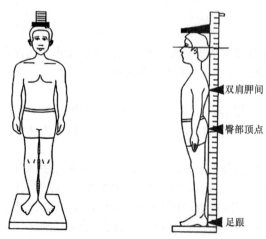

图9-1　用身高测量计或量尺测量身高

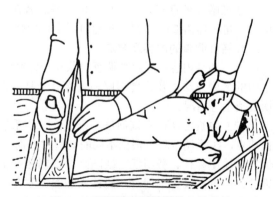

图9-2　用测量床测量婴幼儿的身长

（2）体重：体重是评定一般营养状况最简单、直接而又极为重要的常用指标。从患者的体重变化可初步了解机体的营养状况。体重的测量应在清晨、空腹、排空大小便并着少量内衣时进行，并应注意排除水肿、腹水、胸膜渗出、巨大肿瘤或器官肥大、使用利尿剂，以及短时间内出现的能量及钠摄入量的显著改变等影响体重的因素。

（3）衡量体重的常用指标

1）标准体重（亦称理想体重）

我国常用布罗卡（Broca）改良公式：理想体重 (kg)= 身高 (cm)−105

平田公式：理想体重 (kg)=[身高 (cm)−100]×0.9

$$2 \text{ 岁以上儿童理想体重 (kg)= 年龄} \times 2+8 \tag{9-2}$$

2）体重比：有实测体重与标准体重比和实测体重与平时体重比两种。

$$\text{实测体重与标准体重比 (\%)=(实测体重 − 标准体重)/同身高标准体重} \times 100 \tag{9-3}$$

测量值判断：实测体重处于标准体重 ±10% 范围为营养正常；±10%～±20% 为超重或消瘦；±20% 以上为肥胖或严重消瘦。

$$\text{实测体重与平时体重比 (\%)= 实测体重/平时体重} \times 100 \tag{9-4}$$

测量值判断：实测体重为平时体重 85%～95% 为轻度能量营养不良；75%～84% 为中度能量营养不良；<75% 为严重能量营养不良。

临床意义：反映机体能量营养状况的改变。

3）体重丢失率：体重测量还应考虑其动态变化，其中体重变化的幅度与速度是两个关键因素。

$$\text{体重丢失率 (\%)=(平时体重 − 实测体重)/平时体重} \times 100 \tag{9-5}$$

测量值判断：若短期内体重减少超过 10%，同时血浆白蛋白≤30g/L，排除其他原因后，应考虑为重度蛋白质-能量营养不良（表9-4）。

表 9-4　体重丢失率评定

时间	中度体重丧失/%	重度体重丧失/%
1 周	1～2	>2
1 个月	5	>5
3 个月	7.5	>7.5
6 个月	10	>10

临床意义：反映机体能量与蛋白质代谢状况，提示是否存在蛋白质-能量营养不良。

2. 体质指数（BMI） 是评价肥胖和消瘦的常用指标。测量值判断：见表 9-5。

$$\text{BMI= 体重 (kg)/[身高 (m)]}^2 \tag{9-6}$$

表 9-5　WHO 发布的成人 BMI 评定标准

等级	BMI/(kg · m⁻²)	等级	BMI/(kg · m⁻²)
营养不良	<18.5	一级肥胖	30.0～34.9
正常	18.5～24.9	二级肥胖	35.0～39.9
肥胖前状态	25.0～29.9	三级肥胖	≥40.0

我国成人 BMI（kg/m²）的评价标准：18.5≤BMI<24 为正常，24.0≤BMI<28 为超重；BMI≥28.0 为肥胖；BMI<18.5 为消瘦，17.0≤BMI≤18.4 为轻度蛋白质-能量营养不良，16.0≤BMI≤16.9 为中度蛋白质-能量营养不良，BMI<16.0 为重度蛋白质-能量营养不良。此标准不适用于儿童。

值得注意的是，即使身高和体重及 BMI 完全相同，他们的脂肪和肌肉等身体成分（body

composition）也可能不同（图9-3）。

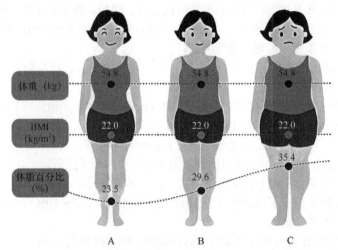

图9-3　身高和体重完全相同的三个人的 BMI 是相同的，但他们的身体成分可能不同

A 有更多的瘦体重（lean body mass），而 C 有更多的体脂（body fat）

3. 脂肪存储量　临床上常通过测量皮下脂肪的厚度来推算体脂总量，间接反映机体能量储存量的变化。皮下脂肪的储量常用皮褶厚度计进行测量。此方法简单易行，但选择的测量部位的准确性以及测量压力的大小对结果的影响较大。因此，需选准测量部位，采用恰当的测量压力（$10g/cm^2$），在卡尺固定皮肤 3s 后读数，并要求在同一部位连续测量三次，取其平均值。

（1）三头肌皮褶厚度（triceps skinfold thickness，TSF）：代表肢体皮下脂肪堆积情况，被测者上臂自然下垂，取左上臂背侧、左肩峰至尺骨鹰嘴的中点上方 1～2cm 处（即三头肌部）作为测量部位（图9-4）。

判断标准：各国的指标参考值有所不同，日本成年男性和成年女性分别为 8.3mm 和 15.3mm；美国成年男性和成年女性分别为 12.5mm 和 16.5mm，我国目前无群体调查理想值，但可作为患者治疗前后自身对比的参考。

正常值的 90%～110% 为正常，正常值的 80%～90% 为体脂轻度减少，正常值的 60%～80% 为体脂中度减少，正常值的 60% 以下为体脂重度减少。超过参考值 120% 为肥胖，若小于 5mm，表示无皮下脂肪。

临床意义：皮褶厚度可反映人体皮下脂肪的分布情况，可间接推算全身的脂肪含量。因此可作为评价能量缺乏与肥胖程度的指标。

（2）肩胛下皮褶厚度：代表躯干背面皮下脂肪堆积情况，被测者上臂自然下垂，取左肩胛下角下方约 2cm 处作为测量部位（图9-5）。

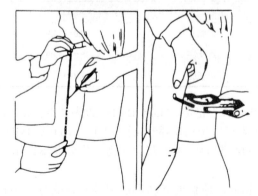

图9-4　三头肌皮褶厚度的测量部位及方法

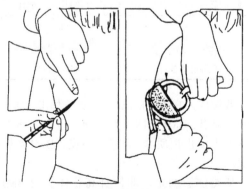

图9-5　肩胛下皮褶厚度的测量部位及方法

（3）腹部皮褶厚度：代表躯干腹面皮下脂肪堆积程度，距脐左方 1cm 处为测量部位。

判断标准：以上三处皮褶厚度之和：男性＞40mm，女性＞50mm 为肥胖；男性 10～40mm，女性 20～50mm 为正常；男性＜10mm，女性＜20mm 为消瘦。

（4）髂骨上皮褶厚度：代表躯干侧面皮下脂肪堆积程度，左侧腋中线与髂嵴交叉点处为测量部位。

注意：皮褶厚度的变化过程是渐进性的，即使给予营养支持，在短期内也不会有明显变化。因此营养不良或营养改善状况不能单纯依据皮褶厚度测定值，应结合其他指标综合评价；皮褶厚度的正常值没有统一标准（是人群测定的平均值），只能作为参考。

4. 腰围　自然站立、两脚分开 25～30cm，用一根没有弹性、最小刻度为 1mm 的皮尺，放在被测者髂前上棘与第十二肋骨下缘连线的中点（通常是腰部自然最窄部位），沿水平方向围绕腹部一周。测量时将测量尺紧贴软组织，但不能压迫，在正常呼气末尾测量腰围的长度，测量值精确到 0.1cm。

5. 臀围　经臀部最隆起部位测得身体水平周径。

6. 腰臀比　对肥胖者，不仅要评价体脂量，还应考虑肥胖类型，即是否伴有体脂分布异常。而腰臀比是能较好反映脂肪分布的简便指标。中国男性腰围≥85cm、腰臀比≥0.9；女性腰围≥80cm、腰臀比≥0.85 都可视为腹部脂肪蓄积。

7. 骨骼肌含量测定

（1）上臂围（mid-arm circumference，MAC）：上臂围是测量上臂中点的周长，上臂围测量是包括上臂的肌肉、骨骼、皮下脂肪和皮肤在内的综合测量，可反映肌蛋白储存和消耗程度，也能间接反映能量营养状况。

评价标准：正常值男性平均为 27.5cm，女性平均为 25.8cm。测量值所占参考值的 90%～110% 为营养正常，80%～90% 为轻度营养不良，60%～80% 为中度营养不良，＜60% 为严重营养不良。

（2）上臂肌围（arm muscle circumference，AMC）：上臂肌围是反映人体肌肉蛋白变化的指标，且与血清白蛋白含量存在密切的关联，当血清白蛋白＜28g/L 时，87% 的患者上臂肌围缩小。

上臂肌围可根据上臂围和三头肌皮褶厚度计算。公式如下：

$$AMC(cm)=MAC(cm)-3.14×TSF(cm) \tag{9-7}$$

判断标准：我国男性上臂肌围 24.8cm，女性 21.0cm。实测值占参考值 91%～110% 为营养正常，80%～90% 为轻度肌蛋白消耗，60%～79% 为中度肌蛋白消耗，小于 60% 为严重肌蛋白消耗。

（三）实验室检测

营养不良的发生多是一个渐进发展的过程，根据其发生发展的规律，在临床或亚临床症状出现之前，人体血和尿等生物样品中某种营养素及其代谢衍生物的含量和相应的功能成分即可能发生变化。因此，实验室检查可早期发现营养缺乏、过量的类型以及缺乏、过量的程度，为营养评价提供客观的依据。

1. 蛋白质营养状况评价

（1）血浆蛋白质：是评价患者蛋白质营养状况的常用指标，包括血清总蛋白、白蛋白、前白蛋白、转铁蛋白、甲状腺素结合蛋白和视黄醇结合蛋白等。患病机体由于疾病应激、肝脏合成蛋白质减少、氨基酸供应不足及体内蛋白质的过多消耗等原因，血浆蛋白水平会出现下降。在评价蛋白质营养状况时，还需考虑排除一些干扰因素，如水肿、传染病、手术创伤、恶性肿瘤等各种应激状态反应，患者的肝脏功能是否正常以及胃肠道或肾脏有无大量蛋白质丢失等情况。

1）血清白蛋白（ALB）：白蛋白在血浆蛋白质中含量最多，半衰期较长，约 20d。短期内蛋白质摄入不足时，机体可通过肌肉分解，释放氨基酸入血等方式提供合成白蛋白的基质，同时还伴有循环外白蛋白向循环内的转移，使得血清白蛋白仍维持正常水平。因此，血浆白蛋白含量更能反映机体较长时间内的蛋白质营养状况。持久性的白蛋白降低说明蛋白质摄入不足、消耗增加或合成障碍。低白蛋白血症被认为是判断营养不良的可靠指标。

判断标准：正常：35～50g/L；轻度不足：28～34g/L；中度不足：21～27g/L；重度不足：<21g/L。

2）血清前白蛋白（PA）：半衰期较短（1.9d），血清含量少且体内储存也较少，变化速度较血清白蛋白及其他人体测量蛋白质营养指标快，是一个较敏感的反映近期蛋白质营养状况的指标。因此，在评价轻、中度营养不良时，选择前白蛋白作为蛋白质营养状况的评价指标较为合适。另外，对输入白蛋白的患者也宜选用前白蛋白作为评价指标。

然而，血清前白蛋白含量易受多种疾病的影响，如脱水和慢性肾衰竭可出现血清前白蛋白升高的假象，而在水肿、传染病、手术创伤、肝脏疾病、恶性肿瘤等各种应激状态反应后1～2d内，血清前白蛋白浓度即可迅速下降。故前白蛋白不宜作为高度应激状态下营养评价的指标。

判断标准：正常：0.2～0.4g/L；轻度不足：0.16～0.19g/L；中度不足：0.10～0.15g/L；重度不足：<0.1g/L。

（2）血浆氨基酸比值：当机体处于正常营养状态时，血浆中必需氨基酸和非必需氨基酸比值>2.2，重度蛋白质-能量营养不良患者不仅其血浆总氨基酸值会出现明显的下降，而且不同种类的氨基酸浓度下降的幅度也不一致，必需氨基酸（EAA）的下降较非必需氨基酸（NEAA）更为明显。因此，如果比值<1.8，则提示存在中度以上的营养不良。

（3）尿中蛋白质代谢产物

1）肌酐-身高指数（CHI）：肌酸绝大多数存在于肌肉组织中，肌酸的代谢产物——肌酐的排出水平与机体瘦体组织（LBM）密切相关。在肾功能正常时，相应身高的成人24h经尿排出的肌酐量基本恒定，且受干扰因素影响小。因此，肌酐-身高指数是衡量机体蛋白质水平的灵敏指标。在蛋白质营养不良、消耗性疾病和肌肉消瘦时，肌酐生成量减少，尿中排出量亦随之降低。

CHI= 被测者 24h 尿中肌酐排出量 (mg)/相同性别、身高健康人 24h 尿中肌酐排出量 (mg)×100

（9-8）

判断标准：正常：>90%；LBM 轻度缺乏：80%～90%；LBM 中度缺乏：60%～79%；LBM 重度缺乏：<60%。

但此指数在实际应用中也存在一定的局限性，如收集 24h 尿液较困难；肝肾衰竭、肿瘤和严重感染以及年龄等因素都会影响肌酐的排出量。

2）尿羟脯氨酸：羟脯氨酸是胶原蛋白的代谢产物，儿童营养不良和体内蛋白质亏损者，其胶原蛋白合成减少，尿中羟脯氨酸排出量减少。该指标尤对儿童的蛋白质营养状况评定有较大意义。

尿羟脯氨酸指数 = 尿中羟脯氨酸 (mmol)/尿肌酐 (mmol)×体重 (kg)　　　　（9-9）

评价标准（3 个月～10 岁儿童）：>2.0 为正常，1.0～2.0 为不足，<1.0 为缺乏。

3）3-甲基组氨酸：几乎全部存在于骨骼肌，从肌肉分解和释出后即不再被利用，全部从尿中排出。因此尿中的 3-甲基组氨酸含量是反映肌蛋白代谢的良好指标。

（4）氮平衡（nitrogen balance，NB）：是评价机体蛋白质营养状况最可靠也是最常用的指标之一，可反映蛋白质摄入是否满足机体需要，以及体内蛋白质合成和分解代谢的状况。计算氮平衡时要求准确地收集和分析被评价者氮的摄入量与排出量（图 9-6）。

氮的摄入包括经口摄入、经肠道和经静脉输入氮的总和。对住院患者来说，在一般的膳食情况下，排出的氮大部分为尿氮（80%），其他还包括粪氮、体表丢失氮、非蛋白氮等。尿氮可由测定 24h 尿素氮的排出量来确定，而粪氮、体表丢失氮及尿中非蛋白氮三者数量少且较恒定，临床上可取常数 3.5。氮平衡的公式为：

氮平衡 = 摄入氮 (g)−[24h 尿中尿素氮 (g)+3.5]　　　　（9-10）

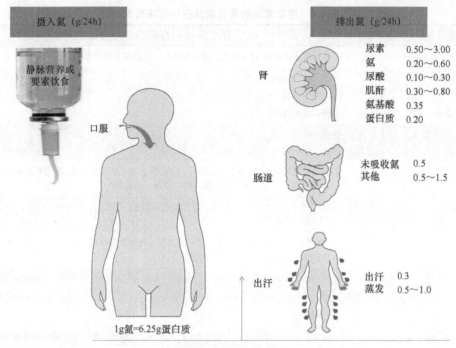

图 9-6　氮平衡示意图

2. 免疫功能

（1）总淋巴细胞计数：低于 $1.2×10^9/L$ 常提示营养不良。

（2）皮肤迟发性超敏反应：将抗原于前臂表皮内注射，待 24～48h 后测量接种处硬结直径，常用的致敏剂有链激酶/链道酶球菌、植物血凝素等。判断标准：若直径小于 5mm，提示免疫功能下降，或至少存在中度营养不良。

3. 矿物质

机体矿物质（常量元素和微量元素）的营养状况评价包括血、尿、头发等生物材料中各元素含量的测定及一些特异性指标的测定，如了解铁营养状况可测血清铁含量、血红蛋白、血清铁蛋白、红细胞游离原卟啉、转铁蛋白饱和度等；测定血清铜蓝蛋白可反映体内铜的营养水平；碘的营养水平可通过测定 T_3、T_4 来反映；硒的营养状况鉴定可测谷胱甘肽过氧化物酶活性等。

4. 维生素

营养状况评价指标包括血清或血浆中某种维生素的含量、水溶性维生素的尿负荷试验以及某些相关酶活性的测定，还可通过生理功能检查来评价某种维生素的营养状况，如检查眼的暗适应能力可帮助判断维生素 A 的营养状况。

5. 其他指标

测定血清三酰甘油、胆固醇、脂蛋白、血糖、血尿酸等指标可反映人体内是否存在代谢紊乱的现象，为预防和治疗代谢综合征及其并发症提供依据。

（四）营养缺乏病的临床检查

某些营养素长期摄入不足或缺乏最终会导致机体出现病理改变，并表现出相应的临床症状与体征。但在临床检查中应注意：营养素缺乏的许多症状、体征特异性不强，当机体出现某一种营养素缺乏的表现时，同时也会伴有其他营养素的缺乏。即某种症状和体征的出现可能是一种或几种营养素缺乏所致，或者是某种营养素缺乏可表现出多种症状和体征。常见的营养素缺乏与相应的临床症状和体征见表 9-6。

表 9-6　患者常见的营养素缺乏与临床表现

常见的营养素缺乏	临床表现
蛋白质-能量营养不良	①体重低于正常的 15% 以上；②身高略低；③腹部皮褶厚度减少
蛋白质-能量营养不良、必需脂肪酸和锌缺乏	头发干燥、变细、易折、脱发、失去光泽
烟酸、维生素 B_2、维生素 B_6 缺乏	鼻部：皮脂溢出
维生素 B_2、维生素 B_{12}、维生素 B_6、叶酸缺乏	睑角炎
维生素 A 缺乏	①暗适应时间延长（＞50s）；②夜盲；③结膜干燥、结膜有皱褶；④角膜干燥、角膜软化、角膜穿孔；⑤比奥斑；⑥皮肤干燥、鳞屑、毛囊角化
维生素 B_1 缺乏	①食欲减退、倦怠无力；②多发性神经炎；③腓肠肌压痛；④心悸、气短；⑤心脏扩大；⑥水肿
维生素 B_2 缺乏	①视物模糊、畏光；②睑缘炎；③角膜周围充血或血管形成；④口角炎；⑤舌炎；⑥唇炎；⑦阴囊、会阴皮炎；⑧脂溢性皮炎
烟酸缺乏	①暴露部位对称性皮炎；②舌炎（猩红色舌炎）；③舌裂，舌水肿；④腹泻；⑤精神神经异常
氟缺乏	牙：龋齿
维生素 C 缺乏	①齿龈炎；②皮下出血；③毛囊角化（维生素 A 治疗无效）；④四肢长骨端肿胀
维生素 D 与钙缺乏	①兴奋不安、好哭、多汗；②肌肉松软、蛙状腹；③前囟大、方颅；④肋骨串珠、赫氏沟、鸡胸；⑤"手镯征""X"形或"O"形腿；⑥脊柱弯曲；⑦牙齿发育障碍
铁缺乏	①疲乏无力、头晕眼花；②心慌、气短；③面色苍白、口唇和眼结膜苍白；④匙状指；⑤异食癖
锌缺乏	①生长发育迟缓、性成熟迟缓；②食欲减退；③味觉异常、异食癖；④伤口不易愈合

（五）综合评价

对患者进行营养评价时，由于各种营养评价指标的敏感度和（或）特异度有限，如果用单一指标来衡量人体的营养状况、评价疾病的预后，其局限性显而易见。因此，应将以上所述四个方面的资料进行综合性分析并做出准确的判断。需要注意的是，如果几方面的资料不具有一致性，则应找出原因所在，去伪存真，才能做出准确、科学的评价，并可对疾病的转归从营养学上做出正确的判断。

（蒋建华）

第十章 住院患者的膳食

医院膳食种类丰富，可分为基本膳食、治疗膳食、诊断用的试验膳食等，综合性医院还有儿科膳食。因住院患者所患疾病的种类、病因、病情、病程及治疗手段不同，对营养的消化吸收功能差异较大，必须根据不同情况选择恰当的膳食种类，尽量做到既适合特定病情需要，又符合营养原则。

第一节 基本膳食

住院患者的基本膳食主要有普通膳食、软食、半流质膳食及流质膳食，一般医院中有一半以上的住院患者采用此类膳食。

（一）普通膳食

普通膳食简称普食，对营养素种类及含量没有特殊要求，是符合能量充足、营养素全面、比例适宜的平衡膳食，是医院膳食中最常见的一种类型。

1. 适用范围 普食与健康人膳食基本相似，主要适用于体温正常或接近正常、无咀嚼困难、消化功能无障碍及疾病恢复期的患者，即在饮食上无特殊要求及不需对任何营养素进行限制的患者，如眼科、骨科、妇科、五官科等的患者。在医院膳食中，此类饮食占大多数。

2. 膳食原则

（1）膳食构成：食物品种多样化，营养均衡，以提高消化吸收率，满足患者对各类营养素的要求。

（2）食物要求：选用合理的烹调方法，做到色、香、味、形俱全，以增进患者食欲并促进消化，并使食物保持适当体积，以满足饱腹感。

（3）能量与营养素要求

1）能量：每日提供的能量应达到或接近我国成人轻体力活动的参考摄入量，可根据个体差异（如年龄、身高、体力活动等）适当调整，全日能量1800~2500kcal，全天膳食的能量分配比例宜为早餐25%~30%，午餐40%，晚餐30%~35%。

2）蛋白质：每日蛋白质供给量为55~80g，占总能量的12%~15%，优质蛋白应占蛋白质总量的50%以上，其中一部分应为大豆蛋白质。住院患者每日丢失氮和蛋白质需要及能量消耗情况见表10-1。

表10-1 每日丢失氮和蛋白质需要及能量消耗

疾病程度	丢失氮/g	蛋白质/g	能量消耗/kcal
普通内科无发热	7.2~12	45~75	1500~2000
术后无并发症	12~20	75~125	2000~3000
高分解代谢	16~48	100~300	3500~5000

3）脂肪：每日脂肪供给量应占总能量的20%~30%。

4）碳水化合物：每日供给量应占总能量的50%~65%。

5）维生素与矿物质：供给量可参照DRI。

6）膳食纤维：如无消化系统疾病，推荐每天摄入20~30g膳食纤维。

3. 食物宜忌

（1）不宜用刺激性食物或调味品，如大蒜、洋葱、辣椒、胡椒等。

（2）不宜用难消化食物、坚硬食物，以及易产气食物，如油炸食物、干豆类。

（二）软食

软食质软是半流质膳食到普通膳食的过渡膳食，便于咀嚼，比普食更易消化。

1. 适用范围　轻度发热、消化不良、咀嚼功能欠佳的患者、恢复期患者、老人及幼儿，也可作为术后患者的过渡饮食。

2. 膳食原则

（1）食物要求：食物加工和烹制要细、软、烂，尽可能保证食物细软，易消化，便于咀嚼。烹调方式宜选用蒸、拌和炖等。

（2）能量与营养素要求

1）能量：每日供给能量一般为 1800～2200kcal，可根据个体差异（如年龄、身高等）和疾病情况适当调整。

2）蛋白质：每日蛋白质供给量为 70～80g。

3）维生素与矿物质：软食中的蔬菜及肉类均需切碎、煮烂，加工过程中易导致维生素和矿物质流失，应多补充果蔬汁、果蔬泥等。

（3）每日可安排 3～5 餐。

（4）食物宜忌

1）宜选食物

a. 主食类：米饭、面条比普食制作得软而烂。面食宜以发酵类面食为主，包子、饺子、馄饨等亦可食用，但馅料宜选少纤维的蔬菜。

b. 副食类：①肉类：应选择细、嫩的瘦肉，可多选用鸡肉、剔刺鱼肉、虾肉等，可制作成肉丸、肉饼、肉末。②蛋类：宜选用蒸蛋羹、摊蛋、卧蛋、蛋花、煮蛋等制作形式。③蔬菜类：宜选用嫩菜叶，或少纤维蔬菜，如冬瓜、花菜、茄子和胡萝卜等。④水果类：可制成水果羹，或选用质软水果去皮切碎生食，如香蕉、桃、杏、柑橘等。⑤豆制品：宜选用豆腐、豆花等。

2）忌（少）用食物

a. 不宜用油炸食品、动物油制食品。

b. 不宜用凉拌蔬菜、含纤维多或质硬的蔬菜，如芹菜、韭菜、豆芽、竹笋、辣椒、莲藕等。

c. 不宜用坚果类，若选用可制作成坚果酱或坚果酪形式使用。

d. 不宜用整粒的豆类、糙米、玉米粒等。

e. 忌用浓烈、刺激性调味品，如辣椒粉、胡椒粉、花椒等。

（三）半流质膳食

该膳食比较稀软，呈半流体，是介于软食与流质膳食之间的一种膳食。

1. 适用范围　适用于高热、身体虚弱、消化道疾病和口腔疾病患者，耳、鼻、咽、喉术后患者，咀嚼吞咽困难的患者，手术后的患者及刚分娩的产妇等。

2. 膳食原则

（1）食物要求：食物呈半流体状态，各种食物均应细、软、碎，易咀嚼吞咽，利于机体消化吸收。注意食物品种的多样化，以增进食欲。

（2）餐次要求：应限量多餐次，以保证在减轻消化道负担的同时，满足患者能量及营养素的需求。通常每日供应 5～6 餐，每餐间隔 2～3h。

（3）能量与营养素要求

1）能量：每日供给能量一般为 1500～1800kcal，可根据个体差异（如年龄、身高等）及疾病情况适当调整，但全天主食不超过 300g。

2）蛋白质：每日蛋白质供给量为 50～60g。

（4）食物宜忌

1）宜选食物

a. 主食类：可食大米粥、小米粥、汤面条、面片汤、馄饨、藕粉等。细软的蛋糕、面包、芝麻糊等也是半流质膳食宜选食品。主食定量，总体不超过300g。注意品种多样化，以增进食欲。

b. 副食类：①肉类：应选择细、嫩的猪肉、鸡肉、剔刺鱼肉、虾肉等，以肉泥、肉丸、肉饼、肉末等形式制作。②蛋类：宜选用蒸蛋羹、卧蛋、蛋花等细嫩的制作形式。③乳类：乳类及其制品是半流质膳食常选用食品。④果蔬类：可制成蔬菜泥、蔬果汁、水果羹等形式食用，也可选用嫩菜叶切末加入汤面或粥中。⑤豆制品：宜选用豆腐、豆花、豆腐脑等。

2）忌（少）用食物：禁用生、冷、硬、含膳食纤维多的、不易消化的食品及刺激性调味品。

a. 不宜用蒸米饭、烙饼等硬而不易消化的食物。

b. 不宜用大量肉类、大块蔬菜、豆类及坚果类。

c. 忌用油炸食品及浓烈、刺激性调味品，如辣椒粉、胡椒粉、花椒等。

（四）流质膳食

流质是一种将全部食物制成流体或在口腔内能融化成液体状食物的膳食，较半流质更易吞咽和消化。此膳食所提供的能量、蛋白质及其他营养素均较少，故不宜长期使用。流质膳食又可分为普通流质、浓流质、清流质、冷流质及不胀气流质五种。如需较长期进食流质，应改用特殊医学用途配方食品。

1. 适用范围 高热、口腔咽部手术引起的咀嚼吞咽困难、急性消化道炎症、食管狭窄、急性传染病、大手术前后的患者、危重患者和各种需要管饲的患者等。

（1）清流质和不胀气流质可用于由肠外营养向全流质或半流质膳食过渡。清流质也可用于急性腹泻和严重衰弱患者恢复肠内营养的最初阶段。

（2）浓流质适用于口腔、面部、颈部术后。

（3）冷流质可用于喉咽部术后的最初1～2d。

2. 膳食原则 此种饮食为营养不平衡饮食，仅能短时间作为过渡期膳食应用，或者同时辅以肠内或肠外营养。

（1）食物要求：食物呈流体状态，或进入口腔后即融化成液体，易吞咽、易消化，同时应甜、咸适宜，以增进食欲。

（2）餐次要求：少食多餐，每日6～7餐，每餐液体量以200～250ml为宜。

（3）能量与营养素要求：流质膳食供给能量不足，每日供能一般为800～1600kcal。其中清流质供能最低，浓流质最高。有时为了增加膳食中的能量，在病情允许的情况下，可给予少量芝麻油、奶油和黄油等易消化的脂肪。

（4）有咸有甜，咸甜相间，特殊情况遵医嘱。

（5）食物宜忌

1）宜选食物：应选用营养密度高的食品，如奶类、蛋类、豆浆、肉汤、肝汤、菜汁、果汁等，并可加入适量的油脂如奶油、黄油、花生油等以增加能量的摄入。①普通流质可选用藕粉、豆浆、奶类、蛋类、豆腐脑、各种汤类、菜汁、果汁等，并可加入适量的油脂以提高能量摄入，常用于肺炎、高热患者。②食管及胃肠大手术前后宜选不含任何渣滓及不产气的清流质膳食，如过筛肉/菜汤、排骨汤、稀米汤、稀薄的藕粉等，禁用牛奶、豆浆及过甜的食物。清流质比普通流质更清淡，所提供的能量及各种营养素更少。③口腔手术后吞咽困难宜进浓流质，可制成无渣较稠的流体，用吸管吸吮，如鸡蛋薄面糊、较稠的藕粉、奶糊等。④扁桃体术后最初2d内宜进食冷流质膳食，可选用冰淇淋、冷牛奶、冰砖、冷豆浆、冷米汤等无刺激性的食品。⑤腹部手术后宜进食不胀气和忌甜的流质膳食，忌进蔗糖、牛奶、豆浆等易产气的食物。

2）禁食一切非流质的固体食物、多膳食纤维的食物、刺激性食物、浓烈的调味品等。

第二节　治疗膳食

治疗膳食也称成分调整膳食，是指根据患者不同生理、病理状况，调整膳食成分和质地的膳食，可增强患者的抵抗力，供给或补充疾病消耗或组织新生所必需的营养物质，纠正机体代谢紊乱，促进机体的康复。治疗膳食的基本原则是以平衡膳食为基础，在允许的范围内，除必须限制的营养素外，其他食物成分均应供给齐全、配比合理。同时，还应考虑患者的消化、吸收和耐受力及饮食习惯，注意食物的色、香、味、形和品种的多样化。

（一）高热量饮食

高热量饮食（high calorie diet）指能量供给量高于正常人标准的膳食。基础代谢率（BMR）增高、机体组织修复或体力消耗增加时，机体能量消耗量增加，对能量的需要量大幅度升高，需从膳食中补充。

1. 适用范围　代谢亢进者，如甲状腺功能亢进、癌症、严重烧伤和创伤、高热患者，消瘦或体重不足者，营养不良和吸收障碍综合征者；疾病恢复期患者；体力消耗增加者，如运动员、重体力劳动者等。

2. 膳食原则

（1）餐次要求：增加摄入量应循序渐进，少量多餐，除三次正餐外，可分别在上午、下午或晚上加 2～3 餐点心，还可视病情和患者喜好增加餐次、加餐量及品种。

（2）能量与营养素要求

1）能量：供给量应根据病情调整，一般患者以每日增加 300kcal 左右为宜，成人每日供给能量应大于 2000kcal（35kcal/kg），可通过增加主食量来实现，但需要限制精制糖的摄入量。

2）蛋白质：每日蛋白质供给量不应低于 1.5g/kg，为 100～120g，其中优质蛋白应占蛋白质总量的 50% 以上。

3）脂肪：为防止血清脂质升高，膳食应尽可能地降低饱和脂肪酸、胆固醇的摄入量。

4）维生素与矿物质：需要增加维生素与矿物质的供给，尤其是与能量代谢密切相关的维生素 B_1、维生素 B_2 和烟酸的供给量。由于膳食中蛋白质的摄入量增加，易出现负钙平衡，故应及时补充钙及与其相关的维生素 A。

3. 注意事项　肥胖症、糖尿病、尿毒症患者不宜食用。应注意患者病情、血脂和体重的变化。

4. 食物宜忌

（1）宜用食物：各类食物均可用，加餐宜选用面包、馒头、蛋糕、牛乳等高能量食物。

（2）忌（少）用食物：无特殊禁忌，高能量食物应替代一部分低能量食物。

（二）低能量膳食

低能量膳食（energy restricted diet）是指所提供能量低于正常需要量的膳食。目的是减少体脂贮存，降低体重，或者减轻机体能量代谢负担，以控制病情。

1. 适用范围　需减轻体重的患者，如单纯性肥胖患者；需减少机体代谢负担而控制病情的患者，如糖尿病、高血压、高脂血症、冠心病等患者。

2. 膳食原则　低能量治疗膳食的配膳原则最主要是限制能量供给，而其他营养素应满足机体的需要（表 10-2）。

表 10-2 低能量膳食每日食物参考摄入量

食物种类	用量/g	供能营养素含量			能量/kcal
		蛋白质/g	脂肪/g	碳水化合物/g	
谷类	200	15.4	1.2	153.6	686.8
叶菜类	800	14.4	4.0	21.6	180.0
精瘦肉类	80	16.2	3.4	1.1	99.8
鱼类	50	8.3	2.6	—	56.6
脱脂奶	250	8.3	1.0	11.0	86.2
植物油	15	—	15		135.0
合计	—	62.6	27.2	187.3	1244.4
占总能量/%[a]		20	20	60	100

表格中"—"表示此类食物不含此种营养素

a 计算方法：供能营养素的克数×相应的热能系数后与总能量的百分比

（1）能量：应减少膳食总能量，成年患者每日能量摄入量应比平日减少 500～1000kcal，减少量根据患者情况而定，但每日总能量摄入量不应低于 1000cal，按肥胖情况每日可给予 1200kcal、1500kcal 或 1800kcal。能量供给要适当地逐步减少，以利于机体动用脂肪、消耗储存的体脂，并减少不良反应。

（2）蛋白质：由于限制总能量，膳食中蛋白质供能的比例则相应提高，至少占总能量的 15%～20%，保证蛋白质供给不少于 1g/(kg·d)，而且优质蛋白质食品如脱脂牛奶及奶粉、鱼、鸡、蛋清、瘦肉、豆制品等应占 50% 以上。

（3）脂肪：脂肪供给量应减少，一般占总能量的 20%～30%，胆固醇的摄入量应控制在 300mg/d 以下。

（4）碳水化合物：减少总能量的同时又要保证蛋白质的摄入量，就必须相应减少膳食中碳水化合物的供给量。碳水化合物约占总能量的 50%～60%，应尽量减少精制糖的供给。

（5）矿物质和维生素：由于进食量减少，易出现矿物质（如铁、钙）、维生素（如维生素 B_1）供给的不足，必要时可使用制剂进行补充。而食盐应适当减少，患者体重减轻后可能会出现水钠潴留，所以应适当减少钠的摄入量，一般不超过 5g/d。

（6）膳食纤维：应适当增加，可多采用富含膳食纤维的蔬菜和低糖的水果，必要时可选用琼脂类食品，以满足患者的饱腹感。

3. 注意事项 低能量膳食不适用于妊娠肥胖者。采用低能量膳食的患者，活动量不宜减少，否则难以达到预期效果。减肥的患者应同时增加运动量，并注意饮食与心理平衡，防止出现神经性厌食症。由于主食量的减少易引起膳食其他营养素的不足，应注意及时补充，必要时可服用维生素和矿物质制剂。

4. 食物宜忌

（1）宜用食物

1）谷类、水产、瘦肉、禽类、蛋、乳（脱脂乳）、豆类及豆制品、蔬菜、水果和低脂肪，富含蛋白质的食物等，但应限量选用。

2）宜多选择粗粮、豆制品、蔬菜和低糖的水果等，尤其是叶菜类。

3）烹调方法宜用蒸、煮、拌、炖等无油的做法。各种菜肴应清淡可口。

（2）忌（少）用食物：肥腻的食物和甜食，如肥肉、动物油脂（猪油、牛油、奶油等）、花生、糖果、甜点心、白糖、红糖、蜂蜜等。

（三）高蛋白饮食

高蛋白饮食（high protein diet）是指蛋白质含量高于正常人的膳食。因疾病（感染、创伤或其他原因）导致机体蛋白质消耗增加，或机体处于康复期需要更多的蛋白质用于组织的再生、修复时，需在原有膳食的基础上额外增加蛋白质的供给量。为了使蛋白质更好地被机体利用，通常需要同时适当增加能量的摄入量，以防止蛋白质分解供能。

1. 适用范围

（1）疾病所致蛋白质需要量增加者：明显消瘦、营养不良、烧伤、创伤患者，手术前后、肾病综合征、慢性消耗性疾病患者，如结核病、恶性肿瘤、贫血、溃疡性结肠炎等疾病，或其他消化系统炎症的恢复期。

（2）生理需要量增加者：孕妇、乳母和生长发育期儿童也需要高蛋白膳食。

2. 膳食原则　高蛋白膳食一般不需单独制作，在原来膳食的基础上添加富含蛋白质的食物即可。如在午餐和晚餐中增加一个全荤菜（如炒猪肝、炒牛肉）或者在正餐外加餐，以增加高蛋白质食物的摄入量。但以不超过摄入能量的 20% 为原则，其中蛋、奶、鱼、肉、大豆制品等优质蛋白质应占总蛋白的 1/3～2/3，见表 10-3。

表 10-3　高蛋白饮食每日食物参考摄入量

食物种类	用量/g	供能营养素含量			能量/kcal
		蛋白质/g	脂肪/g	碳水化合物/g	
谷类	450	37.5	13.0	384.0	1713
瘦肉类	150	39.4	7.4	2.1	233
鱼类	50	8.3	2.6	—	57
鸡蛋	80	19.0	8.9	1.0	160
牛乳	500	14.0	16.0	17.0	268
豆腐干	100	15.0	3.6	10.7	135
蔬菜类	350	6.0	2.0	10.8	85
水果	100	0.8	0.2	10.5	47
烹调油	25	—	—	25	225
合计	—	140	78.7	436.1	2923
占总能量/%[a]	—	19	21	60	100

表格中"—"表示此类食物不含此种营养素

a 计算方法：供能营养素的克数×相应的热能系数后与总能量的百分比

（1）能量：每日供给能量达 3000kcal 左右。

（2）蛋白质：每日供给量可达 1.5～2.0g/kg。增加摄入量应循序渐进，并根据病情及时调整。视病情需要，也可与其他治疗膳食联合使用，如高能量、高蛋白膳食。推荐膳食中的热氮比为 100～200kcal∶1g，平均为 150kcal∶1g，以利于减少蛋白质分解供能而消耗，防止负氮平衡。

（3）脂肪：应适量供给，以防止血脂升高，一般每日 60～80g。

（4）碳水化合物：宜适当增加，以保证蛋白质的充分利用，每日 400～500g 为宜。

（5）矿物质和维生素：高蛋白膳食会增加钙的供给量，可选用富含钙的乳类和豆类食品。长期的高蛋白膳食，维生素 A 的需要量也随之增多，且营养不良者一般肝脏中维生素 A 储存量也下降，故应及时补充。与能量代谢关系密切的 B 族维生素供给量应充足，贫血患者还应注意补充富含维生素 C、维生素 K、维生素 B_{12}、叶酸、铁、铜等的食物。

3. 注意事项　肝性脑病或肝性脑病前期、急慢性肾功能不全、急性肾炎尿毒症患者不宜采用。

4. 食物宜忌

（1）宜选用蛋白质含量高的食物，如瘦肉、鱼类、动物内脏、蛋类、乳类、豆类。

（2）宜选用富含碳水化合物的食物，如谷类、薯类、山药、荸荠、藕等，并选择新鲜蔬菜和水果。

（3）避免使用易引起超敏反应的食物。

（4）注意避免在摄入高蛋白食物的同时，摄入过多胆固醇及饱和脂肪酸。

（5）机体氮排泄障碍时忌用此膳食。

（四）低蛋白膳食

低蛋白膳食（protein restricted diet）是指蛋白质含量较正常膳食低的膳食，其目的是尽量减少体内氮代谢废物，减轻肝、肾负担。

1. 适用范围　急性肾炎、急慢性肾功能不全、慢性肾衰竭、尿毒症、肝性脑病或肝性脑病前期患者。蛋白质和氨基酸在肝脏分解产生的含氮代谢产物需经肾脏排出体外。肝、肾等代谢器官功能下降时，会出现排泄障碍，代谢废物在体内堆积会损害机体，应限制膳食中蛋白质的含量，采用低蛋白膳食。

2. 膳食原则

（1）以较低水平蛋白质的摄入量维持机体接近正常生理功能的需要，减少含氮化合物在体内积聚，其他营养素的供给应尽量满足机体需要。

（2）使用低蛋白膳食的患者由于受病情和患病心理的影响，食欲普遍较差，故应注意烹调的色、香、味、形和食物的多样化，以促进食欲。

（3）能量与营养素要求

1）能量：供给充足的能量才能节省蛋白质的消耗，减少机体组织的分解。可采用蛋白质含量较低的食物作为主食，如用麦淀粉（凉皮、凉粉制品）、马铃薯、甜薯、芋头等代替部分主食以减少非优质蛋白质的摄入。能量供给量需根据病情决定，经口摄食不足时可通过静脉补充。

2）蛋白质：每日蛋白质摄入量一般不超过40g，应尽量选择富含优质蛋白质的食物，如蛋、乳、瘦肉等。蛋白质供给量应根据病情随时调整。病情好转后需逐渐增加，否则不利于疾病康复，这对生长发育期的患儿尤为重要。

3）矿物质和维生素：供给充足的蔬菜和水果，以满足机体对矿物质和维生素的需要。另外，矿物质的供给应根据病种和病情进行调整，有水肿的患者，除膳食要限制蛋白质外，还应限制钠的供给。

3. 注意事项

（1）正在进行血液或腹膜透析的患者不需要严格限制蛋白质摄入量。

（2）肾功能不良者，在蛋白质限量范围内，应选用含8种必需氨基酸丰富的食物，如牛奶、鸡蛋、瘦肉等，使优质蛋白质达到50%以上；肝衰竭患者应选用含高支链、低芳香族氨基酸的食物，通常以豆类蛋白为主，避免动物类食物。

（3）供给充足的维生素，水、电解质需根据病情调整。

4. 食物宜忌

（1）宜用食物：蔬菜类、水果类、植物油以及麦淀粉、藕粉、马铃薯、芋头等蛋白质含量低的淀粉类食物。

（2）忌（少）用食物：含蛋白质丰富的食物，如豆类，干果类，蛋、乳、肉类等。但为了适当供给优质蛋白质，可在蛋白质限量范围内，适当选用蛋、乳、肉类等。谷类食物含蛋白质6%～11%，且为非优质蛋白质，应根据蛋白质的摄入量标准适当限量使用。

（五）限钠（盐）膳食

限钠膳食（sodium restricted diet）是指限制膳食中钠的含量，以减轻由于水、电解质代谢紊乱而出现的水钠潴留。钠是细胞外的主要阳离子，参与调节机体水、电解质平衡，酸碱平衡，渗透压和神经肌肉的兴奋性。肝、肾、心等脏器病变或使用某些药物（如肾上腺皮质激素）会引起机体水、钠平衡失调，出现水、钠潴留或丢失过多，调整膳食中的钠摄入量，纠正水、钠潴留，可达到维持机体水、电解质平衡的目的。食盐是钠的主要来源，每克食盐含钠 400mg，故限钠实际上是以限制食盐为主。

成人钠摄入量应低于 2000mg/d，即每天食盐摄入量应低于 5g。临床上限钠膳食一般分为三种：①低盐膳食：全日供钠 2000mg 左右。每日烹调用盐限制在 2～4g 或酱油 10～20ml。忌用一切咸食，如咸蛋、咸肉、咸鱼、酱菜、面酱、腊肠等。②无盐膳食：全日供钠 1000mg 左右。烹调时不加食盐或酱油，可用糖醋等调味。忌用一切咸食（同低盐膳食）。③低钠膳食：全日供钠不超过500mg。除无盐膳食的要求外，忌用含钠高的食物，如油菜、蕹菜、芹菜等含钠 100mg/100g 以上的蔬菜及松花蛋、豆腐干、猪肾等。常见食物的钠含量见表 10-4。

表 10-4　常见食物的钠含量　　　　　　　　　　　　　单位：mg/100g 食部

食物	钠	食物	钠	食物	钠	食物	钠
西瓜	2.3	菠萝	0.8	黄豆芽	5.3	鸭蛋	125.0
炒花生	445.1	山药	5.1	生菜	147.0	扁豆	0.6
青椒	6.0	豌豆	1.1	生豆腐	3.2	咸雪菜	4 339.0
西葫芦	40.4	绿豆芽	1.5	萝卜	91.2	松花蛋	661.0
桃	2.9	丝瓜	2.6	富强粉	1.1	稀酱油	4 980.0
鸭梨	0.6	芋头	0.9	鸡蛋	196.0	味精	21 053.0
番茄	23.9	猪肝	88.3	籼米	0.9	食盐	39 310.0
牛肉	48.6	对虾	182.9	小青菜	60.0	大白菜	48.6
猪肉	34.0	花菜	80.3	芹菜	516.9	土豆	0.7
南瓜	0.7	荸荠	15.7	绿苋菜	52.4	萝卜缨	91.4
鸡肉	72.4	柑橘	2.1	油菜	89.0	粳米	1.6
紫葡萄	0.5	核桃	6.4	包菜	34.0	豇豆	338.0
柿子	6.4	杏	2.1	胡萝卜	105.1	黄豆	0.5
苹果	0.5	大葱	3.9	冬瓜	3.6	香椿	4.6
冬菇	24.4	莴笋	31.2	黄瓜	2.0	蕹菜	94.3
紫苋菜	52.6	茄子	11.3	菠菜	117.8	韭菜	2.7
牛奶	36.5	甘蓝菜	200.0	藕	44.2		
白薯	28.5	香菜	48.5				

1. 适用范围　患有心功能不全、急慢性肾炎、肝硬化腹水、高血压、水肿、先兆子痫等疾病的患者。

2. 膳食原则

（1）食物要求：根据病情变化及时调整钠盐限量。如肝硬化腹水患者，开始时可用无盐或低钠膳食，然后逐渐改为低盐膳食，待腹水消失后，可恢复正常饮食。对有高血压或水肿的肾小球肾炎、肾病综合征、妊娠子痫的患者，使用利尿剂时用低钠膳食，不使用利尿剂而水肿严重者，用无盐或低钠膳食。对不伴有高血压或水肿及排尿钠增多者不宜限制钠摄入量。

（2）食物选择：根据食量合理选择食物。有时为了增加患者食欲或改善营养状况，对食量少者可适当放宽食物选择范围。

（3）烹调方式：改变烹调方法以减少膳食含钠量并增进食欲。食盐是最重要的调味剂，限钠

（盐）膳食比较乏味。因此，应合理烹调以提高患者食欲。一些含钠高的食物，如芹菜、菜心、豆腐干等，可用水煮或浸泡去汤方法减少其含钠量，用酵母代替食用碱或发酵粉制作馒头也可减少其含钠量，这样节省下来的钠量可用食盐或酱油补充调味。此外，也可采用番茄汁、芝麻酱、糖醋等调味。烹调时注意色、香、味、形，尽量利于增加食欲。必要时可适当选用市售的低钠盐或无盐酱油，这类调味剂是以氯化钾代替氯化钠。因此，高血钾患者不宜使用。

3. 注意事项 对某些年龄大、储钠迟缓或心肌梗死的患者，回肠切除术后、黏液性水肿和重型甲状腺功能低下合并腹泻的患者，限钠应慎重。建议根据血钠、血压和尿钠排出量等临床指标来确定是否限钠以及限制的程度。

4. 食物宜忌

（1）宜用食物：不加盐或酱油制作的谷类、畜肉、禽类、鱼类和豆类食品，乳类（低钠膳食不宜过多使用），蔬菜和水果（低钠膳食不宜用含钠量大于 100mg/100g 的蔬果）。

（2）忌（少）用食物：各种用盐或酱油制作或腌制的食品、盐制调味品。

（六）限脂肪膳食

限脂肪膳食（fat restricted diet）即减少膳食中脂肪的供给量，又称低脂膳食或少油膳食。目的是减少脂肪的摄入，减少或改善脂肪代谢紊乱和吸收不良引起的各种疾病。常见食物的脂肪含量见表 10-5。

表 10-5　常见食物的脂肪含量

脂肪含量/(g/100g)	食物名称
<5	稻米、米粉、糯米、面粉、挂面、小米、玉米、薏米、红豆、绿豆、芸豆、蚕豆、扁豆、豆浆、豆腐、豆腐脑、荞麦、粉皮、粉条、藕粉、薯类（包括块茎）、瓜类、蘑菇、云耳、鲜牛羊乳、酸奶、脱脂奶粉、鸡蛋白、鸡脯肉、鸡肝、鸭脯肉、鲅鱼、八爪鱼、小（大）黄鱼、黄鳝、鲫鱼、鲈鱼、带鱼、泥鳅、虾、海参、贝类食物、兔肉、猪肝、猪肾、猪血、牛瘦肉、羊瘦肉、狗肉、驴瘦肉
5～10	燕麦片、莜麦片、豆腐干、豆腐丝、腐乳、臭豆腐、猪心、猪肚、猪瘦肉、午餐肉、鸡肉、鲳鱼、草鱼、鳊鱼
11～15	饼干、黑豆、黄豆（粉）、小麦胚粉、豆腐卷、猪舌、猪耳、羊肥瘦肉、牛肥瘦肉、叉烧肉、酱羊肉、酱牛肉、鸡翅、鸡腿、鸽肉、鸡蛋、鹌鹑蛋、松花蛋
16～19	千张、酥皮糕点、油豆腐、油条、油饼、鸭、鸭蛋、烧鸡、鹅、鹅肝、鱼子酱
≥20	花生、瓜子、核桃、炸面筋、油皮、干腐皮、曲奇饼、全脂奶粉、鸡蛋黄、炸鸡、烧鹅、烤鸭、芝麻酱、巧克力、猪肥瘦肉、咸肉、猪蹄

1. 适用对象 在摄入含脂肪膳食后的一定时间内，对血脂（如乳糜微粒和三酰甘油）的清除能力降低，血浆样品冷藏过夜后，血样上部出现一层明显的油状物的 I 型高脂蛋白血症患者；摄入高脂膳食后出现腹痛，皮下脂肪明显增多的患者，多见于胆囊、胆道、胰腺疾病患者，如急慢性胰腺炎、胆囊炎、胆结石；脂肪消化吸收不良，表现为脂肪泻（脂肪痢）的患者，如肠黏膜疾病、胃切除和短肠综合征等所致的脂肪泻；肥胖的患者。

2. 配膳原则

（1）食物要求：为达到限制脂肪的膳食要求，除选择含脂肪少的食物外，还应减少烹调用油。禁用油煎、炸或爆炒，可选择蒸、煮、炖、煲、熬、烩、烘等烹调方法。

（2）脂肪：根据患者病情的不同，脂肪摄入的控制量也有所不同，可将脂肪限量程度分为以下三种。

1）严格限制脂肪膳食：膳食脂肪供能占总能量的 10% 以下，脂肪总量（包括食物所含脂肪和烹调油）每日不超过 15g，必要时采用完全不含脂肪的纯碳水化合物膳食。

2）中度限制脂肪膳食：膳食中脂肪占总能量的 20% 以下，饮食中各种类型的脂肪总量每日不超过 30g。

3）一般限制脂肪膳食：膳食脂肪供能不超过总能量的 25%，脂肪总量每日 50g 以下。

随病情好转，脂肪摄入量应逐渐增加。如急性胰腺炎患者宜采用富含糖类且无脂肪的膳食，随病情转归，脂肪由每天 10g 以下逐渐增加至 40g。

（3）其他营养素：其他营养素供给应均衡。可适当增加豆类、豆制品、新鲜蔬菜和水果的摄入量。由于限制脂肪易导致多种营养素的缺乏，包括必需脂肪酸、脂溶性维生素以及易与脂肪酸共价结合随粪便排出的矿物质，如钙、铁、铜、锌、镁等。因此，应注意在膳食中及时补充这些营养素。

3. 注意事项 脂溶性维生素的吸收和转运有赖于脂肪的参与，严格限制膳食脂肪可导致脂溶性维生素缺乏。因此，必要时可补充能溶于水的脂溶性维生素制剂。由于中链三酰甘油不会在血中堆积，故可允许使用，详见中链三酰甘油膳食。对胆囊炎和胆结石患者，仍需限制胆固醇。

4. 食物宜忌

（1）宜用食物：应根据病情、脂肪限制程度来选择食物，包括谷类、不用油煎炸的瘦肉类、禽类、鱼类、脱脂乳制品、蛋类、豆类、薯类、各种蔬菜和水果。

（2）忌（少）用食物：脂肪含量高的食物，如肥肉、肥瘦肉、全脂乳及其制品、花生、芝麻、松子、核桃、蛋黄、油酥点心及各种油煎炸的食品等。忌用脂肪含量大于 20g/100g 的食物，少用脂肪含量在 15～20g/100g 的食物。

（七）低饱和脂肪、低胆固醇膳食

将膳食中的脂肪（饱和脂肪酸）和胆固醇均限制在较低水平的膳食称为低饱和脂肪、低胆固醇膳食，目的是降低血清胆固醇、三酰甘油和低密度脂蛋白的水平。常见食物中的胆固醇含量见表 10-6。

表 10-6　常见食物的胆固醇含量

胆固醇含量/(mg/100g)	食物名称
＜100	瘦肉、小肚、蒜肠、兔肉、牛奶、鸭、带鱼、鲑鱼、鲤鱼、鲳鱼、鲢鱼、海蜇皮、海参、猪肉松、全脂奶粉、鸡肉
100～200	鸡鸭血、鸽肉、黄鳝、对虾、螺肉、鸡油、奶油
201～300	墨鱼、鱿鱼、河蟹、蛏肉、黄油、鸡胗
≥300	猪肝、猪肺、猪腰、鸭肝、凤尾鱼、虾皮、蟹黄

1. 适用范围 高胆固醇血症、高三酰甘油血症、高脂蛋白血症、高血压、动脉粥样硬化、冠心病、肥胖、胆结石等患者。

2. 膳食原则

（1）能量：膳食应控制总能量，使患者达到或维持理想体重。但成人每日能量供给量最低不应少于 1000kcal，这是较长时间能坚持的最低水平，否则有害健康。

（2）蛋白质：在限制胆固醇时，应注意保证优质蛋白质的供给，可选择一些生物学价值高的植物性蛋白质（如大豆及其制品）代替部分动物性蛋白质。

（3）脂肪和胆固醇：限制脂肪和胆固醇的摄入量，并调整脂肪酸的构成比例。①限制脂肪总量，脂肪供能应占总能量的 20%～25%，一般每日不超过 50g。②减少膳食中饱和脂肪酸的含量，使其不超过膳食总能量的 10%。③少选用富含饱和脂肪酸的动物性食品，尤其忌用猪油、牛油、肥肉、奶油等。④单不饱和脂肪酸，如橄榄油和菜油，能降低 TC 和 LDL-C，但不影响 HDL-C，且含不饱和双键少，对氧化作用的敏感性远低于多不饱和脂肪酸，应占总能量的 10%。⑤多不饱和脂肪酸占总能量的 10% 左右。⑥胆固醇摄入量应控制在 300mg/d 以下。

（4）碳水化合物：碳水化合物供能应占总能量 60%～70%，并以复合碳水化合物为主（如淀粉、非淀粉多糖、低聚糖等），少用精制糖，因为精制糖会升高血脂（尤其是三酰甘油）。

（5）矿物质和维生素：适当选用一些粗粮、杂粮、新鲜蔬菜和水果，以满足维生素、矿物质和膳食纤维的供给量。同时可给予适量的脱脂乳和豆制品以供给足量的钙。因膳食中多不饱和脂肪酸增加，故应相应增加维生素E、维生素C、胡萝卜素和硒等抗氧化营养素的供给。伴有高血压的患者，食盐的用量应减少。

3. 注意事项　在确定高脂血症患者选用此种膳食之前，需对其进行葡萄糖耐量检查，以排除由于膳食中碳水化合物多引起高脂血症的可能性。一些学者认为多不饱和脂肪酸代替膳食中的饱和脂肪酸，可能会增加癌症、胆囊疾病、维生素E缺乏等的发生风险。此类膳食不适用处于生长发育期的儿童、孕妇和创伤恢复期的患者。

4. 食物宜忌

（1）宜用食物：谷类、薯类、脱脂乳制品、蛋类（蛋白不限，蛋黄每周限3个）、瘦畜肉类、鸡、兔、鱼、豆类、各种蔬菜和水果、植物油（在限量之内使用）、坚果（在限量之内使用）、鱼油。

（2）忌（少）用食物：油脂类制作的主食、全脂乳及其制品、蛋黄、烤鸭、烧鹅、鱼子、咸猪肉、肥肉、动物的内脏和脑组织、动物性油脂（海洋生物油脂除外）、香肠等。

（八）中链三酰甘油膳食

中链三酰甘油膳食（medium-chain triglyceride diet）是指以中链三酰甘油（MCT）代替部分长链三酰甘油（LCT）的膳食。目前临床使用的MCT多为油的形式，在烹调食物时放入。

MCT与LCT相比，有以下特点：①分子量较小，相对能溶于水，在生物体内溶解度高，脂肪酶对其作用效率更大，易于吸收。②大部分能以三酰甘油的形式吸收，故在胰脂酶和胆盐缺乏时，对其吸收影响不大，不会刺激胰液分泌。③人体摄取MCT后，不刺激胰液分泌。运输时无须与其他脂类物质形成乳糜微粒，也不易与蛋白质结合。可越过淋巴系统直接经门静脉进入肝脏，在肝内不合成脂类，故不易形成脂肪肝。④不需肉碱即可很快通过线粒体膜，迅速而有效地被氧化供能。⑤轻度降低胆固醇吸收，并减慢肝内胆固醇的合成。

1. 适用范围　在脂肪水解、吸收与运输方面有障碍的患者，如胃大部分或全部切除、大部分肠切除、胆道闭锁、阻塞性黄疸、胰腺炎、胆盐和胰脂酶缺乏、肠源性脂肪代谢障碍、局限性肠炎伴脂肪痢、乳糜胸、乳糜尿、乳糜性腹水、高乳糜微粒血症、Ⅰ型高脂血症等。

2. 膳食原则

（1）食物要求：为确保患者能真正摄入MCT，宜以MCT作为调味汁，色拉油等用作蔬菜、点心等的配料，也可用作烹调油，但应使MCT吸入到食物中，才能保证患者摄入。

（2）餐次要求：宜少量多餐。由于MCT水解速度快，若一次性大量摄入，会使肠腔内液体呈高渗状态；此外，其分解的游离脂肪酸过多时，也会刺激肠道，引起腹胀、腹绞痛、恶心、腹泻等胃肠道症状。因此，进食时要慢，采用少量多餐的办法，或用MCT制备的食物作加餐。

（3）能量及营养素要求

1）脂肪：用MCT代替长链三酰甘油作为能量的来源，由MCT提供的能量至少占总能量的20%，或占脂肪能量的65%。

2）碳水化合物：MCT氧化生成酮体较快，应注意补充适量的蔗糖等双糖，以防出现酮血症。

3. 注意事项　对于糖尿病、酮中毒、酸中毒等患者来说，由于其肝外组织利用酮体的能力往往已经饱和，使用MCT不仅浪费能源，还会加剧酸中毒，故不宜使用。大部分MCT在肝内代谢，所以肝硬化患者也不宜应用。

4. 食物宜忌

（1）宜用食物：①含脂肪较少的食物，如未加油脂制成的谷类、点心、豆类、豆制品，以及蔬菜、水果、脱脂乳类和蛋清；②精瘦肉类、鸡、虾、鱼等可限量使用，每日用量不超过150g；③蛋黄每周少于3个；④烹调油在规定用量范围内，部分可用MCT代替。

（2）忌（少）用食物：含饱和脂肪高的食物，如肥肉、鹅、鸭、全脂乳类、奶油、含油脂多的糕点和油煎炸的食品等。

（九）低嘌呤膳食

低嘌呤膳食（low purine diet）是指限制膳食中嘌呤含量的膳食，目的是减少外源性嘌呤的来源，限制嘌呤的摄入量，降低血清中的尿酸水平。嘌呤在体内代谢的最终产物是尿酸，如果嘌呤代谢紊乱，血清中的尿酸水平就会升高，或尿酸经肾脏排出的量减少，可引起高尿酸血症，严重时出现痛风症状，对此类患者必须限制膳食中嘌呤的含量。

1. 适用范围 痛风患者及无症状高尿酸血症患者。

2. 膳食原则

（1）食物要求：限制外源性嘌呤的摄入，增加尿酸的排泄。选用嘌呤含量低于150mg/100g的食物。尿酸及尿酸盐在碱性环境中易被中和、溶解，因此应保证蔬菜和水果等食物的摄入量。

（2）能量及营养素要求

1）能量：限制总能量的摄入量，每日摄入总能量应较正常人减少10%～20%，肥胖者应逐渐减少，以免出现酮血症。

2）蛋白质：适当限制蛋白质的摄入，每日蛋白质的摄入量约为50～70g，并以含嘌呤少的谷类、蔬菜类为主要来源，或选用含核蛋白很少的乳类、干酪、鸡蛋、动物血、海参等动物蛋白。

3）脂肪：适当限制脂肪的摄入，脂肪供能占总能量的20%～25%（为40～50g）。痛风患者多伴有高脂血症和肥胖，但体内脂肪堆积可减少尿酸排泄，故应适量限制。

4）碳水化合物：每日供能可占总能量的60%～65%，合理供给碳水化合物，可起到抗生酮作用，并可增加尿酸的排出量。但果糖可促进核酸分解，增加尿酸生成，故应减少果糖类食物的摄入，如蜂蜜等。

3. 注意事项 嘌呤广泛存在于各类食物中，但含量高低不等，需结合病情确定限制程度，以免出现蛋白质营养不良。

4. 食物宜忌

（1）宜用食物：严格限制嘌呤者宜食用嘌呤含量低于25mg/100g的食物，中等限制者可用嘌呤含量为25～150mg/100g的食物。

（2）忌（少）用食物：不论病情如何，痛风患者和高尿酸症者都忌（少）用高嘌呤食物。常见食物的嘌呤含量见表10-7。

表10-7　常见食物中的嘌呤含量

含量/(mg/100g)	食物名称
低嘌呤食物 （<25）	乳类及乳制品、蛋类、动物血、海参、海蜇皮中嘌呤含量极低。其他低嘌呤食物有谷类中的米、麦、米粉、面条、通心粉、麦片、玉米等；根茎类中的马铃薯、芋头等；蔬菜类中的白菜、苋菜、芥蓝、芹菜、韭菜、韭黄、苦瓜、黄瓜、冬瓜、丝瓜、胡瓜、茄子、胡萝卜、青椒、洋葱、番茄、木耳、腌菜等；各种水果
中等量嘌呤食物 （25～150）	豆类中的绿豆、红豆、菜豆、豌豆、豇豆、豆腐、豆干等；畜禽类中的鸡肉、猪肉、牛肉、羊肉、鸡心、鸡胗、鸭肠、猪腰、猪肚、猪脑等；水产品中的黑鲳鱼、草鱼、鲤鱼、秋刀鱼、鳝鱼、鳗鱼、乌贼、虾、螃蟹、鲍鱼、鱼翅、鱼丸等；蔬菜类中的菠菜、花椰菜、茼蒿菜、洋菇、鲍鱼菇、海带、笋干、金针菇、银耳等；干果类中的花生、腰果、栗子、莲子、杏仁等
高嘌呤食物 （151～1000）	豆类中的黄豆、豆芽；畜禽类中的肝脏、肠等；水产类中的白鲳鱼、鲢鱼、带鱼、乌鱼、海鳗、沙丁鱼、草虾、牡蛎、蛤蜊、蚌蛤、干贝、鱼干等；蔬菜类中的豆苗、芦笋、紫菜、香菇等，以及各种肉汤、鸡精、酵母粉等

（十）少渣膳食

少渣膳食又称低纤维膳食（fiber restricted diet），是一种膳食纤维（植物性食物）和结缔组织

（动物性食物）含量极少，易于消化的膳食。目的是尽量减少膳食纤维对胃肠道的刺激和梗阻，减慢肠蠕动，减少粪便量。

1. 适用范围　消化道狭窄并有梗阻危险的患者，如食管或肠管狭窄、食管静脉曲张、肠憩室病、各种急慢性肠炎、痢疾、伤寒、肠道肿瘤、肠道手术前后、痔瘘等患者；作为全流质膳食之后，软食或普食之间的过渡膳食。

2. 膳食原则

（1）食物选择：限制膳食中纤维的含量，尽量少用富含膳食纤维的食物，如蔬菜、水果、粗粮、整粒豆、硬果，以及含结缔组织多的动物跟腱、老化肌肉。选用的食物应细软、渣少、便于咀嚼和吞咽，如肉类应选用嫩的瘦肉部分，蔬菜选用嫩叶、花果部分，瓜类应去皮，果类用果汁。

（2）食物要求：将食物切碎煮烂，做成泥状。忌用油炸、油煎的烹调方法。禁用烈性、刺激性调味品。

（3）能量及营养素要求

1）能量与脂肪：少量多餐，能量充足。膳食中脂肪含量不宜过多，腹泻患者对脂肪的消化吸收能力减弱，易致脂肪泻，故应控制膳食脂肪量。

2）矿物质和维生素：由于食物选择的限制，膳食营养难以平衡，而且限制蔬菜和水果，易引起维生素 C 和部分矿物质的缺乏，有些果汁含较多的有机酸，易刺激肠道蠕动。必要时可补充维生素和矿物质制剂。

3. 注意事项　长期缺乏膳食纤维，易导致便秘、痔疮、肠憩室及结肠肿瘤病等的发生，也易导致高脂血症、动脉粥样硬化和糖尿病等，故少渣膳食不宜长期使用，待病情好转应及时调整。

4. 食物宜忌

（1）宜用食物：用精细米面制作的粥、烂饭、面包、软面条、饼干；切碎制成的软烂的嫩肉、动物内脏、鸡、鱼等；豆浆、豆腐脑；乳类、蛋类；菜水、菜汁；去皮质软的瓜类、番茄、胡萝卜、马铃薯等。

（2）忌（少）用食物：各种粗粮、老玉米，整粒豆、硬果，富含膳食纤维的蔬菜、水果，油炸、油腻的食品，辣椒、胡椒、咖喱等浓烈刺激性调味品。避免食用大块肉类和含油脂高的食物，如带骨鸡鸭、多刺鱼、整虾等。

（十一）高纤维膳食

高纤维膳食又称多渣膳食，是指含膳食纤维较多的膳食。增加饮食中的膳食纤维（包括纤维素、木质素和果胶等），使其在一日中摄入的总量不低于 25g。目的是增加粪便体积及重量，刺激肠道蠕动，促进排便。

1. 适用范围　习惯性便秘，误食异物需刺激肠道蠕动使其排出，预防和控制高脂血症、冠心病、糖尿病、肥胖症等。

2. 膳食原则

（1）在普通膳食的基础上，增加富含粗纤维的食物，如韭菜、芹菜、粗粮、麦麸、玉米等。

（2）多饮水，每日饮水 6～8 杯，特别是清晨饮水，可刺激肠道蠕动。

（3）如患者受咀嚼困难等因素限制，可选用膳食纤维配方食品。

3. 忌用食物　少用精细食物，不用辛辣调味品。

（十二）管饲膳食

管饲膳食是一种由多样食物混合制成的流质状态的膳食，它应具有充分而适当的营养，黏稠度适宜，便于通过导管喂饲，是供给不能口服自然食物患者的一种营养较全面的肠道营养膳食。

1. 适用范围

（1）不能经口进食，需用管饲方法来维持营养的患者，如头、颈部手术或经放射治疗而致咀嚼吞咽困难，食管、胃手术后，食管黏膜被强碱损伤，颜面烧伤等。

（2）严重昏迷、失去知觉的患者，如脑外伤、脑血管意外等。

（3）患者处于营养缺乏状态，急需增进营养，但又食欲缺乏，不能口服充分的食物以满足营养需要时，如严重烧伤、肿瘤切除后采用化疗的患者等，可用管饲补充口服饮食的不足。

2. 膳食原则

（1）食物要求：膳食呈流质状态，一般为自制的混合奶、匀浆膳或商品制剂，其稠度要易于通过导管，便于饲喂。膳食在制备、输送、保存及饲喂的每个过程，都必须严格遵守卫生要求，严防细菌污染，保证卫生安全。24h 内未用完部分应弃去。

（2）能量及营养素要求

1）能量：为达到营养要求，管饲膳食应由多样食物混合组成，一般每 1ml 供给能量 1kcal。

2）蛋白质：每 1000ml 管饲膳食中含蛋白质 25～45g，应不超过总能量的 20%，过多易导致腹泻并增加肾脏负担。

3）食物宜忌：忌（少）用未过滤的肉汤制作匀浆膳，避免肉汤上层大量脂肪引起腹泻和导管污染。

第三节 试验膳食

试验膳食是指在临床诊断或治疗过程中，短期内暂时调整患者的膳食组成，用以配合和辅助临床诊断或观察疗效的膳食。

（一）胆囊造影检查膳食

1. 目的 胆囊造影检查膳食（cholecystography diet）主要用于辅助胆囊造影术检查胆囊和胆管病变。

2. 膳食要求

（1）造影前一天的午餐：为了提高胆囊显影效果，应进食高脂肪膳食，膳食中脂肪含量不少于 50g，以促使胆囊排空陈旧、浓缩的胆汁，便于新分泌的含造影的胆汁进入胆囊。可用油炒或煎蛋、肥肉、全脂牛乳、奶油、动植物油等。

（2）造影前一天的晚餐：进食无脂肪高碳水化合物的少渣膳食，即除主食外，不用烹调油和含蛋白质的食物，如米饭、馒头、大米粥、面包、马铃薯、果汁等，以免刺激胆汁分泌和排出。

（3）晚餐后：口服造影剂，然后禁食和禁烟。

（4）检查当日：禁食早餐，服造影剂 14h 后开始摄片。如果显影明显，再进食高脂肪膳食一次，刺激胆囊收缩排空，再次胆囊造影，观察胆囊、胆管变化。

（二）肌酐试验膳食

1. 目的 肌酐试验膳食（creatinine assay diet）主要用于：①检查内生肌酐清除率（endogenous creatinine clearance rate），评价患者的肾小球滤过功能。②测定肌酐系数，了解肌无力患者的肌肉功能。

2. 膳食要求 试验期 3d，进食低蛋白膳食、每日膳食中蛋白质总量限制在 40g 内。避免食用肉类，在蛋白质限量范围内可选用牛乳、鸡蛋和豆类食物；蔬菜、水果不限。全天主食不超过 300g，以免蛋白质超量。可用马铃薯、甘薯、藕粉、甜点心等高碳水化合物低蛋白质食物充饥。忌饮茶和咖啡。

（三）葡萄糖耐量试验膳食

1. 目的 葡萄糖耐量试验膳食（glucose tolerance test diet）主要用于协助诊断糖尿病。

2. 膳食要求 试验前数日，患者正常饮食，每日进食碳水化合物不少于 250g。试验前一天晚餐后禁食，忌喝咖啡和茶。试验当日清晨空腹抽血，同时留尿标本。然后取葡萄糖75g溶于300ml水中口服。服用后30min、60min、120min和180min各抽血一次，同时留尿标本，测定血糖和尿糖。

（四）潜血试验膳食

1.目的 潜血试验膳食（occult blood examination diet）主要用于协助了解消化道出血情况。

2.膳食要求 试验期3d内禁食含铁丰富的食物，如动物血、肉类、肝、蛋黄、绿叶蔬菜等；可选用含铁量低的食物，如牛乳、蛋清、胡萝卜、大白菜、花菜、米、面、梨、苹果等。

（五）钙、磷代谢试验膳食

1.目的 钙、磷代谢试验膳食（metabolism diet of calcium and phosphorus）主要用于辅助诊断甲状旁腺功能亢进症。

2.膳食要求

（1）低钙、正常磷膳食：试验期5d，前3d为适应期，后2d为代谢试验期。每日膳食含钙量少于150mg，磷600～800mg，收集最后1d 24h尿液，测尿钙排出量。正常人进食这种膳食后，尿钙排出量减少，每日不超过150mg，如果超过200mg，可辅助诊断甲状旁腺功能亢进症。膳食宜选择低钙高磷的食物，如米、面粉（富强粉）、番茄、马铃薯、莴笋、冬瓜等，也可以少量选用蛋、肉和豆类食物，不用牛乳。食盐选用精盐，不用酱油。

（2）低蛋白质、正常钙磷膳食：试验期5d，前3d为适应期，后2d为代谢试验期。每日膳食蛋白质含量不超过40g，忌用肉类，钙500～800mg，磷600～800mg。最后1d测空腹血磷和血肌酐含量，并测24h尿磷和尿肌酐，计算肾小管磷重吸收率。膳食宜选用蛋白质含量低的谷类，钙含量高的蔬菜，如油菜、小白菜、芹菜等，在蛋白质限量范围内可适量选用牛乳、鸡蛋和豆制品。

（李　莉）

第十一章 营养支持疗法

营养支持疗法（nutrition support therapy）简称营养支持（nutrition support），是经肠内或肠外途径为不能正常进食的患者提供适宜营养素的方法，使人体获得营养素，保证新陈代谢正常进行，抵抗或修复疾病侵袭，进而改善患者的临床结局（clinical outcome），包括感染性并发症发生率、住院时间、住院费用、成本-效果比、生活质量、生存率和病死率等。营养支持疗法包括营养补充、营养支持和营养治疗三部分内容。在提供的方式上，临床实际应用中包括肠外营养和肠内营养（口服营养补充剂、管饲）等方式。营养支持使不能进食、不应进食或不愿进食的患者同样能够达到并保持良好的营养状况。对已有营养不良或有营养风险的患者实施营养支持，大多可改善其临床结局，已经成为现代综合治疗的重要组成部分。

近年来，营养支持疗法的概念、技术不断改进和更新，在应用方法、输注技术、制剂研发、效果判定、疾病代谢研究等方面都有很大的发展，应用的范围越来越广。一些国内外专业组织发布了诸多指南、规范、专家共识等，使营养支持疗法更趋规范化、标准化，应用更加合理。本章介绍肠内、肠外营养的基本理论、基本知识、基本技术及营养支持疗法的安全应用原则，各种疾病的营养支持疗法见下篇相关内容，或查阅相关的规范性文件。

第一节 肠内营养

肠内营养（enteral nutrition，EN）又称肠内喂养（enteral feeding），是通过胃肠道途径为人体提供代谢所需营养素的营养支持方法。与肠外营养相比，具有符合生理状态、维护肠屏障功能、减少代谢并发症、改善临床结局、节约医疗费用等特点，但不能替代肠外营养。

一、适应证和禁忌证

（一）适应证

如果患者胃肠道功能存在，但因健康原因不能或不愿进食，需考虑经各种途径给予 EN。若胃肠道功能部分受损，可给予特殊的肠内营养制剂（如氨基酸、短肽类配方），以克服胃肠道的不耐受性。EN 的主要适应证包括：①吞咽和咀嚼困难；②意识障碍或昏迷；③消化道损伤、梗阻或手术；④消化道瘘、短肠综合征；⑤炎性肠道疾病；⑥急性胰腺炎；⑦慢性消耗性疾病；⑧手术前后营养不良；⑨其他特殊疾病。

（二）禁忌证

EN 的主要禁忌证包括：①因衰竭、严重感染及术后消化道麻痹所致的肠功能障碍；②完全性器质性肠梗阻；③活动性消化道出血；④无法经肠道给予营养，如高流量肠瘘；⑤各种 EN 入径（鼻-胃-肠、胃-空肠造口等）的特殊禁忌；⑥存在违背伦理学的指征，如多器官功能衰竭的终末期患者。

二、肠内营养制剂

肠内营养制剂（enteral nutrition preparation）是医用营养产品中用于肠内营养支持的各种产品的统称。与普通食物不同，肠内营养制剂营养素齐全、搭配合理、化学成分明确、易消化或不需消化、无渣或残渣极少，可口服和管饲。根据肠内营养制剂组成的不同，可将其分为要素制剂、非要素制剂、组件制剂和特殊应用制剂，前两者所含的营养素齐全，摄入一定的量可满足患者的营养需要，为完全制剂。在管饲时，具体的配方应根据患者的病情、性别、年龄及耐受情况调整。

（一）肠内营养制剂及其分类

1. 要素膳（elemental diet） 又称要素型肠内营养剂（elemental type enteral nutrition）、单体膳，一般以蛋白质水解形成的短肽或氨基酸为氮源，以葡萄糖、蔗糖、麦芽糖、糊精为碳水化合物来源，以含亚油酸较高的植物油（如红花籽油、葵花籽油、玉米油、大豆油及花生油）为脂肪来源，为人体提供必需的能量和营养素，是可直接或接近直接吸收的肠内营养制剂。有的产品加入中链三酰甘油（MCT）、甘油单酯（monoglyceride，MG）及甘油二酯（diglyceride，DG），并含有多种矿物质和维生素，又称化学组成明确制剂（chemically defined diet，CDD）。适用于消化功能明显减弱，但肠道吸收功能部分存在的患者，如胰腺炎、肠瘘但部分肠段仍存在吸收功能、炎性肠病等；与整蛋白型制剂相比，渗透压较高，口感较差。故有的产品加有香料或另附不同的调味剂以便选用或更换使用。常见剂型有粉剂、混悬液，或将粉剂与脂肪乳剂分装。

根据脂肪含量的不同可分为高脂肪要素制剂和低脂肪要素制剂；依据含氮量的高低可分为标准氮（standard nitrogen，SN）和高氮（high nitrogen，HN）要素制剂；根据氮源的不同分为氨基酸型肠内营养剂（amino acid-based enteral nutrition）和短肽型肠内营养剂（short-peptide-based enteral nutrition），前者的氮源为左旋氨基酸，后者的氮源为乳清蛋白水解后形成的短肽。

要素制剂的特点是：营养均衡完整，体积小，能量高，可作为唯一的营养来源满足机体所需；化学成分明确，无须消化或稍经消化即可直接被胃肠道吸收，又称易消化配方；不含残渣或残渣极少；刺激性小，不含蛋白质及乳糖，对食物过敏和乳糖不耐受症患者很适用；配制方便；多为粉剂，加水稀释后呈液体状态，既可口服，又可管饲，或重力滴注，或用输液泵滴注；渗透压高出非要素制剂1倍左右，临床上应逐步增加摄入量，避免腹泻。

2. 非要素制剂（non-elemental diet） 又称多聚体膳（polymeric formula），是以完整蛋白质、三酰甘油、糖类多聚体等宏量营养素为基础组成的配方。其特点是：营养均衡完整、渗透压接近等渗、低渣、口感较好、使用方便、患者易耐受，不易引起胃肠道反应，对肠黏膜屏障功能有较好的保护作用，既适于口服，也可管饲。适用于胃肠道功能正常或接近正常的患者，常用于意识障碍、失去咀嚼吞咽能力、不能经口进食者，无牙齿的老人，对肉类食品不能咀嚼或消化能力差者，也可作为婴儿的辅助食品使用。

非要素制剂主要有匀浆制剂和整蛋白为氮源的非要素制剂。

（1）匀浆制剂：又称匀浆膳（homogenized diet）。工业化生产的商品匀浆制剂包括干粉和即用的均质液体，均为无菌的。干粉可用开水冲服；即用的均质液体可通过细孔喂养管，使用较方便，但营养成分不易调整。医院内部用牛奶、粮食等天然食物加工粉碎并混合后制成的匀浆膳对部分患者适应证与工业化的质量可控的商品匀浆制剂类似，虽然有费用低的特点，但易污染、颗粒大、不均匀，用较细的胃肠道插管无法输入，而且稳定性差，营养素含量不稳定。

（2）整蛋白为氮源的非要素制剂：以整蛋白为氮源的非要素制剂（intact protein-based non-elemental diet）又称整蛋白型肠内营养剂（intacted protein enteral nutrition）。主要有以下几种。

1）含牛奶配方：氮源为全奶、脱脂奶或酪蛋白，蛋白质的生物学价值高、口感好，但含有乳糖，不宜用于乳糖不耐受症患者。

2）不含乳糖配方：氮源为可溶性酪蛋白盐、大豆分离蛋白或鸡蛋清固体，适用于对乳糖不耐受的患者。

3）含膳食纤维配方：有添加水果和蔬菜的匀浆制剂及添加大豆多糖的非要素型肠内营养制剂，适用于糖尿病、肾衰竭、结肠疾病、便秘或腹泻患者。

3. 组件制剂（module diet） 又称组件型肠内营养剂（module type enteral nutrition）、营养素组件（nutrient module）、标准配方、模块型肠内营养剂，是仅以某种或某类营养素为主的单一的肠内营养制剂，属于不完全制剂，可用其对完全制剂进行补充或强化，以弥补它们在适应个体差异方面欠缺灵活的不足，亦可采用两种或两种以上的组件制剂构成组件配方（modular formula），以满足患者的特殊需要。组件制剂主要包括蛋白质组件、糖类组件、脂肪组件、维生素组件和矿物质组件等。

(1)蛋白质组件：氮源为氨基酸混合物、蛋白质水解物或高生物价的整蛋白（包括牛奶、酪蛋白、乳白蛋白、大豆水解蛋白等）。主要适用于烧伤、大手术等需要增加蛋白质的情况，亦可用于肝、肾衰竭或肝性脑病等需要限制蛋白质的患者。产品类型包括氨基酸型肠内营养粉剂、短肽型肠内营养粉剂、整蛋白型肠内营养粉剂及整蛋白短肽氨基酸复合型粉剂。由于氮源不同，产品的渗透压、黏度、可口性、营养价值和价格也不相同。整蛋白比氨基酸混合物、蛋白质水解物口味好，渗透压低，患者易接受，可经口喂养；由于黏度较高，管饲时需选用孔径较大的硅酮管。蛋白质水解和氨基酸混合物有异味，适于管饲；但高渗营养液输入肠腔的速度过快，会引起腹泻、呕吐、恶心及肠痉挛。

(2)糖类组件：原料可采用单糖（葡萄糖、果糖和半乳糖）、双糖（蔗糖、乳糖和麦芽糖）、低聚糖（糊精、葡萄糖低聚糖、麦芽三糖和麦芽糊精）或多糖（淀粉和糖原）。为降低甜度及渗透压以提高患者的耐受性，可采用麦芽糊精或葡萄糖多聚体（glucose polymers），因为它们对升高血糖及引起胰岛素反应的作用较葡萄糖及蔗糖小。

(3)脂肪组件：原料包括长链三酰甘油（long-chain triglyceride，LCT）及 MCT。LCT 含较为丰富的必需脂肪酸。MCT 不含必需脂肪酸，但熔点低，分子量小，溶解度高，水解更快、更完全，可不经淋巴系统直接由门静脉系统进入肝脏，通过线粒体膜时不需肉毒碱的存在。MCT 主要用于脂肪吸收不良患者，如淋巴系统异常及乳糜微粒合成障碍者。但 MCT 的生酮作用远强于 LCT，故不宜用于糖尿病酮症酸中毒患者。应用 MCT 超过 1 周，则需补充 LCT 和亚油酸。此外，脂肪组件可作为浓缩的能量来源。

(4)维生素及矿物质组件：使用时根据患者的具体情况添加。

(5)复合营养要素制品：该类制品的糖类、蛋白质与脂肪有 1 项缺乏，或有 1～2 项含量很低，可选择适当的组件加入，以满足特殊患者的需要。

4. 特殊应用制剂　又称特殊需要制剂（diet formula in specific conditions），指用于特殊情况下既能达到营养支持的目的，又有治疗作用的肠内营养制剂，根据不同疾病的病理、生理学特征及营养素代谢特点进行配方调整，为加入或去除某种营养素以满足疾病状态下特殊代谢需要的配方制剂，又称疾病特异型肠内营养剂（disease specific type enteral nutrition）、疾病适用型肠内营养制剂。

(1)婴儿适用型：配方仿照母乳设计以保证患儿正常生长发育，并针对患儿的特殊需要设计，如以水解酪蛋白为氮源的产品适用于对蛋白质不耐受的婴儿，不含乳糖的产品适用于对乳糖不耐受的婴儿和儿童。

(2)糖尿病适用型：配方符合糖尿病患者代谢特点，为低升糖指数、高膳食纤维配方，以降低糖尿病患者与糖耐量受损者的葡萄糖负荷，或增加单不饱和脂肪酸的含量以改善血脂水平和血糖应答水平。

(3)肺病适用型：配方以高脂肪（提供的能量占总能量的 50%～55%）、低碳水化合物比例为特点，以减少 CO_2 的产生，从而减少慢性阻塞性肺部疾病或急性呼吸衰竭引起的 CO_2 潴留。

(4)肿瘤适用型：为针对肿瘤的代谢特点而设计的较高脂肪、高能量、较低碳水化合物含量的配方。配方所含膳食纤维有助于改善胃肠道功能，n-3 系多不饱和脂肪酸，以及维生素 A、维生素 C 和维生素 E 有助于提高免疫功能、增强机体抵抗力。

(5)肾病适用型：其目的是在改善机体营养状况的同时，尽可能降低血浆尿素氮水平，缓解尿毒症症状，维持水和电解质平衡。透析前期稳定的患者需要低蛋白、高能量密度并且富含必需氨基酸的配方；透析后则需要给予富含必需氨基酸的较高蛋白质、能量密度的配方。

(6)肝病适用型：为较高含量的支链氨基酸、较低含量的芳香族氨基酸和甲硫氨酸配方，蛋白质和电解质含量相对偏低，能量密度较高。目的是纠正患者血浆氨基酸谱异常，提高费希尔指数（支链氨基酸/芳香族氨基酸值）；既可防止肝性脑病的发生或减轻其症状，又可给予营养支持，促进肝脏功能的恢复与肝组织的再生。

（7）创伤适用型：为蛋白质、能量密度及支链氨基酸的含量较高的配方，满足能量及蛋白质的需要，以纠正患者的负能量平衡与负氮平衡。每日可提供 12 600kJ 的能量，各种营养素均符合要求，其中维生素 C、维生素 E、B 族维生素、钙、磷、铜和锌的含量均较高。适用于大手术、烧伤、多发性创伤及脓毒血症等高代谢的患者。

（8）免疫增强配方：又称免疫增强型肠内营养剂（immune-enhancing type enteral nutrition），为富含药理营养素精氨酸、谷氨酰胺、n-3 系多不饱和脂肪酸二十碳五烯酸和二十二碳六烯酸（DHA）及核糖核酸等的配方，不含乳糖和蔗糖，可满足危重患者在应激状态的特殊营养和代谢需要，有助于增强免疫防御功能，又称为免疫促进膳。

（9）先天性氨基酸代谢缺陷用制剂：①无苯丙氨酸制剂用于苯丙酮尿症；②无支链氨基酸制剂用于枫糖尿病；③无组氨酸制剂用于组氨酸血症；④无酪氨酸和苯丙氨酸制剂用于酪氨酸血症。

（二）特殊医学用途配方食品及其分类

为了规范肠内营养制剂的生产经营和临床应用，我国将其由原来归为药品管理变为作为特殊食品管理，称为特殊医学用途配方食品（food for special medical purpose，FSMP）。特殊医学用途配方食品是指为了满足进食受限、消化吸收障碍、代谢紊乱或特定疾病状态人群对营养素或膳食的特殊需要，专门加工配制而成的配方食品。该类产品必须在医生或临床营养师指导下，单独食用或与其他食品配合食用。目前该类产品按照现行的《食品安全国家标准 特殊医学用途配方食品通则》和《食品安全国家标准 特殊医学用途配方食品良好生产规范》管理。

特殊医学用途配方食品属于特殊食品，在我国实行严格的注册管理和出厂审批检验，以保障产品的质量和安全。当目标人群无法进食普通膳食或无法用日常膳食满足其营养需求时，特殊医学用途配方食品可以作为一种营养补充途径，起到营养支持作用。FSMP 包括适用于 0~12 月龄的特殊医学用途婴儿配方食品和适用于 1 岁以上人群的特殊医学用途配方食品。适用于 1 岁以上人群的特殊医学用途配方食品根据不同临床需求，又分为全营养配方食品、特定全营养配方食品和非全营养配方食品。

1. 全营养配方食品　指可作为单一营养来源能够满足目标人群营养需求的特殊医学用途配方食品。适用于需要全面营养补充和（或）营养支持且对特定营养素没有特别要求的人群，如体弱、长期营养不良、长期卧床的患者，厌食或食欲不佳需要补充营养的人群及外科手术后只能吃流质或半流质食物导致摄入不足易发生营养不良的人群。依据年龄分为适用于 1~10 岁人群的全营养配方食品和适用于 10 岁以上人群的全营养配方食品。

2. 特定全营养配方食品　指可作为单一营养来源能够满足目标人群在特定疾病或医学状况下营养需求的特殊医学用途配方食品。适用于特殊疾病或特殊生理状态下对营养素进行全面补充的人群，并可满足人群对部分营养素的特殊需求。对于伴随其他疾病或并发症的患者，应由医生或临床营养师根据患者情况决定是否可以选用此类食品。根据疾病特点分为糖尿病，呼吸系统疾病，肾病，肿瘤，肝病，肌肉衰减综合征，创伤、感染、手术及其他应激状态，炎性肠病，食物蛋白过敏，难治性癫痫，胃肠道吸收障碍，胰腺炎，脂肪酸代谢异常、肥胖、减脂手术共 13 类全营养配方食品。

3. 非全营养配方食品　指可满足目标人群部分营养需求的特殊医学用途配方食品，不适用于作为单一营养来源。由于非全营养配方食品营养素比较单一，适用于需要补充单一或部分营养素的人群，在医生或临床营养师的指导下，按照患者个体的医学状况或特殊需求而使用。主要包括营养素组件、电解质配方、增稠组件、流质配方和氨基酸代谢障碍配方等。

三、支持途径和方法

（一）支持途径

图 11-1 列出了各种肠内营养支持的途径。支持途径的选择取决于患者胃肠道解剖的连续性、消化吸收功能的完整性、EN 实施的预计时间、有无误吸风险等，应用最多的是鼻胃管和空肠造口。

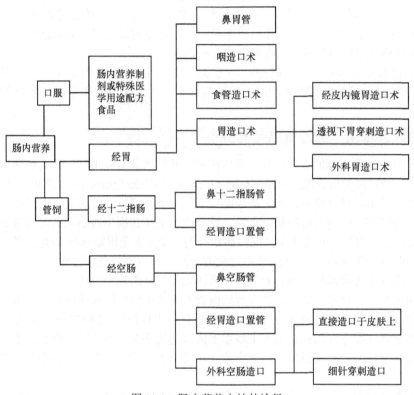

图 11-1　肠内营养支持的途径

1. 口服　即口服营养补充（oral nutritional supplement，ONS），是当膳食提供的能量、蛋白质等营养素在目标需求量的 50%～75% 时，应用肠内营养制剂或特殊医学用途配方食品进行口服补充的一种营养支持方法。通常提供 400～900kcal/d，提供方式主要包括餐间补充或小口啜饮，目的是改善营养不良、生活质量和临床结局。

ONS 的适用人群十分广泛，包括存在营养不良或营养风险的各类住院患者，能量和蛋白质摄入量较低的患者，慢性疾病患者，需要高能量饮食患者，有咀嚼和吞咽障碍患者，虚弱或食欲不振的老年人，部分接受手术或放化疗的恶性肿瘤患者等。合理的 ONS 可使各类适用患者群体在营养上、功能上、临床上以及经济学方面获益。因此，许多国家和国际营养专业机构的营养支持指南中均将 ONS 作为营养支持的重要策略之一。

2. 管饲　适用于上消化道通过障碍者，其优点在于可以保证营养液均衡输注，充分利用胃肠道的消化吸收功能。选择原则包括：满足营养需要，置管方式尽量简单、方便，尽量减少对患者的损害，患者感觉舒适，有利于长期戴管。管饲途径分为两大类：无创置管，经鼻放置导管，根据病情需要，导管远端可放置在胃、十二指肠或空肠中（图 11-2）；有创置管，根据创伤大小，又分为微创和外科手术下的各类造口（图 11-3、图 11-4），前者需在内镜的协助下进行，如经皮内镜胃造口术（percutaneous endoscopic gastrostomy，PEG）和经皮内镜空肠造口术（percutaneous endoscopic jejunostomy，PEJ）。

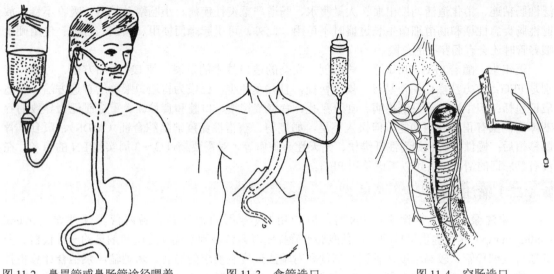

图 11-2　鼻胃管或鼻肠管途径喂养　　　图 11-3　食管造口　　　图 11-4　空肠造口

（1）鼻胃管喂养（nasogastric tube feeding）：适用于胃肠功能正常但由于各种原因引起的吞咽功能障碍，非昏迷需短期接受 EN（一般短于 4 周）的患者，如烧伤、某些胃肠道疾病、短肠综合征及接受放化疗的患者；由完全肠外营养过渡至肠外营养加 EN、由 EN 过渡至经口摄入自然食物者；因神经或精神障碍进食不足者；因口腔、咽喉、食管疾病不能经口摄食者。其优点在于胃的容量大，对肠内营养制剂的渗透性不敏感；营养物质的利用最符合生理学的规律；无创、简便、经济。缺点是存在反流和误吸的风险，饲管易脱出、堵塞，对鼻咽部有刺激，易引起溃疡、出血、坏死等，鼻窦炎、上呼吸道感染风险增加。鼻胃管喂养对胃肠道功能衰竭、肠梗阻、急腹症、消化道活动性出血、反复呕吐、胃食管反流、食管炎、食管狭窄患者不适用。因反流会将营养液吸入气管，故有发生吸入性肺炎危险的患者，宜通过鼻肠管喂养。

（2）鼻肠管喂养：鼻肠管有鼻十二指肠管和鼻空肠管。鼻肠管喂养主要针对有吞咽障碍、不能经口进食的危重患者，或肠道功能基本正常而胃功能受损的患者以及吸入风险增高的早产儿、婴儿、老年人，或手术后的早期阶段，如胃大部切除术、胰腺手术、胃肠道恶性肿瘤手术后等。对胰腺炎和胰瘘患者来说，经鼻空肠置管可减少胰腺的分泌，有利于治疗。鼻肠管喂养的优点在于迅速建立 EN 通道，解决患者营养供给问题，且鼻肠管相对鼻胃管细、长和软，不易脱管，食物到达十二指肠后不易反流，置管的舒适度较高，可大大减少痛苦。但由于营养液与胰液及胆汁混合不全，鼻肠管喂养可导致吸收不良，且有发生肠穿孔、喂养管移位（feeding tube dislodgement）的风险。高渗营养液可引起倾倒综合征。此外，鼻肠管喂养对远端肠道梗阻、小肠吸收障碍、小肠运动障碍的患者不适用。

（3）造口喂养：有咽造口（pharyngostomy）、食管造口（esophagostomy）、胃造口（gastrostomy）、空肠造口术（jejunostomy）[又称空肠喂饲（jejunal feeding，JF）]等。前两者适用于头、颈部癌症，上颌、面部创伤或先天畸形患者，但不适用于有胸部食管阻塞的患者，因可引起出血、感染、喉返神经损伤；后两者适用于昏迷、吸吮或吞咽不全、食管闭锁、食管损伤、气管食管瘘、急性胰腺炎及胃肠道手术、胰十二指肠切除术、肠瘘等手术附加造口（stoma）患者，及因长期高分解代谢致使能量和蛋白质供应不足患者。但胃造口喂养对原发性胃病、胃部肿瘤、胃排空障碍、有严重的胃食管反流的患者不适用。造口喂养的优点在于避免了对鼻腔的刺激，而且可用于胃肠减压、pH 监测、给药等。临床上，通过造口喂养实施 EN 支持应用最普遍的是空肠造口喂养，因其较少发生由于液体饮食反流而引起呕吐及误吸；喂养管可长期放置，适于需长期营养支持的患者；可与胃十二指肠减压同时进行，对胃十二指肠外瘘及胰腺疾病患者尤为适宜。但远端肠道梗阻、广泛性肠粘连、消化道活动性出血、大量腹水、肠道严重炎性疾病、小肠蠕动障碍、吸收不良、放射性肠炎急性期和肠道细菌生长过盛时不可用。此外，可引起幽门梗阻、倾倒综合征。使用硬质喂养管时还会有肠穿孔的危险。

近年来，随着 PEG、PEJ 等一些微创、安全的造口技术的发展，使 EN 更加方便、可靠，特别是 PEG，该方法操作简便易行、安全快捷，且并发症少，已成为胃造口喂养的首选方法。其适应证包括：因中枢神经系统疾病、食管穿孔、食管气管瘘、口腔和食管癌、重症肌无力导致的吞咽障碍；虽有正常吞咽功能，但摄入不足，如烧伤、获得性免疫缺陷综合征（AIDS）、厌食、骨髓移植后；慢性疾病，如囊性纤维化、先天性心脏病等。对需要超过 2～3 周实施 EN 的患者，在没有禁忌证的情况下，可以考虑采用 PEG。

（二）输注系统

1. 输注泵　采用管饲实施 EN 时，应使用 EN 专用的输注泵。肠内营养输注泵（enteral feeding pump）是可提供机械动力，且能够准确控制肠内营养制剂输注速度和剂量的一种仪器。尤其适合较细导管、较高浓度（黏稠）制剂和对输注速度有要求的患者。新型输注泵结合计算机技术，能模拟肠道蠕动，配合导管定时冲洗等功能，可优化肠内营养过程中的胃肠道耐受性，减少各类并发症，提高 EN 的有效性。该输注泵常在综合医院内科、外科、神经科、儿科及 ICU 等使用，适用于危重患者（如短肠综合征、炎性肠病、部分肠梗阻、肠瘘、急性胰腺炎等）、重大手术后患者、接受 2～3 周及以上 EN 或长期（6 个月或更长）采用 PEG 进行 EN 的患者、血糖波动较大的患者、老年卧床患者、对输注速度较为敏感的患者。当肠内营养制剂黏度较高（高能量、高营养密度配方）、直接经鼻十二指肠管或鼻空肠管喂养、需在限定时间输注、避免潜在药物与营养素的相互作用、避免短时间内输入大剂量或高渗透压的营养制剂、实施家庭肠内营养（home enteral nutrition）时，建议采用肠内营养输注泵。因输注泵是专门为管饲而设计的，故使用者应接受培训。

2. 喂养管　选择范围很广，可依据实际情况和习惯而定。临床常用喂养管的材质为橡胶、聚氨酯和硅酮。橡胶管便宜，但不能长时间耐受胃酸的侵蚀，易丧失弹性变硬。而聚氨酯和硅酮管的材料是惰性的，生物相容性好，柔顺易曲，管壁薄但结实，长期使用并发症少。因进入部位的不同，分为鼻胃（肠）管、胃造口管、空肠造口管。

3. 输注系统　由储液器和输液管组成。对商品化的瓶装液态肠内营养制剂来说，容器即储液器，而对需要调配的肠内营养制剂来说，输注袋是储液器。输液管有调速开关和可供选择的给药口，一端与储液器匹配连接，另一端直接与喂养管连接。聚氯乙烯输液管最为常用，但其中添加的增塑剂二乙基己基邻苯二甲酸酯（diethyl hexyl phthalate，DEHP）有致癌作用，建议采用其他材质的输液管。此外，储液器每 24h 须彻底清洗消毒 1 次，输液管应每 24h 更换 1 次。在患者处于极易被感染的情况下，须每次换 1 根输液管。

（三）输注方式

1. 推注法　又称定时推注、批式灌食、一次性注入，将一定量的肠内营养制剂在一定的时间内用大容量注射器（>50ml）通过喂养管缓慢推注，推注的速度不能快于 30ml/min。这种方式多用于能够活动或不想连续使用输注泵的患者。

2. 间歇滴法　即采用重力滴注的方法分次给予肠内营养制剂。将装有肠内营养制剂的容器经输注管与喂养管相连，24h 循环滴注，但有间隙休息期，如输注 3h，休息 2h 再输注，如此循环重复。这种方式可让患者有较大的活动度。

3. 整夜输注法　又称夜间输注法，或循环输注法（cyclic feeding），是在输注泵的控制下持续泵入肠内营养制剂，但输注的时间通常在夜间，白天不输。这种方式常作为口服摄入不足的补充，但应注意避免给予过多的液体。

4. 连续输注法 通常借助输注泵每天不间断地输注肠内营养制剂，最长可达 24h。应用这种方法时大多数患者能够较好地耐受。十二指肠和空肠喂养时常采用此方法。如果条件不允许，也可采用重力滴注的方法连续输注。

四、并 发 症

EN 是一种相对安全的技术，在严格掌握 EN 适应证、加强监测、重视患者原发病处理的情况下，大多数 EN 的并发症是可以避免和控制的。因此，EN 的并发症并不常见且不严重。

（一）胃肠道并发症

胃肠功能紊乱是最常见的并发症，有恶心、呕吐、腹泻、腹胀、肠痉挛、肠蠕动过强、胃出口梗阻、便秘、胰瘘、倾倒综合征等，其中以恶心、呕吐和腹泻最为常见。可能与输注速度过快，以及选择的制剂不适合患者的病情有直接的关系。

（二）代谢性并发症

代谢性并发症主要包括水中毒、电解质紊乱、高/低血糖，常见的有输入水分过多、脱水、非酮性高渗性高血糖、肝功能异常及电解质和微量元素紊乱，如高/低钾血症、高/低钠血症、高/低磷血症等。防治策略是要加强血糖、血生化指标、肝功能监测，严格记录出入水量，根据病情选择相应的肠内营养制剂。

（三）感染并发症

感染并发症主要有误吸引起的吸入性肺炎、营养制剂及输送系统器械管道污染所致的肠炎、腹泻、胰腺和胰周，甚至全身感染。

（四）机械并发症

此类并发症主要与喂养管的大小、质量、置管位置有关，也与医生置管的经验有关。主要包括导管阻塞、喂养管的移位、脱落、接触部黏膜表面坏死、溃疡和脓肿，常导致鼻咽部糜烂、鼻窦炎、中耳炎、腮腺炎，还有喉部水肿引起的声嘶、颅内感染、气胸、纵隔气肿、肺炎、肺脓肿、食管炎、食管溃疡、气管食管瘘、消化道穿孔、腹膜炎和伤口感染等。

五、临床监测

对实施 EN 的患者应定期进行周密的临床监测与评估，以便及时发现、应对和处理相应并发症，了解营养支持治疗效果和重要脏器的功能状态，及时调整营养支持治疗方案。根据患者的具体情况确定检查次数，一般以每周一次为宜（表 11-1）。

表 11-1 肠内营养监测方案

监测类型	症状
胃肠道耐受性监测	恶心、呕吐、腹泻、便秘、腹胀
营养及代谢监测	体重、血清钾/钠/钙/镁/磷等电解质水平、酸碱平衡、血糖、尿素氮、出入量、肝肾功能
机械性监测	每次使用前确认导管通畅性和位置、导管固定情况，有无断裂、渗漏、导管定期更换

为防止遗漏重要的监测项目，可列出核对清单（表 11-2）。

以下方面应予以特别关注。

（1）导管位置、固定情况及相关感染的监测。

（2）输液系统、输入速率、浓度的监测。微沉淀物或结晶易引起导管阻塞，应经常检查导管、过滤装置、输注泵及各个连接点通畅情况，定期清洗和更换喂养管和容器。

（3）营养及体液平衡的监测。包括营养状况判定，尿中的尿素氮测定，血中的电解质、水的出入量的监测，氮平衡、血糖和肝肾功能的测定。

（4）相关并发症的监测。有无胃肠并发症的症状与体征，如胃潴留、腹胀、腹痛等。

（5）EN 支持的效果和对免疫功能的影响。

表 11-2　管饲监测的核对清单

喂养管的位置：＿＿＿＿＿＿＿＿＿＿＿＿＿

以下事项待检查：

1. 在管饲前，应确认管端的位置。胃内喂养以吸引胃内容物证实。若胃内无内容物或管端应在十二指肠或空肠，应以 X 线片证实

2. 鼻胃管喂养时，床头抬高 30°或 45°

3. 肠内营养制剂名称：＿＿＿＿＿＿＿＿＿＿＿

体积＿＿＿＿＿＿ml，浓度＿＿＿＿＿＿%，速率＿＿＿＿＿＿mL/h，预计＿＿＿h 输毕

4. 每次输注的肠内营养制剂悬挂时间不得超过 8h

5. 胃内喂养开始时，每隔 3～4h 检查胃残留的体积，其量不应大于前 1h 输注量的 2 倍。当肠内营养制剂的浓度和体积可满足需要和能耐受时，每日检查胃残留 1 次，其量不应大于 150ml。若残留物过多，应停止输注数 h，或降低速率。凡胃排空延缓者，不宜肠内喂养

6. 每周称体重

7. 记录每日的进出量，肠内营养制剂的体积和其他摄入的水分分开记录

8. 每日更换输注管和肠内营养容器

9. 每次间歇输注后或投给研碎的药物后，以 20ml 水冲洗喂养管

10. 因其他原因停输后，亦以 20ml 水冲洗喂养管

11. 在开始喂养的前 5 日，每日由营养师记录能量及蛋白质（氮）的摄入量。在肠内营养输入恒定后，每周记录 1 次

12. 喂养开始前及喂养的第 1 周，每日检查全血细胞计数，进行血液化学分析，以后每周 2 次

13. 每日上午 8 时收集 24h 尿，分析尿素氮

（单毓娟）

第二节　肠外营养

肠外营养（parenteral nutrition，PN）又称静脉营养（intravenous nutrition，IVN），是通过胃肠外（静脉）途径为人体代谢需要提供基本营养素的营养支持疗法。主要适用于 EN 不能满足人体代谢需求或不宜给予 EN 的各类患者，也可与 EN 联合应用。患者需要的基本营养素均经静脉途径输入、不经胃肠道摄入，称为全肠外营养（total parenteral nutrition，TPN）；当 EN 无法满足能量的目标需求量（≤60%）时，通过静脉途径补充所需营养素，称作部分肠外营养（partial parenteral nutrition，PPN），又称补充性肠外营养（supplementary parenteral nutrition，SPN）。

一、适应证和禁忌证

（一）适应证

肠外营养适应证（indications for parenteral nutrition）不是一成不变的，需根据患者是否能从肠外营养支持治疗中获益来确定，包括症状的改善、生活质量的提高、并发症和死亡率的降低、疾病的加速康复。此外，还有一些功能性的改善（如提高肌力、改善疲劳、加速创伤愈合速度、增强免疫功能）和身体重量或成分的改善（如增加瘦体重，特别是肌肉组织）。总的来说，凡需要营养支持，但又不能或不宜接受 EN 的疾病或状况均为 PN 的适应证。此外，临床上许多患者虽然能够接受 EN，但由于疾病等原因，无法通过 EN 满足机体的能量和蛋白质目标需要量，也需要

通过 PPN 补充。美国肠外肠内营养学会（ASPEN）根据疗效显著程度将 TPN 支持治疗分为有显著疗效的强适应证、对治疗有益的中适应证、疗效不确定的弱适应证。然而，实际的临床情况往往十分复杂，对某一疾病或状况很难简单地确定其疗效是否一定显著。

肠外营养适应证主要包括：①有重度营养风险或蛋白质-能量营养不良，经口或经肠道营养素摄入不足，且短期内（10～14d）无法恢复正常饮食者；②胃肠道功能障碍；③肠梗阻、消化道瘘、短肠综合征；④重症活动期炎性肠病，无法耐受 EN 支持；⑤重症胰腺炎，EN 出现不良反应或能量供应不足时，需联合应用 PN；⑥重症胰腺炎，无法耐受 EN；⑦放射性肠炎。

（二）禁忌证

肠外营养禁忌证（contraindications for parenteral nutrition）主要包括：①严重水、电解质紊乱，酸碱平衡失调；②休克、器官功能衰竭终末期。

二、肠外营养制剂

肠外营养制剂（parenteral nutrition preparation）是按照药品生产要求用各种中小分子营养素制成的符合标准的静脉输注液，是用于肠外营养的各种产品的统称，又称肠外营养液（parenteral nutrition solution），或肠外营养药（parenteral nutrition medicament）。通常是将多种产品经静脉途径联合使用（也可单用），以保证患者获得适宜的营养物质和足够的水分，促进康复，改善预后，有些患者甚至完全依赖肠外营养制剂生存。

肠外营养制剂既有普通输液制剂的共同特点，又有比普通输液制剂更高的质量要求，主要表现在：① pH 应在人体血液缓冲能力范围内；②渗透压适当；③无菌、无致热原；④微粒异物的直径不能超过 10μm；⑤无毒性，不能含有引起过敏反应的异型蛋白质；⑥相容性、稳定性好；⑦使用方便、安全。

为提高包括肠外营养液在内的静脉用药质量，促进静脉用药合理使用，保障静脉用药安全，应将传统分散于各病区护理站调配的方式，改为集中到药学部门管理、在调配室中调配的管理方式，设置静脉用药调配中心（室）（pharmacy intravenous admixture service，PIVAS），将肠外营养液的调配从开放环境转移到洁净环境中进行，统一肠外营养液的调配和供应，使其符合《静脉用药集中调配质量管理规范》的要求。集中调配静脉用药应当严格按照《静脉用药集中调配操作规程》执行。国家卫生健康委员会办公厅 2021 年 12 月 10 日印发的《静脉用药调配中心建设与管理指南（试行）》主要适用于二级以上医疗机构静脉用药调配中心建设和管理。

（一）葡萄糖注射液

葡萄糖是人体最主要的能量来源，是肠外营养液中唯一的糖类（碳水化合物）。为了提供足够的能量，在肠外营养配方（parenteral nutrition formula）中常用高浓度（25%～50%）的葡萄糖注射液（glucose injection，dextrose injection），一般每日提供糖 200～250g，总量不应＞400g/d，输注速度不应＞5mg/(kg·min)，输注太快易引发高血糖、糖尿（glucosuria）及高渗性脱水。推荐危重患者的最大输注速度为 3～4mg/(kg·min)。高浓度葡萄糖溶液的渗透压高，只能经中心静脉途径输注，经外周静脉输注时，葡萄糖的浓度不应＞10%，否则易发生血栓性静脉炎。

在应激状态下，葡萄糖的转换率升高 2～3 倍，但氧化率却并没有等比例增加，大量输注葡萄糖会增加呼吸商（respiratory quotient，RQ），加重呼吸肌负担。此外，胰岛素抵抗和一些反调节激素（如儿茶酚胺、胰高血糖素、皮质醇）分泌增加也会影响葡萄糖的摄取和氧化。

一般情况下，机体的葡萄糖代谢以有氧氧化（aerobic oxidation）为主，在组织缺氧和需要迅速增殖细胞的情况（创伤、感染、生长）下，糖酵解（glycolysis）和磷酸戊糖途径（pentose phosphate pathway）代谢增强。糖酵解产生的乳酸可通过糖异生作用代谢成葡萄糖，磷酸戊糖途径可为机体提供重要的还原产物 NADPH 和核酸。因此，肠外营养液中的葡萄糖不仅可作为能量底物，还能参与机体的生长、细胞再生、免疫细胞增殖和其他合成过程。

（二）脂肪乳剂

脂肪乳剂（fat emulsion）简称脂肪乳，是以小肠乳糜微粒为模型发展而成，其粒径和生物特性与乳糜微粒相似，一般控制在 0.4～1μm。人肺部的微血管直径约为 5μm，如果脂肪乳剂的粒径超过 5μm，不仅会引起肺栓塞，还可能被内皮系统免疫细胞吞噬，引起氧化反应，造成组织损伤。

不同品牌的脂肪乳基本构成相似，包括水、三酰甘油（TG）、乳化剂（大多为蛋黄卵磷脂）、稳定剂（甘油，部分产品还添加油酸钠），但 TG 的来源有所不同。用于制造脂肪乳的油脂有大豆油（soybean oil）、红花籽油（safflower oil）、椰子油（coconut oil）、橄榄油（olive oil）、鱼油（fish oil）。大豆油、红花籽油的脂肪酸均为长链脂肪酸，且含有较多的多不饱和脂肪酸；椰子油主要由中链饱和脂肪酸构成；橄榄油的脂肪酸大部分为长链单不饱和脂肪酸（油酸）；鱼油则富含长链 n-3 系多不饱和脂肪酸——EPA 和 DHA。脂肪乳除可提供能量外，还可提供必需脂肪酸。

含有脂肪乳的肠外营养液是一种安全、平衡、重要的营养支持复合物。脂肪乳既可以和葡萄糖、氨基酸及其他各种微量营养素在一个输液袋中配制成"全营养混合液"，又可通过 Y 形管或三通管与葡萄糖或氨基酸混合，经中心静脉和外周静脉输注。脂肪乳有如下特点：①影响脂肪乳渗透压的因素是甘油而不是脂肪（脂肪的渗透压为 0），其渗透压与血液相似，可经外周静脉输入，且无渗透性利尿作用。②与高渗葡萄糖、电解质溶液同时输入时，可降低营养液的渗透压，减少营养液对血管壁的损伤；③能量密度高，脂肪释放的能量是碳水化合物的 2 倍，可在输入液体总量不变的情况下获得更多能量，且氧化不依赖胰岛素；④脂肪乳中的脂肪颗粒与乳糜微粒相似，可不经肝脏代谢，被脂肪组织、骨骼、心肌等处微血管内壁上的脂蛋白脂肪酶分解后，进入组织细胞中，不会给肝脏带来额外负担。

临床上应用的脂肪乳规格有 10%、20% 和 30% 注射液，可单独使用，也可作为配制"全营养混合液"的主要成分使用，一般提供的能量占总能量的 30%～50%。脂肪代谢紊乱、动脉硬化、肝硬化、血小板减少等患者慎用，休克、严重脂质代谢紊乱（如高脂血症）患者禁用。500ml 10% 的脂肪乳可产生 1.88MJ 的能量，一般输入量不超过 3g/(kg·d)。20% 脂肪乳所含的磷脂量与等容量的 10% 脂肪乳相同，而能量增加一倍。因此，提供的能量相同时，用 20% 脂肪乳可使磷脂摄入量减少，避免高磷脂输入后可能发生的体内脂代谢异常。入水量受限制的患者（如心、肾功能不佳的水肿患者），选择 20% 脂肪乳更为合适。糖类和脂肪是能量最主要、最有效的来源，它们在氧化过程中产生的能量称为非蛋白质热卡（non-protein calorie，NPC）。蛋白质用于供能时，不仅损失其组织修复和生理调节的功能，而且还因在代谢过程中产生尿素等含氮化合物而额外增加了机体的能量消耗。为充分发挥蛋白质的效用，必须供给充分的 NPC。PN 最佳的非蛋白质能量来源应是由糖类和脂肪组成的双能源系统。NPC 提供的能量应占总能量的 85% 左右，其中糖类（主要是葡萄糖）提供的能量占 NPC 的 50%～70%，脂肪乳提供的能量占 NPC 的 30%～50%。在创伤等应激状态下，血糖浓度增高，机体对糖的利用下降，而脂肪廓清加快，可适当增加脂肪乳的供给而相对减少葡萄糖的用量，使两者提供的能量各占 50%，既可减少葡萄糖的用量，降低与高糖输入有关的风险，又可提供必需脂肪酸。脂肪乳的呼吸商（0.7）低于碳水化合物的呼吸商（1.0），比等能量的糖溶液产生的 CO_2 少，对呼吸道受损的患者有利。一般来说，成人脂肪乳的每天用量为 1～2g/kg。不同患者对不同脂肪乳的廓清能力存在差异，故输入量和输注速度需根据具体情况而定。输注太快可出现急性反应，如发热、畏寒、心悸、呕吐等。通常 10% 的溶液在最初的 15～30min 输注速度不要大于 1ml/min，半小时后可逐渐加快。常用的脂肪乳有以下 6 种。

1. 长链脂肪乳（long-chain triglyceride fat emulsion，LCT fat emulsion） 是含有 12 个以上碳原子的 LCT，主要来自大豆油或大豆油/红花籽油，以卵磷脂为乳化剂，含少量甘油以调节渗透压，为白色乳剂，必需脂肪酸达 60% 以上。当实施较长时间（7d 以上）静脉营养时，可为患者提供足够的必需脂肪酸。但长链脂肪乳的亚油酸含量过高，尤其是以大豆油为基质时，而抗氧化剂含量较低，在创伤、感染等高代谢状态时，会抑制淋巴细胞、单核细胞及中性粒细胞的增殖和活性，使机体免疫功能受损，脂质过氧化增加，导致危重患者感染和发生脓毒症的概率增大。

2. 中长链脂肪乳（medium-chain triglyceride/long-chain triglyceride fat emulsion，MCT/LCT fat emulsion） 为大豆油和椰子油的物理混合制剂。其中 LCT 含有的碳原子数大于 12 个，来源于大豆油；MCT 含有的碳原子数为 6～12 个，主要来源于椰子油。MCT 的水溶性更好，水解速度快且完全。在血液循环中，与长链脂肪酸相比，中链脂肪酸较少与白蛋白结合，也不易被酯化，且 MCT 的分子量小，水溶性大，穿过线粒体膜时较少依赖肉毒碱，在血浆中的半衰期仅为 LCT 的 1/2，因氧化快速完全、不在脂肪组织中储存，故形成的体脂少，较少引起肝脏脂肪浸润，对肝功能、胰岛素分泌刺激小。MCT 的生酮作用、促进蛋白质合成的能力大于 LCT，不适用于肝硬化、糖尿病等患者，适用于肝功能轻度异常者或需较长时间输入脂肪乳剂者。

MCT 不含必需脂肪酸，为保证必需脂肪酸的供给，减少 MCT 的神经毒性，临床上应用最广泛的中/长链脂肪乳剂是将 MCT 与 LCT 按 1∶1 的比例物理混合而成，还含有少量的精制卵磷脂、甘油，其特点是既含 50% 可快速转换的中链脂肪酸，也可提供必需脂肪酸。但等量、等浓度的 MCT/LCT 提供的必需脂肪酸只有 LCT 的一半左右。

3. 结构型中/长链脂肪乳（structured MCT/LCT fat emulsion） 是通过化学或酶修饰的方法在同一甘油分子骨架上进行酯化、随机结合中链和长链脂肪酸而形成的以结构型三酰甘油（structured triglyceride，STG）为主要成分，也含有部分中链脂肪酸和长链脂肪酸的脂肪乳剂。与物理混合的中/长链脂肪乳剂相比，结构型中/长链脂肪乳剂更符合人体的生理代谢特点，对患者的肝功能影响更小，可以更好地提高前白蛋白和白蛋白水平，纠正氮平衡，提高肝脏的耐受性，缩短住院时间，节省医疗花费。

4. 橄榄油/大豆油混合脂肪乳（olive oil/soybean oil mixed fat emulsion） 含有 80% 纯化的橄榄油、20% 精制大豆油，以卵磷脂为乳化剂，含少量甘油。特点是含 65% 的单不饱和脂肪酸，20% 的必需脂肪酸，所含的 α-生育酚可减少脂质过氧化，安全性和耐受性良好。适用于不能口服或管饲、口服或管饲摄入不足，需 PN 补充脂肪的患者。

5. 鱼油脂肪乳（fish oil fat emulsion） 含有精制鱼油、甘油、精制卵磷脂，为 n-3 系多不饱和脂肪酸乳剂，用于调节 n-3 和 n-6 系多不饱和脂肪酸的比例，有助于调节免疫功能，一般不单独输注，常与其他脂肪乳混合使用。常用的比例为鱼油∶其他脂肪乳剂 =15∶85。适用于全身炎症反应综合征（systemic inflammatory response syndrome，SIRS）较严重的危重患者、需通过静脉途径提供适当比例 n-3 系和 n-6 系多不饱和脂肪酸的患者、对大豆脂肪乳过敏的患者。

6. 全合一脂肪乳（all-in-one fat emulsion） 又称 SMOF 脂肪乳剂，SMOF 的每一个字母代表一种脂肪来源。S 代表大豆油（soybean oil）、M 代表椰子油来源的 MCT、O 代表橄榄油（olive oil）、F 代表鱼油（fish oil）。这种脂肪乳是上述四种油脂 30∶30∶25∶15 的混合物，且添加了维生素 E。在这个混合体系中，减少了 n-6 系多不饱和脂肪酸的含量，增加了 n-3 系多不饱和脂肪酸的含量，n-6 系多不饱和脂肪酸与 n-3 系多不饱和脂肪酸的比值大约是 2.5∶1，且富含单不饱和的 n-9 系脂肪酸油酸和可迅速供能的 MCT，维生素 E 含量充足且植物固醇含量较低。这种脂肪乳长期使用时在耐受性、调节机体的免疫功能、对肝功能的保护方面都显示出独特的优势。

（三）氨基酸

市场上有不同浓度、不同配方的复方氨基酸注射液（compound amino acid injection）。氨基酸注射液是 PN 的基本供氮物质，由人工合成的结晶左旋氨基酸配制而成，包括必需氨基酸与某些非必需氨基酸。复方氨基酸制剂中氨基酸的配比模式常以人乳、全蛋及血浆游离氨基酸为依据。除了可提供能量外，氨基酸溶液主要用于提供氮源，维持正氮平衡，促进蛋白质合成、组织愈合及合成酶和激素，具有纯度高、含氨量低、不良反应小、利用率高等特点。氨基酸含有一个酸性的羧基（—COOH）和一个碱性的氨基（—NH$_2$），这种两性的分子特征具有一定的缓冲作用，在"全营养混合液"中对脂肪乳剂有一定的保护作用，但由于不同的产品中氨基酸种类与含量不尽相同，其缓冲能力不能一概而论。

尚无证据确定最佳的氨基酸组成配方。如果没有代谢限制，推荐选用平衡氨基酸溶液。

1. 平衡氨基酸 成人用的含 13～20 种氨基酸，包括 8 种必需氨基酸。不同品牌的各种氨基酸的含量不同，通过说明书可了解含氮量及各氨基酸含量。适用于需经静脉提供氮源的患者。严重氮质血症、肝性脑病昏迷、有向肝性脑病昏迷发展倾向、严重肝功能不全、严重肾衰竭或尿毒症、氨基酸代谢障碍、对产品过敏的患者不可用。

大量快速输入可导致酸碱失衡。大量应用或与电解质并用时，应注意电解质和酸碱平衡。输注时应控制速度，尤其是加入葡萄糖注射液而呈高渗状态并由外周静脉输注时。与其他液体或药物混合可能会增加理化性不相容和微生物污染的风险，故应确定药物间的配伍特性后才能混合，且操作时应严格无菌。

2. 肝病适用型氨基酸 为支链氨基酸含量高的制剂，还可提供一定量的其他氨基酸。非肝源性氨基酸代谢紊乱、肾衰竭伴病理性非蛋白氮增高、酸中毒、严重水潴留的患者禁用。使用时应密切注意水、电解质和酸碱平衡。

3. 肾病适用型氨基酸 可提供 8 种必需氨基酸，有的产品还含有一定比例的其他氨基酸。氨基酸代谢紊乱、严重肝功能损害、心功能不全、中重度水肿、低钾血症、低钠血症患者禁用。

4. 谷氨酰胺双肽制剂 属于药理营养素（pharmaconutrient）。药理营养素是在应激状态下具有调节免疫功能、调理炎症反应状态、维护肠黏膜屏障和影响内分泌功能等特殊作用的营养素，如谷氨酰胺、谷氨酰胺双肽、精氨酸、n-3 系多不饱和脂肪酸等。由于谷氨酰胺在水溶液中和长时间保存时不稳定，并且溶解度很低（约 3g/L，20℃），故将其制成双肽，使用时单独添加。大量人体和动物实验证实了谷氨酰胺对免疫和胃肠道功能的重要性，谷氨酰胺双肽不仅安全，还可改善患者的临床结局，如降低外科和重症患者的感染风险、缩短住院时间。适用于外科和重症患者实施 TPN 时，常用剂量为 0.5g/(kg·d)。

（四）微量元素制剂

有供成人用的复方微量元素制剂和专供儿科用的微量元素制剂。目前临床上有可供配制"全营养混合液"使用的复方微量元素制剂，每支的各种微量元素的含量可满足成人每日的正常需要量。

（五）维生素制剂

用于配制"全营养混合液"的维生素制剂多为复方制剂，有只含水溶性维生素或脂溶性维生素的，也有含脂溶性和水溶性维生素的。有适用于成人及 11 岁以上儿童的，也有适宜 11 岁以下儿童的。应用时加入"全营养混合液"或脂肪乳剂内。目前临床上供配制"全营养混合液"使用的复方维生素制剂每支的含量可满足成人每日的正常需要量。

（六）电解质制剂

配制"全营养混合液"常用的电解质制剂均为单一制剂，主要有各种浓度的氯化钠、氯化钾、碳酸氢钠、葡萄糖酸钙、氯化钙、硫酸镁、乳酸钠、谷氨酸钠、谷氨酸钾、甘油磷酸钠注射液。一般稀释在营养制剂中滴注。常用于 PN 的电解质制剂有 10% 氯化钠、10% 氯化钾、10% 葡萄糖酸钙、25% 硫酸镁及甘油磷酸钠（每支 10ml，含无水甘油磷酸钠 2.16g，相当于磷 10mmol、钠 20mmol）等。

（七）水

体液平衡为机体细胞正常代谢提供所必需的内环境，也是维持机体生命及各脏器生理功能的必备条件。需从体外获取、丢失到体外、因疾病导致体液在体内腔隙间流动三个角度来考虑水及电解质平衡的问题。

水的需要量与能量的摄取有关，每 4.184kJ（1kcal）能量的需水量为 1.0ml。成人每天大约需能量 10 460～12 552kJ（2500～3000kcal），需水 2500～3000ml，有额外丢失时，水量需增加，有心、肺及肾疾病时需限制水量。计算体液平衡时，还应考虑代谢产生的水，每代谢 1g 蛋白质、碳水化合物和脂肪分别产生代谢水 0.41ml、0.60ml 和 1.0ml。肠外营养的液体需要量基本上是 1ml/kcal，成人以每天 3000ml 左右为宜。

配制营养液用水应为灭菌注射用水，或通过 0.9% 氯化钠、5% 葡萄糖、葡萄糖氯化钠注射液补充。

三、支持途径和方法

选择 PN 的支持途径和方法，需考虑以下因素：患者的病情、营养需求、以往的静脉置管史、静脉解剖走向、出凝血功能、预计实施 PN 的持续时间、外周静脉的生存力、中心静脉置管的危险、肠外营养液的情况、护理环境（住院与否）、原发疾病的性质、潜在疾病及操作者的技术熟练程度等。

（一）输注途径

1. 外周静脉置管（peripheral venous catheterization，PVC） 又称外周静脉导管插入术，即将外周静脉导管（peripherally inserted catheter，PIC）通过穿刺置入外周静脉内，建立临时性静脉通道。这种置管方法操作简便、易于掌握，置入后即可使用，导管可保留数小时或数天。适宜于实施 PN＜10d、肠外营养液的渗透压＜900mOsm/L 且 pH＞5.2 时应用。常选择血流速度快、走向直、粗大、解剖位置较为固定、远离关节的上肢或下肢表浅静脉，如贵要静脉、头静脉、肘正中静脉、大隐静脉、颈静脉、头皮静脉等穿刺。首选上肢远端静脉，一般不选择下肢静脉，以免发生静脉栓塞和血栓性静脉炎，但儿童例外。含葡萄糖＞10% 和/或含蛋白质＞5%、pH＜5 或＞9、渗透压＞500mOsm/L 的营养液，不适合经外周静脉输注。否则，应稀释后输注。但为了满足营养需求，输注的液体总量较大，如果患者可耐受的液体总量≥2000mL/d，短时间（＜10d）给予 PPN 或 PPN 加 EN 是可行的。

2. 中心静脉置管（central venous catheterization，CVC） 又称中心静脉导管插入术，主要包括经皮中心静脉置管（percutaneous central venous catheterization，PCVC）和经外周静脉穿刺的中心静脉置管（peripherally inserted central catheterization，PICC）。前者常选择的穿刺部位有锁骨下静脉（图 11-5）、锁骨上静脉（图 11-6）、颈内静脉（图 11-7）、颈外静脉、股静脉，导管尖端位于上腔静脉或下腔静脉，其中以锁骨下静脉、颈内静脉最为常用，尤其是锁骨下静脉，而股静脉发生血栓栓塞和感染并发症风险高，不推荐用于 PN；后者常选择的穿刺部位是贵要静脉、肘正中静脉、头静脉、肱静脉、颈外静脉（新生儿可通过大隐静脉、颞静脉、耳后静脉等），尖端位于上腔静脉或下腔静脉，其中贵要静脉、肘正中静脉、头静脉最常用。另外，还可采用隧道式

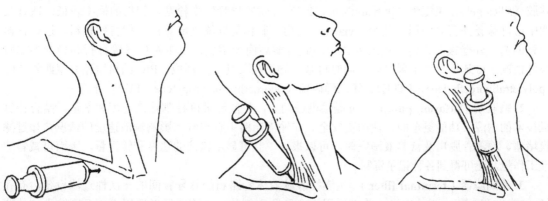

图 11-5 经锁骨下静脉置入上腔静脉　图 11-6 经锁骨上静脉置入上腔静脉　图 11-7 经颈内静脉置入上腔静脉

中心静脉置管（tunneled central venous catheterization，TCVC）、完全置入式静脉输液港（totally implantable venous access port，TIVAP）简称输液港（port）、超声引导下中心静脉置管（ultrasound-guided central venous catheterization，US-CVC）等输注途径。输液港是完全置入人体内的闭合输液装置，包括尖端位于上腔静脉的导管部分及埋植于皮下的注射座。

上腔静脉被选作中心静脉置管的部位是因其管径粗，液体流速快，血流量大，输入的液体很快地被血液稀释，不对血管壁形成刺激，不受浓度和速度的限制，而且能在24h内持续输注，从而最大限度地满足机体的营养需要，同时还能减少反复穿刺外周静脉给患者带来的痛苦，避免四肢浅表静脉栓塞、炎症等并发症。对较长时间不能利用胃肠道，或机体营养需求量增加，或有较多营养丢失的患者，特别是先前外周静脉置管使用高渗葡萄糖作为能量来源时，经中心静脉置管更能显示其使用价值。

CVC适合长期（>2周）应用。需长期PN支持、输注的液体量受限以及营养需求较高的患者，应选择CVC。

PCVC会引起血胸、气胸、神经和淋巴管（胸导管）损伤等较为严重的并发症，而PICC则可避免这些并发症的发生。PICC还有以下优点：导管留置时间较长，可留置近2年，减少了穿刺次数，适用于长期接受治疗的患者，更易被患儿及家长接受。但是，这种置管途径的走行距离长，穿刺难度大，导管尖端置管到位的准确性较差，血栓性静脉炎的发生率较高，而且流速较慢，对液体量需求较大的患者需借助输液泵以加快流速。PICC的优缺点见表11-3。

表11-3　PICC的优缺点

优点	缺点
由受过专门训练的注册护士插入	需有适宜的外周静脉
可以在家庭环境中植入患者体内	需要X线检查放置位置
导管留置时间较长（几周到几个月，甚至2年）	需要每周护理和保养
导管，有单腔、双腔、三腔等类型可用	手臂活动受限

（二）输注系统

1. 导管　分为外周静脉导管和中心静脉导管。外周静脉导管系使用穿刺针进行外周静脉（四肢的表浅静脉）穿刺以建立静脉通道时使用的穿刺导管。中心静脉导管系通过颈内静脉、锁骨下静脉、股静脉等穿刺，置入上腔静脉或下腔静脉的导管，有单腔、双腔、三腔等类型，侧壁多附有不透X线的材料，用于PN、静脉补液及中心静脉压测定。

CVC的材质有多种：聚氯乙烯（polyvinyl chloride，PVC）、聚丙烯（polypropylene，PP）、聚乙烯（polyethylene，PE）等硬质导管的置管成功率较高，但感染和机械性并发症的发生率高；硅胶（silica gel）、聚氨酯（polyurethane，PU）等软质导管发生栓塞、创伤的概率较低，适宜长期中心静脉肠外营养使用。凡纶（vialon）是用于制作静脉输液导管的专门特殊材料，这种材料导管的内、外壁极其光滑，进入人体后因温度增高而变柔软，很少发生导管打折和导管尖端破损等情况，可延长导管留置时间，同时可减少导管相关性血栓形成。PIC的材质还有聚四氟乙烯（polytetrafluoroethylene，PTFE）、氟乙烯丙烯（fluoroethylene propylene，FEP）等。

2. 输液泵（infusion pump）　可提供机械动力，且能够准确控制输液速度和剂量。结合计算机技术的输液泵功能更全面，使用更安全。在输液通路中有空气和影响输液速度的情况，如过滤膜堵塞、输液管脱出及营养液滴完时，可以报警，并可显示输液的速度和输液量，因而可减轻护理工作量，还可得到各种记录资料。

3. 终端滤器（terminal filter）　是连接静脉液体管路和静脉导管间的一次性过滤设备，有孔径0.22μm和1.2μm两种规格。前者适用于含脂肪乳剂的营养液，后者适用于不含脂肪乳剂的营养液。1.2μm的终端滤器还具有去除人工配制的"全合一输液袋"中的肠外营养液内部微生物及微粒的作用。

4. 输液袋

（1）多腔袋：为适应临床需求和方便使用，出现了工业化生产的多腔袋（multi-chamber bag，MCB），主要是三腔袋（triple-chambered bag，TCB）和双腔袋（dual-chambered bag，DCB）。MCB 带有分隔腔结构，可延长营养液的保存期限，每个腔内含不同的营养组分，输注前挤压，使腔间间隔条分离，各组分即相互混合，其内含有人体代谢所需的基本营养素，且配比相对标准化。考虑到稳定性问题，MCB 均不含维生素和微量元素，使用时可根据需要加入维生素、微量元素、电解质和附加液体。

TCB 是分别装入脂肪乳、氨基酸和葡萄糖，隔成三个相对独立腔室的特制软袋，使用时挤压软袋，中间间隔打开，3 种液体很快地充分混合。采用 TCB 输注能够较好地体现"全合一（all-in-one，AIO）"输注肠外营养的理念，与分瓶输注营养液和人工配制营养液综合比较有较多优势。

DCB 是分别含有多种氨基酸电解质溶液、葡萄糖电解质溶液，隔成两个相对独立腔室的特制软袋，使用时挤压软袋，中间间隔打开，两腔液体混合，为人体提供蛋白质合成原料及糖类。DCB 仅含葡萄糖和氨基酸，脂肪乳在使用时根据具体情况添加，以适应不同患者的需求，同时也能更好地保证脂肪乳的稳定性。

（2）三升袋（three litre bag）：是临床上对一次性肠外营养输液袋的简称。三升袋中的营养液含有人体需要的各种营养成分，是人工配制的全营养混合液，通过静脉输注可以满足人一天的最基本营养需要。因正常人每天需要的液体量是 2500ml，需实施 PN 的患者都有一定程度的脱水，需要补液，平均补液量大约是 3000ml，因此将全营养混合液配制在三升袋中。三升袋营养液的配制采用即配即用的方式，应按规定的人工配制肠外营养液的顺序进行，并在严格无菌的环境中操作。

总体而言，PN 的规范化应用提倡全营养混合液。其中，人工配制的三升袋主要用于病情特殊或多变、需要营养干预的患者，MCB 主要用于病情稳定的营养不良或高营养风险患者。

（三）影响肠外营养液稳定性和相容性的因素及肠外营养液的配制

1. 肠外营养混合液的稳定性和相容性　肠外营养混合液的稳定性和相容性受多种因素的影响。把握不当，会使其中的有效成分含量降低，疗效下降，甚至对患者的健康造成损害。

（1）在高温或久置条件下，葡萄糖分子中的羧基（—COOH）与氨基酸分子中的氨基（—NH$_2$）可能发生美拉德反应（Maillard reaction），使混合液变成褐色。

（2）脂肪乳剂是用乳化剂和机械力将微小的油滴均匀地分散在水相中构成的两相体系，将脂肪乳剂加入肠外营养混合液中，有多种因素可导致出现"破乳"（demulsification）现象，即乳状液的分散相小液珠聚集成团，形成大液滴，油水两相分层析出。如果油滴的粒径超过 5μm，易引起肺部栓塞。

脂肪乳剂的稳定性受混合液的 pH、氨基酸浓度、葡萄糖浓度、电解质浓度、脂肪酸种类及引起脂质过氧化的因素的影响。pH<5，会出现"破乳"现象。加入液体的总量会影响混合液的pH，故混合液的总体积应不小于 1500ml，不大于 3000ml。氨基酸分子是两极分子，有一定的缓冲作用，对脂肪乳有一定的保护作用。氨基酸浓度低时，对混合液的缓冲能力变差，脂肪乳也趋于不稳定。混合液的氨基酸总浓度应≥2.5%。高渗葡萄糖溶液为酸性液体，pH 为 3.2～5.5，50%的高渗葡萄糖液会使脂肪乳直接发生"破乳"。因此，在配制过程中勿将脂肪乳与酸性的葡萄糖溶液直接混合，葡萄糖的终浓度以 3.3%～23% 为宜。电解质、微量元素也影响脂肪乳的稳定性。阳离子的价位和浓度是影响脂肪乳剂稳定性的主要因素，浓度越高对脂肪乳的稳定性影响越大。三价阳离子（如 Fe^{3+}）的作用强于二价阳离子（如 Ca^{2+}、Mg^{2+}），一价阳离子（如 Na^+、K^+）虽然作用较弱，但如果达到一定的浓度，也会产生"破乳"。因此，混合液中一价阳离子（Na^+、K^+）的浓度应<150mmol/L；二价阳离子（Ca^{2+}、Mg^{2+}）的浓度应<10mmol/L。应避免将电解质、微量

元素直接加入脂肪乳中，未经稀释的浓电解质溶液不应与脂肪乳直接接触。在其他条件保持一致的情况下，MCT/LCT 脂肪乳的脂肪粒径较小，稳定性高于 LCT 脂肪乳。有氧气存在时，PUFA 会发生过氧化反应。脂质过氧化可能加剧处于应激状态的患者的炎症反应和免疫功能紊乱，进而影响组织器官的功能。有些脂肪乳制剂含维生素 E 等抗氧化剂，有抗脂质过氧化作用。应用透气性较差的多层袋、避光和应用避光输液装置等可减少混合液中过氧化物的产生。

（3）随着储存时间的推移，微量元素锌、铜、锰的含量下降，温度越高，下降速度越快。电解质可吸引水分子，有水化作用，可使混合液中的胶粒因表面水化膜脱水而聚合，引起沉淀。电解质浓度增高时，可使钙、镁、铁、锌等离子产生沉淀，并可能对复合氨基酸产生盐析作用。因此，对肠外营养液配方中的电解质含量应有限制。应避免将 10% 的氯化钾直接加入脂肪乳中，其在混合液中的限量为 3g/L。

不相容的各种盐类混合，会产生不溶性晶体小微粒，如果直径超过 5μm，发生肺栓塞的风险增加。碳酸氢盐易与钙离子反应产生碳酸钙沉淀，氯化钙比葡萄糖酸钙易产生沉淀，无机磷酸盐（如复合磷酸氢钾注射液）易与钙盐（如氯化钙）形成沉淀。因而，推荐优先使用有机的甘油磷酸钠、葡萄糖酸钙，且在混合液配制之初加入磷酸盐，在最后加入脂肪乳前加入钙盐。氨基酸可与钙、磷形成可溶性复合物，具有减少磷酸钙形成的作用。草酸钙沉淀是极不稳定的维生素 C 降解成草酸后与钙离子结合而成的不溶性微粒。因此在需要给予治疗剂量的维生素 C 时，应单独输注。

如果混合液中容易产生沉淀的物质同时出现，应注意各成分的体积和浓度不仅是最终体积和浓度，还要注意在配制过程中各个阶段各组分的浓度。

（4）空气中的氧气、包装材料的空气透过率高、光照等多种因素都会加速维生素的降解，尤其是一些极不稳定或极易被氧化的维生素，如维生素 A、维生素 C、维生素 E 等。其中，维生素 C 极不稳定，极易氧化，一般在混合后几分钟内就损失 10%～30%，并随时间的推移含量持续下降。为最大限度地减少维生素降解，应采取以下措施：①配制完成后尽量排尽输液袋中残留的空气；②在储存、运输及输注过程中避光；③选用多层袋；④在 24h 内使用。

（5）包装材料对有效成分有吸附作用。常用的肠外营养液包装材料有 PVC、乙烯-乙酸乙烯酯共聚物（ethylene-vinylacetate copolymer，EVA）及多层袋。多层袋一般由三层 EVA/乙烯-乙烯醇共聚物（ethylene-vinyl alcohol copolymer，EVOH）制成。其中 PVC 袋对维生素 A 和胰岛素有较强的吸附作用。PVC 对维生素 A 的吸附性取决于维生素 A 酯的形式，一般维生素 A 乙酸酯在 PVC 袋中的耗损较大，而维生素 A 棕榈酸酯则耗损不明显。维生素 E 在 EVA 袋中降解明显。维生素 C 降解的半衰期在 EVA 袋中 4℃时为 7.2h，21℃时为 3.2h，40℃时为 1.1h；在多层袋中 4℃时为 68.6h，21℃时为 24.4h，40℃时为 6.8h。胰岛素加入 PVC 袋中放置 24h，可被吸附约 15%，因而胰岛素应通过侧管加入。另外，PVC 释放的增塑剂对脂肪微粒有破坏作用。

（6）为确保混合液的稳定性和相容性，保证实施 PN 安全、有效，不主张在混合液中加入其他药物，也不宜在输入管路中投入其他药物。必须加入时，应在保证可配伍时加入，而且尽可能通过 Y 形管或侧管加入。相容性不确定的药物必须经同一管路输入时，应停输营养液，用灭菌注射用水冲洗管路后输入药液，然后再用灭菌注射用水冲洗管路，才能重新输入营养液。

（7）渗透压也影响混合液的稳定性。研究发现，混合液的渗透压随着电解质的加入而升高，不溶性微粒数随着时间的延长而增加，脂肪颗粒变大，并产生白膜。推荐使用冰点渗透压仪测定混合液的渗透压摩尔浓度，或使用下列公式估算：[葡萄糖 (g)×5+氨基酸 (g)×10+20% 脂肪乳 (g)×(1.3～1.5)+电解质 (mmol)]/总体积 (L)。经外周输注的营养液，其渗透压不应＞900mOsm/L，否则应经中心静脉途径输注。

（8）环境因素（如氧气、光照、温度等）从多方面影响混合液的稳定性和相容性。温度升高，脂肪颗粒易发生集聚；精氨酸和甲硫氨酸的稳定性受温度和光照影响比较明显；在阳光直射下，维生素 A、维生素 K、维生素 B_1、维生素 B_6、维生素 C 的损失较多，如暴露在日光下 3h，维生素 A 损失 100%，维生素 K 损失 50%。光照加速维生素 A、维生素 D_2、维生素 B_1、维生素 B_2、

维生素 B_6、叶酸的降解。应避免太阳光对混合液的直接照射。添加了维生素与微量元素的混合液应在 24h 内输注完毕。

2. 肠外营养液的配制

（1）多腔袋的配制：①需严格遵照产品说明书进行包装拆除、溶液混合、储存、输注等操作。混合或添加药物时，需将袋子轻轻翻转 3 次，使溶液充分混合。②如需添加其他药物，需确保其相容性和稳定性，不推荐在 MCB 中加入肠外营养液组成成分之外的其他药物。③添加药物时，应采用无菌操作技术。有些 MCB 需将袋内液体混合均匀后再加入其他药物，而有些则需先将葡萄糖和氨基酸混合后添加其他药物，最后再与脂肪乳混合。④添加少量药物可在病区完成，如添加大容量药物或同时添加多种药物时，应参照人工配制顺序，推荐在配液中心层流洁净工作台操作。可在袋外预混后通过一次性输液连接管加入 MCB。若添加药物过多，MCB 难以满足患者需求时，需考虑配制全营养混合液（三升袋）。⑤添加药物时将针头自加药口正中缓慢插入，尽可能减少对 MCB 加药口处的穿刺操作，以免漏液，配制好的 MCB 应在室温下 24h 内完成输注。⑥加药量需按各厂家说明书推荐的剂量和浓度来操作。

（2）三升袋的配制：需按规定的人工配制肠外营养液的顺序进行。配制顺序为：①将磷酸盐加入氨基酸或高浓度葡萄糖中。②将其他电解质、微量元素加入葡萄糖液（或氨基酸）中，不能与磷酸盐一起加入到同一稀释液中。电解质注射液也可加入 0.9% 氯化钠注射液或葡萄糖氯化钠注射液中。③用脂溶性维生素溶解水溶性维生素后加入脂肪乳剂中。如处方不含脂肪乳，可用 5% 葡萄糖溶解并稀释水溶性维生素。复合维生素制剂（同时包含脂溶性和水溶性维生素），可用 5% 葡萄糖或脂肪乳剂溶解并稀释（不同制剂的配制操作需参照说明书）。④将氨基酸先加入三升袋内，后将葡萄糖、0.9% 氯化钠、葡萄糖氯化钠等液体加入三升袋内混合。⑤将含钙盐的溶液加入三升袋内混合。⑥目视检查三升袋内有无浑浊、异物、变色以及沉淀生成。⑦完成上述操作后，将脂肪乳剂加入三升袋中。⑧应一次性不间断地完成配制操作，并不断轻摇三升袋，使其混合均匀。配制完毕后，尽可能排净袋中空气，悬挂以观察是否出现开裂、渗漏、沉淀、异物、变色等异常情况。⑨推荐配制完成的营养液配方用标签标明，包括总容量、成分、建议输注时间和有效期等。

（四）输注方式

1. 全合一输注（all in one infusion）　就是将所有肠外营养成分混合在一个容器中，经静脉途径输注。医师开具的肠外营养处方经药师审核后，在配液中心将处方中的葡萄糖、氨基酸、脂肪乳剂、电解质、微量元素、维生素、水等成分，由经过培训的药学专业技术人员按规定的操作规程混于一个输液袋中输注，称为"全合一"系统（all-in-one，AIO），这种肠外营养液称为全合一营养液（all-in-one solution，AIO solution），又称全营养混合液（total nutrient admixture，TNA）。临床上常用自制的三升袋。全合一营养液也包括工业化生产的三腔袋。这种输注方式的优点是：①节约准备、接换、输注的操作时间；②营养物质能够更好地被吸收利用；③降低费用；④方便输注；⑤多种营养素协同利用，减少代谢性并发症，如高血糖、电解质紊乱等的发生率，进而降低监测费用；⑥脂肪替代部分葡萄糖，降低因葡萄糖摄入量过多出现不良反应的风险；⑦添加的脂肪乳剂降低了营养液的渗透压，从而减少了对静脉的刺激，有利于外周静脉输注；⑧因减少了连接和换瓶操作，降低了感染率。TNA 的缺点是无法从已配制好的输液袋中去除已经加入的物质。

2. 二合一输注　在规定的条件下，将除脂肪乳剂以外的肠外营养组分转移到一个输液袋中而配成的混合静脉输注溶液，称为二合一营养液（two-in-one solution），也包括工业化生产的二腔袋。用二合一营养液输注，或将氨基酸与葡萄糖混合后，以 Y 形管或三通管连接后与脂肪乳剂体外连接，同时经静脉输注，称为二合一输注（two in one infusion）。这种输注方式的优点是灵活，可以按要求添加电解质、微量元素和维生素，比较适合病情变化大的患者（如 ICU 患者）。如果一个配方因含脂肪乳剂而出现不稳定和不相容问题，或目的不是为了提供脂肪，宜选用这种输注方式。

3. 单瓶输注 又称多瓶系统（multiple bottle system，MB），即将分别装在不同瓶子里的氨基酸、葡萄糖、脂肪乳剂同时输注或序贯串输，而电解质、微量元素和维生素分别加入不同的瓶中，同时或在不同时间输注。这种输注方式每日常需更换6～8瓶液体，且易出现误差，并引起高血糖、电解质紊乱，营养素的利用也不理想。其优点是易于根据患者的需求灵活调整配方。在实际应用时，应避免多瓶串输及单瓶输注，只有在不具备全合一输注的条件时，才采用分瓶输注的方式。

四、并 发 症

外周静脉置管操作简便，对护理和设备的要求较低，并发症少。中心静脉置管需有较严格的技术与物质条件，有较多的并发症，其发生率、危险性与医务人员的置管及护理经验有密切的关系。

与 PN 相关的并发症称为肠外营养相关并发症（parenteral nutrition-associated complication），系肠外营养实施与应用过程中导致的并发症，分为技术性、代谢性和感染性三类。防治肠外营养支持治疗过程中发生的各种并发症，必须加强密切监护，及时调整营养液配方，优化营养支持方案。

（一）技术性并发症

技术性并发症常与中心静脉导管有关，大多数发生在放置中心静脉导管的过程中，也有少数是因导管的留置、护理或拔管操作不当以及输液技术不佳所致。

这类并发症包括空气栓塞、气胸、血胸、皮下大范围瘀血及血肿、纵隔积气、臂丛神经或分支损伤、急性肺损伤、血管和胸导管损伤、动脉刺伤、创伤性动静脉瘘、血栓栓塞、导管堵塞、导管扭曲或折断、导管尖端错位等。导管置入静脉后误入胸腔，输入的营养液进入胸腔可引起胸腔积液。导管尖端进入右心房可能导致猝死。输液中存在的颗粒物质可引起急性肺栓塞。空气栓塞和气胸是最严重的并发症，一旦发生，后果严重，甚至导致死亡。

加强质量控制，由医生、护士（师）、营养师、药师及其他跨学科专业技术人员组成营养支持团队（nutritional support team，NST）或称营养支持小组，营养师或 NST 应该成为多学科团队（multidisciplinary team，MDT）的核心成员。负责中心静脉血管通路装置特别是 PICC 的置入和维护的操作人员应经过培训并取得相应资质，以减少并发症的发生。

（二）代谢性并发症

肠外营养液中各组分不足或过量均会引起代谢性并发症。准确了解患者的营养需求是非常困难的，因此，应根据临床监测的相关指标及时调整营养支持方案。

1. 糖代谢紊乱 包括高血糖和低血糖。大量输入葡萄糖，机体不能及时利用，可使血糖水平骤增，易发生高血糖，出现脱水、多尿。严重的高血糖（血糖超过40mmol/L）可导致高糖高渗非酮性昏迷，有生命危险。对高血糖患者，可在肠外营养液中增加胰岛素（1U：1～4g），并随时监测血糖水平。重症者应立即停用含糖溶液，用低渗盐水（0.45%）以250ml/h的速度输入，以降低血浆渗透压，同时输入胰岛素（10～20U/h），促使糖进入细胞内，降低血糖水平。葡萄糖的输注速度应≤4～5mg/(kg·min)。需注意的是，常与高糖血症同时存在的低钾血症也应予以纠正。

实施 PN 时，胰岛素分泌增加，若突然停止输入肠外营养液，因体内胰岛素仍处于较高水平，极易发生低血糖，出现心悸、出汗，甚至休克。

2. 氨基酸代谢紊乱 氨基酸配方不平衡时，可出现血浆氨基酸谱异常、肝功能严重受损、重度营养不良、严重感染，危重患者及婴幼儿患者出现血氨升高。出现氮质血症时，应减量并控制输注速度，评估患者是否存在脱水、肾功能不全或处于分解代谢状态。

3. 脂肪代谢紊乱 长期实施 PN 而不补充脂肪乳剂，可出现必需脂肪酸缺乏。患者可有皮肤干燥、毛发脱落、伤口延迟愈合、肝大、肝功能异常、骨骼改变、血中花生三烯酸与花生四烯酸比值升高、红细胞脆性增加、贫血以及血中前列腺素水平降低等表现，可用 10%～20% 的脂肪乳剂纠正，每周只需补充脂肪乳剂一次，即可有效预防。

输入脂肪过快或过多可引起脂肪超载综合征。脂肪超载综合征（fat overload syndrome）是由于脂肪乳剂输注速度和（或）剂量超过机体的脂肪廓清能力，导致的以血三酰甘油（TG）升高为特征的综合征。临床表现为肝脾大、黄疸、低蛋白血症、发热、急性呼吸窘迫综合征、代谢性酸中毒、血小板减少、出血、弥散性血管内凝血（DIC）等，严重者可出现脂肪栓塞综合征（fat embolism syndrome，FES），即患者的血液中出现了脂肪栓，阻塞肺、脑、肾等重要脏器的微血管而引起的综合征。高龄患者由于代谢及排泄能力有所减弱，更易发生。防治的措施包括：优先考虑经胃肠道给予营养支持；一旦患者病情许可，尽快过渡到 EN；了解不同来源脂肪乳剂的特性，避免过量、过速输注；评估患者的脂肪廓清能力及肝功能，密切监测血 TG 水平，一旦发生应立即停用脂肪乳剂，并对症处理；有严重急性肝损害及代谢紊乱，特别是脂肪代谢紊乱（如严重高脂血症）的患者应禁用脂肪乳剂；对出现高三酰甘油血症者，应 5～6h 测定血 TG 水平，若输毕12h 后血 TG 仍 >4.6mmol/L，脂肪乳剂应减量，若血 TG>11.4mmol/L，应停用。

4. 电解质和维生素及微量元素缺乏 实施 PN 时，需补充电解质、维生素及微量元素，否则会发生低钾、低磷、低钙、低镁血症，出现各种维生素缺乏症，产生一系列症状。禁食 1 个月以上，可出现微量元素缺乏，最常见的是锌缺乏，其次为铜缺乏和铬缺乏。还可能因铜缺乏而出现小细胞性贫血，因铬缺乏出现难以控制的高血糖。长期实施 PN 时，常规加入电解质、维生素及微量元素制剂，可预防缺乏症的发生。出现电解质紊乱时，应检测血电解质水平，调整供给量。

5. 代谢性酸中毒 由感染、应激及精氨酸、赖氨酸、组氨酸、甲硫氨酸、半胱氨酸代谢产酸引起。

（三）消化器官功能受损及发生代谢性骨病

1. 肝胆功能损害 PN 导致的肝胆功能损害是最常见的并发症，统称为肠外营养相关性肝脏疾病（parenteral nutrition-associated liver disease，PNALD），又称肠外营养相关性淤胆（parenteral nutrition-associated cholestasis），或称肠外营养相关性胆汁淤积，临床上主要表现为肝细胞脂肪变性（主要是成人）和胆汁淤积（主要是儿童）。肝脏脂肪变性表现为血转氨酶升高（超过正常上限1.5 倍）、血胆红素升高（≥34.2μmol/L）和肝脏增大（超声提示回声增强）。早期的肝细胞脂肪变性是可逆的，进一步发展可演变为脂肪性肝炎，严重的有不同程度脂肪性肝纤维化，并可能发展为脂肪性肝硬化。另外，肝内毛细胆管胆汁淤积、门静脉炎等均可发生，并可形成门脉系统的纤维化，导致肝功能不全，重者可引起肝衰竭及死亡。长期实施 PN 还可出现胆汁淤积，形成胆泥、胆结石，引起胆石症。研究发现，有 15%～40% 接受肠外营养的患者在 2～3 周会发生碱性磷酸酶、γ-谷氨酰转移酶、胆汁酸、胆红素的升高，并进一步发展为脂肪肝、胆汁淤积、胆石症及肝纤维化等。

导致 PNALD 发生的原因主要是配方不当和输注方式不当。具体原因包括以下几个方面。① PN 配方中能量过多，葡萄糖、脂肪、氨基酸比例不合理。无论是以糖还是以脂肪供能，过多的能量进入体内后不能被完全利用，会转化为脂肪沉积于肝内，特别是葡萄糖过量。②使用的脂肪乳剂为由大豆油制成的长链脂肪乳剂时，其中含有的 n-6 系多不饱和脂肪酸亚油酸易引起脂质过氧化，产生的氧自由基会对肝脏造成损害；含有的 LCT 易累积，引起肝脏脂肪堆积；含有的植物固醇和亚油酸的代谢产物花生四烯酸有促炎作用，可对肝脏产生损伤，并使胆汁分泌减少。有研究表明，将富含 n-3 系多不饱和脂肪酸的鱼油脂肪乳替换大豆油脂肪乳可治疗婴幼儿的PNALD。③ PN 配方中氨基酸不平衡，缺乏甲硫氨酸的代谢产物肉碱、胆碱、牛磺酸，也可导致PNALD。④除 PN 总能量外，PN/EN 供能比例、PN 持续时间也与 PNALD 发生的风险相关。PN与 EN 联合应用时，PN 供能所占的比例越高，PNALD 发生的风险越大。持续输注，即每天 24h不间断地输注肠外营养液，可使胰岛素维持在高水平，肝脏一直处于对营养物质的代谢状态，会加重肝脏的负担，促进肝脏脂肪变性的发生，增加发生 PNALD 的风险。⑤长期实施 PN 会使肠道菌群失衡，肠道细菌过度生长，革兰氏阴性菌死亡或自溶后释放出的内毒素活性成分脂多糖（lipopolysaccharide，LPS）增加。LPS 进入门静脉系统，会对肝细胞的代谢产生影响，引起肝脏炎症反应和脂质代谢异常，导致胆汁排泄障碍和胆汁淤积。⑥长期实施 PN，特别是 TPN，会使肠道活动减少，肠道激素的分泌受抑制，胆囊运动减少，影响胆汁的正常分泌，胆汁酸的肠肝循环发生异常，导致胆汁淤积，胆汁成分改变，以胆红素为代表的一些有害物质在肝内蓄积可导致肝脏病变，并可形成胆石，阻塞胆管，使胆汁反流，进而对肝造成更严重的损伤。⑦肠道细菌过度生长，肠黏膜屏障功能发生障碍，会引起细菌移位、脓毒血症、内毒素血症，抑制胆管内胆汁的分泌，最终导致胆汁淤积。研究发现，伴有脓毒血症及炎症指标较高的患者更易发生肝功能改变，γ-谷氨酰转移酶、碱性磷酸酶升高。

防治 PNALD 的原则可以概括为调整配方、加强肠蠕动、减少感染。①检查 PN 配方，避免营养液过量和能量供给过剩，使热氮比适宜，采用双能源，以脂肪乳剂替代部分葡萄糖，选择合适的脂肪乳剂，用富含 n-3 系多不饱和脂肪酸的鱼油脂肪乳替换大豆油脂肪乳。n-3 系多不饱和脂肪酸不仅可以降低肝内感染，还可以促进肠蠕动，促进胆汁的排泄。②对长期实施 TPN 且转氨酶升高的患者，应采用循环输注代替持续输注。循环输注就是每天输注肠外营养液的时间控制在 8～12h。研究表明，与持续输注相比，循环输注可更好地将胰岛素分泌过多的不利影响降到最低，且血转氨酶和胆红素的浓度更低。循环输注可以让患者有更多的活动自由，更有益于提高需要长期接受 PN 的患者的生活质量。③尽早改用 EN 以刺激肠道活动，预防细菌过度生长、细菌移位和细胞因子与内毒素的产生，促进胆汁循环、维持肠道营养、改善肠道功能。④输注高浓度氨基酸［600mg/(kg·h)］促进胆囊排空，间歇输注高浓度氨基酸使胆囊的收缩增加；用熊去氧胆酸改变胆酸的组成，促进胆汁分泌，保护肝细胞和胆管细胞免受有毒性胆酸的毒害；使用缩胆囊素增强胆囊的收缩功能，减少胆汁淤积。⑤筛查脓毒血症，尤其是导管相关性血液感染（catheter-related bloodstream infection，CRBSI），使用抗菌药物甲基磺胺嘧啶、诺氟沙星抑制肠道内细菌过度生长，用益生菌双歧杆菌、乳酸菌促进肠道微生态的恢复、减少细菌和内毒素移位、改善肠屏障功能，用甲硝唑减轻肠道细菌及内毒素对肝的毒性作用。⑥给予高比例支链氨基酸。

2. 肠屏障功能减退　肠道缺少食物刺激和体内谷氨酰胺缺乏是使肠屏障功能减退的主要原因，其严重后果是引起内毒素易位（endotoxin translocation）、肠道细菌易位（enteric bacterial translocation），继发全身炎症反应综合征、脓毒血症、多器官功能障碍综合征（multiple organ dysfunction syndrome，MODS），引起肠源性感染。

尽早改用 EN 是保护肠屏障功能的有效措施。补充谷氨酰胺可防止肠黏膜萎缩和肠道菌群易位，减少因肠道毒素吸收入血而对肝脏造成的损害。

3. 发生代谢性骨病　长期应用 PN 可引起骨软化、病理性骨折，儿童患者易发生佝偻病，因 PN 溶液中所含的钙、磷有限。因此，临床上除应注意钙、磷、镁的补充外，还应适量补充维生素 D，以防止发生代谢性骨病。

（四）感染性并发症

感染性并发症主要是导管相关性感染（catheter-related infection），包括穿刺部位感染和血行感染，是 PN 最常见、最严重的并发症。前者是发生在导管周围皮肤或组织的感染、腔隙感染或隧道感染，常表现为局部皮肤红、肿、化脓，部分患者可有发热或低体温；后者可引起菌血症甚至败血症，患者可出现寒战、高热、呼吸急促、低血压，严重者可出现意识模糊，甚至危及生命。感染性并发症的发生主要是置管时无菌操作不严格、插管后局部伤口处理欠妥、导管护理不当、导管放置时间过久、营养液在配制或输注过程中受到污染所致。在找不到其他感染灶时，应考虑导管相关性感染的存在。

血栓性静脉炎（thrombophlebitis）是限制外周静脉置管的主要原因。血栓性静脉炎不仅会给患者带来痛苦和不适，而且还可损伤静脉。血栓性静脉炎可导致化脓性感染，严重的甚至可导致脓毒血症。

血栓性静脉炎的发生机制复杂，可能和感染、血管收缩、输液阻力增加、血流慢影响营养液稀释、液体外渗、营养液的组成成分复杂等因素有关。在静脉导管插入点的近侧使用硝酸甘油贴片，不仅可减少血栓性静脉炎的发生，还可延长导管的使用时间。使用终端滤器也可降低血栓性静脉炎的发生率。选择适宜的外周静脉导管材质、口径和长度均可预防血栓性静脉炎的发生。用硅胶制作的外径为0.6mm的23号微腔中心静脉导管柔软、易弯曲，经前臂静脉、肘窝静脉置管，可至更深、更大的血管，既可减少管尖对血管内皮造成的机械性损伤，又因管尖远离导管的静脉入口，可减少皮肤细菌对管尖的污染。在营养液中加入小剂量肝素（1000U/L），可预防中心静脉导管尖端的纤维凝块形成感染灶。血栓性静脉炎的发生率随着经外周静脉输注的营养液渗透压的增高而上升，并与输液的持续时间成正比。营养液中主要的渗透分子是葡萄糖、氨基酸和电解质，脂肪乳剂中的渗透成分甘油则是次要的。营养液通常为酸性，其中可滴定酸来自氨基酸及葡萄糖热灭菌形成的降解产物。营养液的pH降低，血栓性静脉炎的发生率会增高，可用氢氧化钠将氨基酸-葡萄糖液调至pH7.4，同时给予脂肪乳剂来预防。脂肪乳剂的渗透压与血浆相同，pH接近中性，因而对静脉内膜的损伤很小。脂肪乳剂与葡萄糖液同时输注，不仅能产生更好的节氮效应，还可缓解葡萄糖对血管内皮的损害。在营养液成分相同时，多瓶输注发生血栓性静脉炎的危险性高于全合一输注。

导管相关性感染的预防措施包括：由有资质的专业人员置管和维护，中心静脉置管前预充抗生素，用2%氯己定消毒皮肤，在输液间歇期用抗生素和肝素冲管，用纱布敷料或聚氨酯透明辅料保护穿刺点，均是有效手段。确保无菌操作和定期更换导管，避免导管的多用途使用，不用来输注血制品、抽血及测压，置管后定期对导管进行护理，营养液在洁净的环境中无菌操作配制，应用全合一营养液全封闭输液系统，这都很重要。

在输注的过程中，出现感染的迹象和不明原因的发热时，应取输液袋中的营养液和患者的血液做细菌培养，丢弃输液袋及输液管，更换新的营养液。观察8h，若发热仍不退，则需拔除导管，管尖做细菌培养。一般拔管后不必用药，8~12h发热可自退。若24h后发热仍不退，则应选用抗生素。

五、临床监测

对接受PN治疗的患者进行系统、全面、持续的监测，可及时发现并发症，尽早处理，了解治疗效果，及时调整肠外营养配方，进一步提高PN的疗效。

1. 观察导管的状况　每天更换敷料时注意导管固定是否牢固，有无滑脱、扭曲或裂损，注意置管处有无红肿、渗出等炎性表现。

2. 观察有无并发症发生　通过血常规检查判断患者是否有全身性感染如导管相关性脓毒血症（catheter-related sepsis，CRS），通过拍摄X线片可检查中心静脉插管后有无并发症。

3. 临床观察　每天观察患者神志的变化，体温、血压、脉搏、呼吸等生命体征是否平稳，有无脱水、发热及胃肠道反应，有无感染等并发症，有无胆汁淤积性肝病引起的黄疸。准确记录每日的出入水量，观察有无水肿和脱水。

4. 监测人体测量指标　监测体重、上臂围等的变化。

5. 实验室监测　经常测定血常规，以发现有无感染、贫血，免疫状况如何，其中总淋巴细胞计数常作为营养评价指标。监测肝、肾功能，经常测定血浆蛋白（白蛋白、转铁蛋白、前白蛋白和视黄醇结合蛋白）、尿糖、尿钠、尿钾、尿3-甲基组氨酸、24h尿中的尿素氮。必要时进行血清氨基酸谱、血气分析，检测血浆渗透压，测定血清微量元素和维生素的浓度，用B超探测胆囊的容积、胆汁的稠度，结合肝功能检查结果综合评定肝胆系统是否受损。经常监测血糖、血脂、氮平衡、能量消耗量、呼吸商、每分钟通气量及血钙、血镁、血磷等。

第三节　营养支持疗法的合理应用

营养支持疗法已经成为现代治疗学的重要组成部分。合理的营养支持治疗，既可保证患者获得机体需要的营养物质，又可防治各种并发症，对患者的康复有至关重要的作用。在实施营养治疗前应向患者说明营养治疗的目的，使其了解配合营养支持治疗的重要性，乐意配合和接受营养支持治疗。

一、肠内肠外营养的优缺点

1. PN 的优点　①避免可能出现的肠内营养并发症；②可调节配方；③能快速获得所需的能量和蛋白质；④比较方便，患者易接受；⑤能在短时间内纠正营养不良的状况。

2. PN 的缺点　长期使用 PN 也带来了许多不良后果：①因肠道缺乏食物刺激，肠黏膜萎缩，肠蠕动减慢，使肠道的形态和功能出现异常，如肠黏膜上皮绒毛萎缩、变稀、高度降低，肠壁变薄，皱褶变平，肠黏膜屏障遭到破坏，免疫功能出现异常，肠内的细菌或内毒素通过黏膜屏障由肠内转移到肠外，到达肠系膜淋巴结及其他组织，并在各种系统与器官中播散，形成肠道细菌易位，引起内源性感染和导管性败血症，诱发多器官功能衰竭。②置管，特别是经中心静脉置管，会导致感染、脓毒血症等严重并发症。③费用高。④需要复杂的操作、细致的监测、护理和管理。⑤不符合营养素的正常代谢生理过程。

3. EN 的缺点　EN 虽然有可能发生喂养管堵塞及消化道黏膜糜烂或穿孔等机械并发症、吸入性肺炎等感染并发症、胃肠功能紊乱等胃肠道并发症、电解质和微量元素失衡等代谢性并发症，但较少且不常见，后果也不严重。

4. EN 的优点　与 PN 相比，EN 是较为简便、安全的营养支持方式，具有以下优点：①可改善和维持肠黏膜细胞结构与功能的完整性，维持肠道的机械屏障、化学屏障、生物屏障、免疫屏障功能，防止肠道细菌易位的发生。②营养物质经门静脉系统吸收，被输送至肝脏，使代谢更加符合生理规律，有利于蛋白质的合成和代谢调节。③可刺激消化液和胃肠道激素的分泌，促进胆囊收缩、胃肠蠕动，减少恶心、呕吐、胃肠道出血、肝功能损害等并发症的发生。④在能量和氮水平相同的情况下，应用 EN 的患者体重的增长和氮潴留均优于 TPN。⑤可促进肠蠕动的恢复。⑥技术操作和监测简单，较安全，费用低，可减轻护理工作量。⑦对危重患者早期实施 EN，比 PN 能够更有效地改善患者的营养状况和临床症状，住院时间较短。

过去认为，实施 PN 和给予要素膳实施 EN 的重要作用是使胃肠得到休息。而近年来的研究认为，在术后或创伤后应早期进食，在输注技术发展和完善的今天，术后即可开始 EN。由于 EN 有诸多优点，因而，在胃肠功能存在时，应首选 EN。哪怕患者仅存在部分胃肠道消化吸收功能，也应该尽可能考虑首选 EN。只有在胃肠功能不全或是衰竭时，才考虑使用 PN。选择营养支持途径的金标准为：营养支持首选肠内营养，必要时肠内与肠外营养联合应用。

二、营养支持疗法的应用原则

目前国内外推荐的规范化营养支持疗法的步骤包括营养风险筛查、营养评价、营养干预、营养疗效评价。营养干预（nutrition intervention）是根据营养风险筛查和营养评价（部分或全部项目）结果，为具有营养风险或营养不良的患者制订营养支持计划并实施和监测的过程。对通过筛查和评价判断有营养风险或营养不良的患者，结合临床具体情况，制订并实施营养支持计划，并密切随诊、检查处理并发症。这些工作应该由 NST 完成。

（一）实施营养支持的原则

1. 根据营养风险筛查结果确定是否实施营养支持疗法　多项研究证实，无营养不良的患者接受 PN，不但临床结局并无改善，还会导致感染和代谢并发症增加，并且增加不必要的医疗费用；而有营养风险的患者可通过营养支持疗法改善临床结局。欧洲肠外肠内营养学会的 NRS2002 被推荐为住院患者营养风险筛查的首选工具，用来判断患者是否需要营养支持。中华医学会肠外肠内营养学分会也制定了我国的营养筛查方法。营养风险筛查的具体方法见第九章。

确定是否需要实施营养支持疗法的基本原则是：有必要对每一个住院患者进行营养风险筛查。对已经存在营养不良或营养风险（NRS 评分≥3 分）的患者，才制订营养支持计划，实施营养支持疗法。应当定期（每周 1 次）对接受营养支持疗法的患者进行再评估，以了解其营养风险的变化趋势。此外，对初次 NRS 评分<3 的患者，应进行再评估。营养支持疗法并非急诊处理措施，应在患者生命体征稳定后才按适应证和操作规范进行。营养状况良好的成人患者能够耐受 5～7d 的摄入不足而不产生严重后果，只需保证充分的水、电解质摄入，并提供适量的葡萄糖即可。如果预计患者无法正常进食的时间较长（＞7d），则应实施营养支持疗法。

2. 根据营养评价结果确定如何实施营养支持疗法 患者的营养状况、疾病状况、机体组织器官的功能、药物及各种治疗措施、病程的持续时间都影响营养素的需要量，而疾病状况是影响患者营养需要的主要因素之一。因疾病导致的体重减轻、卧床可使能量消耗降低，而严重创伤、败血症可使能量消耗增加。患者在出现微量营养素缺乏之前，常处于亚临床缺乏状态，一方面是因疾病导致摄入量减少，另一方面疾病又常使消耗量增加，加上治疗的影响，即使食物和营养物质的摄入量达到正常人的需要量，也常导致营养不良，对机体器官、组织、细胞的结构、功能产生不良影响，很难用单一指标来评价。对有营养风险的患者应进一步进行营养评价。通过膳食调查、人体测量、营养缺乏病的临床检查和临床生化检验，进行综合评价，判断营养不良的类型和程度是制定营养诊疗计划的前提。应根据营养评价结果，结合患者的代谢状态和疾病对代谢的影响，制定个体化的营养支持方案，确定营养支持方法和内容，包括摄入途径、配方组成（液体及营养素的种类、剂量、配比），以及临床监测指标。配方组成必须根据不同患者的器官功能、疾病状态、代谢情况及其他治疗措施准确设计，特别要考虑到接受 PN 的患者不能控制营养物质的吸收，经静脉给予的营养物质都被吸收、代谢和排泄。国内外一些专业团体制定了不同疾病的肠外肠内营养支持指南、规范、专家共识，供医务人员参照使用，以指导他们的临床实践。营养评价的具体方法见第九章。

3. 营养支持疗法的应用原则 营养支持疗法最关键和最重要的应用原则是根据疾病状况、体重、身体成分、生理功能的变化进行个体化评价，制定合理化配方，合理选择营养支持的途径，精确计算给予营养制剂的量和持续时间，严格掌握适应证，注意禁忌证，减少并发症。确定每天的营养需要量是营养支持疗法的基本要求，应恰如其分，多则会出现过度喂养，增加患者的代谢负担；少则难以满足需要。

（二）选择营养支持途径的原则

（1）营养支持途径的选择应基于采用营养评价方法对包括营养代谢和机体功能在内的患者的营养状况做出的全面检查和评估，以及使用规范的营养风险筛查工具对患者的营养风险做出正确的评价。前者通常由营养专业人员进行，后者通常由医务人员进行。有必要对每一位住院患者进行营养风险筛查，评估其是否存在营养风险，对有营养风险者进一步进行营养评价，进而制订营养支持计划。对危重患者的营养支持应达到维持与改善器官、组织、细胞的代谢和功能，促进康复的目的。

（2）对已有营养不良和（或）有重度营养风险的患者（营养风险总评分≥3 分）给予营养支持可带来更好的临床结局。

（3）如果不存在营养不良和（或）营养风险，管饲和静脉营养有可能增加发生并发症的风险，并增加费用，应该避免。经口进食是最符合生理特点的营养给予途径。如果患者不需禁食，应首选经口进食的途径。

（4）如果患者存在经口进食障碍，如神经性厌食、处于昏迷状态等，可选择经鼻和十二指肠置管的鼻饲途径给予肠内营养制剂。

（5）如果患者患有高位肠瘘、短肠综合征、肠梗阻等疾病而无法实施肠内营养支持，可选择肠外营养途径给予肠外营养制剂。如果预计患者的肠道功能失常<10d，可考虑经外周静脉给予肠外营养制剂；如>10d，则考虑经中心静脉给予营养支持。

（6）要因人、因地、因病情选择营养支持的途径。如在坏死性胰腺炎的早期，胃肠功能有明显的障碍，应选用外周静脉营养支持，待胃肠功能恢复后也不宜立即恢复经口进食。因为食物团块进入十二指肠后，可使胰液分泌增加，导致胰腺炎复发。可选择空肠造口给予肠内营养支持。待病情稳定后（一般需3周），再考虑逐渐恢复经口进食。

（7）如果经口摄食量严重减少已经很长一段时间，在数天内只能慢慢增加营养，根据患者的具体情况选择 ONS、EN、PN，并注意防止出现再喂养综合征（refeeding syndrome），出现代谢异常。

三、营养供给方式

1. 如何为患者选择营养供给方式 从20世纪60年代开始，临床营养的重点是如何针对不同疾病的特点及患者接受的程度，供给普通膳食、软食、半流质和流质等住院患者基本膳食及从这些基本饮食演变而来的各种治疗膳食来治疗各种疾病。如根据疾病的特点设计出的肝胆胰疾病、心血管疾病、糖尿病、痛风症等各种治疗膳食，同时也对某些严重的营养缺乏症，如维生素 A、维生素 B_2、维生素 B_1 缺乏，缺铁性贫血、缺碘性甲状腺肿等营养缺乏病用富含这些营养素的食物治疗。这些膳食对改善患者的营养状况起到了积极的作用。因而，在患者能够接受上述膳食时，应该尽量采用，或在此基础上经口给予包括要素型和整蛋白型肠内营养制剂在内的口服营养补充剂。但 ONS 的目的仅是增加能量和营养素的摄入。可将能够提供多种宏量营养素和微量营养素的营养液体、半固体或粉剂的制剂作为饮料或加入饮品中啜饮、分次口服，或加入日常饮食中，从少量慢速开始，逐渐递增到目标量，温度一般以40℃左右为宜。浓度应根据各种不同类型的口服营养补充剂而定，可由稀到浓，根据患者的胃肠道适应性调整。在有吞咽障碍、消化道梗阻、腹泻、消化道大出血、严重应激状态、严重代谢紊乱时，禁忌使用。

当患者因患某些病症不能经口摄入或不愿摄入上述膳食或上述膳食不能满足营养需要时，可部分或完全采用 EN 或 PN 给予营养支持，只要患者的胃肠功能存在，应首选 EN。只有胃肠功能不允许时，才考虑使用 PN。在患者胃肠道运动、消化和吸收功能较弱时，实施 EN 可能存在能量和蛋白质供给不足的问题，选择合适的肠内营养制剂尤为重要。美国重症医学会（Society of Critical Care Medicine，SCCM）与 ASPEN 的《成人危重患者营养支持治疗的实施与评估指南》（*Guidelines for the Provision and Assessment of Nutrition Support Therapy in the Adult Critically Ill Patient*）推荐，对急性呼吸窘迫综合征（acute respiratory distress syndrome，ARDS）、急性肺损伤（acute lung injury，ALI）患者及预期机械通气时间≥72h 的患者给予滋养型喂养。滋养型喂养（trophic feeding）又称低剂量肠内营养（low-volume enteral nutrition）或滋养型肠内营养（trophic enteral nutrition），即以 $10\sim20$kcal/h 或 $10\sim30$ml/h 的输注速度，且每天总能量少于 500kcal 给予患者 EN，其目的在于维持肠道微生态稳定，保护肠黏膜屏障。

当即使精心选择了肠内营养制剂，但仍然不能满足患者对能量和蛋白质的需要时，可采用 EN 加 PN 的营养支持模式，并最好通过外周静脉途径弥补不足的能量和蛋白质。这样既满足了患者的营养需要，也克服了 EN 与 PN 各自的不足。当患者的胃肠道功能恢复后，应尽早开始营养供给方式的过渡。

2. 营养供给方式的过渡 在 PN 向 EN 过渡的初期，可采用持续输注或重力滴注的方法经鼻胃管途径给予肠内营养制剂，速度为 $40\sim60$ml/h，每天的容量和供给的营养与实施 PN 时相同。随着患者肠道耐受能力的增强，每隔 $8\sim24$h 以 25ml/h 的量增加，并注意监测营养状况、体液和电解质平衡。在逐渐增加管饲量的同时，逐渐减少肠外营养制剂的量，这一过渡期一般需要 $2\sim3$d。如果患者出现恶心、呕吐、腹胀、腹泻、肠痉挛和肠内有大量营养制剂潴留等不耐受症状，可将肠内营养制剂稀释，或更换营养制剂的内容，或降低输注的速度。采用上述方法无效时，应暂停管饲，恢复 PN。待肠道功能改善后再试。

在 PN 向 ONS 过渡时，不要马上停止 PN，而要注意监测患者的耐受情况。ONS 应坚持少量多次的原则，间隔时间随每次容量的增加逐渐拉长。由 PN 过渡到 ONS 较为困难，因为患者可能无法接受一些要素膳的味道，且每天使用的量又较大，PN 产生的饱感综合征（satiety syndrome）又使胃的蠕动受到抑制。因此，选择已被患者接受的、合适的 ONS 制剂类型很重要。采用要素膳时，开始时可将其稀释，或采用管饲与 ONS 相结合的方法。从长期管饲过渡到 ONS 也应注意患者是否适应。当患者出现腹胀、腹泻及腹痛时，可通过调整制剂的温度/浓度/速度、酌情增加一些辅助药物（如消化酶、微生态制剂、胃肠动力药物、通便药物）提高患者的耐受性，必要时更换制剂的种类和剂型。对因乳糖不耐受而出现腹泻的患者，可更换为不含乳糖的制剂。对适应性差的患者，可尝试用米汤、面汤调适。

由于患者胃肠道的耐受能力有限，在 PN 向经口摄入自然食物（natural food）或称天然食物过渡时，应首选流食。开始时，应为低渗或等渗，容量为 30~60ml/h，每天 6~8 次，维持 2d。随着患者耐受能力的增强，逐步增加食物的品种，给予营养价值高、易消化的食物，增加优质蛋白、维生素、微量元素和膳食纤维的摄入，限制饱和脂肪酸的摄入。直到经口摄入的自然食物满足营养要求，并维持 3~4d，且无不良反应时，才停止 PN。

从管饲的 EN 过渡到经口摄入自然食物时，患者常有食欲不振和饱腹感。开始时可在晚间用管饲的方法，白天经口摄入自然食物，这样可以弥补营养素和水的不足。

（高永清）

第十二章　食谱编制

第一节　概　述

在医院临床膳食营养的咨询指导过程中，食谱是营养师指导患者合理营养，实施营养治疗的工具。疾病变化过程中营养素的调整、改变，都可通过食谱的变化告知患者，并依此执行，落实营养治疗方案。因此，食谱的编制是临床营养工作中非常重要的环节。

一、食谱的基本概念

食谱（recipe）就是膳食安排，主要是指一段时间内膳食的调配及烹调方案的制定；是根据患者的营养需要量、饮食习惯、食物供应等状况，在一定时间内对各餐主、副食食物原料的品种、数量、烹调方法、进餐时间等所作的计划；通常用表格或文字的形式展示给患者及食物加工人员。营养师所编制的食谱通过营养厨房的厨师加工制作，供就餐者选择。

食谱编制（recipe compilation）是为满足特定个人或人群的营养生理和心理需要，将食物原料变成食谱的过程。食谱中包含各类食物原料的品种和数量，采用合适的烹调方法加工即可变成可口的饭菜。

二、食谱的分类

食谱的种类繁多，可采用不同的方式进行区分。根据时间的长短可分为餐食谱、日食谱、周食谱、月食谱、季食谱和年食谱等。最常用的是日食谱、周食谱和月食谱，更短或更长时间的膳食安排营养学意义不大，也缺乏可操作性。根据食谱编制的目的可分为普通食谱和特殊食谱；根据就餐对象的不同可分为个体食谱和群体食谱；根据服务对象的不同可分为医院饮食食谱、单位饮食食谱、学校饮食食谱等。营养与疾病相关密切，医院患者的饮食种类繁多，有不同饮食种类的多种食谱。下面对常见的食谱作一介绍。

1. 餐食谱　是供就餐者选择一餐食物的食谱。有较为细致的，分为早餐食谱和中晚餐食谱两类。该类食谱的特点是更注重食物的色、香、味、形、价格等因素，体现食物良好的口感、口味，合理的消费成本，而对合理营养需求考虑较少，食物的品种较丰富，选择自由度大，对个人的口感、口味、饮食喜好和习惯选择往往多于营养选择。所以，该类食谱通常不能满足平衡膳食、合理营养的要求。在有些实行自由"点菜制"供餐方式的医院应用该类食谱。

2. 日食谱　是供就餐者选择一日食物的食谱。其内容包括一日三餐（或加餐）的主副食的名称、使用食物原料的品种、数量及烹饪加工方法等。专业营养师制定日食谱时，常考虑不同个体或群体的具体情况，体现对食物种类和数量的要求，采用合适的烹调方法，以平衡膳食为依据。一些集体就餐的医院食堂制定该类食谱。

3. 周食谱　是供就餐者选择一周食物的食谱。其内容包括一周每日主/副食食物的选择，所用食物的品种、数量、烹饪加工方法及膳食制度等。应综合考虑就餐个体或群体的基本状况，如食物的搭配、成本核算、季节性；烹饪方式、菜肴口味的多样化；合理营养等各种因素。医院营养科通常制定该类食谱。

4. 个体食谱和群体食谱　是根据个体（或群体）不同生理需求或要求制定的食谱。应考虑不同个体（或群体）的生理需求、口味喜好、地域、饮食习惯等特点，充分满足个体（或群体）的口味和营养需求，维持良好的身体状态。

5. 医院饮食食谱　是针对不同住院患者制定的食谱。医院的饮食种类繁多，有基本饮食，包括普通饮食、软食、半流食和流食；在基本饮食基础上调整营养素而制备的治疗饮食，如高（低）

蛋白质、高（低）脂肪、高（低）膳食纤维、低盐等饮食；针对某种疾病而制定的饮食，如糖尿病、肾脏病等饮食；协助临床疾病诊断用的试验和代谢饮食，如潜血试验饮食、钙磷代谢等饮食。根据这些饮食需求制定的不同的食谱，均属于医院饮食食谱，医院饮食食谱是临床营养实施饮食治疗的关键环节和工具。

三、食谱编制目的和意义

机体为维持健康，必须从外界摄入充足的营养物质，营养物质通常来源于食物，不同食物所含的营养素各不相同。合理选择食物，使机体获得全面合理的营养，对不同食物使用合适的烹饪加工方法，既保证安全卫生又符合营养需要，这些都要借助食谱编制来体现。食谱编制是将机体所需要的营养素，具体落实到用餐者的每日膳食中，使其按照自身的营养需要摄入适宜的能量和各种营养素，以达到平衡膳食、合理营养、促进健康的目的。因此，食谱编制是营养工作的重要内容，是实施合理营养的重要工具，它既是营养措施落实的着眼点，也是营养学实践的集中反映。编制的食谱的优劣能体现出营养师的营养治疗水平。

第二节　食谱编制的原则

食谱编制要考虑满足人体的营养需要，合理选择食物，采用适当的烹调方法等各种因素，因此，在食谱编制过程中应遵循以下原则。

一、保证机体的营养需求

1. 编制的食谱应满足人体对能量和各类营养素的需要　不仅品种要齐全，而且数量要充足，在满足机体需要的同时也要防止过量。对于一些特殊人群或疾病状况，更要注意补充特殊营养素，以防不足或缺乏。正常人群通常以《中国居民膳食营养素参考摄入量（2023 版）》《中国居民膳食指南（2022）》和 2022 版中国居民平衡膳食宝塔作为参考标准，合理地制定摄入量。对于各种疾病的患者，则应依据疾病的营养治疗原则确定营养素供给量。

2. 各营养素的比例要适宜　膳食中提供能量的三大生热营养素来源、一日各餐次的分配比例要合理；要保证膳食蛋白质中优质蛋白质占适宜的比例；不同种类脂肪酸的摄入符合一定比例；各矿物质也要配比适当。

3. 食物的搭配要合理　注意不同食物种类、不同营养素的合理选择，包括主食与副食、粗杂粮与精细粮、动物性食物与植物性食物、成酸性食物与成碱性食物等方面的平衡搭配。

4. 膳食制度要合理　一般应该定时定量进餐。根据不同个体的营养治疗原则，合理安排餐次，保持能量均衡。如成人一日三餐，儿童和老年人三餐以外再加一次点心，手术后患者的流食应一日六餐等。

二、照顾就餐者的饮食习惯

饮食受不同地区、民族、宗教信仰、文化背景等因素的影响，在长期进食过程中，就餐者会形成一定的饮食习惯，在中国常有"南甜北咸、东酸西辣"的口味特点。编制食谱时在充分满足营养需求的情况下，做好食物选择多样化的同时，也要充分考虑就餐者的饮食习惯，这样可以更好地满足个性化的需求。

三、考虑市场供应情况和经济条件

食谱编制需要考虑市场供应情况和经济条件，因为食物的生产和供应有季节性，食物的价格与市场的供应情况密切相关。在编制食谱的过程中应充分了解不同季节的食物生产、销售和市场供应等状况，确保食谱中的食物能够得到落实。同时还应兼顾获取的食物的价格因素，对每个食谱都必须进行成本核算，充分考虑物价-营养指数，在满足就餐者营养需求的同时也应考虑就餐者的经济承受能力，只有这样，编制的食谱才有实际意义，并可持续地实施。

四、采用合适的烹饪方法

大部分食物经过加工制作后很多营养素才能被机体更好地消化吸收和利用。在食谱编制过程中，必须明确食物烹饪加工制作的具体方法。食物加工烹饪方法众多，要针对不同的个体，合理选择烹饪方法，使饭菜色香味形俱佳，在增进就餐者食欲的同时，也要避免营养素流失，利于机体的消化吸收，满足营养的需要。

第三节 食谱编制的方法

目前常用的食谱编制方法大致有三种：计算法编制食谱、食物交换份法编制食谱和利用计算机软件编制食谱。

一、计算法编制食谱

计算法编制食谱是根据就餐者的能量及营养素摄入需求，利用食物成分表对各类食物所含能量和营养素进行严格计算，使所编制食谱中的食物达到就餐者的营养需求。用该法编制食谱计算最准确，能充分满足就餐者能量和营养素需求，但过程较烦琐复杂，具体应用不够简便。

（一）编制的步骤

首先必须全面了解就餐者的基本状况，如年龄、性别、民族、生活方式、饮食习惯、经济及机体营养健康等状况。对罹患疾病者要明确诊断和治疗情况，根据疾病的营养治疗原则确定营养素需要量。

1. 确定就餐者全日能量供给量 能量是维持机体生理功能正常进行的保证，一旦能量摄入不足，就会导致机体疲乏无力，进而影响学习、工作和生活。相反，能量摄入过多则会过剩，多余的能量在体内转变为脂肪储存堆积，导致肥胖，引发多种疾病，同样不利于机体的健康。因此，编制食谱时应保证就餐者从食物中摄入适宜的能量，以维持机体理想体重为宜。在通常情况下，机体的能量需要与消耗是一致的，因此个体的能量需要量等于其消耗量。对成人而言，能量消耗主要用于基础代谢、体力活动和食物热效应三个方面；一些特殊人群则有额外的能量消耗，如孕妇，还包括子宫、乳房、胎盘、胎儿的生长及体脂储备，乳母则需要合成乳汁，儿童、青少年则应包括生长发育的能量需要，在疾病状况下受代谢异常的影响，易发生营养不良，手术创伤患者康复期间需要的能量增加。因此在确定能量的供给量时，应综合考虑就餐者存在的各种影响因素。

正常健康人群总能量供给量，可以参考中国营养学会提供的《中国居民膳食营养素参考摄入量（2023 版）》。在 DRI 中，能量的推荐摄入量不用 RNI 表示，而用能量需要量（estimated energy requirement，EER）表示，需要根据就餐者的劳动强度、年龄、性别等确定。详见附表 1。

EER 只是提供了一个参考值，实际应用中还需考虑个体情况进行调整，如就餐者的体型肥胖或消瘦情况、劳动强度情况等，确定个体的不同能量需要量，以保证机体处于良好的营养健康状态。

在医院食谱编制过程中，患者能量供给量的确定，常需根据患者的体重、体型、体力活动水平和机体存在的疾病等具体状况根据能量系数来计算。

判断体型时，最常使用的是按理想体重评价和 BMI 法。

（1）按理想体重评价

我国常用布罗卡改良公式：理想体重 (kg)= 身高 (cm)−105。

以实际体重与理想体重比来评价。

$$实际体重与理想体重比 (\%)=(实际体重 - 理想体重)/理想体重×100 \qquad (12-1)$$

评价标准：数值在 ±10% 范围为营养正常；±(10%～20%) 为超重或消瘦；±20% 以上为肥胖或严重消瘦。

（2）体质指数（BMI）法

计算公式：　　　　　　　体质指数 (BMI)= 体重 (kg)/[身高 (m)]^2　　　　　　（12-2）

评价标准：BMI 18.5～24kg/m^2 为正常；BMI 24～28kg/m^2 为超重；BMI≥28kg/m^2 为肥胖；BMI≤18.5kg/m^2 为体重过低。

可根据对患者体型的判断，结合不同劳动强度及其临床的具体情况，确定不同能量系数（附表 1），计算每日总能量的供给。

每日总能量供给 (kcal)= 理想体重 (kg)×能量系数 [kcal/(kg·d)]　　　　　（12-3）

2. 确定三大产能营养素的供给量　能量的主要来源为蛋白质、脂肪和碳水化合物三大产能营养素。为维持机体健康，三大产能营养素占总能量的比例应当适宜，一般蛋白质占 10%～20%，脂肪占 20%～30%，碳水化合物占 50%～65%。也可根据就餐者的基本情况、劳动强度、生活水平、有无疾病等具体情况，调整上述三大产能营养素占总能量的比例，由此可计算得出三大产能营养素的一日供给量。

3. 确定微量营养素的供给量　微量营养素供给量主要是维生素和矿物质的供给量。一般来说，对于健康成人，可依据《中国居民膳食营养素参考摄入量（2023 版）》，直接查阅其中各类维生素和矿物质的 RNI 或 AI，作为摄入量（详见附表 2 和 3）。

4. 确定主副食的品种和数量　机体所需要的营养素来源于食物，确定了营养素的供给量之后，可利用食物成分表，把营养素的量推算转化为食物的数量，采用合适的烹饪方法，编制成菜谱。

（1）主食品种、数量的确定：传统的主食是粮谷类食物，是碳水化合物的主要来源，因此主食的品种、数量主要根据粮谷类中碳水化合物的含量确定。

（2）副食品种、数量的确定：副食是机体蛋白质的主要食物来源，蛋白质广泛存在于动植物性食物中，除了粮谷类食物能提供部分的蛋白质，各类动物性食物和豆类食物及其制品是优质蛋白质的主要来源。因此，在计算副食所提供蛋白质数量时，应以蛋白质总摄入量减去主食已经提供的蛋白质数量。

（3）蔬菜水果需要量的确定：蔬菜水果主要提供碳水化合物、维生素和矿物质。

（4）纯能量食物量的确定：纯能量食物主要是指油脂类、糖类等食物。脂肪主要由植物油提供，主副食中的食物含有部分脂肪，在计算植物油提供的脂肪量时，应以脂肪总摄入量减去主副食提供的脂肪量。

（二）举例

男性，30 岁，身高 170cm，体重 66kg，从事中体力劳动。请编制一日三餐的食谱。详细计算步骤如下。

1. 调查了解基本情况　男性，30 岁，身高 170cm，体重 66kg，从事中体力活动。

2. 判断体型　BMI=66kg/(1.70m)^2=22.8kg/m^2，在正常范围（18.5～24kg/m^2）。

3. 确定能量摄入量　在 DRI 中，30 岁成年男性中体力活动的 EER 为 2500kcal/d。

4. 确定三大产能营养素的供给量　以蛋白质、脂肪、碳水化合物分别占总能量 15%、25% 和 60% 计，则分别为：

蛋白质 10.46MJ(2500kcal)×15%=1.57MJ(375kcal)

脂肪 10.46MJ(2500kcal)×25%=2.62MJ(625kcal)

碳水化合物 10.46MJ(2500kcal)×60%=6.28MJ(1500kcal)

若将能量转化为营养素的质量，根据三大营养素的产能系数，蛋白质和碳水化合物为 4kcal/g，脂肪为 9kcal/g，进行计算如下：

蛋白质 (g)=375(kcal)/4(kcal/g)=93.8g

脂肪 (g)=625(kcal)/9(kcal/g)=69.4g

碳水化合物 (g)=1500(kcal)/4(kcal/g)=375g

早餐占 30%：2500×30%=750kcal

　　　　蛋白质 93.8g×30%=28.15g（下文按 28.1g 计）

　　　　脂肪 69.4g×30%=20.8g

　　　　碳水化合物 375g×30%=112.5g

午餐占 40%：2500×40%=1000kcal

　　　　蛋白质 93.8g×40%=37.5g

　　　　脂肪 69.4g×40%=27.8g

　　　　碳水化合物 375g×40%=150g

晚餐占 30%：2500×30%=750kcal

　　　　蛋白质 93.8g×30%=28.15g（下文按 28.1g 计）

　　　　脂肪 69.4g×30%=20.8g

　　　　碳水化合物 375g×30%=112.5g

5. 确定矿物质、维生素的供给量　根据《中国居民膳食营养素参考摄入量（2023 版）》的建议，30 岁男性钙的推荐摄入量（RNI）为 800mg/d，铁的推荐摄入量（RNI）为 12mg/d，锌的 RNI 为 12mg/d，维生素 A 的 RNI 为 770μgRAE/d，维生素 B_1 的 RNI 为男性 1.4mg/d，维生素 B_2 的 RNI 为 1.4mg/d，维生素 C 的 RNI 为 100mg/d。

6. 确定主食的量　主食是碳水化合物的主要来源，所以主食的量根据碳水化合物的需要量确定。

（1）早餐：首先确定早餐的主食是什么，根据食物多样化的原则和饮食习惯，本例中确定主食为馒头（食物原料为面粉）约占 80%，小米粥（原料为小米）约占 20%；然后根据食物成分表查得每 100g 面粉和小米的碳水化合物含量分别为 70.9g 和 75.1g；最后根据早餐需要的碳水化合物和各种食物中的碳水化合物含量计算所需要的各种主食的量。

馒头用面粉：112.5g×80%÷（70.9/100g）=127g

小米粥用小米：112.5g×20%÷（75.1/100g）=30g

所以，早餐的主食确定为 127g 面粉做的馒头，30g 小米做的粥。

（2）午餐和晚餐：首先确定午餐和晚餐的主食是什么，本例中确定午餐和晚餐的主食均为大米；然后根据食物成分表查得每 100g 大米的碳水化合物含量为 77.2g；最后根据午餐和晚餐需要的碳水化合物和大米的碳水化合物含量计算所需要的大米的量。

午餐大米：150g÷（77.2/100g）=194.3g

晚餐大米：112.5g÷（77.2/100g）=145.7g

可以根据具体情况适当减少主食（因为营养成分计算法中未考虑蔬菜水果的能量），本例中晚餐主食分别为 180g 和 120g 大米做的米饭。

7. 确定副食的量　副食通常是指含蛋白质丰富的肉、鱼、禽、蛋、奶类、大豆及其制品。副食是优质蛋白质的良好来源，副食的量根据蛋白质来确定。但是，因为主食已经提供了一部分蛋白质，所以副食提供的蛋白质是总蛋白质减去主食已经提供的蛋白质。然后根据食物成分表，查阅确定的副食中的蛋白质含量来计算所需要的副食的量。另外，肉、鱼、禽、蛋等动物性食物和大豆及其制品等植物性食物可按一定的比例，不同的人可以不一样。比如针对老年人，大豆及其制品提供的蛋白质可占 50% 以上，对于一般的成人，大豆及其制品的蛋白质可占 1/3。

早餐：

每 100g 面粉、小米的蛋白质含量分别为 15.7g 和 9.0g。

主食中蛋白质含量 =125g(面粉)×(15.7/100g)+30g(小米)×(9.0/100g)=22.3g

副食中蛋白质的量 =28.1g−22.3g=5.8g

本例中早餐的副食为鸡蛋，每 100g 鸡蛋蛋白质含量为 13.1g，据此计算鸡蛋的重量：

鸡蛋 =5.8g÷(13.1/100g)÷88%(食部)=50.3g（毛重，约一个鸡蛋，按 50g 计）

午餐：

每 100g 大米的蛋白质含量为 7.9g。

主食中蛋白质含量 =180g（大米）×(7.9/100g)=14.2g

副食中蛋白质的量 =37.5g-14.2g=23.3g

本例中选择猪肉和豆腐干（各 50%）为蛋白质来源，每 100g 猪肉（腿肉）和豆腐干的蛋白质含量分别为 17.9g 和 15.8g，据此计算猪肉和豆腐干的重量：

猪肉 =23.3g×0.5÷(17.9/100g)=65.1g（按 65g 计）

豆腐干 =23.3g×0.5÷(15.8/100g)=73.7g（按 75g 计）

晚餐：

主食中蛋白质含量 =120g（大米）×(7.9/100g)=9.5g

副食中蛋白质的量 =28.1g-9.5g=18.6g

本例中选择鳊鱼和牛奶为蛋白质来源，每 100g 鳊鱼和牛奶蛋白质含量分别为 18.3g 和 3.3g，据此计算鳊鱼和牛奶（一杯牛奶 200g）的重量：

牛奶中蛋白质含量 =200g×(3.3/100g)=6.6g

鳊鱼可食部 =(18g-6.6g)÷(18.3/100g)=62g

鳊鱼的可食部按照 58% 计算，则鳊鱼毛重 =62÷58%=106.9g（按 100g 计）

8. 确定蔬菜和水果的量 《中国居民膳食指南（2022）》推荐，每日蔬菜摄入量为 300～500g，水果 200～350g。应根据不同季节的市场供应情况，考虑与动物性食品和豆制品的搭配需要，选择适当的蔬菜和水果。

早餐：包菜（100g）、苹果一个（200g）。

午餐：青椒（100g）、菠菜（100g）。

晚餐：小白菜（100g）。

9. 确定食用油的量 植物油的摄入量为脂肪总量（20.8g+27.8g+20.8g=69.4g）与食物提供脂肪量的差值。

表 12-1 食谱

食物种类	脂肪
馒头（面粉 125g）	125g×(2.5/100g)=3.1g
小米粥（小米 30g）	30g×(3.1/100g)=1.0g
鸡蛋（50g）	50g×88%×(11.1/100g)=4.9g
米饭（大米 300g）	午餐：180g×(0.9/100g)=1.6g 晚餐：120g×(0.9/100g)=1.1g
猪肉（65g）	65g×(12.8/100g)=8.3g
豆腐干（75g）	75g×(7.8/100g)=5.9g
牛奶（200g）	200g×(3.6/100g)=7.2g
鳊鱼（100g）	100g×58%×(6.3/100g)=3.7g
总计	36.8g

植物油 =69.4g-36.8g=32.6g（按 30g 计）

考虑到早中晚三餐蔬菜烹饪的需求，各餐次植物油的量进行了适当的调整，最终确定为早餐植物油 5g，午餐植物油 15g 和晚餐植物油 10g。

编制参考食谱（表 12-1）：

早餐：鸡蛋 1 个（50g），馒头（标准粉 125g），小米粥（小米 30g），炒包菜（包菜 100g），油（5g），苹果 1 个（200g）。

午餐：米饭（稻米 180g），青椒豆腐干炒猪肉（猪肉 65g，青椒 100g，豆腐干 75g，植物油 10g），清炒菠菜（菠菜 100g，植物油 5g）。

晚餐：米饭（稻米 120g），清蒸鳊鱼（鳊鱼 100g，植物油 5g），清炒小白菜（小白菜 100g，植物油 5g），牛奶（200g）。

10. 编制食谱的能量及营养素 表 12-2 为编制食谱的能量及营养素。可根据计算结果进行适当调整。本例中能量、蛋白质、脂肪和碳水化合物及主要的维生素和矿物质的摄入量基本满足需要，但膳食纤维的摄入量不足（9g），可适当调整替换为富含膳食纤维的食物，如全谷物、粗杂粮及蔬菜水果等。

表 12-2 编制食谱的能量及营养素

餐次	食物	重量/g	能量/kcal	蛋白质/g	脂肪/g	碳水化合物/g	钙/mg	铁/mg	锌/mg	维生素B₁/mg	维生素B₂/mg	维生素A/μgRAE	维生素C/mg	膳食纤维/g
	鸡蛋	50	61	5.8	3.8	1.1	24.6	0.7	0.4	0.0	0.1	112.2	0.0	0.0
	面粉	125	453	19.6	3.1	88.6	38.8	0.8	0.3	0.6	0.1	0.0	0.0	0.0
	小米	30	108	2.7	0.9	22.5	12.3	1.5	0.6	0.0	0.1	2.4	0.0	0.5
早餐	包菜	100	24	1.5	0.2	4.6	49.0	0.6	0.3	0.0	0.0	6.0	40.0	1.0
	油	5	45	0.0	5.0	0.0	3.8	0.2	0.1	0.0	0.0	0.0	0.0	0.0
	苹果	200	106	0.8	0.4	27.4	8.0	0.6	0.1	0.0	0.0	8.0	6.0	3.4
	小计		797	30.4	13.4	144.2	136.5	4.4	1.8	0.6	0.3	128.6	46.0	4.9
	稻米	180	623	14.2	1.6	139.0	14.4	2.0	2.8	0.3	0.1	0.0	0.0	1.1
	猪肉	65	124	11.6	8.3	0.5	3.9	0.6	1.4	0.3	0.2	2.0	0.0	0.0
	青椒	100	22	0.8	0.3	5.2	11.0	0.3	0.2	0.0	0.0	8.0	59.0	0.0
午餐	豆腐干	75	114	11.9	5.9	3.8	224.3	4.3	1.2	0.0	0.0	2.3	0.0	0.6
	菠菜	100	28	2.6	0.3	4.5	411.0	25.9	3.9	0.1	0.0	243.0	82.0	1.7
	油	15	135	0.0	15.0	0.0	11.3	0.6	0.2	0.0	0.0	0.0	0.0	0.0
	小计		1046	41.1	31.4	153.0	675.9	33.7	9.7	0.7	0.3	255.3	141.0	3.4
	稻米	120	415	9.5	1.1	92.6	9.6	1.3	1.8	0.2	0.0	0.0	0.0	0.7
	鳊鱼	100	78	10.6	3.7	0.7	51.6	0.4	0.5	0.0	0.0	16.2	0.0	0.0
晚餐	小白菜	100	14	1.4	0.3	2.4	117.0	1.3	0.2	0.0	0.1	154.0	64.0	0.0
	牛奶	200	130	6.6	7.2	9.8	214.0	0.6	0.6	0.1	0.2	108.0	0.0	0.0
	油	10	90	0.0	10.0	0.0	7.0	0.4	0.1	0.0	0.0	0.0	0.0	0.0
	小计		727	28.1	22.3	105.5	399.7	4.0	3.2	0.3	0.3	278.2	64.0	0.7
	总计		2570	99.6	67.1	402.7	1212.1	42.1	14.7	1.6	0.9	662.1	251.0	9.0

二、食物交换份法编制食谱

食物交换份法是将常用食物按其所含营养素量的近似值归类，计算出每类食物每份所含的营养素值和食物重量，然后根据该食物提供的能量并以三大营养素作为标准，计算出同类其他食物的重量，其所含的能量和营养素相近，将同类食物的内容列出表格供编制食谱时交换使用。通常将常用食物按所含营养成分特点分类，对每类食物各作一等值交换，每一交换份中所含的能量及营养成分基本相同。该法编制食谱简单易行，易于被非专业人员掌握，这样易于患者自己控制饮食。本法对患者和正常人都适用，此处仅介绍正常人食谱的编制。

根据各类食物所含的营养成分特点，可将食物交换份分成四大类，即主食的谷薯类、蔬菜水果类、肉蛋类和油脂类，还进一步细分为七小类，具体分类介绍如下。

1. 谷薯类 每份谷薯类食物大约可提供能量 378kJ（90kcal）、蛋白质 2g、碳水化合物 20g（表 12-3）。

表 12-3　谷薯类食物交换表

食物	重量/g	食物	重量/g
面粉	25	挂面	25
大米	25	面包、窝窝头	35
玉米面	25	烧饼、烙饼、馒头	35
小米	25	土豆	100
高粱米	25	湿粉皮	150

2. 蔬菜类 每份蔬菜大约可提供能量 378kJ（90kcal）、蛋白质 5g、碳水化合物 17g（表 12-4）。

表 12-4　蔬菜类食物交换表

食物（食部）	重量/g	食物（食部）	重量/g
芹菜、莴笋、雪里蕻（鲜）、蕹菜	500	柿子椒、南瓜、萝卜、菜花、水浸海带	350
西葫芦、番茄、茄子、苦瓜、冬瓜、南瓜	500	鲜豇豆、洋葱	250
韭菜、绿豆芽、茭白、蘑菇（鲜）	500	胡萝卜、蒜苗	200
大白菜、油菜、圆白菜、韭菜、菠菜	500	鲜豌豆	100

3. 水果类 每份水果大约可提供能量 376kJ（90kcal），碳水化合物 21g，蛋白质 1g（表 12-5）。

表 12-5　水果类食物交换表

食物（食部）	重量/g	食物（食部）	重量/g
西瓜	500	柑橘、苹果、猕猴桃、菠萝、李子、桃、樱桃	200
草莓、阳桃	300	柿子、鲜荔枝、香蕉	150
鸭梨、杏、柠檬	250	鲜枣	100
柚、枇杷	225		

4. 肉蛋类 每份肉蛋类食物大约可提供能量 376kJ（90kcal）、蛋白质 9g、脂肪 6g（表 12-6）。

表 12-6　肉蛋类食物交换表

食物（食部）	重量/g	食物（食部）	重量/g
肥瘦猪、牛、羊肉	25	带骨排骨	70
瘦猪、牛、羊肉	50	带鱼、草鱼、鲫鱼	80
鸭肉、鸡肉	50	对虾、青虾、鲜贝	80
鸡蛋（500g 约 8 个）	62.5（1 个）		

5. 大豆类 每份大豆类食物大约可提供能量 376kJ（90kcal）、蛋白质 9g、脂肪 4g、碳水化合物 4g（表 12-7）。

表 12-7　大豆类食物交换表

食物	重量/g	食物	重量/g
豆浆	400	豆腐（北）	100
豆腐（南）	150	豆腐干、豆腐丝	50

续表

食物	重量/g	食物	重量/g
熏干	50	腐竹	20
油豆腐	40	豆腐皮	20
千张	30		

6. 乳类 每份乳类食物大约可提供能量 376kJ（90kcal）、蛋白质 5g、脂肪 5g、碳水化合物 6g（表 12-8）。

表 12-8 乳类食物交换表

食物	重量/g	食物	重量/g
牛奶	160	乳酪	25
羊奶	160	奶粉	20
酸奶	130		

7. 油脂类 每份油脂类食物大约可提供能量 376kJ（90kcal）、脂肪 10g（表 12-9）。

表 12-9 油脂类食物交换表

食物	重量/g	食物	重量/g
菜籽油	10	核桃、花生米、杏仁	15
豆油、花生油、棉籽油、芝麻油	10	葵花籽（带壳）	25
牛油、羊油、猪油（未炼）	10		

食谱编制举例：男性，30 岁，身高 170cm，体重 66kg，从事中体力劳动，根据食物交换份法编制食谱。

第一步：调查了解基本情况。男性，30 岁，身高 170cm，体重 66kg，从事中体力活动。

第二步：BMI=66kg/(1.70m)^2=22.8kg/m^2，BMI 属正常范围。

第三步：在 DRI 中，30 岁成年男性中体力活动的 EER 为 2500kcal/d。

第四步：三大产能营养素供给量，以蛋白质、脂肪、碳水化合物分别占总能量 15%、25% 和 60% 计，分别为：

蛋白质 (g)=2500×15%÷4=93.8g

脂肪 (g)=2500×25%÷9=69.4g

碳水化合物 (g)=2500×60%÷4=375g

第五步：食物交换份的计算

1）首先确定常用的牛奶类、蔬菜类和水果类食物的份数。牛奶类为 1.5 份，蔬菜类为 1 份，水果类食物为 1 份。

2）谷类交换份计算：全日所需碳水化合物量为 375g，除去牛奶、蔬菜和水果所提供的碳水化合物量（9g+17g+21g=47g），其余碳水化合物由谷类食物提供。因每份谷薯类食物交换份提供 20g 碳水化合物，故谷类交换份数 =(375g-47g)/20g≈16 份。

3）肉类交换份计算：全日所需蛋白质量为 93.8g，除去牛奶、蔬菜、水果和谷薯食物所提供的蛋白质量（8g+5g+1g+32g=46g），其余蛋白质由肉蛋类食物提供。因每份肉蛋类交换份提供 9g 蛋白质，故肉蛋类交换份数 =(93.8g-46g)/9g≈5 份。

4）油脂类交换份计算：全日所需脂肪量为 69.4g，除去牛奶和肉蛋类食物所提供的脂肪的量即：8g+30g=38g，其余脂肪由油脂类食物提供。因每份油脂类交换份提供 10g 脂肪，故油脂类交换份数 =(69.4g-38g)/10g≈3 份（表 12-10）。

表 12-10 食谱内容计算（粗略值）

食谱内容	交换份数	食物量/g	碳水化合物/g	蛋白质/g	脂肪/g	能量/kcal
乳类	1.5	250	9	8	8	135
蔬菜类	1	500	17	5	—	90
水果类	1	200	21	1	—	90
谷薯类	16	400	320	32	—	1440
肉蛋类	5	250	—	45	30	450
油脂类	3	30	—	—	30	270
合计	27.5	1630	367	91	68	2475

第六步：编制食谱

食物的总交换份为 27.5 份，其中乳类 1.5 份，蔬菜类 1 份，水果类 1 份，谷薯类 16 份，肉蛋类 5 份，油脂类 3 份。这些食物分配到一日三餐中可以作如下安排：

早餐：牛奶 250g（1.5 份），面包 175g（5 份），煮鸡蛋 1 个（1 份），炒包菜 100g（0.2 份），烹调油 6g（0.6 份）。

午餐：米饭（米 150g，6 份），瘦猪肉 50g（1 份），炒青菜 200g（0.4 份），清蒸鱼 80g（1 份），烹调油 12g（1.2 份），苹果 100g（0.5 份）。

晚餐：米饭（米 125g，5 份），黄瓜 200g（0.4 份），炒肉片 50g（1 份），白灼对虾 80g（1 份），烹调油 12g（1.2 份），橙子 100g（0.5 份）。

食谱中的食物可以根据食物交换份表中的同类食物进行互换，如大米（饭）可以与等量的面粉制品交换，25g 米（饭）可以换成 25g 面粉制作的馒头或换成 100g 土豆食用，其所提供的营养成分大致相同，同类食物的互换大大丰富了食物的种类。

三、利用计算机软件编制食谱

随着计算机技术的飞速发展，计算机已广泛应用于医学科学的各个领域，用计算机进行网络化管理、咨询和决策是必然的发展方向，医院临床营养科室也不例外。在医院膳食中，食物的种类繁多，手工计算复杂、烦琐，易出错，食物交换份法不够准确。利用计算机软件编制食谱，可以充分发挥计算机运行速度快、计算精确度高、内存大、可靠性强等优势，可以同时完成多个项目，如营养成分计算、饮食营养素分析、食谱编制、设计特殊营养配方等。因此，近年来，在对患者进行膳食营养评价、营养成分计算分析、建立营养档案和食谱编制等方面已经得到普遍使用。

利用计算机软件编制食谱常有三种方法，即固定编制、自动编制和手工编制。固定编制食谱是将一周或一月的食谱预先放置在数据库中，用时只需调出即可，常用于某些包伙制医院。自动编制食谱可根据饮食的营养素要求、烹调方法、季节及价格随机编制出一天或一周的食谱。手工编制食谱是根据就餐者的具体状况和营养需要的特点，结合食物口味、餐次等具体要求，编制出一天或一周食谱，临床营养治疗中多用此法编制，更能满足不同个体的需求。

（郑锦锋）

下　篇

第十三章　营养与呼吸系统疾病

呼吸系统（respiratory system）由鼻、咽、喉、气管、支气管及肺组成。临床上常以环状软骨为界，将鼻、咽和喉统称为上呼吸道，气管及以下的气体通道（包括肺内各级支气管）部分称为下呼吸道。呼吸系统的最主要功能是吸入新鲜空气，通过肺泡内的气体交换，使血液得到氧并排出二氧化碳，从而维持人体的新陈代谢。呼吸系统疾病可以分为急性和慢性两大类，包括呼吸道感染、哮喘、气管炎、慢性阻塞性肺疾病等。呼吸系统疾病是我国最常见的疾病，城乡居民两周患病率、住院人数构成长期居第 1 位，所致死亡居死因顺位第 1～4 位，已成为我国最为突出的公共卫生与医疗问题之一。而慢性呼吸道疾病是世界卫生组织定义的"四大慢病"之一，是全世界发病和死亡的主要原因之一，是 2019 年全球第三大死因，仅次于心血管疾病和肿瘤，对人体健康构成严重威胁。

越来越多的证据表明机体的营养状况与呼吸系统疾病密切相关。一方面，营养不良会影响肺的发育和功能，会导致呼吸肌（尤其膈肌）萎缩和呼吸肌肌力减弱，进而影响呼吸肌的通气功能。另一方面，机体的营养状态也会影响呼吸系统疾病的发生、发展及治疗。营养状态可以直接影响患者的代谢率，代谢率增加时可增加通气驱动，而代谢率降低时会减少通气驱动；营养不良还会导致肺脏表面活性物质减少，引起肺脏萎缩，发生肺不张，损害呼吸道上皮细胞的再生，进而损害气道对吸入的病原微生物的清除能力，或降低表面活性物质在肺部促进趋化、吞噬和杀菌的作用，使呼吸道防御功能进一步减弱，导致肺部感染的概率增加，甚至会加重呼吸系统疾病的严重程度。同时，营养不良既是严重呼吸系统疾病的原因，又是其后果，如慢性阻塞性肺疾病患者中常有营养摄入不足的情况，会出现体重减轻和肌肉无力等严重并发症，这些并发症反过来又会导致病情进一步恶化。当然，营养过剩也会对呼吸系统造成不利影响。营养过剩患者往往会有更多的脂肪积累，胸腹部的脂肪过度堆积会限制胸壁扩张和膈肌收缩，进而影响胸壁形态和功能，严重者会压迫到肺，使肺功能下降，进而发生和加剧呼吸系统疾病。另外，肥胖会提高个体对呼吸系统疾病的易感性。

因此，合理的营养对于呼吸系统疾病的预防和治疗至关重要。急性呼吸系统疾病的营养支持原则是满足患者高代谢状态下的营养需要，从而防止蛋白的过度分解。对于慢性阻塞性肺疾病，营养支持的重点应放在摄取均衡营养，维持或增加体重，维持呼吸肌肌力量，防止呼吸肌肉萎缩，从而保持正常的呼吸功能。

第一节　慢性阻塞性肺疾病

一、概　　述

慢性阻塞性肺疾病（chronic obstructive pulmonary disease，COPD）简称慢阻肺，是一种常见且多发的呼吸系统疾病，其特征为持续存在的呼吸系统症状和气流受限，这些症状与显著暴露于有害颗粒或气体引起的气道和（或）肺泡异常有关。COPD 的发展呈缓慢进行性，肺功能的减退会严重影响人们的劳动能力和生活质量。

（一）病因

COPD 的病因尚不完全清楚，与慢性支气管炎（chronic bronchitis）和肺气肿（emphysema）密切相关，可能是多种环境因素与机体自身因素长期相互作用的结果。

1. 吸烟 是最重要的环境发病因素。烟草中的焦油、尼古丁和氢氰酸等化学物质具有多种损伤效应，如使气道净化能力下降、黏液分泌增多、气道阻力增加、破坏肺弹力纤维等，进而诱发慢性支气管炎、肺气肿。

2. 感染因素 是 COPD 发生、发展的重要因素之一。细菌、病毒、支原体等感染会造成气管、支气管黏膜的损伤和慢性炎症，是慢性支气管炎发生、发展的重要原因之一，与 COPD 的发生有密切关系。

3. 生产性粉尘和化学物质 在生产环境中长期吸入生产性粉尘或刺激性气体等，可造成呼吸系统慢性炎症、非特异性的 COPD。

4. 空气污染 大气中的有害气体，如二氧化硫、二氧化氮、氯气等可损伤气道黏膜上皮，使纤毛清除功能下降，黏液分泌增加，为细菌感染增加条件。

5. 其他因素 免疫功能紊乱、气道高反应性、高龄等机体因素和寒冷空气等气候环境因素均与 COPD 的发生和发展有关。老年人因肾上腺皮质功能减退，细胞免疫功能下降，溶菌酶活性降低，容易造成呼吸道的反复感染，进而诱发 COPD 的发生。

（二）发病机制

COPD 的发病机制复杂，目前尚未明确。炎症反应、蛋白酶-抗蛋白酶失衡、氧化应激、自主神经功能失调、营养不良、气温变化等多种机制参与 COPD 的发生、发展。在上述机制共同作用下，可以产生两种重要病变：一是小气道病变，包括小气道炎症、纤维组织形成及小气道管腔黏液栓形成等，造成小气道阻力明显升高；二是肺气肿病变，肺泡对小气道的正常牵拉力减小，小气道容易塌陷。同时，肺泡弹性回缩力明显降低。在小气道的病变与肺气肿病变共同作用下，会造成 COPD 特征性的持续气流受限。

（三）临床表现

COPD 起病缓慢，病程较长。早期患者可无明显的症状和体征，随着病情进展，其症状和体征日益显著，主要临床表现为慢性咳嗽、咳痰、气短或呼吸困难、喘息和胸闷。

1. 慢性咳嗽 为 COPD 常见症状。一般晨间咳嗽明显，夜间可有阵咳。

2. 咳痰 多为咳嗽伴随症状，一般为白色黏液或浆液性泡沫性痰，清晨排痰较多。急性发作期痰液可变为黏性、脓性而不易咳出。

3. 气短或呼吸困难 早期仅在较剧烈活动时出现，之后逐渐加重，以致在日常活动甚至休息时也感到呼吸困难。活动后呼吸困难是 COPD 的"标志性症状"。

4. 喘息和胸闷 部分患者有明显的胸闷和喘息，常见于重症或急性加重患者，但不是 COPD 特异性症状。

二、营养与慢性阻塞性肺疾病的关系

COPD 患者常伴有营养不良状态，流行病学资料显示，COPD 患者营养不良的发生率为 30%～71%，住院患者的发生率可高达 50% 以上。其中 1/3～1/2 患者会出现进行性体重下降，肌肉组织减少，从而引起呼吸肌萎缩，最终导致呼吸衰竭。营养状况是影响 COPD 患者病死率的独立危险因素。因此，有效的营养支持是 COPD 综合治疗中的重要组成部分，对降低患者的病死率，延长其生存期和提高其生活质量，具有十分重要的意义。

（一）慢性阻塞性肺疾病患者营养不良的发生机制

COPD 患者合并营养不良的机制十分复杂，虽然目前仍不十分明确，但多数学者认为其发生与能量消耗增加和摄入不足等因素有关。具体表现为以下几个方面。

1. 摄入及吸收不足 长期缺氧、高碳酸血症、心功能不全、胃肠道淤血，以及长期使用广谱抗生素，可造成 COPD 患者胃肠道正常菌群失调，导致消化和吸收功能障碍。同时，进餐时加重呼吸负荷，血氧饱和度下降，造成患者气促、厌食，膳食摄入量减少。而长期大量的抗生素与茶碱类等药物的使用会刺激胃黏膜，患者可发生药物性胃炎，引起胃肠功能紊乱，影响食物的消化和吸收。此外，COPD 患者一般具有年龄偏大、咀嚼功能下降等情况，这些因素可进一步影响营养物质摄入及利用。摄入不足、营养不良和呼吸困难三者互为因果，形成恶性循环。

2. 机体能量消耗增加 部分 COPD 患者具有超高能量代谢的特点，静息代谢率（resting metabolic rate，RMR）、运动热效应（thermic effect of exercise）、食物热效应（thermic effect of food，TEF）等均比正常人高。具体机制尚未完全阐明，与以下因素有关。①COPD 患者肺顺应性下降，气道阻力增加，使呼吸肌负荷以及呼吸做功增加，引起呼吸时氧耗量增加，造成 RMR 相应增加。研究表明，COPD 患者每日用于呼吸的耗能为 1799~3012kJ（430~720kcal），较正常人高 10 倍。②药物作用，COPD 患者常用的解痉平喘药，β_2 受体激动剂、氨茶碱和类固醇皮质激素等药物具有一定增加机体能量消耗的作用。

3. 机体分解代谢增加 COPD 患者常因建立人工气道所致的创伤、焦虑、恐惧等的刺激及反复感染、缺氧、细菌毒素等因素，使机体产生应激反应，导致一系列神经内分泌改变，表现为甲状腺素、生长激素、皮质醇、胰高血糖素等激素分泌增加，而胰岛素分泌受到抑制。以上这些变化可引起机体糖原分解和糖异生加速、脂肪动员及周围组织蛋白分解增加，机体处在一种高代谢状态，能量消耗、尿氮排出显著增加。某些 COPD 患者血清中一些炎症介质（如 TNF-α、IL-1、IL-6）水平也较正常人高，这些细胞因子有调节能量消耗、氨基酸代谢和肌肉蛋白分解代谢的作用。这不仅会加速人体的分解代谢，而且与 RMR 等呈正相关。此外，有研究观察到呼吸衰竭患者，特别是当机械通气时痰液中氮的丢失每日可达 0.36~0.68g，相当于蛋白质 2.2~4.3g/d。这种大量氮的丢失加剧营养不良的状况不容忽视。

（二）慢性阻塞性肺疾病患者营养不良的分型

1. 蛋白质型营养不良 部分营养良好的 COPD 患者由于呼吸衰竭或多器官功能衰竭导致病情急剧加重，此时如未给予合理营养支持，则患者常因高分解代谢或营养摄入不足，而引起蛋白质营养不良，尽管此时患者外表和人体测量值均在正常范围之内，但内脏蛋白各项指标（如白蛋白、转铁蛋白等）及淋巴细胞已出现异常。

2. 蛋白质-能量型营养不良 此为 COPD 患者最常见的营养不良。由于蛋白质和能量摄入都不足而使患者肌肉组织与皮下脂肪逐渐消耗，表现为体重下降，肌酐身高指数（creatinine-height index，CHI）与其他人体测量指标降低，但内脏蛋白指标仍在正常范围。

3. 混合型营养不良 具有上述两种营养不良的特征，此时患者体内蛋白、脂肪储备空虚，常伴有脏器和系统功能损伤，因而生存率降低。慢性迁延期的 COPD 患者多为蛋白质-能量型营养不良，一旦急性发作，特别是需机械通气的患者则很快陷入混合型营养不良。COPD 合并此型营养不良者预后极差。

三、营养治疗

（一）慢性阻塞性肺疾病的营养支持

1. 营养支持的目的 营养支持是治疗 COPD 的重要环节，通过营养支持可改善患者营养状况、总体重、运动能力和一般健康状况。

（1）缓解期患者：指导患者培养良好的饮食习惯，进行平衡营养，改善 COPD 患者呼吸肌肌力和运动耐力，使患者的体重接近理想体重，降低发生并发症的可能性和并发症的严重程度。

（2）急性发作期或伴呼吸衰竭患者：尽量维持良好的营养状态，从而限制进行性的呼吸肌消耗，减轻负荷，恢复呼吸肌的功能，以利于患者度过急性呼吸道感染等并发症的发病期。

2. 营养支持的时机 以尽早为原则，或在临床干预下重要器官、系统功能基本稳定时开始。

3. 营养支持途径 总原则为在患者没有明显胃肠功能障碍时应鼓励患者尽可能经胃肠道给予营养（吞咽困难者，可给予鼻饲），当肠内营养不能满足营养摄入量时，可短期给予静脉营养。

4. 营养支持方法 大多数患者的营养支持应以调整饮食习惯和安排合理膳食为主。如创造良好进食环境，进食前可以适当休息，少量多餐，以软食为主。缺氧明显的患者可在进餐时或餐后给予氧疗。

（1）能量需要：确定患者总能量的供给是营养支持的核心问题，目前尚未建立国际公认的 COPD 患者总能量摄入模式。COPD 患者的基础消耗高于健康人，同时还要纠正已降低的体重，因此日需热量应保持较高水平。一般可用哈里斯-本尼迪克特公式（Harris-Benedict formula，HBE）推算出基础能量消耗（basic energy expenditure，BEE）。

男性：BEE(kJ/d)=[66.47+13.75×体重 (kg)+5.0×身高 (cm)−6.76×年龄 (岁)]×4.184

女性：BEE(kJ/d)=[655.1+9.56×体重 (kg)+1.85×身高 (cm)−4.68×年龄 (岁)]×4.184

还可根据 BEE 计算患者每日能量供应。

$$一日总能量供给 (kJ/d)=BEE×C×1.1×1.3 \tag{13-1}$$

式中，C 为校正系数（男性为 1.16，女性为 1.19）；COPD 患者常伴有体重下降，为促进使患者的体重得以恢复，应再增加 10% 的 BEE，因此乘以系数 1.1；1.3 为轻度活动系数，如果卧床则为 1.2、中度活动系数为 1.5、剧烈活动系数为 1.75。

以上能量的供给主要针对的是稳定期 COPD 患者，对于急性发作期患者，还应乘以应激系数，即临床校正系数（clinical correction factor，CCF），CCF 多为经验性的，如体温正常，CCF=1，体温每升高 1℃（＞37℃）增加 12%，严重感染或脓毒血症患者的 CCF 为 1.1～1.3。

（2）确定能量供给的比例

1）碳水化合物：通气功能障碍是 COPD 发病特征之一，因此对 COPD 患者进行营养支持时不主张摄入过多的碳水化合物，尤其是对存在 CO_2 潴留的患者应限制其碳水化合物的摄入总量。碳水化合物提供的能量占总能量的 50%～60% 为宜。如合并呼吸衰竭，应严格控制碳水化合物的摄入量（占热能 50%）。

2）脂肪：一般情况下，脂肪供能占总能量的 20%～30%，有严重通气障碍和呼吸衰竭的患者可适当提高脂肪的摄入量。膳食脂肪摄入时应注意调整脂肪酸的构成，以防止高脂血症的发生或对网状上皮系统的损害，故供给脂肪时动物脂肪及植物脂肪各占一半为宜。此外，在患者的高脂饮食中以中链三酰甘油（MCT）替代部分长链脂肪酸，不仅有利于患者的消化吸收，还有利于正氮平衡的恢复。

3）蛋白质：蛋白质供能占总能量的 15%～20%，治疗开始时为了促进氮潴留和蛋白质合成，可给予优质蛋白 1.2～1.5g/(kg·d)。COPD 患者应避免摄入过多蛋白质，过量的蛋白质摄入，因其较低的氧热价，将加重低氧血症及高碳酸血症，从而增加每分通气量及氧的消耗。在肠外营养中，适当提高支链氨基酸含量并调整饮食中的必需氨基酸谱，使其接近人体必需氨基酸模式，能改善血清 BCAA/AAA，对降低肺性脑病的发生率及危险性有益。

（3）各种微量元素及维生素的补充：COPD 患者常存在维生素和矿物质的缺乏，如维生素 C、维生素 E、锌、铜、钾、钙、镁、磷等。这些物质参与机体的抗氧化防御系统，或是一些酶的辅酶，缺乏时会造成氧自由基对机体的损伤或影响各种物质的能量代谢，进一步加重呼吸肌无力。

（4）其他：适当补充精氨酸、谷氨酰胺、核苷酸等营养成分。

（二）慢性阻塞性肺疾病患者的膳食特点

应供给清淡易消化的软食或半流质食物，在两餐之间可以少量多次给予浓缩食物，以避免疲乏，忌用辛辣、油腻、海鲜、产气类食物。

第二节　急性呼吸窘迫综合征

一、概　　述

急性呼吸窘迫综合征（acute respiratory distress syndrome，ARDS）是指由各种肺内外致病因素导致的急性弥漫性肺损伤和进而发展的急性呼吸衰竭，是临床常见的危重症，也是急性肺损伤（acute lung injury，ALI）的严重阶段。

（一）病因

多种危险因素可诱发 ARDS，主要包括：①直接肺损伤因素，如严重肺感染、胃内容物吸入、肺挫伤、有毒气体的吸入、溺水等；②间接肺损伤因素，如非肺源性感染中毒症、急性重症胰腺炎、严重的非胸部创伤、DIC 等。这些直接因素和间接因素及其所引起的炎症反应、病理生理反应等常互相重叠。

（二）发病机制

ARDS 的发病机制尚未完全清楚。ARDS 是全身炎症反应综合征的肺部表现，多种炎症细胞及其释放的炎症介质和细胞因子间接介导的肺脏炎症反应是 ARDS 的本质。炎症细胞产生的多种炎症介质和细胞因子，在启动早期炎症反应和维持炎症反应时起到重要作用。最重要的是 TNF-α 和 IL-1，会导致大量中性粒细胞在肺内集聚、激活，并通过释放氧自由基、蛋白酶和炎症介质，引起靶细胞损害，可以表现为肺毛细血管内皮细胞和肺泡上皮细胞损伤，肺微血管通透性增高和微血栓形成，大量含蛋白质和纤维蛋白的液体渗出至肺间质和肺泡，形成心源性肺水肿及透明膜。如果损伤修复过程异常，最终会形成不可逆转的纤维化病灶。

（三）临床表现

ARDS 起病急，病变发展迅速，预后差，大多数于原发疾病发病后 72h 发生，一般不超过 7 天，并可并发多器官功能障碍（multiple organ disfunction，MOD），最终形成多器官功能衰竭（multiple organ failure，MOF），甚至死亡。除了原发病的症状和体征之外，最早出现的症状为呼吸增快，随着病情进展，呈现进行性加重的呼吸困难和发绀，可伴有烦躁、焦虑、出汗等。呼吸困难的特点是呼吸深快、费力，患者可有胸廓紧束感、严重憋气，不能用一般的吸氧疗法改善，也不能用其他原发心肺疾病解释。肺部听诊在早期可无异常，或仅在双肺闻及湿啰音，后期可闻及水泡音。

二、营养与急性呼吸窘迫综合征的关系

ARDS 患者在疾病的各个时期均有高代谢状态，其代谢改变的程度主要受基础病变、肺损伤程度等因素的影响。具有多重代谢危象的重症患者，如败血症、损伤或全身炎症反应综合征患者会明显加速分解代谢，同时增加能量的需要，导致严重的营养供需失衡及营养不良。有人将这些过程综合起来称为损伤或应激性代谢反应。

高代谢状态可分为两个时相。第一时相为代谢休眠期，其特征为氧耗量的降低，血液循环障碍，液体失衡和细胞内休克。这一阶段一般持续 24～36h，随后代谢水平迅速增加，进入第二时相。第二时相为代谢高动力期，特点为细胞活性增加、激素分泌增加、代谢增加、体温升高及氮丢失加速。通常在这一过程中，患者心脏指数或氧耗量与疾病的严重程度呈比例变化。处于高代谢状态的患者常伴有发热，体温的升高常伴有代谢率的升高。体温超过 37℃后，每升高 1℃，代谢率升高 10% 左右。高代谢的患者代谢消耗增加，因而能量的需要也随之增加。

蛋白质分解代谢增加是 ARDS 患者高代谢状态的显著特征之一，患者尿素氮丢失增多且肌肉萎缩。这是因为在损伤应激反应中，蛋白质分解代谢成为能量供应的优先途径。伴随着蛋白质分解的增多，患者大部分能量需要由氨基酸脱氨基作用满足。饥饿状态患者每日丢失肌肉蛋白可达

75g，相当于 200～300g 肌肉组织。高代谢状态的患者每日丢失肌肉蛋白更多，每日丢失的肌肉蛋白量可高达 250g，相当于 750～1000g 肌肉组织。

ARDS 患者的代谢状态与 ARDS 预后及转归密切相关。预后较好的 ARDS 患者可在 7～10d 纠正高代谢状态，改善呼吸衰竭。数周甚至数月后相应的临床表现可消失，肺功能异常减轻，恢复正常。预后较差的 ARDS 患者则很难纠正高代谢状态，患者可出现营养不良、呼吸功能减退、反复发生呼吸道和肺部感染，甚至死亡。少数患者在肺功能衰竭之后很快死亡。

高代谢状态常造成 ARDS 患者并发营养不良。营养不良对呼吸功能可产生不良影响，提高 ARDS 患者的病死率，因此营养支持对 ARDS 患者尤其重要。

三、急性呼吸窘迫综合征的营养支持

（一）营养支持的目的

防止营养不良的发生，减少并发症和缩短病程；防止蛋白质过度分解所造成的负氮平衡，通过营养支持治疗，使蛋白质代谢及能量消耗和供给达到平衡，提高抢救成功率。具体达到以下目标：①保证适当的能量储备；②最大限度保存机体的肌肉组织；③建立正氮平衡；④提供适当的维生素、无机盐和脂肪；⑤提供适当的液体。

（二）营养支持的途径

ARDS 患者常存在胃肠功能紊乱的现象，因此应使用肠外营养来进行营养支持。在实施肠外营养时，如果患者胃肠功能允许，可同时通过胃肠道补充营养，这有利于恢复肠道黏膜的完整性，保持胃肠道的屏障功能。

（三）营养支持方法

1. 能量的需要 ARDS 患者的总能量消耗（total energy expenditure，TEE）为 BEE、进食及寒战导致的产热作用、活动和应激反应等情况下的能量消耗总和。一般可用以下公式计算。

$$TEE=BEE×应激因素 \tag{13-2}$$

大部分 ARDS 患者平均应激因素为 1.2；严重的高代谢患者，应激因素可增加到 1.2～1.4。

一般而言，ARDS 患者在接受机械通气治疗时，建议每天能量供应为 105kJ/kg。

2. 合理分配营养成分 根据每日所需总能量，合理安排碳水化合物、脂肪和蛋白质的比例。目前，对 ARDS 患者进行营养支持时营养成分的比例分配问题尚无统一意见。一般推荐，碳水化合物占能量的百分比为 60%～70%、脂肪为 20%～30%、蛋白质为 20%[或 1～2g/(kg·d)]。对于 ARDS 患者，蛋白质不宜摄入过多。蛋白质摄入过多可增加呼吸功能负担，导致呼吸肌群进一步衰竭，加重低氧血症及高碳酸血症。

3. 其他 适当补充维生素、微量元素及谷氨酰胺、精氨酸、n-3 系脂肪酸等营养成分。

（四）营养监测

有效的监测可保证合理应用营养支持，并减少并发症的发生。根据病情可每天测体重、尿酮及尿糖；每周一次评估氮平衡；每周两次检测血糖、尿素、肌酐、血清胆红素、天冬氨酸转氨酶、丙氨酸转氨酶等；每两周一次检测白蛋白、转铁蛋白、全血细胞计数等。根据监测结果随时调整营养支持方案。

（曲 巍）

第三节 乳 糜 胸

胸膜腔内储积来自胸导管内的乳糜液或淋巴液，即为乳糜性胸腔积液，简称乳糜胸（chylothorax）。从病因学角度来看，乳糜胸可以分为创伤性乳糜胸和非创伤性乳糜胸两类，前者更为常见。创伤性乳糜胸又包括非医源性（如胸部发生外伤）和医源性两大类。胸内行手术如食管、主动脉、纵隔或心脏手术都可能引起胸导管或其分支的损伤，使乳糜液外溢到胸膜腔，引起创伤性乳糜胸。非创伤性乳糜胸常常是梗阻性的，胸腔内肿瘤如淋巴肉瘤、肺癌或食管癌、丝虫病、结节病等压迫胸导管发生梗阻，梗阻胸导管的近端因过度扩张，压力升高，使胸导管或其侧支系统发生破裂。有时脊柱过度伸展或脊柱骨折脱位可导致胸导管受损。出生时静脉压力过大及胸导管先天性畸形也可发生乳糜胸。乳糜胸是胎儿和新生儿最常见的胸腔积液形式。根据解剖结构，当阻塞或压迫发生在第 5 胸椎以下时，为右侧乳糜胸，在第 5 胸椎以上时为左侧或双侧乳糜胸。

一、概　　述

（一）乳糜胸的病理生理特点

胸导管是体内最大的淋巴管，又称左淋巴导管，收纳约占全身 3/4 部位的淋巴（即左侧上半身和整个下半身的淋巴），是人体淋巴细胞再循环的主要途径，每天经胸导管返回血液中的淋巴细胞数为血液循环中淋巴细胞总数的 10～20 倍。胸导管的主要功能是将消化道的脂肪输注到静脉系统，人体摄入脂肪的 60%～70% 将进入胸导管，包括中性脂肪、游离脂肪酸、磷脂、髓鞘磷脂、胆固醇酯等。同时，胸导管是正常情况下输送血管蛋白质返回血液循环的主要途径，也是特殊情况下（如乳糜胸）输送人体储存蛋白质进入血循环的主要途径。正常情况下，除右上肢和头颈部外，全身的淋巴液均输入胸导管，然后在左侧颈部注入左颈内静脉和左锁骨下静脉交接处，流入体静脉系统。

一旦胸导管破裂，大量的乳糜液将外渗至胸膜腔内。乳糜是一种主要由脂肪、胆固醇、蛋白质、电解质及大量淋巴细胞组成的非炎症性的乳白色或血色液体。乳糜液中总蛋白约占血浆蛋白的一半，包括白蛋白、球蛋白、纤维蛋白原、凝血酶原等。乳糜液中电解质的组成与血浆相似，淋巴细胞中 T 细胞最多。乳糜中也含有一些糖及非蛋白氮，并含有多种脂溶性维生素、抗体及各种生物酶。

乳糜胸会引起两个严重的后果：其一，富有营养的乳糜液大量损失必然引起机体的严重脱水、电解质紊乱、营养障碍以及大量抗体和淋巴细胞的耗损，降低机体的抵抗力；其二，胸膜腔内大量乳糜液的储积必然导致肺组织受压，纵隔向对侧移位以及回心血流的大静脉受到部分梗阻，血流不畅，进一步加剧体循环血容量的不足和心肺功能衰竭。

（二）乳糜胸的临床表现

乳糜胸的临床症状通常与胸腔积液的量有关。渗入胸膜腔内乳糜液的量多寡不一，少则每日 100～200ml，多则每日可达 3000～4000ml，这主要取决于胸导管破口的大小、胸膜腔内的负压、静脉输液量及其速度与摄入食物的性质。低容量的积液或早期乳糜胸在临床上是无明显可疑症状的，与其他胸腔积液无太大区别。而高容量的积液尤其是发展迅速的乳糜胸会出现呼吸困难、咳嗽、胸部不适等症状。由于乳糜对胸膜表面没有很强的刺激作用，患者较少出现胸痛和高热等症状。乳糜胸通常先在影像学上表现为单侧胸腔积液，然后通过胸腔穿刺并对积液进行实验室分析可进一步诊断。乳糜胸通常具有以下三个特征性表现：①胸腔积液中存在乳糜微粒（大小为 0.5～1.0μm）；②胸腔积液中三酰甘油水平超过 1.24mmol/L（即 110mg/dl）；③积液中胆固醇水平与三酰甘油水平的比值小于 1。

二、营养与乳糜胸的关系

（一）乳糜胸对机体营养代谢的影响

乳糜中含有丰富的三酰甘油、蛋白质、淋巴细胞、免疫球蛋白、生物酶及脂溶性维生素，因而长期发生乳糜渗漏会对机体营养状况和身体健康有多方面的潜在影响。首先，乳糜中富含蛋白质，长期丢失乳糜液可导致机体发生低蛋白血症，血浆中蛋白丢失会引起机体血容量低下；其次，乳糜脂质含量高，且具有低胆固醇、高三酰甘油的特点，乳糜丢失过多会引起机体脂溶性维生素（如维生素 A、维生素 D、维生素 E 和维生素 K）的缺乏；最后，淋巴细胞（T 细胞）在乳糜细胞含量中占据了大部分，持续的乳糜渗漏会导致机体 T 细胞减少，使细胞介导的免疫功能下降。总体而言，大量乳糜液的丢失会使机体出现营养不良、体重减轻、电解质紊乱和免疫系统受损等不良症状。

（二）机体营养对乳糜胸的影响

脂类是机体重要的供能和储能物质，也是生物膜的重要组成成分，与乳糜的生成有一定的关系。机体对摄入脂肪的吸收分为两种：长链脂肪酸被吸收后与磷脂、胆固醇和蛋白质形成乳糜微粒，再由淋巴系统进入血液循环；而中链、短链脂肪酸不参与乳糜微粒的形成，可以直接通过门静脉系统以游离脂肪酸和甘油的形式运输到肝脏吸收。

三、乳糜胸的营养治疗

乳糜胸的主要治疗方法有病因治疗和保守治疗。病因治疗包括胸导管结扎、肿瘤化疗、放疗等。而保守治疗是临床首选的治疗方式，主要包括胸膜腔引流、应用生长抑素或其类似物奥曲肽、应用抗生素预防胸腔感染、维持机体内环境稳定和营养支持治疗等。

保守治疗一般适于患者情况尚好，胸腔乳糜液每日在 300～500ml。营养支持是乳糜胸的一线治疗方式，是保守治疗的基础，临床上通过营养支持可以弥补乳糜液中丢失的营养物质，有助于稳定机体内环境，维持患者的营养状况及正常的免疫功能。下面就保守治疗进行介绍。

（一）营养支持

营养支持在乳糜胸的保守治疗中发挥重要作用，目的是预防机体营养不良，尽量减少乳糜液的产生和流动，从而促进胸导管渗漏处的自发愈合。营养支持的原则是低脂、低钠、高蛋白及高碳水化合物饮食。营养支持包括全肠外营养，当患者胸液漏出速度快且量大时可禁食，实行全肠外营养。在胃肠道功能允许且胸腔积液引流量较低的情况下，限制或减少机体对长链脂肪酸的摄入和吸收可以有效减少乳糜的产生和流动。临床上可通过限制脂肪摄入并在膳食或肠内补充剂中用中链三酰甘油来代替长链三酰甘油，如棕榈油和椰子油中所含的中链三酰甘油经肠道吸收时不参与乳糜形成，直接进入肝脏门静脉系统，可减少胸导管淋巴液，促进胸导管破口愈合。

中链三酰甘油膳食是适用于乳糜胸、乳糜尿、乳糜性腹水、高乳糜微粒血症等病症的膳食，特点如下。

（1）中链三酰甘油提供的能量至少占总能量的 20%，或占脂肪能量的 65%。

（2）食用中链三酰甘油可引起腹胀、恶心、腹泻等不良反应，因此进食要慢，采用少食多餐的办法，或用中链三酰甘油制备的食品作为加餐。

（3）中链三酰甘油由门静脉直接进入肝脏门静脉系统，在肝脏内能迅速氧化生成酮体，不储存在脂肪组织中，为避免酮症发生，应补充双糖。

（4）可用的食物：未加油脂的主食及点心、去脂牛奶、咖啡、茶、果汁饮料、水果、蔬菜、豆制品、蛋清、蛋黄（每周不超过 3 个）、精瘦肉、鱼、禽类（每日不超过 150g）。烹调油在规定量之内使用，采用中链三酰甘油取代。

（5）忌用或减少用的食物：全脂乳、油、肥肉、鹅、鸭、市售加油脂的点心。

（二）缓解症状

反复胸腔穿刺抽液或胸腔闭式引流有利于缓解压迫症状，促进肺复张和瘘口愈合。

（唐玉涵）

第十四章 营养与循环系统疾病

合理营养是保证机体健康的重要前提之一，营养失衡与一系列营养相关疾病的发生密切相关。人体的循环系统包括心脏和全身血管，其主要功能是把机体从外界摄取的氧气和营养物质运送到全身各部分，为组织提供代谢底物，同时将代谢产物运输至相应的器官排出体外。

循环系统疾病的发生发展与人们的饮食习惯、膳食营养素摄入不平衡有直接关系。随着社会经济的发展与人们生活方式的改变，人们的饮食结构及体力活动水平有着明显的变化，肥胖及与其相关慢性病的发病率逐渐升高，且呈现发病年龄提前的特征，这些疾病严重影响着人们的健康与生活质量，这些营养相关疾病已经成为威胁人类健康的重要公共卫生问题。越来越多的研究表明膳食因素是循环系统疾病的重要危险因素之一，对膳食因素进行干预可以有效改变肠道菌群的组成，从而调节机体某些关键代谢产物的生成，进而对疾病产生积极的影响。例如西方饮食模式具有高脂高能量的特点，尤其是红肉中的胆碱会在肠道菌群的代谢下产生三甲胺（TMA），再在肝脏中转化成氧化三甲胺（TMAO），从而增加心血管疾病的患病风险。因此膳食营养防治也越来越受到重视，成为相关疾病治疗研究的一个重要关注点。

循环系统疾病一般指心脑血管疾病。心脑血管疾病是心脏血管和脑血管疾病的统称，是一类由于高脂血症、动脉粥样硬化、高血压等所引起的心脏、大脑及全身组织发生的缺血性或出血性疾病。

常见的心脑血管疾病包括冠心病、高血压和脑卒中等，这是一组以血压升高及动脉粥样硬化为基础的心血管疾病，与膳食营养密切相关。与西方国家不同的是，我国心血管疾病主要类型是脑卒中、高血压，而冠心病的发病率相对较低，其中脑卒中的死亡率最高。最常见的脑卒中包括出血性和缺血性两种病理基础不同的脑血管疾病。出血性脑卒中多在脑血管病变的基础上由血压升高而诱发，缺血性脑卒中则是脑动脉粥样病变加上血栓形成而导致脑动脉闭塞。两种脑卒中的危险因素有共同之处，又有区别，但是与高血压和冠心病的危险因素基本相同，因此冠心病和高血压的预防策略适用于脑卒中的预防。

随着生活方式和膳食结构的变化，在过去的几十年内，我国心脑血管疾病的患病率正在快速增加，心脑血管疾病已经成为影响我国人群健康的第一号杀手。《中国居民营养与慢性病状况报告（2020年）》显示，我国18岁及以上居民高血压患病率为27.5%，估计全国患者数超过2.64亿。卫生部门公布的资料显示：不健康饮食所导致的心血管代谢性疾病死亡人数仍持续增加，从1982年的107万人增加到2010～2012年的151万人。

20世纪50～60年代，西方国家心脑血管疾病的发病率达到高峰，但自20世纪70年代开始多数国家冠心病及脑卒中发病率及死亡率逐步下降，美国、澳大利亚等国下降尤为突出。同时经济发达的东方国家日本，心血管病尤其是脑卒中的发病率也显著下降。这与生活方式尤其是膳食模式的变化有密切的关系。美国等自20世纪60年代以后，通过预防措施，主要是生活方式和膳食模式的转变大大降低了心血管疾病的发病率。大量的流行病学资料提示，生活方式是心血管疾病发病率和病死率的重要影响因素，而膳食模式又是其中的重要环节。

第一节 高脂血症

血浆中的脂类主要分为5种：三酰甘油（甘油三酯）、磷脂（phospholipid）、胆固醇酯（cholesterol ester）、胆固醇（cholesterol）及游离脂肪酸（free fatty acid）。除游离脂肪酸是直接与血浆白蛋白结合运输外，其余的脂类均与载脂蛋白结合，形成水溶性的脂蛋白转运。由于各种脂蛋白中所含的蛋白质和脂类的组成和比例不同，所以它们的密度、颗粒大小、表面负荷、电泳表现和其免疫特性均不同。脂蛋白的分离常用密度离心法，可将脂蛋白分为乳糜微粒

（chylomicron，CM）、极低密度脂蛋白（very low density lipoprotein，VLDL）、低密度脂蛋白（low density lipoprotein，LDL）和高密度脂蛋白（high density lipoprotein，HDL）。CM 是颗粒最大的脂蛋白，主要功能是运输外源性胆固醇。VLDL 主要含内源性甘油三酯。LDL 是富含胆固醇的脂蛋白，主要作用是将胆固醇运送到外周血液。HDL 是血清中颗粒密度最大的一组脂蛋白，主要作用是将肝脏以外组织中的胆固醇转运到肝脏进行分解代谢。

一、概　述

高脂血症（hyperlipidemia）是指血浆甘油三酯、总胆固醇、低密度胆固醇升高，包括高胆固醇血症、高甘油三酯血症及复合型高脂血症，这是导致动脉粥样硬化（atherosclerosis，AS）和冠心病的独立危险因素。其中低密度胆固醇的升高与动脉粥样硬化的关系更为密切，因而高 LDL 一直是动脉粥样硬化重要的生物标志物和干预靶点。大量研究发现，通过降低 LDL，可以最大限度地降低 1/3 动脉粥样硬化性冠心病患者的死亡率。然而，还有 2/3 的动脉粥样硬化患者不能仅仅通过降低 LDL 来控制疾病。近几十年来的大量研究认为低血浆 HDL（≤35mg/dl）是动脉粥样硬化及冠心病的另一重要的独立危险因素，目前大量临床研究把关注点放在升高 HDL 的策略上。由于高脂血症并不能完全解释低 HDL 在动脉粥样硬化形成中的危害作用，因此近来更倾向于用血脂异常来代替高脂血症。如果血清中存在以下情况之一，就被认为是血脂异常：总胆固醇（total cholesterol，TC）水平升高、总甘油三酯（total triglyceride，TG）水平升高或高密度脂蛋白胆固醇（high-density lipoprotein cholesterol，HDL-Ch）水平降低。

根据胆固醇和 LDL 的水平，可以把高脂血症分为轻度、中度和严重升高，见表 14-1。

表 14-1　总胆固醇和 LDL 水平分类

分类	总胆固醇/[mg/dl]	LDL-C/[mg/dl]
适当的	<150（3.88）	<100（<2.59）
可接受的	150～199（3.88～5.15）	100～129（2.59～3.34）
边缘（轻度升高）	200～239（5.17～6.19）	130～159（3.36～4.11）
中度升高	240～299（6.21～7.74）	160～219（4.14～5.67）
严重升高	≥300（≥7.76）	≥220（≥5.69）

数字后括号中数据单位为 mmol/L

二、营养与高脂血症的关系

膳食营养是影响和调节血脂代谢的最重要的环境因素，其中膳食脂类是影响脂质代谢最突出的因素。

1. 脂肪酸　不同的膳食脂肪酸及其组成对血脂水平的影响也不相同，如脂肪酸的饱和程度不同或脂肪酸碳链长度不同对血脂的影响不同。

（1）饱和脂肪酸：膳食中的饱和脂肪酸被认为是升高血清胆固醇水平的主要脂肪酸。但并不是所有的饱和脂肪酸都具有升高血清胆固醇的作用，少于 10 个碳原子和多于 18 个碳原子的饱和脂肪酸几乎不导致血清胆固醇升高。而棕榈酸（palmitic acid，$C_{16:0}$）、豆蔻酸（myristic acid，$C_{14:0}$）和月桂酸（lauric acid，$C_{12:0}$）有升高血清胆固醇的作用。豆蔻酸升高血清胆固醇的作用最强，其次是棕榈酸，再次是月桂酸。这些饱和脂肪酸升高胆固醇的机制可能与抑制 LDL 受体的活性有关，从而干扰 LDL 从血液循环中清除。

（2）单不饱和脂肪酸：单不饱和脂肪酸如橄榄油和茶油曾被认为对血清胆固醇的作用是中性的，既不会引起血清胆固醇升高，也不会使其降低。但随着研究的深入，研究人员发现摄入富含单不饱和脂肪酸橄榄油较多的地中海地区居民虽然脂肪的摄入量很高，但冠心病的病死率较低。进一步的研究认为单不饱和脂肪酸能降低血总胆固醇和 LDL，而不降低 HDL 水平，或使 LDL 胆固醇下降较多而 HDL 胆固醇下降较少。

（3）多不饱和脂肪酸：膳食中的多不饱和脂肪酸主要为 n-6 系多不饱和脂肪酸和 n-3 系多不饱和脂肪酸。n-6 系多不饱和脂肪酸如亚油酸（linoleic acid，$C_{18:2}$）能降低血液胆固醇含量，降低 LDL 胆固醇的同时也降低 HDL 胆固醇。亚油酸对血胆固醇的作用机制正好与饱和脂肪酸相反，即增加 LDL 受体的活性，从而降低血中 LDL 颗粒数及颗粒中胆固醇的含量。

膳食中的 ω-3 多不饱和脂肪酸如 α-亚麻酸（α-linolenic acid，$C_{18:3}$）、二十碳五烯酸和二十二碳六烯酸能降低血液胆固醇含量，同时降低血液甘油三酯含量，并且升高血浆 HDL 水平。EPA 和 DHA 对降低血浆甘油三酯的作用是通过阻止甘油三酯进入肝脏的 VLDL 颗粒，从而减少肝脏分泌甘油三酯，最终导致血浆中甘油三酯的水平降低。

n-6 系多不饱和脂肪酸的亚油酸和 n-3 系列的 EPA 与 DHA 可作为前列腺素中阻碍血小板凝集成分的前体之一，故亚油酸、EPA 和 DHA 具有抑制血小板凝集的作用。除此之外，n-3 系多不饱和脂肪酸还具有改善血管内膜的功能，如调节血管内膜一氧化氮（NO）的合成和释放等。

多不饱和脂肪酸由于双键多，在体内易被氧化。大量多不饱和脂肪酸的摄入可提高机体内的氧化应激水平，从而促进 AS 的形成或发展。单不饱和脂肪酸由于不饱和双键较少，对氧化作用的敏感性较多不饱和脂肪酸低，可能对预防 AS 更有效果。

（4）反式脂肪酸（trans-fatty acid）：是食物中常见的顺式脂肪酸的异构体。将植物油氢化制成人造黄油的生产过程中，双键可以从顺式变成反式，即形成反式脂肪酸。近年来的研究表明，摄入反式脂肪酸可使血中 LDL 胆固醇含量升高，同时引起 HDL 降低，HDL/LDL 比例降低。

2. 胆固醇 人体内的胆固醇来自外源性和内源性两种途径，外源性约占 30%，直接来自膳食摄入，其余部分则由肝脏合成。当膳食中摄入的胆固醇增加时，不仅肠道的吸收率下降，而且可反馈性地抑制肝脏 HMG-CoA 还原酶的活性，减少体内胆固醇的合成，从而维持体内胆固醇含量的相对稳定。但这种反馈调节机制并不完善，故胆固醇摄入太多时，仍可使血中胆固醇含量升高。值得注意的是，个体间对膳食胆固醇摄入量的反应差异较大，影响这种敏感性的因素主要有膳食史、年龄、遗传因素及膳食中各种营养素之间的比例等。

3. 植物固醇 植物中含有与胆固醇结构类似的化合物称为植物固醇（phytosterol），它能够在消化道与胆固醇竞争性地形成"胶粒"，抑制胆固醇的吸收，降低血浆胆固醇。

4. 膳食纤维 能够降低胆固醇和胆酸的吸收，并增加其从粪便的排出，改变肝脏脂蛋白和胆固醇的代谢，具有降低血脂的作用。

三、营 养 治 疗

（一）轻度高胆固醇血症的营养措施

对于没有冠心病，只有轻度胆固醇升高（200～239mg/dl）的人，主要可以通过膳食来进行治疗。膳食治疗的策略是指合理控制能量和糖，减少升高胆固醇脂肪酸的摄入，即饱和脂肪酸的摄入不超过总能量的 10%，总脂肪酸的摄入不超过总能量的 30%。饱和脂肪酸常来源于动物性食物，包括肉类和奶类脂肪。相对而言，奶类脂肪比肉类脂肪更易于升高血浆胆固醇。植物的饱和脂肪酸主要来自热带植物如椰子油。减少牛排、汉堡和肉类的摄入是降低饱和脂肪酸摄入的主要途径，此外，减少奶制品的摄入如减少牛奶、奶酪、含牛奶的冰淇淋及用低脂肪或无脂肪的乳制品来替代也是减少饱和脂肪酸摄入的有效途径。具体要求见表 14-2。

表 14-2 轻度高胆固醇血症患者的营养素的摄入量

营养素	总能量	营养素	总能量
总脂肪	≤30%	碳水化合物	≥55%
升高胆固醇的脂肪酸	<10%	蛋白质	10%
单不饱和脂肪酸	10%～15%	胆固醇	<300mg/d
多不饱和脂肪酸	<10%		

反式脂肪酸可升高胆固醇。西方国家要求反式脂肪酸的摄入低于总能量的3%，鉴于我国反式脂肪酸的消费量低，通常反式脂肪酸的摄入量达不到这个水平。减少动物性食物也必然减少胆固醇的摄入，有助于降低血浆总胆固醇和LDL水平。轻度胆固醇升高者常伴有肥胖，因此控制肥胖也是降低胆固醇的一个重要方面。

（二）中度高胆固醇血症的营养措施

中度高胆固醇血症（240～299mg/dl）的治疗方案取决于冠心病的危险状况，患者可分为中度和高度危险状况。冠心病的危险因素有吸烟、高血压、糖尿病、低HDL（＜35mg/dl）、年龄（男＞40岁，女＞55岁）。

中度胆固醇升高不伴有或伴有上述危险因素中的一项被认为是中度危险患者，而伴有两项危险因素及以上者被认为是高度危险患者。

中度危险患者的血浆LDL为160～180mg/dl，通过非药物途径，如戒烟、减少升高胆固醇的脂肪酸摄入、减少膳食胆固醇、维持理想体重、规律运动、减少盐的摄入、增加水果和深色蔬菜的摄入、增加抗氧化物和维生素的摄入，使LDL水平控制在＜160mg/dl。而LDL在190～219mg/dl的中度危险患者及高度危险患者，需在膳食的基础上应用降脂药物治疗。

（三）常用降低血脂食物的选择

大量研究发现不少食物可以防治高胆固醇血症或改善血脂异常。

1. 豆类　包括大豆、蚕豆、豌豆、赤豆、绿豆等，是人体蛋白质的良好来源，蛋白质的氨基酸比较齐全，因而营养价值较高，特别是经过加工成豆腐或其他制品后，更易被人体消化吸收和利用。豆类含有豆固醇，几乎不含胆固醇，可以起到抑制机体吸收动物食品中胆固醇的作用。大豆中所含脂肪为多不饱和脂肪酸，即亚油酸；还含有丰富的磷脂，食物纤维，维生素，无机盐，微量元素如钙、磷、铁、锰、碘等，不仅有益于身体健康，还有益于防治高血脂病、冠心病等。大豆中还含有皂角苷，能降低血液中的胆固醇。若每人每天或隔天能吃豆类50～100g，可有明显的降低胆固醇的作用，从而达到降低血脂的目的。

2. 大蒜　不仅含有丰富的营养，而且含有大量的大蒜素，其主要成分是挥发性硫化物。可抑制胆固醇的合成，对高血脂有预防作用，能使血清胆固醇明显减少。

3. 洋葱　降血脂效能与其所含的烯丙基二硫化物作用有关，健康人每天吃60g油煎洋葱，能有效预防因高脂食物引起的血胆固醇升高。

4. 苹果　常年食用苹果可以防止血中胆固醇的增高，原因是苹果中含有丰富的类黄酮。类黄酮是一种天然抗氧化剂，具有降低血脂的作用。

5. 山楂　酸甜可口，具有很多医学价值，如具有散瘀、消积、化痰、解毒、活血、醒脑等功效。山楂主要含有山楂酸、柠檬酸、脂肪分解酸、维生素C、黄酮、碳水化合物和蛋白质等成分，可促进胆固醇排泄从而达到降低血脂的作用。

6. 鱼类　含有多不饱和脂肪酸，特别是二十碳五烯酸，可使血液中的甘油三酯和胆固醇显著降低，对于防止高脂血症大有益处。

7. 海带　含有一种叫作海带多糖的有效成分，可以降低血清总胆固醇和甘油三酯的水平。在食用较油腻的动物脂肪膳食中掺点海带，可以减少脂肪在体内的积存，使脂肪在人体内的蓄积趋向于皮下和肌肉组织，同时会使血液中的胆固醇含量显著降低。海带中含有纤维素，纤维素可以和胆汁酸结合排出体外，从而减少胆固醇的合成，防止动脉粥样硬化的发生。

8. 菌类食物　蘑菇、草菇、香菇、平菇等菌类食物，是高蛋白、低脂肪，富含天然维生素的健康食品，有许多保健作用。如香菇中含有纤维素，能促进胃肠蠕动，防止便秘，减少肠道对胆固醇的吸收；含有的香菇嘌呤等核酸物质，能促进胆固醇分解及排泄，防止血脂升高。

9. 牛奶　不仅营养价值高，而且含有羧基与甲基戊二酸，能够抑制人体内胆固醇合成酶的活性，从而抑制胆固醇的合成，降低血中胆固醇的含量。牛奶中含有丰富的钙，能降低人体对胆固醇的吸收。牛奶中含有的乳清酸能有效抑制胆固醇的生物合成与吸收，故能使人体内胆固醇的含量降低。脱脂的牛奶和酸奶对高脂血症或高胆固醇症者有益。

10. 燕麦 是世界上公认的高营养粮种之一，必需氨基酸的含量高于其他谷类粮食。燕麦有降低胆固醇的作用。每天适量食用燕麦粥，可使人体血清胆固醇水平降低。原因是燕麦富含人体必需的亚油酸，另外燕麦中含有丰富的可溶性膳食纤维。

11. 植物油 食用植物油，包括菜籽油、豆油、麻油、花生油或玉米油等，由于其中含丰富的不饱和脂肪酸，有降低血中胆固醇的作用；但需注意的是油脂含有的能量较高，过量可引起体重的增加。

第二节 冠状动脉粥样硬化性心脏病

动脉粥样硬化是一种炎症性、多阶段的退行性复合型病变。近年来的研究认为动脉粥样硬化是在损伤因子的作用下导致的一个慢性炎症过程，主要包括四个阶段：动脉血管内膜功能紊乱期、血管内膜脂质条纹期、典型斑块期和斑块破裂期。冠心病的病理改变是动脉粥样硬化（atherosclerosis），因此冠心病的预防也就是动脉粥样硬化的预防。目前认为除了遗传、年龄、肥胖、吸烟、血脂异常、机体内氧化应激水平升高和缺乏体力活动等危险因素外，膳食营养因素在动脉粥样硬化的发生发展中也起着重要的作用。

一、概 述

（一）能量、碳水化合物

过多的能量在体内会转化成脂肪，储存于皮下或身体各组织，形成肥胖。肥胖患者的脂肪细胞对胰岛素的敏感性降低，引起葡萄糖的利用受限，继而引起代谢紊乱，血浆甘油三酯升高。

膳食中的碳水化合物类型和数量会对血脂水平产生较大影响。摄入过多的蔗糖和果糖可能导致血液中甘油三酯含量升高，这是因为肝脏会将多余的碳水化合物转化为甘油三酯。而膳食纤维则有助于降低胆固醇和胆酸的吸收，并促进它们从粪便中的排出，从而对降低血脂有帮助。

（二）脂类

冠心病的病因尚不完全清楚，但脂质紊乱与冠心病发生密切相关。

1. 血浆脂蛋白 高胆固醇、高/低密度脂蛋白胆固醇、高甘油三酯血症和 HDL-C 降低是冠心病的主要危险因素。近年来的研究表明，氧化型 LDL 是冠心病的独立危险因素。

2. 膳食脂肪酸 膳食脂肪酸的摄入总量，尤其是饱和脂肪酸的摄入量与冠心病呈正相关。此外，膳食脂肪酸的组成如饱和程度和碳链长度不同对血脂的影响不同。

（1）饱和脂肪酸：饱和脂肪酸被认为是膳食中使血液胆固醇含量升高的主要脂肪酸，其中以豆蔻酸（myristic acid，$C_{14:0}$）升高血清胆固醇的作用最强，其次是棕榈酸（palmitic acid，$C_{16:0}$）和月桂酸（lauric acid，$C_{12:0}$）。

（2）单不饱和脂肪酸：以富含单不饱和脂肪酸的油脂如橄榄油、茶油替代富含饱和脂肪酸的油脂，可以降低血总胆固醇和 LDL-C，而不降低 HDL-C 水平。

（3）多不饱和脂肪酸：n-6 系列 PUFA 如亚油酸能增加 LDL 受体的活性，显著降低 LDL-C，同时也降低 HDL-C。膳食中的 n-3 系多不饱和脂肪酸如 α-亚麻酸、EPA 和 DHA 能抑制甘油三酯掺入到肝脏的 VLDL 颗粒中，导致肝脏分泌甘油三酯减少，降低血液甘油三酯含量，同时降低血液胆固醇含量，升高血浆 HDL-C 水平。亚油酸、EPA 和 DHA 具有抑制血小板凝集的作用。此外，n-3 系多不饱和脂肪酸还具有改善血管内膜的功能，如调节血管内膜 NO 的合成和释放等。

（4）反式脂肪酸：摄入过多反式脂肪酸可使血中 LDL-C 含量增加，同时引起 HDL-C 降低，HDL/LDL 降低，增加冠心病的危险性。

3. 膳食胆固醇　人体内的胆固醇来自外源性和内源性两种途径，外源性占30%～40%，其余由肝脏合成。当膳食中摄入的胆固醇增加时，肠道吸收率下降，且可反馈性地抑制肝脏HMG-CoA还原酶的活性，减少体内胆固醇合成。但这种反馈调节并不完善，且个体间对膳食胆固醇摄入量的反应差异较大。影响这种敏感性的因素主要有膳食史、年龄、遗传因素及膳食中各种营养素之间的比例等。故摄入太多胆固醇时，仍可使血中胆固醇含量升高。

（三）蛋白质

蛋白质与动脉硬化的关系尚未完全阐明。动物实验中发现，高动物性蛋白（如酪蛋白）膳食可促进AS的形成。用大豆蛋白和其他植物性蛋白代替高脂血症患者膳食中的动物性蛋白能够降低血清胆固醇。研究还发现一些氨基酸可影响心血管的功能，如牛磺酸能减少氧自由基的产生，使还原性谷胱甘肽增加，保护细胞膜的稳定性，同时还具有降低血胆固醇和肝胆固醇的作用；目前高血浆同型半胱氨酸被认为是血管损伤或AS的独立危险因子，同型半胱氨酸在体内由必需氨基酸——甲硫氨酸转变生成。甲硫氨酸摄入增加引起血浆同型半胱氨酸升高，动物研究发现增加甲硫氨酸摄入能引起动脉内膜的损伤。除了酶代谢因素外，同型半胱氨酸的升高不仅取决于膳食甲硫氨酸的摄入，还取决于维生素B_{12}、维生素B_6和叶酸的水平，因为维生素B_{12}、维生素B_6和叶酸在同型半胱氨酸代谢中的作用有助于维持甲硫氨酸和胱氨酸的平衡。

（四）维生素和微量元素

1. 维生素E　人群观察性研究和动物实验干预研究已证实，维生素E有预防动脉粥样硬化和冠心病的作用，但在人群干预研究中，维生素E是否具有抗动脉粥样硬化的作用并不清楚。维生素E预防动脉粥样硬化作用的机制可能与其抗氧化作用有关，即减少脂质过氧化物质的形成。除了氧化-还原特性外，维生素E还可能通过抑制炎症因子的形成和分泌，以及抑制血小板凝集而发挥抗动脉粥样硬化的作用。

2. 维生素C　在体内参与多种生物活性物质的羟化反应，其中参与肝脏胆固醇代谢成胆酸的羟化反应，促进胆固醇转变为胆汁酸而降低血中胆固醇的含量。维生素C参与体内胶原的合成，降低血管的脆性和血管的通透性；维生素C是体内重要的水溶性抗氧化物质，可降低血管内皮的氧化损伤；大剂量的维生素C可加快冠状动脉血流量，保护血管壁的结构和功能，从而有利于防治心血管疾病。

3. 其他维生素　血浆中的同型半胱氨酸是动脉粥样硬化的独立危险因素。同型半胱氨酸是甲硫氨酸代谢的产物，在转变为甲硫氨酸和胱氨酸时需要叶酸、维生素B_{12}和维生素B_6作为辅酶。如果身体缺乏这些维生素，血浆同型半胱氨酸的浓度会增加。通过膳食补充叶酸、维生素B_{12}和维生素B_6，可以降低高血浆同型半胱氨酸对血管的损伤。

此外，烟酸在药用剂量上有一些有益作用，比如降低血清中的胆固醇和甘油三酯水平，提高高密度脂蛋白的含量，促进末梢血管的扩张。而维生素B_6与构成动脉管壁的基质成分——酸性糖胺聚糖的合成以及脂蛋白脂酶的活性有关。如果缺乏维生素B_6，可能会引起脂质代谢紊乱和动脉粥样硬化。

4. 微量元素　镁、钙、铬、铜、锌、铁、碘和硒等微量元素对心脏健康有着重要的影响。例如，镁可以帮助保持心肌的健康，改善脂质代谢，并有助于防止血液凝固。如果镁的摄入不足，可能会导致血管硬化和心肌损伤。此外，研究发现，软水地区的居民比硬水地区的居民更容易患心血管疾病，这可能是因为软水中的镁含量较少。钙可以帮助降低动物的血胆固醇水平。铬是一种重要的矿物质，它是维持正常糖代谢和脂质代谢的关键因素。如果铬的摄入不足，可能会导致糖代谢和脂质代谢紊乱，增加患动脉粥样硬化的风险。补充铬可以帮助降低血清胆固醇和低密度脂蛋白的水平，提高高密度脂蛋白的含量，防止动脉粥样硬化斑块的形成。铜的缺乏可能会导致血胆固醇含量升高，并影响心血管的健康。过多的锌可能会降低血中的HDL含量，而在膳食中锌和铜的比例较高的地区，冠心病的发病率也较高。过量的铁可能会导致心肌损伤、心律失常和心力衰竭等问题，但使用铁螯合剂可以帮助恢复心肌细胞的功能和代谢。碘可以帮助减少胆固醇在动脉壁的沉积。硒是一种重要的抗氧化酶的成分，它可以帮助分解体内的过氧化物，减少氧自由基对机体组织的损伤。如果硒的摄入不足，可能会减少前列腺素的合成，促进血小板的聚集和血管收缩，增加患动脉粥样硬化的风险。

（五）其他膳食因素

1. 酒　少量饮酒可增加血 HDL 水平，而大量饮酒可升高血甘油三酯和 LDL，从而引起肝脏的损伤和脂代谢的紊乱。

2. 茶　含有茶多酚等化学物质，茶多酚具有抗氧化作用和降低胆固醇在动脉壁的聚集。

3. 大蒜和洋葱　有降低血胆固醇水平和提高 HDL 的作用，与大蒜和洋葱中含硫化合物有关。

4. 富含植物化学物质的食物　植物性食物中含有大量的植物化学物质如黄酮、异黄酮、花青素类化合物和皂苷类化合物，这些化合物具有降低血浆胆固醇、抗氧化、抑制动脉粥样硬化性的血管炎性反应及抗动脉粥样硬化的作用。

二、营养与冠状动脉粥样硬化性心脏病的关系

冠心病的临床分型分为隐匿型、心绞痛型、心肌梗死型、心力衰竭和心律失常型、猝死型。冠心病是在动脉粥样硬化的基础上逐步发展形成的，而动脉粥样硬化与血脂异常密切相关，一般情况下，血脂异常、动脉粥样硬化和冠心病的膳食营养治疗的基本原则和措施是相同的。

动脉粥样硬化或动脉粥样硬化冠心病的防治原则是在平衡膳食的基础上，控制总能量和总脂肪，限制膳食中饱和脂肪酸和胆固醇，保证充足的膳食纤维和多种维生素，以及适量的矿物质和抗氧化营养素。但在发生心肌梗死或心力衰竭等危急情况时，膳食营养措施可作适当的调整。

1. 限制总能量摄入，保持理想体重　能量摄入过多是肥胖的重要原因，而肥胖是动脉粥样硬化的重要危险因素，故应该控制总能量的摄入，并适当增加运动，保持理想体重。

2. 限制脂肪和胆固醇摄入　限制膳食中脂肪总量及饱和脂肪酸和胆固醇摄入量是防治高胆固醇血症和动脉粥样硬化，以及动脉粥样硬化性冠心病的重要措施。膳食中脂肪摄入量占总能量 20%～25% 为宜，饱和脂肪酸摄入量应少于总能量的 10%，应适当增加单不饱和脂肪酸和多不饱和脂肪酸的摄入。鱼类主要含 n-3 系多不饱和脂肪酸，对心血管有保护作用，可适当多吃。少吃含胆固醇高的食物，如动物内脏、蛋黄、猪脑、鱼子和各种动物油等。胆固醇摄入量<300mg/d。高胆固醇血症患者应进一步降低饱和脂肪酸摄入量，使其低于总热能的 7%，胆固醇<200mg/d。

3. 提高植物性蛋白的摄入，少吃甜食　蛋白质摄入应占总能量的 15%，植物蛋白中的大豆有很好地降低血脂的作用，所以应提高大豆及大豆制品的摄入。碳水化合物应占总能量的 60% 左右，应限制单糖和双糖的摄入，少食用甜食和含糖饮料。

4. 保证充足的膳食纤维摄入　膳食纤维能明显降低血胆固醇，因此应多摄入含膳食纤维高的食物，如燕麦、玉米、蔬菜等。

5. 供给充足的维生素和矿物质　维生素 E 和很多水溶性维生素以及微量元素具有改善心血管功能的作用，特别是维生素 E 和维生素 C 具有抗氧化作用，应多食用新鲜蔬菜和水果。

6. 饮食清淡，少盐和少饮酒　高血压是动脉粥样硬化的重要危险因素，为预防高血压，每日盐的摄入应限制在 5g 以下。严禁酗酒，可少量饮酒。

7. 适当多吃保护性食品　非营养素的植物化学物（phytochemical）具有心血管健康促进作用，摄入富含这类物质的食物将助于心血管的健康和抑制动脉粥样硬化的形成。应鼓励多吃富含植物化学物质的植物性食物，如大豆、黑色或绿色食品、草莓、洋葱和香菇等。

三、营养治疗

（一）心肌梗死的饮食治疗

心肌梗死（myocardial infarction）是心肌组织因为血液供应中断而发生的严重坏死。通常情况下，冠状动脉粥样硬化会导致冠状动脉的血液供应急剧减少或完全中断，导致心肌组织遭受严重而持久的急性缺血。心肌梗死可能会引发心律失常、休克或心力衰竭等严重后果。心肌梗死的饮食治疗包括以下几个方面。

1. 限制能量摄入 急性心肌梗死发病开始的 2～3d，能量摄入不宜过高，以减轻心脏负担。能量给予 500～800kcal/d，食物总容量 1000～1500ml，进食内容包括米汤、藕粉、去油肉汤、温果汁、菜汁、蜂蜜水等流质。此阶段应避免胀气或带刺激性的食物，如豆浆、牛奶、浓茶和咖啡。少量多餐，多次进食，以避免膈肌抬高加重心脏负担。食物不宜过冷或过热，以防引起心律失常，这阶段应完全卧床休息，进食由他人协助。

2. 注意水和电解质的平衡 要一并考虑食物中的饮水及输液的总量，以适应心脏的负荷能力。患者如伴有高血压或心力衰竭，应限制钠盐。临床上观察到急性心肌梗死发生后，有尿钠的丢失。高钾和低钾对心脏功能不利，故应该根据血液生化指标予以调整。

3. 注意饮食清淡、易消化且营养平衡 病情好转后，可选用低脂半流质食物，能量供给增至 1000～1500kcal/d。膳食宜清淡、富有营养和容易消化。可选用适量的瘦肉末、鱼类、家禽、蔬菜、水果、低脂奶和豆浆。保持胃肠道通畅，以防大便时过分用力，加重病情。

病情稳定后（一般 3～4 周后），随着患者逐步恢复活动，饮食的限制也可逐渐放松，但脂肪和胆固醇的摄入仍然应适当限制，以防止血脂升高、血液的黏度增加。另外，仍应少食多餐，避免过饱，以防心肌梗死再复发。饮食不要过分限制，以免造成营养不良和增加患者的精神负担，影响患者的康复。

（二）心力衰竭的饮食治疗

心力衰竭是指在适量静脉回流情况下，心脏不能输出足够的血液来满足组织代谢需要的一种病理状态，临床上可分为左心、右心和全心衰竭。心力衰竭的常见诱因有感染、心律不齐、心肌缺血、心脏负荷加重、电解质平衡紊乱和酸碱平衡紊乱等。心力衰竭期间的膳食营养应注意以下几个方面。

1. 适当限制能量和蛋白质的摄入 限制能量和蛋白质的摄入，以减轻心脏的负担。心力衰竭明显时，每天的能量摄入限制在 600～1000kcal，蛋白质为 25～30g 为宜，能量逐渐增加至 1000～1500kcal/d，蛋白质逐渐增加至 40～50g/d。病情稳定后，能量应低于理想体重标准，蛋白质以 0.8g/kg 为宜。

2. 控制钠盐 根据心力衰竭的程度，钠盐的摄入量每天限制在 2000mg、1500mg 或 500mg。心力衰竭时水潴留常继发于钠潴留，在限钠的同时饮水量可不加严格限制，一般允许每天摄入 1500～2000ml。

3. 注意电解质的平衡 心力衰竭最常见的电解质紊乱之一是钾的平衡失调。由于摄入不足、丢失增加或利尿剂的使用等可出现低钾血症。这时应摄入含钾高的食物。如合并肾功能减退，出现高钾血症，则注意选择低钾食物。

4. 维生素、无机盐充足 宜补充富含维生素的食物，尤其是 B 族维生素和维生素 C。钙与心肌收缩密切相关，给予适量的钙或摄入含钙丰富的食物在心力衰竭的治疗中有积极的意义。

5. 少食多餐 减少胃胀，食物应易消化。

（夏　敏）

第三节 高 血 压

一、概 述

高血压是一种以体循环动脉收缩期和（或）舒张期血压持续升高为主要特点的全身性疾病。目前 90% 以上高血压病因不明，称为原发性高血压。肾脏病、原发性醛固酮增多症、嗜铬细胞瘤等疾病引起的高血压，称为继发性高血压。继发性高血压服药治疗效果差，应当针对病因治疗，去除病因后血压能有效降低，甚至恢复正常。本节仅对原发性高血压（简称高血压）的相关内容加以介绍。

（一）病因

高血压是一种由遗传多基因与环境多危险因子交互作用而形成的慢性全身性疾病。遗传和环境因素具体通过何种途径升高血压，至今尚无完全统一的认识，原因如下：首先，高血压不是一种均匀同质性疾病，不同个体间病因和发病机制不尽相同；其次，高血压病程较长，进展一般较缓慢，不同阶段始动、维持和加速机制不同，各种发病机制间也存在交互作用。因此，高血压是一种多因素、多环节、多阶段且个体差异性较大的疾病。

1. 遗传因素 高血压具有明显的家族聚集性。通过对高血压患者家系调查发现，父母均患有高血压、父母一方患有高血压和双亲血压正常者其子女患高血压概率分别为 46%、28% 和 3%。约 60% 高血压患者有高血压家族史。高血压的遗传可能存在主要基因显性遗传和多基因关联遗传两种方式。

2. 年龄 医学研究发现，中老年人即使不患高血压，其血压值也随年龄增长，从 40 岁开始，每增加 10 岁，收缩压就增高 10mmHg。因此年龄增长与高血压密切相关。

3. 环境因素

（1）吸烟：会增加高血压发病风险，烟草中含有 2000 多种有害物质，会引起交感神经兴奋，导致氧化应激，从而损害血管内膜，使血管收缩、血管壁增厚，进而导致动脉硬化，不仅会使血压增高，还增加冠心病、脑卒中、猝死和外周血管病发生的风险。被动吸烟同样有害，婴幼儿尤其容易受到二手烟中有毒物质的侵害。孕妇主动或被动吸烟，烟草中的有害物质可通过胎盘损害胎儿的心血管系统，这种损害对下一代是永久性的。

（2）精神应激：长期精神紧张是高血压患病的危险因素，城市脑力劳动者高血压患病率超过体力劳动者，从事精神紧张度高的职业者发生高血压的可能性较大，长期生活在噪声环境中听力敏感性减退者患高血压的风险也会增加。此类高血压患者经休息后症状和血压可获得一定改善。有心血管病史的患者，心理压力增加会使病情复发或恶化。

（3）饮食：不同地区人群血压水平和高血压患病率与钠盐平均摄入量显著正相关，但同一地区人群中个体间血压水平与摄盐量并不相关，摄盐过多导致血压升高主要见于对盐敏感人群。钾摄入量与血压呈负相关。高蛋白质摄入属于升压因素，饮食中饱和脂肪酸或饱和脂肪酸/多不饱和脂肪酸值较高也属于升压因素。饮酒量与血压水平线性相关，与收缩压相关性更强。

4. 其他因素

（1）体重：体重增加是血压升高的重要危险因素。肥胖的类型与高血压发生关系密切，腹型肥胖者容易发生高血压。

（2）药物：服避孕药妇女血压升高发生率及程度与服药时间长短有关。口服避孕药引起的高血压一般为轻度，并且可逆转，在终止服药后 3~6 个月血压常恢复正常。其他如麻黄碱、肾上腺皮质激素、非甾体抗炎药（NSAID）、甘草等也可使血压增高。

（3）睡眠呼吸暂停低通气综合征（sleep apnea hypopnea syndrome，SAHS）：是指睡眠期间反复发作性呼吸暂停和（或）低通气。有中枢性和阻塞性之分。50%SAHS 患者有高血压，血压升高程度与 SAHS 病程和严重程度有关。

（二）发病机制

1. 神经机制 某些因素导致大脑皮质下神经中枢功能发生变化，神经递质浓度与活性异常，包括去甲肾上腺素、肾上腺素、多巴胺、神经肽 Y、5-羟色胺、抗利尿激素（血管升压素）、脑啡肽、脑钠肽和中枢肾素-血管紧张素系统，最终使交感神经系统活性亢进，血浆儿茶酚胺浓度升高，阻力小动脉收缩增强而导致血压增高。

2. 肾脏机制 各种原因引起的肾性水、钠潴留，会增加心排血量，通过全身血流自身调节使外周血管阻力和血压升高，需启动压力-利尿钠（pressure-natriuresis）机制再将潴留的水、钠排出。也可能是排钠激素分泌释放增加，如内源性类洋地黄物质，在排泄水、钠的同时使外周血管阻力增大而增高血压。这个学说可以理解为将血压升高作为维持体内水、钠平衡的一种代偿方式。现代高盐饮食的生活方式加上遗传性或获得性肾脏排钠能力下降是许多高血压患者的基本病理生理异常。有较多因素可引起肾性水、钠潴留，如亢进的交感活性使肾血管阻力增加；肾小球有微小结构病变；肾脏排钠激素（前列腺素、激肽酶、肾髓质素）分泌减少、肾外排钠激素（内源性类洋地黄物质、心房肽）分泌异常，或者潴钠激素（18-羟去氧皮质酮、醛固酮）释放增多。

3. 激素机制 肾素-血管紧张素-醛固酮系统（RAAS）激活。经典的 RAAS 包括肾小球入球动脉的球旁细胞分泌肾素，激活从肝脏产生的血管紧张素原（AGT），生成血管紧张素 I（AT I），然后经肺循环的血管紧张素转换酶（ACE）生成血管紧张素 II（AT II）。AT II 是 RAAS 的主要效应物质，作用于血管紧张素 II 受体 1（ATIIR1），使小动脉平滑肌收缩，刺激肾上腺皮质球状带分泌醛固酮，通过交感神经末梢突触前膜的正反馈使去甲肾上腺素分泌增加，这些作用均可使血压升高。近年来发现很多组织，如血管壁、心脏、中枢神经、肾脏及肾上腺，也有 RAAS 各种组成成分。组织 RAAS 对心脏、血管的功能和结构所起的作用，可能在高血压发生和维持中有更大影响。另有研究表明 AT I 和 AT II 可以通过多条途径产生血管紧张素 1~7，血管紧张素 1~7 通过与 G 蛋白偶联的 Mas 受体结合发挥扩张血管及抑制血管平滑肌细胞增殖作用，这使人们能更全面理解 RAAS 的心血管作用。

4. 血管机制 大动脉和小动脉结构与功能的变化，也就是血管重构在高血压发病中发挥着重要作用。覆盖在血管壁内表面的内皮细胞能生成、激活和释放各种血管活性物质，如一氧化氮（NO）、前列环素（PGI_2）、内皮素（ET-1）、内皮依赖性血管收缩因子（EDCF）等，可调节心血管功能。年龄增长以及各种心血管危险因素，如血脂异常、血糖升高、高同型半胱氨酸血症、吸烟等，均能导致血管内皮细胞功能异常，使氧自由基产生增加，NO 灭活增强，从而导致血管炎症、氧化应激（oxidative stress）等反应影响动脉弹性结构和功能。由于大动脉弹性减退，脉搏波传导速度增快，反射波抵达中心大动脉的时相从舒张期提前到收缩期，出现收缩期延迟压力波峰，可以导致收缩压升高、舒张压降低，脉压增大。阻力小动脉结构（血管数目稀少或壁/腔值增加）和功能（弹性减退和阻力增大）改变，影响外周压力反射点的位置或反射波强度，也对脉压增大起重要作用。

5. 胰岛素抵抗（insulin resistance，IR） 是指必须以高于正常的血胰岛素释放水平来维持正常的糖耐量，表示机体组织对胰岛素处理葡萄糖的能力减退。约 50% 原发性高血压患者存在不同程度的胰岛素抵抗，在肥胖、血甘油三酯升高、高血压及糖耐量减退同时并存的四联症患者中最为明显。近年来认为胰岛素抵抗是 2 型糖尿病和高血压发生的共同病理生理基础，但胰岛素抵抗是如何导致血压升高，尚未获得肯定解释。多数认为是胰岛素抵抗造成继发性高胰岛素血症，继发性高胰岛素血症使肾脏水钠重吸收增强，交感神经系统活性亢进，动脉弹性减退，从而使血压升高。在一定意义上，胰岛素抵抗所致交感活性亢进使机体产热增加，是对肥胖的一种负反馈调节，这种调节以血压升高和血脂代谢障碍为代价。

（三）临床表现

1. 症状 大多数起病缓慢，因缺乏特殊临床表现，常导致诊断延迟，仅在测量血压时或发生心、脑、肾等并发症时才被发现。常见症状有头晕、头痛、颈项板紧、疲劳、心悸等，也可出现视物模糊、鼻出血等较重症状，典型的高血压头痛在血压下降后即可消失。高血压患者可以同时合并其他原因的头痛，往往与血压水平无关，如精神焦虑性头痛、偏头痛、青光眼等。如果突然发生严重头晕与眩晕，要注意可能是脑血管病或者降压过度、直立性低血压。高血压患者还可能出现器官受累的症状，如胸闷、气短、心绞痛、多尿等。另外需注意的是，有些症状可能是降压药的不良反应所致。

2. 体征 高血压体征一般较少。周围血管搏动、血管杂音、心脏杂音等是重点检查的项目。应重视的是颈部、背部两侧肋脊角、上腹部脐两侧、腰部肋脊处的血管杂音。心脏听诊可有主动脉瓣区第二心音亢进、收缩期杂音或收缩早期喀喇音。

二、营养与高血压的关系

1. 超重与肥胖 是导致血压升高的重要危险因素，特别是向心性肥胖。肥胖者患高血压的风险明显高于体重正常者，BMI 与血压水平呈正相关。BMI$\geq$24kg/m^2 者在 4 年内发生高血压的风险是 BMI<24kg/m^2 者的 2~3 倍。肥胖儿童高血压的患病率是正常体重儿童的 2~3 倍，超过理想体重 20% 的成人患高血压的风险是低于理想体重 20% 者的 8 倍以上。高血压患者中 60% 以上有肥胖或超重，肥胖的高血压患者更容易发生心绞痛和猝死。我国南北方地区人群比较研究表明，尽管国人平均 BMI 明显低于西方国家，但单因素与多因素分析一致显示 BMI 增高是血压升高的独立危险因素。此外，体脂水平也和高血压患病风险相关，体脂量每增加 10%，收缩压和舒张压平均上升 6mmHg 和 4mmHg。减轻体重已成为降血压的重要措施，体重减轻 9.2kg 可引起收缩压降低 6.3mmHg，舒张压降低 3.1mmHg。肥胖导致高血压的机制可能归于肥胖引起的糖、脂代谢异常，脂肪组织增加导致心输出量增加、交感神经活动增加以及胰岛素抵抗增加。

2. 钠 研究表明钠盐摄入与血压升高呈正相关，严格控制钠盐摄入量能有效降低血压。关于盐和血压的国际研究（International Studies of Salt and Blood Pressure，INTERSALT）发现，研究人群 24h 尿钠排泄量中位数每增加 2.3g（100mmol/d），收缩压/舒张压中位数平均升高 5~7mmHg/2~4mmHg。我国南方人群食盐平均摄入量为 8~10g/d，北方人群为 12~15g/d，均远远超过 WHO 推荐的 5g 标准，且中国人普遍对钠敏感。钠盐摄入过多会使血容量增加而引起血压升高，还可以提高交感神经兴奋性而提高心输出量和外周血管阻力。高盐膳食不仅是高血压发生的主要危险因素，同时也是脑卒中、心脏病和肾脏病发生发展的危险因素。每日食盐的摄入量从 9g 降到 6g，可使脑卒中的发生率下降 22%，冠心病的发生率降低 16%。

3. 钾 摄入量与血压呈负相关，这一关系在高钠膳食者中更为明显。我国人群钾的摄入量只有 1.89g，远低于 WHO 推荐的 3.5g。膳食中补充钾可以降低高血压患者的收缩压和舒张压。钾降低血压的主要机制包括直接的扩血管作用，促进钠排出，抑制肾素释放等。

4. 钙 膳食中钙摄入不足可增加高血压患病风险，膳食中适量补钙可引起血压降低。《中国居民营养与慢性病状况报告（2020 年）》显示我国居民人均钙的摄入量为 356.3mg/d，远低于中国营养学会的推荐量 800mg/d。美国全国健康和膳食调查结果显示，每日钙摄入量低于 300mg 者与摄入量为 1200mg 者相比，高血压发生风险增加 2~3 倍。一般认为每天膳食中钙的摄入量少于 600mg 就有可能导致血压升高。钙能促进钠从尿中的排泄可能是其降血压作用的机制之一。

5. 镁 镁与血压的研究较少，一般认为低镁与血压升高相关。摄入含镁高的膳食可降低血压。镁降低血压的机制可能包括：降低交感神经系统兴奋性；减少血管平滑肌细胞钙摄取从而降低细胞内钙含量；促进具有舒血管作用的物质产生等。

6. 膳食纤维 含量丰富的食物饱腹感强，有助于控制体重。可溶性膳食纤维有助于降低胆固醇。

7. 饮酒 高血压的患病率随着饮酒量增加而升高。高血压患者中,有 5%～10% 是因为过量饮酒造成的。少量饮酒后短时间内血压下降,但随后血压上升。限制饮酒与血压下降显著相关,乙醇摄入量平均减少 67%,收缩压下降 3.31mmHg,舒张压下降 2.04mmHg。大量饮酒会刺激交感神经兴奋,使心跳加快,血压升高及血压波动性增大。有大量证据表明,过量饮酒是心脑血管疾病、肾衰竭、2 型糖尿病、骨质疏松、认知功能受损、阿尔茨海默病等疾病的危险因素。重度饮酒者脑卒中的死亡率是不常饮酒者的 3 倍。

三、营养治疗

长期坚持健康的生活方式可以降低血压、预防或延迟高血压的发生、降低心血管病风险。所有的高血压患者都应坚持健康的生活方式,主要包括减少钠盐摄入、控制体重、戒烟戒酒、适量运动、心理平衡(表 14-3)。

表 14-3 生活方式干预目标及降压效果

内容	目标	可获得收缩压下降效果
减少钠盐摄入	每人每日食盐摄入量不超过 6g(一啤酒瓶盖 *)注意隐性盐的摄入(咸菜、鸡精、酱油等)	2～8mmHg
控制体重	BMI<24kg/m², 腰围小于 90cm(男), 小于 85cm(女)	5～20mmHg/减重 10kg
适量运动	中等强度运动, 每次 30min, 每周 5～7 次	4～9mmHg
戒烟	建议戒烟, 避免被动吸烟	—
戒酒	推荐不饮酒; 目前在饮酒的高血压患者, 建议戒酒	—
心理平衡	减轻精神压力, 保持心情愉悦	—

"—"表示无数据；1mmHg=0.133kPa

* 普通啤酒瓶盖去掉胶皮垫后水平装满可盛 6g 食盐

(一)合理膳食

1. 限制钠盐摄入,增加钾摄入 高血压的膳食疗法的关键点是减盐,严格限盐可有效降低血压。中国营养学会推荐健康成人每日食盐摄入量不超过 6g,高血压患者不超过 3g。膳食中钠、钾比值和血压呈正比,通过增加钾的摄入量也可起到降压效果。

(1)所有高血压患者均应采取各种措施,限制钠盐摄入量。主要措施包括:①减少食盐摄入量,使用定量盐勺,每人每餐不超过 2g(即一个 2g 的标准盐勺),每人每天不超过 5g;②尽量避免高盐的加工食物和调味品,如榨菜、咸菜、腌菜、黄酱、辣酱、酱油、腌肉、咸肉、火腿肠、午餐肉、咸蛋、皮蛋、挂面等;③利用作料、食物本身的风味来调味,如葱、姜、蒜、醋、青椒、番茄、洋葱、香菇等。

(2)增加膳食中钾摄入量的主要措施为:①增加富钾食物的摄入量,钾在新鲜蔬菜、水果中含量较高,因此摄入充足的蔬菜(500g/d)、水果(1～2 个/d)可起到降压作用;②肾功能良好者可选择低钠富钾替代盐。不建议服用钾补充剂(包括药物)来降低血压。肾功能不全者补钾前应咨询医生。

2. 限制总能量,适当控制油脂 如果能量摄入超过人体需要量,多余的能量就会转换成脂肪储存起来,久而久之就会造成肥胖。以腹部脂肪堆积为典型特征的向心性肥胖会进一步增加患高血压与代谢性疾病的风险。

对于超重及肥胖人群,控制体重是防治高血压的重要策略之一。对于超重或肥胖的高血压患者,总能量摄入可按每天每千克标准体重 20～25kcal,或在正常能量需求 [30kcal/(kg·d)] 的基础上每天减 300～500kcal。为增加饱腹感,可适量增加粗杂粮和蔬菜供给量。减重膳食也应该是平衡膳食,三大营养素要保持适当比例。

（1）减少高脂食物的摄入：减少食用饱和脂肪酸和胆固醇含量高的畜肉类食物及制品。伴有血脂异常者，平均每日摄入的饱和脂肪酸供能占总能量的比例≤10%，胆固醇摄入量＜300mg。饱和脂肪酸主要存在于肥肉和动物内脏中，胆固醇主要存在于动物内脏、蟹黄、鱼子、蛋黄、鱿鱼。

（2）减少反式脂肪酸的摄入：反式脂肪酸的主要来源为含人造奶油食品，包括西式糕点、巧克力派、咖啡伴侣、速食食品等。不饱和脂肪酸高温或反复加热会形成反式脂肪酸危害健康。

（3）限制含糖饮料和高糖食物：控制精制糖的摄入，建议每日添加糖的摄入量＜50g，最好控制在25g（半两）以内。少喝、不喝含糖饮料，不吃或少吃添加大量精制糖的甜点。伴有血糖异常者，应同时遵循糖尿病患者膳食指导原则，特别注意选择低血糖生成指数的食物。

（4）适量选用橄榄油：橄榄油含有单不饱和脂肪酸，主要是油酸，对降低血胆固醇、甘油三酯、低密度脂蛋白有益。橄榄油可做凉拌菜也可以炒菜，但是油温应控制在150℃以下。

（5）限制烹调用油：不论何种烹调油，每日烹调用油量应控制在25g（2.5汤匙）以内，家庭用餐建议用带刻度油壶控制用油量。

（6）控制烹调油温：油温越高，不饱和脂肪酸氧化越快，营养成分流失越多，尽量不用高温油炸的方法烹调食物。

3. 营养均衡

（1）适量补充蛋白质：蛋白质摄入不足会影响血管细胞的代谢，血管老化加剧，加速高血压和动脉硬化的发生。适量摄入富含优质蛋白的食物（牛奶、鱼类、鸡蛋、瘦肉、豆制品等）对维持血压平稳有重要作用。平均每日应摄入蛋白质 1.0g/(kg·d)，分散在各餐中食用。优先选择鱼和禽肉类食物，少吃肥肉、烟熏和腌制肉制品，食用鸡蛋时不应丢弃蛋黄。对于合并血脂异常或冠心病和脑血管疾病的患者，每周食用蛋黄 1～2 个。

（2）多吃新鲜蔬菜和水果：蔬菜、水果含钾高，有促进体内钠的排出的作用；蔬菜水果能量密度低，可避免摄入过多能量；增加水溶性维生素，特别是维生素 C 的摄入；增加膳食纤维，特别是可溶性膳食纤维的摄入。

高血压患者每天可摄入新鲜蔬菜 400～500g，水果 1～2 个。土豆、藕等蔬菜的碳水化合物含量高，能量也较高，食用时应相应减少主食量。水果的营养成分与蔬菜有差异，不能相互替代。对伴有糖尿病的高血压患者，可在血糖稳定的前提下选择一些低糖或中等糖度的水果，如苹果、猕猴桃、草莓、梨、橙子等。

（3）增加钙、镁的摄入：补钙最简单、安全、有效的方法是保证奶及奶制品的摄入，每天摄入低脂或脱脂奶 250ml，乳糖不耐受者可选用酸奶或去乳糖奶粉；另外大豆及其制品也是钙的良好来源，每天可摄入 50～100g 的豆制品。多摄入富含镁的食物，如各种干豆、鲜豆、蘑菇、桂圆、豆芽等。

（4）丰富的膳食纤维：多吃膳食纤维丰富的食物，如燕麦、薯类、粗杂粮、杂豆等。

4. 终止高血压饮食（dietary approaches to stop hypertension，DASH）

是一种备受关注的膳食模式，旨在降低血压，并改善心血管健康。该饮食强调增加较大量蔬菜、水果、低脂（或脱脂）奶的摄入，采用全谷类的食物，减少红肉、油脂、精制糖及含糖饮料的摄入，进食适当的坚果、豆类。因此该膳食降低了总脂肪、饱和脂肪酸和胆固醇含量，增加了钾、镁、钙、膳食纤维和蛋白质的含量。研究表明，DASH 可使收缩压下降 11.4mmHg，舒张压下降 5.5mmHg，几乎与单独药物治疗的作用相类似。

（二）控制体重

1. BMI 是国际上通用的评价人体胖瘦的指标，中国肥胖问题工作组推荐的 BMI 标准见第四章第四节相关内容。此外，男性腰围≥90cm 或腰臀比＞0.9，女性腰围≥85cm 或腰臀比＞0.85 为向心性肥胖。目前主张，男性体脂不应超过体质量的 25%，女性体脂不应超过体质量的 30%，凡体脂超标，即使 BMI 正常也认为是肥胖。

2. 对于超重或肥胖者，应积极采取增加运动、减少能量摄入等生活方式进行干预，将 BMI 降至正常范围，特别是减少腹部脂肪。减肥应循序渐进，通常每周减 0.5～1.0kg，在 6 个月～1 年减轻原体重的 5%～10% 为宜，不提倡快速减重。减慢进食速度有减少进食量的效果。对于体重过低，提示存在营养不足者，需要保证能量和营养素的摄入。

（三）戒烟戒酒

1. 戒烟可明显降低心血管、癌症等疾病的患病风险。戒烟不仅是一种生理矫正，更是一种行为心理矫正。烟草依赖是一种慢性成瘾性疾病，自行戒烟率低，复吸率高，必须将烟草依赖作为一种慢性病对待，进行长期评估并反复干预才能取得成效。复吸率高还与社会环境和风气有关。对戒烟成功者要不断进行随访和督促，使他们不再重蹈覆辙。教育青少年终身不吸烟是根本大计。

2. 长期过量饮酒是高血压、心血管疾病发生的危险因素。饮酒还可对抗降压药的作用使血压难以控制；戒酒后，除血压下降外，降压药的疗效也会大为改善。高血压患者最好不要饮酒。如饮酒，建议少量，以乙醇量计算，成人每日最大摄入乙醇量应≤15g（不分性别），儿童少年、孕妇、乳母不应饮酒。不同类型酒的乙醇含量见表 14-4。

表 14-4　不同类型酒的乙醇含量

种类	15g 乙醇/ml	25g 乙醇/ml
啤酒	450	750
葡萄酒	150	250
38% 乙醇度的白酒	50	75
53% 乙醇度的高度白酒	30	50

（四）适量运动

运动中的收缩压随运动增加而升高，中等强度运动时收缩压比安静状态升高 30～50mmHg，舒张压有轻微的变化或基本维持稳定。运动可降低安静时的血压，一次 10min 以上、中低强度运动的降压效果可维持 10～22h，长期坚持规律运动，可以增强运动带来的降压效果。安静时血压未能很好控制或超过 180/110mmHg 的患者应暂时停止中等强度或以上的运动。

1. 运动强度　中低强度运动较高强度运动在降压方面更有效、更安全。可选用以下方法评价中等强度：①主观感觉：运动中心跳加快、微微出汗、自我感觉有点累。②客观表现：运动中呼吸频率加快、微喘，可以与人交谈，但是不能唱歌。③步行速度：120 步/min 左右。④运动中心率 =170- 年龄。⑤在休息 10min 后，呼吸频率增加明显缓解，心率也恢复到正常或接近正常，否则考虑运动强度过大。

2. 运动方式　包括有氧运动、力量训练、柔韧性练习和综合功能练习。

（1）有氧运动：是高血压患者最基本的健身方式，常见运动形式有快走、慢跑、游泳、骑自行车、广场舞、广播体操、有氧健身操、登山、爬楼梯等。建议每周 3～5 次，每次 30min 以上中等强度的运动。注意循序渐进，量力而行，不可操之过急。

（2）力量训练：可以增加肌肉量，减缓关节疼痛，增强人体平衡能力，防止跌倒。建议高血压患者每周进行 2～3 次力量训练，两次间隔 48h 以上。可采用多种运动方式和器械设备，针对每一组肌群进行力量练习，每组力量练习以 10～15 次为宜。生活中的推、拉、拽、举、压等动作都是力量练习方式。力量练习应选择中低强度，练习时应保持正常呼吸状态，避免憋气。

（3）柔韧性练习：柔韧性练习可以改善关节活动度，增强人体的协调性和平衡能力，防止摔倒。建议每周进行 2～3 次柔韧性练习。

（4）综合功能练习：包括太极拳、瑜伽、太极柔力球、乒乓球、羽毛球等可以改善身体功能。

3. 运动适宜时间　高血压患者清晨血压常处于比较高的水平，清晨也是心血管疾病的高发时段，因此最好选择下午或傍晚进行锻炼。

此外，增加生活中的体力活动。高血压患者可适当做些家务、购物等，使每天的活动总步数达到或接近 10 000 步。

高血压一周食谱举例

周一

餐次	食物
早餐	低脂牛奶 200g、燕麦 15g、馒头（面粉 50g）、拌黄瓜 100g
加餐	葡萄 100g
午餐	杂粮米饭（黑米 25g、大米 50g）、清蒸鱼 100g、香菇 5g、青菜 100g、丝瓜 100g、紫菜 5g、豆腐 1 块
加餐	梨 1 个
晚餐	绿豆 10g、稀饭 25g、小花卷（面粉 50g）、肉末 50g、豆米 50g、番茄 100g、炒苋菜 150g
加餐	酸奶 100g

周二

餐次	食物
早餐	低脂牛奶 300g、青菜 100g、杂粮面 50g、炒芹菜 50g、干丝 50g
加餐	苹果 1 个
午餐	杂粮紫薯饭（紫薯 50g、大米 75g）、青椒 75g、洋葱 100g、牛肉丝 75g、木耳 5g、瓠子 150g
加餐	草莓 100g
晚餐	杂粮米饭（薏米 25g、大米 50g）、红烧鱼 100g、清炒莴苣 150g

周三

餐次	食物
早餐	低脂牛奶 300g、全麦面包两片、炒双丝（胡萝卜 50g、千张 50g）
加餐	橙子 1 个
午餐	杂粮米饭（红豆 25g、大米 75g）、虾仁 75g、芦笋 100g、木耳 5g、小白菜 100g
加餐	柚子 100g
晚餐	米饭（大米 75g）、肉末 50g、茄子 100g、香菇 5g、包菜丝 150g

周四

餐次	食物
早餐	玉米碴子粥 25g、花卷（面粉 50g）、煮鸡蛋 1 个、拌海带丝 100g
加餐	菠萝 100g
午餐	杂粮米饭（黑米 25g、大米 75g）、香菇（鲜）100g、烧鸡腿肉 75g、拌菠菜 100g
加餐	猕猴桃 1 个、酸奶 150g
晚餐	米饭（大米 75g）、肉丝 50g、菜豆 100g、干丝 100g、炒平菇 100g

周五

餐次	食物
早餐	低脂牛奶 300g、燕麦 15g、肉包 1 个、炒包菜 100g
加餐	柑橘 100g
午餐	红薯米饭（红薯 50g、大米 75g）、炒鱼片 75g、莴苣 100g、丝瓜 100g、紫菜 5g

续表

餐次	食物
加餐	香蕉 150g
晚餐	米饭（大米 75g）、木须肉（肉 50g、鸡蛋 1 个、木耳 5g）、炒青菜 150g

周六	
餐次	食物
早餐	低脂牛奶 300g、燕麦 15g、煮玉米 200g、小葱拌豆腐 100g
加餐	杧果 100g
午餐	米饭（大米 100g）、炒鸡丁（鸡脯肉 75g、黄瓜 75g、红椒 25g）
加餐	木瓜 100g
晚餐	小米饭（小米 25g、大米 50g）、胡萝卜 100g、烧牛肉 75g、炒莴苣 150g

周日	
餐次	食物
早餐	小米粥 25g、花卷（面粉 50g）、青菜 75g、千张 50g
加餐	鲜枣 100g
午餐	糙米饭（糙米 25g、大米 50g）、虾仁 75g、西芹 100g、百合 50g、蒸南瓜 100g
加餐	葡萄 100g、酸奶 150g
晚餐	米饭（大米 75g）、粉蒸鱼 75g、炒油麦菜 150g

全天烹调用油 25g，盐 3～5g（含酱油）

第四节　脑　卒　中

一、概　　述

脑卒中（俗称脑中风）是一种突然起病的脑血液循环障碍和脑组织功能和结构损害性疾病，主要包括缺血性脑卒中（症状在 24h 内恢复者称为短暂性脑缺血发作）、脑出血和蛛网膜下腔出血。

（一）病因

1. 短暂性脑缺血发作（transient ischemic attack，TIA）与动脉粥样硬化、动脉狭窄、心脏病、血液成分改变及血流动力学变化等多种病因有关。

2. 急性缺血性脑卒中的病因十分复杂，急性缺血性脑卒中治疗 ORG 10172 试验（trial of ORG 10172 in acute stroke treatment，TOAST）分型是公认的第一个基于病因的缺血性脑卒中分型，来源于急性脑卒中治疗达肝素钠（ORG 10172）试验。TOAST 病因发病机制分型对病因处理和二级预防有重要价值。

3. 脑出血分为自发性脑出血和继发性脑出血。自发性脑出血占 80%～85%，自发性脑出血的病因 50% 是高血压，30% 是淀粉样血管病。但近年来随着高血压控制率的提高，其导致的脑出血的发病率有所下降。继发性脑出血的原因有动脉瘤、动静脉畸形、口服抗凝药、抗血小板治疗、血液疾病、肝脏疾病、肿瘤、外伤、血管炎、烟雾病、静脉窦血栓形成、子痫、子宫内膜异位症等。

4. 蛛网膜下腔出血（subarachnoid hemorrhage，SAH）的主要病因有颅内动脉瘤（包括先天性和动脉硬化性）、动静脉畸形、烟雾病、动脉夹层分离、静脉出血、血管脆性改变性疾病，如马方综合征、埃勒斯-当洛综合征等，其他如感染引起的动脉炎、血液疾病、结缔组织病、肿瘤破坏血管等。此外，14%～16% 患者用目前的检查手段未发现明确病因。颅内动脉瘤破裂是 SAH 最常见的病因。

（二）发病机制

1. 短暂性脑缺血发作 发病机制尚未完全阐明。血流动力学性脑动脉末梢低灌注、微血栓-栓塞和脑动脉痉挛都可能引起 TIA。一般认为主要的发病机制为血流动力学性远端低灌注和微血栓-栓塞。

2. 急性缺血性脑卒中 TOAST 分型法是对缺血性脑卒中根据病因或发病机制进行的分型：①大动脉粥样硬化型；②小动脉病变型；③心源性栓塞型；④其他少见原因型；⑤不明原因型。

3. 脑出血 发病机制因病因而异，与缺血性脑卒中的发病机制类似，主要与血管壁结构、血液成分（出/凝血功能）和血压有关，这三个因素常常混杂在一起，共同发挥作用。

4. 蛛网膜下腔出血 发病机制主要是动脉壁先天性肌层缺陷或后天获得性内弹力层变性或两者联合作用导致动脉瘤形成，进而破裂出血，导致血流入蛛网膜下腔。

（三）临床表现

由于病因、病变部位不同，脑卒中的症状也不一致，临床表现为一过性或永久性脑功能障碍的症状和体征。

二、营养与脑卒中的关系

（一）营养相关疾病

1. 高血压 国内外几乎所有的研究均证实，脑卒中发病率和死亡率的上升与血压升高有着十分密切的关系。这种关系是直接的、持续的、独立的。在控制了其他危险因素后，收缩压每升高 10mmHg，脑卒中发病的相对危险增加 49%，舒张压每升高 5mmHg，脑卒中发病的相对危险增加 46%。

2. 糖尿病 是缺血性脑卒中的独立危险因素，相对危险度（RR）为 1.8～6.0。而针对糖尿病的多种危险因素进行有效干预治疗后，其脑卒中风险降低。英国医疗研究委员会与英国心脏病基金会心脏保护研究（Heart Protection Study，HPS）发现 5963 例糖尿病患者在现有最佳治疗之外加用他汀类药物可使大血管疾病发生率下降 22%，脑卒中发生率降低 24%。

3. 血脂异常 与缺血性脑卒中发生率有明显的相关性。亚太组织合作研究项目通过对 352 033 名受试者的研究发现，总胆固醇每升高 1mmol/L，脑卒中的发生率就会增加 25%。哥本哈根城市心脏病研究发现高密度脂蛋白每升高 1mmol/L，缺血性脑卒中的发生率可以减少 47%。

4. 心房颤动 研究显示调整其他心血管危险因素后，单独的心房颤动（简称房颤）可以使卒中的风险增加 3～4 倍。2020 年 7 月至 2021 年 9 月，我国开展的一项纳入了 114 039 名≥18 岁常住居民的流行病学调查资料显示，我国成人房颤标准化患病率为 1.6%，房颤患者近 2000 万，男性高于女性。

5. 其他心脏病 除了心房颤动外，其他类型的心脏病也可能增加血栓性脑卒中的风险。美国的一项前瞻性研究结果表明，无论血压水平如何，有心脏病者发生脑卒中的风险比无心脏病者高 2 倍以上。在年轻患者中，潜在性心源性栓塞与 40% 病因不明的脑卒中有关。另有研究显示，脑卒中的发病率与心脏射血分数成反比，射血分数＜29% 的心肌梗死患者与射血分数＞35% 的患者相比较，RR 为 1.86（$P=0.01$，射血分数每降低 5%，脑卒中的危险度增加 18%）。

6. 高同型半胱氨酸血症 大量研究支持高同型半胱氨酸水平与动脉粥样硬化性疾病存在联系。2021 年发表的一项荟萃分析显示我国高同型半胱氨酸血症的估计患病率为 37.2%。叶酸与维生素 B_6 和维生素 B_{12} 联合应用，可降低血浆同型半胱氨酸浓度，但对于降低脑卒中风险的研究结论不一致。

（二）膳食营养因素

1. 超重或肥胖 国内对 10 个人群的前瞻性研究表明，肥胖者缺血性脑卒中发病的相对危险度为 2.0。2018 年一项纳入 44 项前瞻性队列研究的荟萃分析显示，BMI 与脑卒中风险之间存在 J 型的剂量反应关系，BMI 每增加 5 个单位，脑卒中风险增加 1.1 倍。迄今为止，尚无临床研究检验体重减轻是否可以降低脑卒中的危险性。然而大量临床研究显示，无论是否为高血压患者，体重减轻都可以引起血压水平下降。

2. 不合理膳食 随着我国社会经济的快速发展，我国居民膳食逐渐向高能量、高脂肪和高糖模式转变，增加了患慢性疾病的风险。反式脂肪酸和饱和脂肪酸摄入增加与脑卒中发生风险增加相关。反式脂肪酸对脂质和脂蛋白有不利影响，并可加剧内皮功能障碍、胰岛素抵抗、炎症和心律失常。目前膳食胆固醇摄入与脑卒中发生风险之间的关系仍具有争议，但过高的胆固醇摄入导致血胆固醇水平升高带来的潜在风险仍不容忽视。而前瞻性城乡流行病学研究的结果显示，使用饱和脂肪酸和不饱和脂肪酸替代精制碳水化合物可减少脑卒中发生率、降低死亡率。此外，饮用添加人工甜味剂的饮料会增加脑卒中风险。

3. 饮酒过量 过量饮酒或长期饮酒增加患脑卒中的风险已得到公认。流行病学研究显示，在男性中，自我报告的乙醇摄入与缺血性脑卒中、脑出血和急性心肌梗死的发生率呈 U 形关联。而基因型预测的平均乙醇摄入量与脑卒中风险呈持续正的对数线性关系，对于脑出血比缺血性脑卒中具有更强的线性关系。纳入 83 项前瞻性研究的荟萃分析显示，饮酒与较高的脑卒中风险（每增加 100g/周乙醇的 HR 为 1.14，95%CI 为 1.10～1.17）基本呈线性相关。

4. 缺乏体力活动 国内外多项研究均证明，体力活动不足是脑卒中的危险因素，而规律的体育锻炼能够降低脑卒中发生的风险。体力活动能够降低不同性别、种族和不同年龄层次人群的脑卒中风险。队列和病例对照研究的荟萃分析显示，与缺乏运动的人群相比，体力活动能降低 27% 脑卒中或死亡的风险；与不锻炼的人群相比，中等运动强度能够降低 20% 脑卒中的风险。

三、营养治疗

脑卒中患者常常出现吞咽障碍、意识障碍、认知障碍、情感障碍等情况，这些脑功能障碍可以引起患者进食困难、营养摄入不足和（或）营养消耗增加（如发热等），从而引发脑卒中后营养不良或营养风险增加。喂养及普通膳食试验（feed or ordinary diet trial，FOOD 试验）研究是一项大规模、多中心、随机对照临床研究，该研究共纳入 3012 例脑卒中患者，其中 279 例（9%）存在营养不良。调整年龄、既往脑卒中后功能状态及本次脑卒中严重程度后，脑卒中后营养不良是 6 个月死亡（OR 1.82，95%CI 为 1.34～2.47）和不良预后 [改良兰金评分（mRS）>2 分；OR 1.52，95%CI 为 1.05～2.21] 的独立危险因素。此外，营养不良患者在住院期间更易并发肺炎或其他部位感染，以及胃肠道出血。

（一）脑卒中后营养支持治疗

FOOD 研究第二阶段研究将 859 例急性脑卒中伴吞咽障碍患者，随机分为早期（入院 7 天内）肠内营养组和延迟（入院 7 天后）肠内营养组（给予必要的肠外碳水化合物补充），6 个月后早期肠内营养患者的绝对死亡危险比延迟肠内营养患者减少 5.8%（95%CI 为 0.8%～12.5%，P=0.09），死亡和不良结局（mRS 4～5 分）减少 1.2%（95%CI 为 4.2%～6.6%，P=0.7）。FOOD 研究第三阶段将 321 例急性脑卒中伴吞咽障碍患者随机分为经皮内镜胃造口术（percutaneous endoscopic gastrostomy，PEG）胃肠营养组和经鼻胃管（nasogastric tube，NGT）胃肠营养组，与 NGT 组相比，6 个月后 PEG 组的绝对死亡危险增加 1.0%（95%CI 为 10%～11.9%，P=0.9），死亡或不良预后（mRS 4～5 分）增加 7.8%（95%CI 为 0.0%～15.5%，P=0.05）。提示脑卒中伴吞咽障碍患者应尽早（7 天内）给予肠内喂养，如果肠内喂养需要持续 2～3 周则最好选择鼻胃管途径，除非具有很强的 PEG 指征。

（二）脑卒中患者膳食指导

脑卒中患者的饮食治疗原则和注意事项如下。

1.饮食建议的主要内容是平衡膳食，饮食多样，达到营养合理，以保证充足的营养和适宜的体重。每日推荐摄入谷薯类，蔬菜、水果类，肉、禽、鱼、乳、蛋类，豆类，油脂类共五大类食品。做到主食粗细搭配。

（1）多吃蔬菜、水果：蔬菜、水果含有丰富的抗氧化物质、钾、膳食纤维和叶酸，丰富的蔬菜、水果可降低患脑卒中的风险。脑卒中患者每日蔬菜摄入量应为500g以上，以新鲜绿叶类蔬菜为主，如菠菜、油菜、蕹菜、莴笋叶等；不伴有高血糖的患者每日水果摄入量应为150g左右，可优选西瓜、橙子、柚子、柠檬、桃子、杏、猕猴桃、枇杷、菠萝、草莓、樱桃、火龙果等。含钾高的食物有龙须菜、豌豆苗、莴苣、芹菜、丝瓜、茄子、绿叶蔬菜、大豆、马铃薯、蜂蜜、核桃、香蕉等，海带、紫菜也是钾的良好来源。

（2）常吃全谷类食物：保证粮谷类和薯类食物的摄入量在200～300g。优选低糖高膳食纤维的种类，如莜麦、荞麦、玉米、小米、燕麦、麦麸、糙米、高粱等。

（3）多饮水：每天饮水量达到1500ml。

（4）常吃奶类、豆类及其制品：建议每天饮用250g奶或相当量的奶制品，优选低脂肪、脱脂奶及其制品；每天摄入30g大豆或相当量的豆制品，如豆腐150g或豆腐干45g。

（5）保证蛋白质摄入：经常适量吃鱼、禽、蛋、瘦肉，保证蛋白质摄入，每天100g左右，少吃肥肉和荤油。对伴有高血压、血脂异常、糖尿病的脑卒中患者，应少吃蛋黄，可2～3d吃一个。

（6）减少钠盐摄入：不宜吃含盐高的菜品或腌制品，如咸肉、咸菜、熏酱食物等。食盐应不超过每日5g，如果伴有高血压，每日应不超过3g。不宜吃辛辣调味品及饮用咖啡、浓茶等刺激性饮品。

（7）减少脂类和饱和脂肪酸摄入：烹调用油控制在20～25g，尽量选择植物油。总脂肪能量占一天摄入总能量的比例不超过30%，对于血脂异常的患者，不超过25%。饱和脂肪酸能量占一天摄入总能量的比例不超过7%，反式脂肪酸不超过1%。

（8）限制饮酒：脑卒中患者应限制饮酒。

（9）不食用添加糖的食物或饮料。

2.对于脑卒中后伴吞咽障碍的大部分患者来讲，稀液体及固体食物比布丁状半固体食物吞咽难度要大。最容易误吸的食物是稀液体状的，如白开水、清汤类等，而最容易吞咽的食物是密度均一，有适当黏性，不易松散，通过咽及食管时容易变形，不在黏膜上残留的食物，如泥状食物，像稠芝麻糊、烂米糊、面糊或者布丁等。可使吞咽延迟的患者更好地控制咀嚼、转运食物及吞咽而减少对滞留食物误吸的危险，因为这种食物不容易在吞咽启动之前沿着舌根快速流下去而进入气道。一般应该由专业人员对吞咽生理进行分析之后，对食物改进和代偿性方法给出建议。

（左学志）

第十五章　营养与消化道疾病

消化道疾病通常指食管、胃、肠、肝、胆、胰等器官的器质性和功能性疾病，常见的有食管炎、胃炎、消化性溃疡、肠结核、炎症性肠病、腹泻与便秘等，具有发病率高、病程长、并发症多、反复发作的特点。消化道疾病常常造成患者食欲低下、进食障碍，导致食物摄入不足；也可引起消化液、消化酶分泌不足或缺乏，严重影响食物中营养素的消化和吸收；还可因炎症反应、应激、高代谢状态和丢失过多等原因明显增加营养物质的消耗，从而增加患者发生营养不良的风险。

膳食与消化道的健康密切相关。膳食结构不合理和不良的饮食习惯都会影响消化系统的健康，甚至会引起消化道疾病。营养治疗可通过调整饮食结构、改善食物质地、改变进餐次数、补充或者限制某些营养素和食物成分的摄入，以减轻胃肠负担，帮助黏膜修复，纠正营养不良，改变消化道疾病的病程，从而改善临床预后，促进消化道疾病的康复。

第一节　反流性食管炎

一、反流性食管炎概述

反流性食管炎（reflux esophagitis，RE）是一种常见的胃食管反流病（gastroesophageal reflux disease，GERD），是由于胃和十二指肠内容物，主要是酸性胃液、胆汁、消化酶等反流入食管引起的一组以食管黏膜损伤、炎症、糜烂、溃疡和纤维化等为特征的病变。其发生原因主要是胃酸分泌过多、食管酸清除能力降低、食管黏膜防御能力减弱和胃食管交界处抗反流屏障削弱，包括一过性食管下括约肌松弛（transient lower esophageal sphincter relaxation，TLESR）和食管下括约肌压力（lower esophageal sphincter pressure，LESP）下降。反流性食管炎的典型临床症状包括烧心、反酸和胸骨后灼痛等，常于餐后 1h 出现，弯腰、卧位和腹压增高时加重。严重的反流性食管炎可能发展为食管狭窄，弥漫性食管炎或食管溃疡，可发生大量出血。

二、营养与反流性食管炎的关系

（一）能量

病例对照研究结果显示反流性食管炎患者总能量摄入显著高于正常对照者。总能量摄入增加是反流性食管炎的危险因素之一。

（二）碳水化合物

研究发现高碳水化合物摄入（178.8g/d）的 GERD 患者总食管酸暴露时间和食管反流发作的次数显著增加，而低碳水化合物摄入（20g/d）可减少食管酸暴露时间。不同类型的碳水化合物对反流性食管炎的发生会产生不同的影响。双糖和淀粉通常仅有一部分在小肠吸收，未被吸收的双糖和淀粉进入结肠后被结肠细菌发酵、产酸、产气，这一过程会增加神经激素的释放并使食管下括约肌松弛，引起胃内容物反流。一项大型人群调查研究发现，使用淀粉替换膳食中单糖的摄入可以显著缓解肥胖女性 GERD 患者的临床症状。多项研究结果证明，增加膳食纤维摄入能够减轻 GERD 患者的胃灼热症状。

（三）脂肪

脂肪能量密度较高，其消化过程通常会引起胃酸和胆盐分泌增多，增加食管酸暴露的时间，同时促进神经激素介质如胆囊收缩素的分泌，降低食管下括约肌张力和减缓胃排空的速度。另外，进食过多的脂肪可延缓胃的排空。因此，脂肪摄入增加容易引起胃内容物反流，并导致食管损伤。

一项病例对照研究发现总脂肪摄入显著增加反流性食管炎的发病风险。不同类型脂肪酸摄入与反流性食管炎关系的研究结果显示饱和脂肪酸和单不饱和脂肪酸摄入增加与反流性食管炎呈正相关，多不饱和脂肪酸摄入与反流性食管炎发生风险无关。

（四）蛋白质

膳食蛋白质摄入刺激促胃液素的分泌，使食管下端括约肌张力增加，有助于增强食管的抗反流功能。病例对照研究结果显示增加蛋白质摄入可降低反流性食管炎的发生风险。有关蛋白质与反流性食管炎的关系还需要更多的研究进行验证。

（五）矿物质

膳食钙摄入会刺激胃酸分泌从而增加食管酸暴露时间，加重反流性食管炎。病例对照研究发现增加镁的摄入可显著降低反流性食管炎的发生风险，并且钙和镁的摄入比例较低时，镁对反流性食管炎的保护作用更加显著，这可能与镁抑制炎症反应和氧化应激的作用有关。锌、硒和铁的摄入量与反流性食管炎发生无显著相关性。

（六）维生素

β-胡萝卜素、维生素 B_6、叶酸、维生素 C 和维生素 E 是反流性食管炎的保护因素。维生素 B_{12} 可增加反流性食管炎的发生风险。维生素 D 与反流性食管炎的发生无显著相关性。

三、反流性食管炎的营养治疗

（一）营养治疗原则

1. 控制总能量摄入　总能量摄入增加易引起肥胖，导致腹内压力增加，促进胃内容物反流，从而加重病情。因此，应注意控制总能量摄入，以维持或达到理想体重为宜。

2. 减少脂肪摄入　采用低脂肪饮食是反流性食管炎饮食治疗的关键。反流性食管炎患者应避免进食脂肪含量较高的食物如肥肉、奶油等。食物烹调应以煮、炖、汆、烩、蒸为主，少吃或不吃油炸食品，减少食用油的摄入。牛奶可用脱脂牛奶代替。

3. 适当增加蛋白质摄入　食物蛋白质促进食管下括约肌压力增加，抑制胃食管反流。反流性食管炎患者在饮食中可适当增加富含蛋白质的食物，如瘦肉、鱼类、豆类及其制品和鸡蛋等的摄入。

4. 清淡饮食　食盐具有减缓胃排空和增加胆汁分泌的作用，促进胃食管反流。反流性食管炎患者宜清淡饮食，减少盐的摄入量。同时注意食物烹调过程中减少含盐量较高的调味品如酱油、蚝油和豆瓣酱的使用，少吃或不吃咸菜、酱菜。

5. 减少进食量　一次性摄入过多食物易出现一过性食管下括约肌松弛。反流性食管炎患者应少量多餐，不宜过饱，避免增加胃内压力。能量摄入不足的部分可以用加餐来补充。晚餐不要吃得过多，睡前不要加餐。忌暴饮暴食。

6. 改变不良的饮食习惯　夜间加餐、不吃早餐、进食速度过快、吃得过饱、喜欢吃热的食物、高脂饮食、过量饮酒和大量进食流质食物是反流性食管炎的重要危险因素，会加重反流性食管炎的临床症状，应该尽量避免上述不良习惯。尽量减少餐后弯腰和提重物的动作。注意避免在进餐后马上平卧，睡前 2～3h 内禁食，睡觉时床头抬高 10～20cm。

急性发病期可以选用流食，病情缓解后可以逐步过渡到低脂半流食，再过渡到低脂普通饮食。

（二）食物选择

1. 饮食应尽量选择细软、易消化的食物　如大米粥、细面条、馄饨、鸡蛋羹和豆腐脑。

2. 不宜选择刺激性食品　刺激性食物易降低食管下端括约肌肌张力。反流性食管炎患者应少吃或不吃刺激性食物（辣椒、可可、巧克力）和刺激性调味品（胡椒粉、芥末、咖喱）。少喝浓茶、咖啡等刺激性饮品和酸味饮料（鲜柠檬汁、鲜橘汁、番茄汁）。

3. 忌烟酒 吸烟和酒精摄入可降低食管下端括约肌张力，尤其是烈性酒可使食管蠕动收缩波的频率降低，还会降低食管清除胃酸能力，加重食管炎的病情。反流性食管炎患者应戒烟酒。

反流性食管炎患者食谱举例见表 15-1。

表 15-1 反流性食管炎患者食谱举例

餐次	急性期流食	慢性期软饭
早餐	低脂牛奶	小米粥、鲜肉小笼包
加餐	苹果汁（温）	—
午餐	稠米汤	软米饭、胡萝卜烩鱼片、香菇炒油菜
加餐	去核去皮红枣汤	—
晚餐	薄面汤	馒头、西红柿鸡蛋面、肉末茄子
加餐	稀藕粉	—

第二节 胃 炎

一、胃炎概述

胃炎是各种原因引起的胃黏膜炎症的统称，是最常见的消化系统疾病之一。临床上根据病理生理机制及常见临床表现可大致分为急性、慢性和特殊类型胃炎。

二、营养与急性胃炎

急性胃炎是各种原因引起的胃黏膜急性炎症，病理表现为胃黏膜充血、水肿、渗出、糜烂和出血，常见病因有应激、药物、酒精和创伤等。主要表现为上腹痛、腹胀、恶心、呕吐和食欲不振等，重症者可有呕血、黑便、脱水、酸中毒或休克。

（一）营养与急性胃炎的关系

1. 能量 因进食可引起或加重胃部不适，为减轻胃肠负担，急性胃炎患者应减少进食量，病情重者甚至需要禁食，患者每日的能量代谢呈现负平衡状态，直接影响患者营养状况。

2. 矿物质和水 急性胃炎患者因为腹痛、恶心、呕吐、腹泻等，使机体摄入水和食物减少，而排泄增加，导致水与电解质紊乱。临床上可见低钾、低钠、低氯，甚至脱水，严重者可出现休克。

3. 维生素 由于急性胃炎患者进食少，尤其是蔬菜和水果摄入不足，加之消化吸收能力差，很容易导致水溶性维生素缺乏。

（二）急性胃炎的营养治疗

饮食治疗原则：严格限制食物与烹制饮食所产生的机械性刺激和化学性刺激，以保护胃黏膜，同时供给足量的营养素，增强机体抵抗力。

1. 祛除病因 积极治疗，给予补液、缓解胃痉挛等对症处理。禁食一切对胃黏膜有刺激作用的饮食或药物，给予流食。大量呕吐及腹痛剧烈者应暂时禁食。

2. 补液 因呕吐腹泻导致失水量较大，急性胃炎患者宜饮糖盐水，补充水和钠，同时加速毒素排出体外。若有失水、酸中毒症状应静脉注射葡萄糖盐水及碳酸氢钠溶液。

3. 忌食粗糙和刺激性食物 忌食过硬、过辣、过咸、过热、过分粗糙和刺激性的食物，如油炸食品、腌腊食品、辣椒、大蒜等。

4. 避免高脂肪食物 高脂肪食物、酒、糖类、巧克力会造成括约肌松弛，导致反流，急性胃炎患者应避免进食此类食物。

5. 调整饮食行为 细嚼慢咽可使食物充分与唾液混合，有助于食物的消化。用餐时避免有精神和心理压力，保持心情舒畅。有规律地定时定量进食，以维持正常消化活动的节律。少食多餐，每日进餐 5～7 次，避免暴饮暴食。为减少对胃的刺激，应尽可能多采用蒸、煮、烩、汆和炖等烹调方式。

6. 食物选择 胃炎急性发作期可暂禁食，待病情好转可食用清流质，如米汤、藕粉、去核去皮红枣汤、薄面汤等，以咸食为主，逐渐转为少渣清淡半流物，如大米粥、蛋花粥等，恢复期可改为渣软饭。如果伴有肠炎、腹泻、腹胀，应尽量少用产气及含脂肪多的食物，如牛奶、豆奶、蔗糖等。少用粗粮和油炸食品；肉类选用嫩鱼、禽、瘦肉类，烹调采用蒸、煮、汆、炖等方法。

急性胃炎患者食谱举例见表 15-2。

表 15-2　急性胃炎患者食谱

餐次	清流质	低脂少渣半流质	少渣软饭
早餐	大米汤	大米粥	小米粥、鲜肉小笼包
加餐	鲜西瓜汁（温）	豆腐脑	—
午餐	薄面汤	青菜肉末龙须面	馒头、黄瓜溜鸡片、炒细土豆丝、紫菜蛋花汤
加餐	蔬菜汁（温）	小蛋糕	—
晚餐	蛋花汤	鲜肉小馄饨	软米饭、肉末豆腐、焖嫩茄块
加餐	稀藕粉	鸡蛋羹	—

"—"表示"无"

三、营养与慢性胃炎

慢性胃炎指不同病因引起的慢性胃黏膜炎症或萎缩性病变。根据病理诊断可分为萎缩性、非萎缩性和特殊类型胃炎三大类。主要因幽门螺杆菌（Hp）感染、自身免疫机制等所造成的损伤存在所致。

大多数患者无明显症状，仅见饭后腹胀、泛酸、嗳气、无规律性腹痛等消化不良症状。胃镜及病理检查是确诊该病的主要方法。

（一）营养与慢性胃炎的关系

1. 能量和蛋白质 因进食可引起或加重胃部不适，慢性胃炎患者对蛋白质、脂肪和碳水化合物三大产能营养素的摄入不足，通常会导致能量和蛋白质负平衡。

2. 矿物质 由于大多数慢性胃炎患者的消化能力差，加之因病情的关系长期食物摄入不足，容易导致电解质代谢紊乱。

3. 维生素 慢性胃炎患者因维生素摄入量不足，无法满足机体需要，严重时可能出现多种维生素的缺乏。慢性萎缩性胃炎患者由于胃酸缺乏，使维生素 B_{12} 吸收不良，可导致恶性贫血。

（二）慢性胃炎的营养治疗

饮食治疗的目的是通过调整膳食的成分、质地及餐次，减少或限制对胃黏膜有强烈刺激的饮食，并利用饮食减少或增强胃酸分泌，促进胃黏膜的修复，有利于慢性胃炎的逐渐痊愈。慢性胃炎的饮食治疗原则如下：

1. 祛除病因 戒烟酒，避免对胃黏膜有损害作用的食物及药物。对感染幽门螺杆菌的慢性胃炎患者应给予药物治疗。

2. 能量供给可同正常人或略高 总能量 104.6～146.4kJ/(kg·d)[25～35kcal/(kg·d)]，三大产能营养素配比合理。

3. 蛋白质 每日的摄入量占总能量的 10%～15%，蛋白质的供给与健康人大致相同，对营养不良的患者可适当增加富含蛋白质的食物，以瘦肉、鸡、鱼等优质蛋白质为宜。

4. 脂肪 每日的摄入量占总能量的 25%～30%，脂肪摄入量应适量，因脂肪能够刺激胆囊收缩素分泌，导致胃排空延缓并引起胆汁反流。

5. 碳水化合物 每日的摄入量占总能量的 55%～60%。多糖不影响胃酸分泌，但单糖和双糖可刺激胃酸分泌，少选或不选用含单糖、双糖的食物。

6. 矿物质及维生素 矿物质和维生素的供应与健康人基本一致，需要量可参考《中国居民膳食参考摄入量（2023 版）》中的推荐摄入量（RNI）来决定。

7. 水 应保证每日饮水量 1500ml，并减少浓茶、咖啡、可乐等含咖啡因饮料的摄入。禁酒。

8. 膳食纤维 每日 20～35g。但在慢性胃炎急性发作期应减少膳食纤维摄入量。

9. 食物选择

（1）发作期

1）流食：新鲜果汁、藕粉、米汤、鸡蛋汤。

2）半流食：大米粥、蛋花粥、鸡蓉粥、瘦肉粥、皮蛋瘦肉粥、蒸蛋粥、挂面、面片、馄饨。

（2）间歇期

1）选用肉质柔软、纤维短的鱼、禽、肉类，如鱼、虾、鸡肉、嫩牛肉、瘦猪肉等。胃酸分泌过少或缺乏的患者，应给予上述富含含氮浸出物的鱼汤、鸡汤、肉汤及蘑菇汤等原汁浓汤，以增强胃液分泌。伴有高胃酸分泌的慢性浅表性胃炎患者则与之相反，应避免食用富含含氮浸出物的原汁浓汤，而应采用煮过的鱼、虾、鸡肉、瘦肉类等来烹饪菜肴，如蒸鱼块、烩鱼片、熘鸡脯丸子、肉末羹等，以减少对胃黏膜的刺激，减少胃酸分泌。

2）可选用鲜牛奶和奶油。鲜牛奶有较强的中和胃酸的作用，因此适合胃酸分泌过多的慢性浅表性胃炎患者。对于胃酸过少或缺乏的萎缩性胃炎患者不适用，但可以用酸牛奶来提高消化率。

3）应多用新鲜的、不含粗纤维的蔬菜和水果，如嫩黄瓜、番茄（去皮籽）、去皮嫩茄子、冬瓜、嫩白菜、土豆、胡萝卜等，烹制时应切成细丝、小丁、薄片并煮熟，有的可制成泥，如土豆泥等，以易于消化。水果要成熟的，如香蕉、苹果、梨等，食用时去皮和籽，要嚼碎，使之与唾液充分混合以助消化，并增加维生素，尤其是维生素 C 的摄入。

4）主食可采用细面条、面片、馒头、花卷、发糕、包子、馄饨、面包、软的大米饭等。切忌吃油炸食品，如油条、炸糕等。禁用不发酵的面食，如家常烙饼、馅饼、水饺等。还应避免粗粮与难消化的食品，如玉米饼、糯米饭和年糕等，这些食品进食后在胃内停留时间长，加重胃肠负担。

5）饮用酸奶。当口服抗生素进行治疗时，应同时饮用酸奶，这样既补充了营养，又避免了抗生素对人体产生的副作用。因为酸奶中含有大量的活性乳酸菌，可以使由于抗生素药物引起的肠道菌群失调现象得以改善，同时也保护了胃黏膜。

10. 禁食或忌食

（1）禁食：①发作期病情未稳定时应禁用牛乳、豆浆，并减少蔗糖的摄入。②禁食含膳食纤维多的蔬菜、水果，如韭菜、芹菜、洋葱和未成熟的水果。③禁用各种酒、含乙醇的饮料、碳酸饮料及刺激性调味品如辣椒、咖喱、胡椒、葱、蒜、芥末等。浓茶、咖啡等均应避免。

（2）忌食：①忌食油煎、油炸食物与腌、熏、腊、酱的食物。②忌食糯米饭、年糕、玉米饼等食物。

（3）避免食用生冷、酸辣、粗糙的食物。

慢性胃炎患者食谱举例见表 15-3。

表 15-3 慢性胃炎患者食谱举例

餐次	慢性胃炎发作期	慢性浅表性胃炎	慢性萎缩性胃炎
早餐	薄面汤	鲜肉小馄饨	肉末茄子打卤面
加餐	去核去皮红枣汤	水果泥	酸奶
午餐	大米汤	青菜肉末龙须面	软米饭、清蒸鱼、口蘑冬瓜、炒胡萝卜丝

续表

餐次	慢性胃炎发作期	慢性浅表性胃炎	慢性萎缩性胃炎
加餐	蔬菜汁（温）	豆腐脑	水果泥
晚餐	蛋花汤	鸡蓉粥	花卷、西红柿炒鸡蛋、红烧茄子、排骨汤
加餐	稀藕粉	鸡蛋羹	酸奶

第三节　消化性溃疡

一、消化性溃疡概述

消化性溃疡（peptic ulcer，PU）主要是指发生于胃和十二指肠的溃疡，病变可深达黏膜，以胃溃疡，十二指肠溃疡最常见。主要症状是上腹疼痛或不适、反酸、烧心等，具有长期性和周期性，并且这种疼痛与患者的饮食之间具有明显的相关性和节律性。服用抗酸剂或抑酸剂可缓解疼痛。

消化性溃疡的发生机制较为复杂，与多种因素有关，目前广泛认可的是黏膜侵袭因素和黏膜自身防御修复因素之间失衡所致。黏膜侵袭因素主要包括：①胃酸、胃蛋白酶分泌增多；②幽门螺杆菌感染；③药物因素，长期服用阿司匹林和非甾体类直接损伤胃黏膜的药物；④饮食因素，长期大量饮酒、饮用浓茶和咖啡，以及经常进食刺激性食物如辣椒等，对胃黏膜的损伤较大，也容易引发胃溃疡。另外，自身防御修复系统功能紊乱，对抗黏膜侵袭作用减弱也是导致该病迁延不愈、反复发作的主要因素。此外，消化道溃疡患者常伴有长期精神紧张、高度的焦虑心理和较大的情绪波动，因此神经系统功能紊乱与消化性溃疡的发生可能也有一定的关系。

二、营养与消化性溃疡的关系

（一）蛋白质

消化性溃疡创面的修复需要蛋白质的参与，但是消化性溃疡患者为了减轻或避免疼痛，通常选择减少进食。加之消化能力较差，容易发生蛋白质营养不良或低蛋白血症，因此需要摄入足量蛋白质以满足机体的营养需求和加速溃疡面的修复。但是同时应注意过量蛋白质摄入会促进胃酸分泌，加重病情。

（二）脂肪

消化性溃疡患者容易发生必需脂肪酸和脂溶性维生素的缺乏，应予以补充适量脂肪。但是摄入过多脂肪会促进胆囊收缩而抑制胃肠蠕动，延缓胃排空，使食物在胃内的潴留时间延长，导致胃酸分泌增加并加剧胆汁反流，引起胃胀痛。

（三）碳水化合物

消化性溃疡患者进食量少、吸收和消化能力较差，常导致碳水化合物不能满足机体需要。合理补充碳水化合物不仅能保证能量供给，稳定血糖，还可以中和胃酸，改善疾病症状。膳食纤维能降低胃酸浓度，加速胃排空，且在口腔中充分咀嚼时可刺激唾液分泌，对消化道黏膜细胞具有一定的保护作用，预防溃疡的发生。但是过粗的食物纤维，可能对胃肠道黏膜和溃疡面产生机械性损伤。因此膳食纤维的摄入既要保证达到推荐摄入量，又要合理选择。

（四）矿物质

牛奶具有中和胃酸的作用，但是牛奶中钙含量相对较高，而钙具有促进胃酸分泌的作用，不利于溃疡愈合。目前利弊尚无定论。锌是重要的溃疡愈合因子，多吃富含锌的食物有助于溃疡面的修复。

（五）维生素

消化性溃疡患者因摄食减少，影响了维生素的摄入量。同时食物通常切得细碎、煮得软烂，导致维生素大量破坏和损失，更加重维生素缺乏。维生素 E 具有促进毛细血管和小血管增生，改善周围血液循环，增加组织供氧的作用，从而能够给溃疡面愈合创造良好的营养条件，有助于溃疡愈合，应注意补充。维生素 C 呈酸性，不宜过多摄入，但其有助于促进溃疡面的愈合，临床上应针对消化性溃疡患者的具体病情，酌情考虑补充途径和剂量。

（六）水

消化性溃疡患者因食物摄入减少常常伴随水摄入不足，水的摄入减少不仅会影响营养素的吸收和体内水平衡，而且不能稀释具有刺激胃酸分泌作用的食物，如浓茶、咖啡、辣椒等，起不到缓冲胃酸分泌的作用。所以应该注意足量饮水。

三、消化性溃疡的营养治疗

胃和十二指肠溃疡经常受到胃酸和食物的直接刺激，其发生、发展与膳食营养密切相关。通过合理的营养治疗，如选择正确的膳食结构和科学的烹调方法，可降低胃酸和食物对黏膜的侵蚀作用，促进溃疡面愈合，是消化性溃疡综合治疗不可缺少的重要措施之一，尤其对于防止疾病复发、预防并发症和改善患者的营养状态具有重要意义。

饮食治疗的目的是减轻食物对胃黏膜的刺激，中和及抑制胃酸，促进溃疡的愈合，防止复发，并改善全身的营养状况。

（一）合理摄入营养素

合理摄入营养素不但能满足人体正常的营养需求，而且能帮助修复受损伤的组织和促进溃疡面的愈合。

1. 总能量　能量摄入以维持适宜的体重为目的，$104.6\sim146.4kJ/(kg\cdot d)[25\sim35kcal/(kg\cdot d)]$，三大产能营养素配比合理。

2. 蛋白质　每日摄入量占总能量的 $10\%\sim15\%$，因蛋白质既能促进溃疡愈合，又能促进胃酸分泌，避免摄入过多可选择易消化的蛋白食品，如豆腐、鸡肉、鱼肉、鸡蛋等。

3. 适量脂肪　对胃肠黏膜没有刺激，但过量摄入脂肪可促进胆囊收缩素分泌增加，延缓胃排空引发胆汁反流，故脂肪摄入应适量，建议每日摄入量占总能量的 $25\%\sim30\%$，应选择易消化吸收的乳酪状脂肪，如牛奶、奶酪、蛋黄等及适量植物油。

4. 充足的碳水化合物　是机体能量供给的保证，且无刺激胃酸分泌的作用，每日碳水化合物的摄入量占总能量的 $55\%\sim60\%$。应选择易消化的食物，如粥、面条、馄饨等。单糖和双糖可刺激胃酸分泌，故应减少摄入。

5. 补充矿物质　足量锌的摄入有助于溃疡愈合，在消化性溃疡的好转期应多吃含锌丰富的食物，如瘦肉、虾、鱼等。消化性溃疡患者常伴有出血，导致铁丢失增多，容易出现缺铁性贫血，膳食应多选择富含铁的食物，如肉泥、肝泥、动物血等。

6. 增加维生素　消化性溃疡患者由于食物选择和烹调方式的限制容易发生维生素缺乏，日常膳食中应注意多选择维生素含量丰富的食物。

7. 清淡饮食　消化性溃疡患者钠代谢降低，致使体内钠潴留，多余的钠可增加胃液的分泌。因此在烹调过程中应适当控制食盐和其他含盐调味品的使用。一般建议低盐饮食，即每人每日食盐摄入量以 $3\sim5g$ 为宜。并且，食物不宜过酸或过甜，要清淡爽口。

（二）养成良好的饮食习惯

1. 进食量与进食时间　为避免胃窦部的过分扩张，刺激胃酸分泌，消化性溃疡患者应少量多餐，每天 5～7 餐，每餐量不宜多，既减少胃的负担，又可使胃中常有适量的食物以中和胃酸，减少对溃疡面的不良刺激。同时要定时定量进餐，使消化液规律分泌。对于十二指肠溃疡患者，尤为适宜睡前加餐，以减少饥饿性疼痛，有利于睡眠。对于溃疡面已愈合的患者，应鼓励恢复到平时的一日三餐，可避免因少食多餐引起的胃酸分泌增加。

2. 避免进食对消化道有机械性、化学性和冷热刺激的食物 机械性刺激是指食物的硬度、形状以及由于食物本身的特性，在胃内停留时间长所产生的、使胃壁感受到的机械性刺激作用。因此，要避免采用任何对溃疡面有损伤作用的粗糙的食物，忌食生、硬食物，以及粗纤维的蔬菜和水果、粗糙的米、面、高粱、小米、干黄豆及干果如榛子等。化学性刺激是指食物被消化吸收时，进入血液的化学物质对胃腺分泌的影响。浓肉汤、肉汁、味精、咖啡、可可茶、巧克力、香料、辣椒、咖喱和酒等，以及油煎、油炸的食物和大量的蔗糖等对胃液分泌具有强烈的兴奋性和刺激性作用，消化性溃疡患者应忌用上述食物。冷热刺激是指食物和菜肴的温度。任何过冷或过热的食物均能对胃黏膜表面血管产生不良影响，刺激溃疡面，造成消化不良，并且刺激胃肠道的末梢神经，反射性地增强胃肠蠕动，故应避免过冷、过热的食物，一般认为食物的温度以 40℃为宜。

3. 禁烟忌酒 吸烟不仅刺激胃酸分泌增加，还会抑制胰液和胆汁分泌而减弱其在十二指肠中和胃酸的能力。烟草中的尼古丁还可使幽门括约肌收缩功能减弱，引起胆汁反流，损伤胃黏膜。乙醇在体内代谢产生的乙醛对胃肠黏膜有直接的损害作用，长期酗酒会降低黏膜的屏障作用。

4. 进食时细嚼慢咽并保持心情舒畅 增加咀嚼的次数能够使食物更加细碎，减少其对胃肠黏膜的机械刺激作用，且有利于消化吸收。同时，细嚼慢咽能促进唾液的分泌。唾液随食物进入胃后能保护胃黏膜，并且其所含的表皮生长因子可抑制胃酸分泌和促进胃黏膜再生。进食时，心情不佳或情绪波动较大会引起胃肠功能紊乱，因此消化性溃疡患者应注意进食时要保持心情愉快。

5. 选择适宜的烹调方法 消化性溃疡患者吃各种食品均应切细、煮软，宜选用蒸、煮、汆、软烧、烩、焖等烹调方法。熏、炸、腌、拌的食物不易消化，在胃内停留时间较长，会增加胃肠负担，不宜食用。同时不宜食用油煎、油炸、爆炒、醋熘、凉拌等方法加工的食物。

（三）饮食方案

消化性溃疡的饮食方案可分为以下三个治疗阶段：

1. 流食 为液体状态或在口腔内能融化为液体，比半流食更易于吞咽和消化的无刺激性的饮食，适用于消化性溃疡的急性发作初期，如伴有出血时则应禁食，待停止出血 12～24h 后方可进食。

原则：①一般常采用对胃液分泌作用微弱的不含动物和植物粗纤维的食品；②限用肉汤、鱼汤、鸡汤、浓茶、咖啡和酒及含有乙醇的饮料等；③食盐用量以 2～3g/d 为宜；④饮食餐次为每日 5～7 次，间隔 2～3h 进食一次；病情好转后饭量大者则可改为每日 4～5 次；⑤由于流食热能低，营养素不全，故一旦病情好转，应尽早改成半流质膳食。

2. 少渣半流食 为少渣食物，呈半流体状态，能够限制食物对胃黏膜的刺激，减轻胃肠负担的饮食，适用于经流食控制 7～10d 后，病情缓解的消化性溃疡患者。

原则：①在流食的基础上适当放宽。②用去除含氮浸出物的鱼、虾、肉制品等（去除含氮浸出物的方法是将鱼、虾、肉类等用凉水煮开，弃去原汤，再用该鱼、虾、肉类进行烹饪）。③主食可用大米粥、细挂面及细面条、面片汤、面疙瘩汤、馄饨、面包、馒头等。④食盐量可增加到每日 5g。⑤为减轻胃的负担，仍需少食多餐，一日进食 5～6 餐为宜。

3. 少渣软食 为食物细软、清淡少油腻、弱刺激、营养全面、易消化的饮食，适用于急性后期，病情基本稳定，进入恢复期的消化性溃疡患者。

原则：①在上述两种饮食基础上，还可采用一些含纤维少的瓜菜和水果，如嫩黄瓜、嫩茄子（去皮）、嫩白菜叶、番茄（去皮和籽）、冬瓜、土豆等，要切细煮烂或做成泥状。可选择成熟的水果，如苹果、桃、梨等，主要含单糖（果糖、葡萄糖）、双糖（蔗糖）及苹果酸、柠檬酸，并含有可溶性的膳食纤维素，如果胶；不成熟的水果对胃有刺激的单宁酸含量高，故不采用；水果煮熟后更易消化，并可减少对胃的机械性刺激。②主食可采用蒸软饭、花卷、发糕、馒头、面包、肉馅包子、面条、面片等。③避免用强烈促进胃液分泌的调料和食物，如酒类、香精（做糕点用）、桂皮、大料等，以及柠檬汽水、咖啡、浓茶、肉汤、鸡汤和蘑菇。

消化性溃疡患者食谱举例见表 15-4。

表 15-4　消化性溃疡患者食谱举例

餐次	流质膳食	少渣半流质膳食	少渣软饭
早餐	牛奶	青菜肉末粥	鸡蛋饼
加餐	稀藕粉	水果泥	小面包
午餐	大米汤	番茄鸡蛋疙瘩汤	软米饭、香菇炖鸡腿、清炒西葫芦丝
加餐	苹果汁（温）	豆腐脑	小蛋糕
晚餐	薄面汤	小米粥	鲜肉包子、娃娃菜粉丝汤
加餐	蛋花汤	鸡蛋羹	小面包

（韩　浩）

第四节　肠　结　核

一、概　述

肠结核（intestinal tuberculosis）是由结核分枝杆菌引起的肠道慢性特异性感染，常继发于肺结核。肠结核一般都由人型结核分枝杆菌引起，偶有因饮用未消毒的带菌牛奶或乳制品而罹患牛分枝杆菌者。病变主要位于回盲部，也可累及结肠及直肠。肠黏膜呈干酪样坏死，脱落后成深浅不一的溃疡。溃疡病灶沿肠管横轴分布，愈合后易发生肠狭窄和肠梗阻。肠结核好发于中青年女性、免疫力低下或有结核病史的患者。

（一）结核杆菌侵犯肠道的主要途径

1. 经口感染　是肠结核的主要感染方式。患者常患开放性肺结核，因吞咽含菌的痰液而致病，或者经常与开放性肺结核患者一同进餐，缺乏必要的消毒隔离措施而致病。

结核分枝杆菌为抗酸菌，很少受胃酸影响，可顺利进入肠道。肠结核好发于回盲部，这是因为正常生理情况下，肠内容物通过回盲部括约肌之前滞留于回肠末端时间较长。此外，结肠近端常有逆蠕动，使肠道内容物在盲肠停留时间更久，使结核菌与该处黏膜接触的时间更长，且该部位淋巴组织丰富，易使结核分枝杆菌生长，故回盲部受侵犯较多。此外，机体营养状况差及免疫力低下也是感染结核的原因。

2. 血行播散　见于粟粒型结核经血行播散而侵犯肠道。

3. 邻近结核病灶播散　肠结核可由腹腔内结核病灶直接蔓延而引起，如输卵管结核、结核性腹膜炎、肾结核等。

结核病的发病是人体和结核菌相互作用的结果，经上述途径获得感染仅是致病条件，只有当入侵的结核分枝杆菌数量较多、毒力较大，并伴有人体免疫功能异常、肠功能紊乱引起局部抵抗力降低时才会发病。

（二）肠结核临床表现

肠结核常表现为不同热型的长期发热，伴有盗汗、乏力、消瘦、食欲下降，可同时有肠外结核，特别是活动性肺结核等临床表现。腹部症状则因病变类型有所不同。

1. 腹痛 多位于右下腹或脐周，常为痉挛性阵痛伴腹鸣，呈间歇性发作，餐后加重，排便或肛门排气后缓解。腹部可有压痛，多位于右下腹。

2. 大便习惯改变 溃疡型肠结核常伴腹泻，一般每日2～4次，重者每日达十余次。大便呈糊样，多无脓血，不伴里急后重。有时腹泻与便秘交替，增殖型肠结核以便秘为主。

3. 腹部肿块 多位于右下腹，中等硬度，可有轻压痛，多见于增殖型肠结核；而溃疡型者亦可因病变肠段和周围肠段、肠系膜淋巴结粘连形成腹部肿块。

肠结核还可引起肠梗阻、结核性腹膜炎、腹腔局限脓肿和肠瘘等并发症。

二、营养与肠结核的关系

肠结核患者病情多为慢性进展，病程长，具有隐匿性，常无法及时诊治，因此会增加营养不良风险。肠道症状多表现为腹痛、腹泻、便秘等不适，肠道黏膜结构与功能严重受损，而肠梗阻、肠穿孔等并发症可进一步导致营养不良风险增加。

1. 肠结核是慢性消耗性疾病，体温每升高1℃，基础代谢率大约增加13%。长期的发热、盗汗使能量的消耗更为明显。

2. 肠结核患者由于食欲差，食物摄入量不足，各种营养素均缺乏，且机体消耗增加，极易发生蛋白质-能量营养不良，出现进行性消瘦、贫血和低蛋白血症。

3. 结核病灶弥漫性分布在肠黏膜，肠功能紊乱，直接影响肠道对多种营养素的吸收利用。

4. 抗结核药物可影响食欲，增加B族维生素及维生素C的消耗，影响肝脏的解毒功能和营养物质的代谢。

所以，营养支持是治疗肠结核的重要措施，可促进疾病康复和预防并发症的发生。

三、肠结核的营养治疗

在肠结核的治疗过程中，营养治疗和药物治疗相互配合，给予高能量、高蛋白质、高维生素、适量矿物质和微量元素的平衡饮食，可减少药物副作用，加速结核病灶钙化，增进机体免疫力，促进疾病的康复。

（一）营养治疗的目的

减轻肠道负担，修复肠黏膜，纠正营养不良，预防并发症的发生。

（二）营养治疗要点

1. 详细了解病史 包括病程、发热时间、食欲、饮食习惯、体重变化、用药情况及排便情况等。对患者进行营养风险筛查，并对判断有营养风险的患者进行营养评定。

2. 能量供给量 以维持患者正常体重为原则，可按147～167kJ/(kg·d)[35～40kcal/(kg·d)]供给。主食可按食量充足供给，不必加以限制，但脂肪不宜过多，以免引起消化不良和肥胖。若患者消化功能障碍，应根据病情，循序渐进地增加食物摄入，提供既富含营养又易消化的饮食。对因服用抗结核药物导致肝损伤的患者，应避免进食高热量的食物，如油煎、油炸食物和巧克力等，以防发生肝脏脂肪变性，影响肝细胞的修复。

3. 供给充足的优质蛋白 由于长期低热、消耗增多，肺结核患者蛋白质分解代谢增加，易出现负氮平衡。患者表现为体重降低、低蛋白血症等。而蛋白质是结核病灶修复的主要原料，需为患者提供高蛋白质饮食。蛋白质供给量为1.2～1.5g/(kg·d)，其中优质蛋白质应占总量的50%以上。

4. 供给充足的矿物质、维生素 钙是促进结核病灶钙化的重要原料，每日应摄入800～1000mg。牛奶和奶制品中含有丰富的酪蛋白和钙，且吸收利用率高，每日应饮用250～500ml。乳糖不耐受者可饮用酸奶或无乳糖奶制品，也可食用大豆及豆制品和海产品等。铁是制造血红蛋白的必备原料，对于贫血的患者应注意补充含铁丰富的食物，如动物血（猪血、鸡血、鸭血）、肝脏类、蛋黄和瘦肉等。维生素 A 能增强上皮细胞抵抗力；维生素 D 能促进钙的吸收；维生素 C 有利于病灶的愈合及血红蛋白的合成；B 族维生素可以改善食欲，特别是维生素 B_1 和维生素 B_6 能减少抗结核药物的副作用，故均应充足供给。除膳食外，必要时可给予药物补充。

5. 避免粗纤维　结核分枝杆菌侵犯肠黏膜，易形成单个或多个小溃疡，因此，要避免机械性刺激，限制食用粗纤维食物，以减少排便次数和避免肠黏膜的损伤或穿孔。避免食用坚硬的食物、高纤维的蔬菜，以及食用易产气的萝卜、生葱、生蒜、辣椒和刺激性的调料等。

6. 适当限制脂肪　肠结核常伴有腹泻，溃疡型结核病变广泛时，每日大便可达数十次，甚至出现脂肪泻，严重者出现乳糜腹水，故脂肪摄入要限制在 40g/d 以内，烹调时尽可能采用少油方法，可增加中链脂肪酸的摄入。

7. 禁酒　大多数抗结核药物需经肝脏代谢，且对肝脏有一定的毒副作用，而长期饮酒会加重肝脏负担，损害肝脏功能，且酒精会刺激胃肠道，导致患者疾病加重，因此结核患者在治疗期间应戒酒。

8. 少食多餐，食物多样化　肠结核患者由于胃肠道消化吸收功能受到影响，应少量多餐，以提高总的食物摄入量。应细嚼慢咽，使食物易于消化吸收。循序渐进，逐渐加量，防止过量摄入食物引起消化道出血或穿孔。患者无须忌口，应注意食物多样，荤素搭配，色、香、味俱全，以刺激患者食欲，增加进食量。

9. 膳食安排合理　根据病情适当调整，症状明显时可采用高蛋白、低脂、少渣半流食，进食不足可给予口服营养补充。病情稳定期可采用高蛋白、低脂、少渣软食，恢复期可采用高蛋白膳食。出现完全性肠梗阻时应暂禁食，给予肠外营养支持。

10. 必要时应用肠内营养制剂，或加用肠外营养治疗，以满足机体高代谢需要。

肠结核患者食谱举例见表 15-5。

表 15-5　肠结核患者食谱举例

餐次	高蛋白、低脂、少渣半流食	高蛋白、低脂、少渣软食
早餐	大米粥加肉松、小蛋糕	大米粥、五香茶蛋、枣泥包
加餐	牛奶银耳羹	牛奶冲藕粉
午餐	番茄鸡蛋龙须面、肝泥、小面包	熘鱼片、炖冬瓜、小花卷、南瓜粥
加餐	去脂酸奶、饼干	酸奶、小蛋糕
晚餐	烩南豆腐、小笼包、皮蛋粥	余鸡丸菠菜、鸭血南豆腐、软米饭
加餐	双皮奶	华夫饼、蓝莓

（韩　浩）

第五节　炎症性肠病

一、概　述

炎症性肠病（inflammatory bowel disease，IBD）是一组原因不明的慢性非特异性肠道炎症性疾病，包括克罗恩病（Crohn disease，CD）和溃疡性结肠炎（ulcerative colitis，UC）。病情轻重不一，多反复发作或长期迁延，呈慢性病程。IBD 的发病机制尚未阐明，目前认为是基因上易感人群对肠道共生微生物产生的过度的先天或后天免疫反应所导致。

1. 克罗恩病　是一种慢性肉芽肿性炎症，病变可累及消化道各部位，而以末段回肠及邻近结肠部位为主，多呈节段性、非对称性分布。最常发生于青年期，发病高峰年龄为 18～35 岁，男性略多于女性（男∶女患病比例约为 1.5∶1）。起病大多隐匿、缓慢渐进，活动期与缓解期常交替出现。临床表现多样化，包括消化道表现、全身性表现、肠外表现及并发症。

消化道表现主要有腹泻和腹痛，一般无肉眼脓血便；全身性表现主要有体重减轻、发热、食欲不振、疲劳、贫血等，儿童、青少年患者可见生长发育迟缓；可有皮肤、黏膜、关节、眼和肝胆等的肠外表现；并发症常见的有肠瘘、腹腔脓肿、肠梗阻和肛周病变，较少见的有消化道大出血和急性穿孔，病程长者可发生癌变。腹泻、腹痛和体重减轻是克罗恩病的最常见症状。

2. 溃疡性结肠炎　是一种原因不明的直肠和结肠慢性非特异性炎症，病变主要局限于黏膜与黏膜下层。发病高峰年龄为 20～49 岁，男女性别差异不大。临床表现为持续或反复发作的腹泻、黏液脓血便、腹痛伴里急后重和不同程度的全身症状，如发热、消瘦、低蛋白血症、水电解质紊乱等表现。病程多在 4～6 周，可有皮肤、黏膜、关节、眼和肝胆等的肠外表现，并发症常见有中毒性巨结肠、直肠结肠癌变等。黏液血便是溃疡性结肠炎的最常见症状。

二、营养与炎症性肠病的关系

炎症性肠病患者常伴有营养风险和营养不良，主要原因包括食欲缺乏及进食诱发腹痛、腹泻、梗阻和出血等胃肠道症状，造成患者恐惧进食，导致摄入不足；肠道病变及微生态失调导致消化不良和营养吸收障碍；肠黏膜炎症等原因导致营养物质丢失增加；炎症导致高分解代谢；药物影响食物的消化吸收和代谢。此外，炎症性肠病患者营养不良的严重程度还与疾病活动程度、病程长短、肠道并发症的类型（如肠梗阻、肠瘘或腹泻等）及其严重程度、手术等因素有关。

炎症性肠病患者的营养不良表现形式多种多样，其中以蛋白质-能量营养不良多见，表现为消瘦和体重下降，疾病后期也可呈现为混合型营养不良。微量元素和维生素缺乏很常见，活动期和缓解期患者均可发生，病史漫长者尤其明显。回肠病变、回肠切除及治疗药物等因素常导致维生素 B_{12} 和叶酸缺乏，缺铁性贫血也相当普遍。脂肪和脂溶性维生素吸收不良，可造成维生素 D 浓度降低，加剧钙的丢失，出现骨质减少或骨软化，还可造成儿童生长发育迟缓或停滞。如果使用激素治疗，骨质疏松的发病率会进一步增加。腹泻亦会造成不同程度的钾、镁、钙和磷丢失。

炎症性肠病患者营养不良不仅常见，而且部分患者的营养不良复杂且严重，并会因此产生下列不良后果，如加重病情，影响疗效，改变疾病进程，影响预后及儿童患者的生长发育，影响育龄妇女的受孕、妊娠及胎儿的发育，提高住院率和手术率，增加术后并发症发生风险，增加诊疗成本，降低生活质量。因此，以改善营养不良和预防营养风险为主要内容的营养治疗具有重要意义。

由于炎症性肠病的疾病特点，营养治疗对炎症性肠病的作用已经远远超出了营养支持的范畴，除纠正营养不良和预防营养风险外，还具有治疗作用，尤其是能够诱导和维持克罗恩病缓解。

营养治疗的目的和作用：

1. 诱导克罗恩病缓解，并可能有助于维持缓解　全肠内营养（total enteral nutrition，TEN）诱导克罗恩病缓解的机制不明，可能与肠内营养组成（如复杂碳水化合物、脂肪酸构成、维生素和微量元素）合理、抗原负荷少、有助于短链脂肪酸产生，以及调整肠道微生态平衡，改善菌群结构，保护肠黏膜屏障等机制有关。

2. 促进肠黏膜溃疡愈合　TEN 诱导克罗恩病缓解后，肠黏膜炎症反应消退，溃疡愈合，其疗效优于糖皮质激素。

3. 促进克罗恩病儿童和青少年生长发育　TEN 由于同时具有补充营养和诱导活动期克罗恩病缓解的作用，在改善营养状况的同时能够减轻炎症反应，促进生长发育，所以，TEN 是儿童和青少年克罗恩病首选的治疗手段。

4. 促进炎症性肠病手术患者康复　营养不良是手术并发症发生的独立危险因素。炎症性肠病患者在择期手术前应进行营养风险筛查和营养状况评定，对有营养风险或营养不良的患者应先进行营养支持治疗，待营养风险下降、营养状况得到纠正后再行手术，能够提高手术安全性，减少术后并发症的发生。术后早期肠内营养不仅能促进肠道运动功能恢复，改善营养状况，而且有助于维护肠黏膜屏障功能，降低感染发生率，缩短住院时间。

5. 改善溃疡性结肠炎患者营养状况，纠正营养不良或降低营养风险　溃疡性结肠炎营养支持治疗首选 EN，仅在 EN 失败或溃疡性结肠炎合并肠衰竭时给予禁饮食和全胃肠外营养支持。

三、炎症性肠病的营养治疗

（一）营养风险筛查和评估

炎症性肠病患者在初诊时应常规进行营养风险筛查，对筛查出有营养风险的患者进行营养状况评定，做出营养诊断并确定营养治疗方案。合并感染或使用糖皮质激素、饥饿、肠梗阻或肠瘘、手术应激等均可导致患者的营养状况和代谢状态改变，因此在治疗期间应动态监测患者的营养状况，并根据监测结果调整营养治疗方案。

（二）营养治疗

1. 营养治疗原则　炎症性肠病患者营养治疗首选 EN。EN 不仅能够提供机体所需的营养物质，而且消化吸收途径符合生理状态，能增加门静脉血流量、维护消化道正常的生理功能和肠黏膜屏障。需要营养治疗的炎症性肠病患者如果出现 EN 禁忌或无法达到有效摄入量，应予肠外营养（parenteral nutrition，PN）治疗，EN 联合 PN 优于 TPN。

儿童和青少年克罗恩病首选 TEN，不但能够有效纠正营养不良，而且可以促进骨密度增加和身高增长。TEN 诱导儿童和青少年活动期克罗恩病缓解的疗效与糖皮质激素相当，诱导缓解率可达 80%。同时，TEN 还能提高黏膜溃疡愈合率，改善预后。

2. 营养需求

（1）总能量：有研究认为，炎症性肠病并不增加静息能量消耗（resting energy expenditure，REE），虽然疾病活动期 REE 可能增加，但由于患者活动量减少，抵消了炎症反应活动增加的 REE。因此，对缓解期和轻中度活动期疾病，可以沿用正常人的能量供给，每日供给能量 $25\sim30kcal/(kg \cdot d)$。但极度营养不良、重症溃疡性结肠炎或克罗恩病患者的 REE 有别于正常人：体温每升高 1℃，克罗恩病患者的 REE 增加 10%～15%，合并脓毒症时 REE 约增加 20%。活动期克罗恩病的能量消耗高出缓解期 8%～10%，因此对重症患者应采用间接能量测定的方法，个体化确定患者的能量需求。

儿童和青少年 IBD 患者处于生长发育期，摄入的热能除满足正常代谢需要外，还要增加追赶同龄人身高和体质量的营养需求，因此，每日提供的能量应为正常儿童推荐量的 110%～120%，以避免能量供给不足造成蛋白质分解供能。

（2）蛋白质：炎症性肠病患者蛋白质代谢受摄入量、肠道消化和吸收功能、肠道炎症反应、全身炎症反应和使用糖皮质激素等因素的影响。缓解期炎症性肠病患者的蛋白质需要量与普通人相似 $[1.0g/(kg \cdot d)]$，活动期蛋白质供给应达到 $1.2\sim1.5g/(kg \cdot d)$。

（3）脂肪：膳食中应减少饱和脂肪酸摄入，适当增加不饱和脂肪酸和 *n*-3 系多不饱和脂肪酸的摄入。

（4）微量营养素：活动期及使用糖皮质激素的炎症性肠病患者应定期监测并纠正维生素 D 和血钙水平，使其保持在正常水平。克罗恩病患者应每年 1 次检测血清维生素 B_{12} 和叶酸水平，必要时给予补充。缺铁性贫血的炎症性肠病患者都应补充铁剂，补充目标为血红蛋白（hemoglobin，Hb）水平和铁贮备恢复正常。酌情补充其他维生素和微量元素也是必要的。

（5）膳食

1）原则：鼓励 IBD 患者进食天然食物，并遵循"个体化"和"无伤害"原则。IBD 患者的膳食原则包括自我监控和管理；回避可能加重症状的食物；补充新鲜蔬菜和水果，限制饱和脂肪和 *n*-6 多不饱和脂肪酸。

2）膳食内应剔除牛奶、奶制品或其他含乳糖的食物，对乳糖不耐受患者有助于症状的缓解。酸奶对于缓解期炎症性肠病患者是有益的。

3）选择少油的食物和烹调方法，供给的脂肪量应控制在 30～40g/d，包含烹调用油。对伴有脂肪泻者，可采用中链脂肪酸油脂。

4）避免食用高膳食纤维的食物，如白薯、萝卜、芹菜、韭菜、带皮的生蔬菜和水果，以及粗杂粮、干豆类等。最好食用嫩菜叶、瓜类等低膳食纤维的食物以及富含可溶性膳食纤维的水果如苹果、梨、橙子、葡萄柚、草莓等，减少不可溶性膳食纤维的摄入。

5）为减轻肠道负担，以少食多餐方式补充营养摄入量。循序渐进地增加进食量以防止发生肠穿孔和肠出血等急性并发症。

6）炎症性肠病急性发作时，应采用易消化的少渣半流饮食，多食用粥类、精米面类、鱼虾、蛋及豆制品和易消化的食物，使肠道得以休息。急性发作期或手术前后采用流食或少渣半流食，如米汤、蒸蛋、藕粉等。禁用完整的蔬菜、水果，可将之制成菜水、菜泥、果汁、果泥、果冻等食用。少渣半流食可选用含优质蛋白质的鱼肉、瘦肉、蛋类制成软而少油的食物，如氽鱼丸、芙蓉粥、鸡丝龙须面及面包类；症状严重者或有大出血时最初几天应禁食，同时给予全肠外营养，以后根据病情逐渐过渡到流质和无渣饮食。

7）不吃生冷、坚硬及变质的食物，辛辣刺激性强的调味品。烹调应以清淡为主，选用拌、清炖、蒸、氽等烹调方法，忌用煎炸、熏烤的方法。少用或不用色素、香料和调味品，少加或者不加糖，特别是精加工的糖。忌酒及碳酸饮料。缓解期 IBD 患者，可餐后酌情适量饮用淡茶或咖啡。

8）活动期 IBD 患者的食物最好做成半流质或流质。避免食用西餐及快餐食品。

9）接受充足的阳光照射，每日 20～25min 为最佳。进食富含维生素 D 的食物，必要时在医生指导下服用维生素 D 制剂，每日 800～1000U。接受糖皮质激素治疗时，宜每天摄入 1000～1500mg 钙。如患者饮食中钙摄入不足 1000mg/d，应口服补充钙剂。

（6）肠内营养：肠内营养治疗在克罗恩病和溃疡性结肠炎中具有明显不同的作用。在溃疡性结肠炎中主要是纠正营养不良和降低营养不良风险，而在克罗恩病除纠正营养不良和降低营养风险外，更重要的是能够诱导和维持克罗恩病缓解。肠内营养治疗的路径包括口服和管饲。在有适应证和无禁忌证时，宜根据患者的具体病情和患者的耐受性和依从性，酌情选择适宜的 EN 途径。

（7）通常在无法实施肠内营养治疗时进行肠外营养治疗。肠外营养治疗应该基于患者的临床特点，兼顾总能量、宏量营养素和微量营养素等。肠外营养治疗成本较高，不良反应较多，宜慎用。在实施肠外营养治疗期间，一旦出现肠内营养治疗的时机，应该及时全部或者部分转换为肠内营养治疗。同时，应高度关注并及时处理可能出现的再喂养综合征等并发症。对于肠外营养治疗和肠内营养治疗的选择，应根据患者的具体情况和营养需求进行综合评估，以实现最佳的治疗效果。

炎症性肠病患者食谱举例见表 15-6。

表 15-6　炎症性肠病患者食谱举例

餐次	低脂、少渣、半流食	低脂、少渣软食
早餐	大米粥、嫩蛋羹	大米粥加肉松、煮嫩鸡蛋、小面包加果酱
加餐	藕粉	—
午餐	番茄薄面片甩蛋花	烩鱼丸海参、去油骨汤炖冬瓜、蛋花菠菜碎龙须面
加餐	果泥	酸奶、苏打饼干
晚餐	瘦肉末粥、胡萝卜泥、烤面包	三鲜馄饨、烩丝瓜
加餐	杏仁茶	藕粉、小蛋糕

"—"表示"无"

（梁　惠）

第六节　腹泻与便秘

一、腹　泻

（一）概述

腹泻（diarrhea）是指排便次数明显超过平时习惯（＞3 次/d），粪质稀薄，含水量增加（＞85%），大便可伴有黏液、脓血或未消化的食物。腹泻常伴有不同程度的腹痛、排便急迫感、肛门不适等症状。

正常人每日大约有 9L 液体进入胃肠道，这些液体由饮食所摄入的液体及消化液组成，大部分都会被肠道吸收，最后仅有很少一部分水分随粪便排出。如果肠分泌液体增加或吸收水分减少，导致肠腔液体增多，并达到一定程度，就会随粪便排出体外，表现为腹泻。

根据病程长短可将腹泻分为急、慢性两种。急性腹泻：病程＜3 周，每天排便可达 10 次以上，粪便量多而稀，常伴有腹痛，一般多由细菌或病毒感染、食物中毒或过敏等引起，可导致脱水、酸中毒和休克。慢性腹泻：病程超过 4 周或间歇期在 2～4 周内的复发性腹泻，发病原因复杂，大多是由于肠的功能性或器质性病变，或与全身性疾病有关，如炎症性肠病（溃疡性结肠炎和克罗恩病）、肠结核、肠道乳糖酶缺乏及慢性胰腺炎等。慢性腹泻一般不出现脱水、酸中毒等并发症，但可导致水、电解质紊乱。

根据发病机制可将腹泻分为渗透性腹泻、分泌性腹泻、炎症性腹泻及动力性腹泻。

1. 渗透性腹泻　由于高渗性药物和食物的消化分解不完全引起，如先天性乳糖不耐受症、慢性胰腺炎、肝病、胆道梗阻性疾病、胰腺功能不全、胰液分泌不足、胆汁分泌减少等。

2. 分泌性腹泻　因胃肠道分泌过多的水分与电解质而致腹泻，小肠和结肠分泌的盐类和水分超过其吸收功能。

3. 炎症性腹泻　肠黏膜的完整性因炎症、溃疡等病变受到破坏，造成大量渗出引起的腹泻。

4. 动力性腹泻　由于肠蠕动加快，以致肠腔内水和电解质与肠黏膜接触时间缩短，影响水分的吸收而导致的腹泻。

（二）营养与腹泻的关系

食物中的营养物质和水分均需经肠道吸收，以维持机体的新陈代谢。腹泻时，由于肠蠕动亢进和食物消化不充分，水和电解质以及其他营养物质的吸收受影响，容易出现水、电解质紊乱和营养不良。而营养不良会导致消化道形态和功能改变，消化道黏膜萎缩，消化酶活性降低、分泌不足，肠黏膜屏障功能降低，肠有害菌过度繁殖，而这些又会导致腹泻反复发作。可以说，营养不良和腹泻两者互为因果，往往造成恶性循环，致腹泻迁延不愈，营养状况每况愈下。

（三）营养治疗

营养治疗原则：预防并纠正水及电解质紊乱，供给充足营养，改善营养状况。避免机械性及化学性刺激，使肠道得到适当休息，有利于病情早日恢复。

1. 急性腹泻的营养治疗

（1）急性期：排便次数多，常伴呕吐，严重者可出现脱水和电解质紊乱。此时可暂禁食，使胃肠道休息，必要时静脉输液纠正水电解质紊乱。待呕吐停止后开始进食清流食，以少量浓米汤、淡茶、藕粉、杏仁茶为宜（暂不用牛奶、糖和其他易产气的食物），少量多餐，每日 6～7 餐，每次 200ml。可尝试给予低渗型特殊医学用途配方食品。

（2）缓解期：大便次数减少，给予低脂低渣流食，如蒸蛋羹、去脂牛奶、酸奶、豆腐脑、浓米汤冲蛋花等。继而过渡到低脂、少渣半流食，如芙蓉粥、鱼羹、胡萝卜泥、土豆（马铃薯）泥、细挂面、大米粥等。少食精制糖和高脂肪及刺激性调味品。进食不足可适量给予低脂型特殊医学用途配方食品。

（3）恢复期：给予低渣、低脂软饭，尽量减少对肠道的刺激，禁食高纤维素、产气多的蔬菜、水果和粗杂粮，如生葱、蒜、芹菜、韭菜、豆芽等。可进食含膳食纤维较少的冬瓜、胡萝卜、去皮番茄、嫩菜叶碎、南豆腐等，逐渐过渡到普食。可加些菜汁、果汁，以补充维生素及无机盐。可适当补充 B 族维生素和维生素 C。

（4）食物禁忌：尽量减少对胃肠道的刺激，禁食含粗纤维多的蔬菜、水果和粗粮，如生葱、蒜、韭菜、芹菜等。忌酒、肥肉、坚果。食物温度不宜过低，以免刺激胃肠蠕动。

2. 慢性腹泻的营养治疗　慢性腹泻病程较长，营养损失较多，身体消耗较大，机体需要营养丰富的食物。但还要考虑到胃肠道消化吸收能力下降的实际情况，所以补充营养不能操之过急，以免使病情恶化。根据其病情及个体情况而采取个体化饮食治疗方案是非常重要的。总原则是高蛋白、高能量、少渣、低脂饮食。

（1）高蛋白和高能量：每日能量供给量为 2000～3000kcal，蛋白质每天需供给 1.2～1.5g/(kg·d)。其目的是补充人体因长期腹泻所消耗的能量，改善贫血和营养不良状态并恢复体重。选用易消化的谷类食物，如粥类、挂面、面片、面包类以及发酵的面食类。多选用低脂易消化的高蛋白质食品，如鸡蛋、鱼、鸡肉、瘦肉、低脂牛奶以及豆腐等。如果出现蛋白质消化不良，则需限制蛋白质的摄取量。可利用加餐增加全日能量。

（2）低脂肪：肠道疾病影响脂肪的吸收，尤其是小肠吸收不良患者，且脂肪酸可刺激肠蠕动，应给予低脂饮食。每日脂肪供给量为 40g 左右，选择脂肪含量低的动物性蛋白食品，烹调时少用油炸，多用蒸、煮、氽、炖、烩等方法。有条件时可采用中链脂肪代替常用的长链脂肪。

（3）食物应少渣、无刺激性：膳食纤维应根据病情予以不同程度的限制以避免过多纤维素刺激肠蠕动。一般禁用含纤维高的蔬菜、水果和粗粮。可选用蔬菜的嫩叶或含纤维较少的瓜茄类，如冬瓜、茄子、番茄和胡萝卜等。长期限制蔬菜、水果者应补充维生素制剂。

（4）供给富含维生素和矿物质的食物：慢性腹泻患者常伴随维生素缺乏，其中以维生素 B_{12}、维生素 A、叶酸及烟酸的缺乏最为常见。必要时，应适当补充水溶性和脂溶性维生素制剂。患者体内的矿物质如钾、铁、钙等，也可能因长期腹泻而造成缺乏，也应适当补充。

（5）及时补水：每天水的摄入量应达 2000～3000ml，防止脱水，必要时可考虑静脉补液。

（6）少量多餐：一日 6～7 餐。

（7）禁用坚硬食物和刺激性食物：如火腿、香肠、腌肉、辣椒、酒、芥末、咖喱等。

（8）慢性腹泻患者有营养支持适应证时，应及时应用肠内营养、肠外营养支持。

腹泻食谱举例见表 15-7。

表 15-7　腹泻食谱举例

餐次	急性腹泻			慢性腹泻
	清流食	流食	少渣、低脂半流食	少渣、低脂软饭
早餐	过箩米汤	豆腐脑	白米粥、嫩蛋羹	白米粥、煮鸡蛋、小面包、酱豆腐
加餐	淡茶水	米汤冲蛋花	煮苹果、饼干	—
午餐	焦米粥汤	布丁	鸡蛋龙须面、肝泥、烤面包干	芙蓉鸡片、冬瓜、薄面片、小笼包
加餐	稀藕粉	酸奶	去脂酸奶、饼干	低脂酸奶、饼干
晚餐	过箩菜汤加盐	嫩蛋羹	鸡肉米粥、胡萝卜泥、烤面包干	带鱼、熘茄丝、软米饭
加餐	杏仁茶	米糊	藕粉	煮苹果、小蛋糕

"—"表示"无"

二、便　秘

（一）概述

便秘（constipation）是一种（组）临床症状，表现为排便困难和（或）排便次数减少，粪便干硬。排便困难包括排便费力、排出困难、肛门直肠堵塞感、排便不尽感、排便费时以及需手法辅助排便。排便次数减少指每周排便<3次，慢性便秘的病程应≥6个月。随年龄增长，便秘患病率明显增加，60岁以上人群中可达22%。

正常排便需要三个条件：①饮食量及所含的纤维适当，水的摄入量充足；②胃肠道无梗阻，消化、吸收、蠕动正常；③有正常的排便反射，腹肌及膈肌有足够的力量协助排便动作。

1. 便秘根据不同生理病理机制，可分为以下三种。

（1）排便障碍型便秘：指由于盆底功能障碍或盆底肌协调运动障碍，导致粪便堆积于直肠内不能顺利排出。

（2）慢传输型便秘：指肠内容物从近端结肠向远端结肠和直肠运动的速度低于正常人。

（3）混合型便秘：兼具以上两型的原因和特点。根据是否存在器质性病变，可分为以下两种。

1）器质性便秘：指因直肠、肛门病变等肠道疾病，或因神经系统、内分泌系统等肠道外疾病，以及使用一些导致便秘的药物等所引起的便秘。

2）功能性便秘：不存在器官的器质性病变，指主要因不良生活习惯，如排便习惯、饮食习惯及精神压力等引起的便秘。

2. 便秘的病因与发病机制有以下几方面。

（1）年龄：随年龄增加，进食量和体力活动减少，消化液分泌减少，肠蠕动减弱；胃结肠反射减弱，直肠敏感性下降；膈肌、腹肌、肛门括约肌收缩力减弱，腹压降低而致排便动力不足，使食物在肠内停留过久，水分过度吸收而引起便秘。此外，高龄老人常因老年性痴呆或精神抑郁症而失去排便反射，引起便秘。

（2）不良生活习惯

1）食物中膳食纤维含量过少，使粪便体积减小，在肠腔内运动减慢，导致便秘。

2）不良排便习惯：如抑制便意、如厕时间过长、排便注意力不集中等。

3）不良运动习惯：如经常久坐或卧床。

（3）个人因素：压力大、饮水量不足、妊娠妇女的患病风险会增加。

（4）结肠肛门疾病：先天性巨结肠等先天性疾病，炎症性肠病或肿瘤等引起的肠腔狭窄，痔疮、肛裂等肛门疾病。

（5）肠外疾病：全身性疾病，如糖尿病、尿毒症、脑血管意外、帕金森病等，以及铁剂、吗啡、抗胆碱药、抗抑郁药物的使用等。

（二）便秘与营养的关系

结肠的主要功能是吸收水分和贮存食物残渣，形成粪便排出体外。当进食量减少或食物中的水分、膳食纤维不足时，粪便体积缩小，黏滞度增加，在肠内运动减慢，水分过度吸收而致便秘。

（三）营养治疗

1. 膳食纤维的补充　功能性便秘的首选治疗方法。增加膳食纤维，可提高粪便的含水量、促进肠道有益菌的增殖，增加粪便的体积，加快肠道的传输，使排便次数增加。推荐每日摄入25～35g膳食纤维。多选用富含膳食纤维的蔬菜、水果和粗杂粮。必要时可补充膳食纤维制剂。膳食纤维应在几周内缓慢增加，以免产生腹胀和嗳气。

2. 增加维生素 B_1 的摄入　如麦麸、粗粮、蔬菜、豆类及豆制品；因维生素 B_1 缺乏可影响神经传导，减缓胃肠蠕动。

3. 增加饮水量 每日饮水量至少 1.5～2L。可增加粪便中的含水量，使粪便松软，易于排出。

4. 增加脂肪摄入 植物油能直接润肠，且分解产物脂肪酸可刺激肠蠕动。每日摄入量应占总能量的 25%～30%，可适当增加含脂肪较多的食物，如花生、芝麻、核桃、烹调油等。

5. 适量运动 运动能促进肠道肌肉的蠕动，对于卧床、运动量少的老年患者益处更大。

6. 建立良好的排便习惯 每日定时排便，不要抑制便意，且排便时注意力集中，减少外界因素干扰。

7. 保持心情愉快，避免工作及生活上的压力

8. 忌烟酒、浓茶、咖啡、辣椒、咖喱等刺激性食品

缓解便秘小技巧：①早睡早起。宜在结肠高动力期（早晨起床后或早餐后）排便。晨起随着由平卧位转为起立位，会发生直立反射，易出现便意。②蹲便时集中注意力，不看书、读报，不玩手机。③有便意就排。不要忍着不解，使大便返回乙状结肠，久之形成便秘。④睡前或者醒来之后按摩肚子 5min。多按摩可以让肠胃蠕动，促进排便。

便秘患者食谱举例见表 15-8。

表 15-8 便秘患者食谱举例

餐次	高纤维膳食饮食
早餐	牛奶麦片粥、全麦面包、煮鸡蛋、拌海带
加餐	苹果
午餐	豆腐炖海带、拌魔芋、芹菜胡萝卜丝、菜心瘦肉汤、花卷
加餐	酸奶、火龙果
晚餐	菠菜猪红汤、韭菜炒蛋、盐水虾、红豆黑米粥、蒸红薯

（梁 惠 贺 娟）

第十六章　营养与肝、胆、胰疾病

　　肝脏（liver）是人体最大的腺体，也是消化系统最重要的脏器之一，是营养素在体内代谢的枢纽，具有合成、分解、排泄和解毒等多种功能，其主要功能包括参与碳水化合物、蛋白质和脂肪的代谢；储存与活化维生素及矿物质；合成和分泌胆汁；将氨转化为尿素；参与激素的代谢；过滤和储存血液。肝脏疾病患者常食欲下降，导致进食量减少，能量、蛋白质和维生素摄入不足，引发营养不良。疾病后期常有低钠血症、水潴留、葡萄糖耐量改变、脂肪泻和肝肾综合征等严重营养问题。

　　胆囊位于肝右叶的脏面，其主要功能是浓缩、储存和排泄肝脏生产的胆汁。胆汁的主要成分是胆固醇、胆红素和胆盐等。胆盐在脂肪、脂溶性维生素和一些矿物质的摄取及吸收过程中起着重要作用。胆汁还含有免疫球蛋白，可维持小肠黏膜的完整性。胆囊炎和胆石症是胆道系统的常见病与多发病。

　　胰腺是一种长且扁平的腺体，它既有外分泌功能又有内分泌功能。胰腺细胞可合成胰高血糖素、胰岛素和生长激素，这些激素入血（内分泌功能）后可控制体内葡萄糖平衡。其他细胞分泌的酶和物质直接进入肠腔，辅助蛋白质、脂肪和碳水化合物的消化（外分泌功能）。胰腺分泌不良对机体的消化吸收影响巨大，尤其是对脂肪消化的影响。胆囊、胰腺的反复炎症可致消化吸收不良、脂肪泻和体重减轻，营养不良是胰腺炎的主要并发症之一。

　　肝脏与胰腺在消化与代谢过程中必不可少，尽管胆囊也很重要，但可以切除，而且人体可以很快适应。了解这些器官的结构与功能的相关知识是重要的。当这些器官处于疾病状态时，医学营养治疗通常是复杂的。

　　肝脏、胆囊和胰腺疾病相互关联，合理的营养是维持肝、胆和胰正常结构及功能的物质基础，结构完整、功能健全的肝、胆和胰又是发挥营养效能的必要条件，在肝、胆、胰疾病的防治措施中，营养治疗具有特殊的意义。合理的营养支持治疗策略，尤其是膳食和早期肠内营养，不仅在防治营养不良，而且在维护肠道屏障功能完整和改善临床结局方面均具有必要性和重要性。

第一节　肝　炎

一、肝炎与营养的关系

　　肝炎（hepatitis）是指各种原因引起的，以肝实质细胞变性坏死为主要病变的肝功能损害。主要症状是乏力、食欲减退、厌油腻、肝区不适、腹胀等。根据病程长短分为急性肝炎（病程不超过半年）和慢性肝炎（病程在半年以上）。肝炎以病毒性肝炎（viral hepatitis）最为常见，也包括由于酒精滥用、药物使用不当、环境毒物以及遗传引起的肝炎。病毒性肝炎是法定乙类传染病，具有传染性较强、传播途径复杂、流行面广泛、发病率高等特点。部分乙型、丙型和丁型病毒性肝炎患者可演变成慢性，并可发展为肝硬化（cirrhosis of liver）和原发性肝癌（primary liver cancer），对健康危害甚大。

▌（一）病因

　　与营养有关的肝炎病因主要有：一是因过度节食、减肥出现营养不良；二是摄入过多脂肪和能量，导致肥胖、机体抵抗力降低，易患肝炎，并且病情难以治愈；三是过量饮酒会损害肝脏的功能，大量酒精瞬时随血液进入肝脏，会造成急性酒精性肝炎；四是水和食物受到有害的重金属（镉、铜、汞等）、化合物（苯、酚等）、农药（有机磷）污染后可引起中毒性肝炎。虽然病因不同，但各种类型肝炎患者的营养治疗原则基本相同。

（二）肝炎患者的营养代谢特点

碳水化合物代谢障碍：因肝糖原合成减少，加上患者进食少而处于饥饿状态，易出现低血糖；还由于肝脏将乳酸转变为糖原的功能减弱，易引起乳酸在体内蓄积，患者感到四肢酸痛，重者可出现酸中毒。

蛋白质代谢障碍：肝细胞合成蛋白质减少，导致血浆白蛋白水平下降；凝血酶原和纤维蛋白原等多种凝血因子合成减少，重症者可发生皮肤和黏膜出血不止；肝内鸟氨酸循环受影响，尿素合成能力下降，使血氨水平增高。

脂肪代谢障碍：肝脏受损，进入肝内的各种脂肪转变为血浆中磷脂、胆固醇、胆固醇酯与脂蛋白的合成过程发生障碍，脂肪不能释出肝脏以供人体组织利用，导致脂肪淤积于肝内形成脂肪肝，进而肝内结缔组织增生而导致肝硬化。

维生素和矿物质代谢障碍：维生素与肝脏的关系密切。如肝内有胡萝卜素酶，可使胡萝卜素转变成维生素 A。95% 维生素 A 和大量维生素 D 贮存于肝内，维生素 B 族，维生素 C、E、K 亦大量贮藏在肝内，维生素 B 族在肝内形成辅酶，参与新陈代谢；维生素 C 能促使肝糖原形成、保护肝内酶系统、增加肝细胞抵抗力及促进肝细胞再生。此外，矿物质，如铁、铜在肝内贮存过多，肝细胞受损后，上述维生素和矿物质代谢均受影响。

二、营 养 防 治

（一）预防

合理的膳食结构、饮用清洁的水和少喝酒可减少肝炎的发生。预防具有传染性的甲型肝炎和戊型肝炎的发生应该做到：养成良好的卫生习惯，包括注意饮食和饮水卫生，饭前便后要洗手，生吃蔬菜瓜果要洗烫，不吃腐败不洁的食物，不吃未经充分加热处理的水产品和食物，不喝生水，餐具应煮沸或蒸汽消毒等，讲究饮食和饮水卫生。预防酒精性肝炎的发生应该做到：饮酒应限量，每日饮用量不超过 100ml 白酒或 1 瓶啤酒，忌空腹饮酒，避免数种酒掺在一起喝，且情绪低落时不要喝酒。饥饿时肝脏更易受酒精的伤害，饮酒前进食可降低酒精在胃内的浓度和吸收入血的速度，酒后多喝水可能会减少酒精性肝炎的发生。

（二）治疗

营养治疗的目的是避免加重肝脏的负担和损伤，同时给予充分营养以保护肝脏、促进肝细胞再生和功能恢复。食物供应宜量少、质量高、易消化，尽可能照顾患者口味，并注意其吸收利用情况。例如，如果进食过少，可以通过静脉补液提供必需营养素，满足患者的生理需要。

1. 急性期 急性肝炎初期或慢性肝炎进展恶化时，患者常厌食、食欲缺乏、脂肪吸收有障碍，此时不可强迫进食。该期饮食的原则是保证有足够的蛋白质、糖类、多种维生素和矿物质，适量的脂肪，即给予低脂肪、易消化、高维生素、高碳水化合物的清淡饮食。选用富有营养、易消化吸收的流质或半流食，少量多次用餐。注意饮食的色、香、味和食物的多样化。在两餐之间增加新鲜水果或果汁，补充水和多种维生素。待食欲好转后改为普通膳食（general diet）。因进食较少、呕吐而经口进食不能满足能量和营养的需要时，可通过周围静脉营养（peripheral parenteral nutrition，PPN）给予营养支持（nutritional support），以供给必需的营养物质，维持水、电解质和酸碱平衡。静脉补充 10% 的葡萄糖 1000～1500ml，若能量仍不足时，可加用 50% 的葡萄糖。在肠蠕动减慢、腹胀明显时，少食产气多的食物，如牛奶、豆制品。

饭后应卧床休息 1～2h，以增加肝脏的血流量，保证供给肝细胞再生修复所需要的营养物质。

2. 慢性期 慢性肝炎和急性肝炎恢复期患者基本上应遵循平衡膳食原则。

（1）能量：卧床患者按 20～25kcal/(kg·d) 供给；可以从事轻体力劳动和正常活动者按

30～35kcal/(kg·d) 供给，应结合患者的具体情况作相应的能量摄入调整。给予患者合适的能量，可以保证肝脏对能量的需要，有利于组织蛋白的合成，增强体力，恢复健康。但过多的能量容易引起肥胖，肥胖常常是肝炎患者发展为脂肪肝的主要原因。

（2）蛋白质：优质蛋白为主，供给量应在 1.5g/(kg·d) 左右。肝脏是蛋白质代谢的主要场所，供给足量优质蛋白质有利于肝细胞的修复和再生，弥补因肝功能差造成的蛋白质利用不足，也有利于纠正负氮平衡、防止脂肪肝的产生。所以蛋白质的供给量相对较高，占总能量的 15%，并以质量优良、数量充足、产氨较少的蛋白质为主。但蛋白质过量会加重肝肾负担，如超出肝脏的解毒能力，可使血氨升高，成为肝性脑病的潜在诱因。如果肝炎患者并发有肾脏疾病，则参考肾脏疾病的蛋白质的供应。

食物选择应富含必需氨基酸，且种类要齐全，特别要多供给鱼、虾、鸭、去皮鸡肉、牛奶、黄豆、玉米、小米、糯米、菜花、小红枣等含支链氨基酸（branched-chain amino acid，BCAA）包括亮氨酸、异亮氨酸、缬氨酸多的食物；要少吃带皮鸡肉、猪肉、牛肉、羊肉、兔肉等含芳香族氨基酸（aromatic amino acid，AAA），包括酪氨酸、苯丙氨酸、色氨酸多的食物。甲硫氨酸、胆碱、卵磷脂称为抗脂肪肝物质，因此，每日应供给适量的动物性蛋白和甲硫氨酸食物，如瘦肉、蛋、鱼、豆类及豆制品等。

（3）碳水化合物：供应要适量，以占总能量的 60% 左右为宜。选用米、面等细粮，不宜选用玉米、高粱等粗粮。碳水化合物有节约蛋白质的作用，并能增加肝糖原储备，对维持肝微粒体酶的活性，增强肝细胞对毒素的抵抗力有十分重要的意义。若患者食欲过分减退，仅能进食流质或半流质，影响糖类摄入量，可适当补充一些葡萄糖、麦芽糖、蔗糖和蜂蜜。必要时可静脉注射葡萄糖，以补充糖源不足。但是总糖量供给不能过高，过多的糖在体内氧化产生热能容易加速脂肪贮存，促使患者体重过重，引起肥胖，不利于肝炎治疗与恢复，且可能发展为脂肪肝。

（4）脂类：不过分限制脂类，脂肪代谢在肝脏进行，如脂蛋白的合成、脂肪酸的氧化和酮体的生成。脂类也是肝脏修复所必需的，脂肪可刺激胆汁分泌，促进脂溶性维生素吸收，提供必需脂肪酸。必需脂肪酸的作用之一是参与磷脂的合成，使脂肪从肝脏顺利运出，故对预防脂肪肝的形成有利。某些必需脂肪酸，如亚油酸对受损肝细胞的修复及新生肝组织的生长是一种必需的原料。故在肝炎膳食中过分"忌油"、限制脂肪的摄入量对肝病的恢复是不利的，一般每天供给 50～60g 脂肪（以占总能量的 20%～25% 为宜）。胆固醇高的食物，如猪油、动物内脏、蛋黄、乌贼鱼、贝类等应限制，目的在于减轻肝脏的负担，改善胆固醇的代谢障碍。

（5）维生素：补充充足的维生素。维生素在对肝细胞的解毒、再生和提高免疫力等方面有特殊意义；一些抗氧化营养素如维生素 E、维生素 A、维生素 C 等有保护肝脏的作用。用维生素 K、维生素 C、维生素 E 与药物协同作用可快速降低转氨酶，注射维生素 K_3 可减轻肝炎的肝区疼痛，维生素 K 可降低血清胆红素和胆固醇，缓解黄疸患者的皮肤瘙痒症状。除给患者提供富含维生素的膳食外，还可以适时、适量供给复合维生素制剂，但应注意，脂溶性维生素供给过量也会引起蓄积中毒。

（6）膳食纤维和水分：膳食纤维有刺激胃肠蠕动，引起胃液分泌功能，有利于消化、吸收和排泄。肝炎患者，如未发现腹水或浮肿，应进食含水溶性膳食纤维多的、煮软的蔬菜，每日约 400g，总进水量为 1500～2000ml。

（7）培养良好的饮食习惯：建议少食多餐，每日 4～5 餐，定时定量。所选食物应清淡、可口、易消化，食材应保持新鲜，切忌暴饮暴食。此外，应戒酒。

第二节　脂　肪　肝

一、脂肪肝与营养的关系

脂肪肝（fatty liver）是一种多病因引起肝细胞内脂质蓄积过多的病理状态。蓄积在肝内的脂类主要是甘油三酯（TG），其余为磷脂、糖脂或固醇酯（steryl ester）。一般狭义所称的脂肪肝是因 TG 蓄积所致，若因磷脂或胆固醇蓄积所致，称为磷脂性或胆固醇性脂肪肝。当脂肪变性累及 1/3 以上的肝细胞，或肝内蓄积脂肪含量超过肝湿重的 5%～10%，即形成脂肪肝。

脂肪肝早期仅见肝细胞脂肪变性，又称单纯性脂肪肝；在脂肪变性的基础上，伴肝细胞变性坏死和炎症细胞浸润，称为脂肪性肝炎；当中央静脉周围或肝细胞周围出现纤维化，则发展为脂肪性肝纤维化，继之发展为脂肪性肝硬化。

由于生活水平的提高和饮食结构的变化，脂肪肝的发病率在我国明显上升。脂肪肝已成为仅次于病毒性肝炎的第二大肝病，据不完全统计，脂肪肝的发病率在 10% 左右。

脂肪肝的病因多样，与营养的关系相当密切。

（1）过度节食、长时间饥饿、神经性厌食、肠道病变引起的营养素吸收不良、能量供应不足、蛋白质供应低下都会导致脂肪动员增加。与此同时，磷脂的合成也受到影响，致使脂蛋白生成不足。大量游离脂肪释放到血液中，进入肝脏，超过脂蛋白转运能力而沉积于肝内，造成肝内脂肪蓄积，引起营养不良性脂肪肝。蛋白质缺乏引起的脂肪肝多见于营养不良和慢性消耗性疾病患者。

（2）偏食荤菜、甜食，摄入过多的脂肪和碳水化合物，在引起高血脂的同时，还使肝内脂肪代谢紊乱，造成肝内脂肪蓄积。进食精加工的谷类、含糖饮料和各种甜食过多时，糖在肝脏转化为脂肪酸，再酯化为甘油三酯沉积于肝内。此外，膳食纤维过少也易引起脂肪肝。

（3）肥胖者血液中含有大量的游离脂肪酸，进入肝脏后若超过了肝脏的运输代谢能力，就会造成肝脏脂肪的堆积，引起肥胖性脂肪肝。有 80% 重度肥胖儿童患脂肪肝。近年来发现，享受免费餐和免费自助餐的公司员工脂肪肝的患病率高。一些中青年由于超重和肥胖而患脂肪肝。脂肪在腹部，特别是在内脏蓄积更易引起脂肪肝。因此，腹部皮下脂肪可作为预测脂肪肝的较好指标。据调查，肥胖者中有至少一半的人患有脂肪肝。在 25～30 岁的青年女性中，产后患脂肪肝的人很多，原因是产后"大补"，引起体内脂肪的堆积。中老年人生理功能减退，内脏功能退化，代谢功能下降，若活动减少，缺乏锻炼，过剩的脂肪易堆积于肝脏而形成脂肪肝。

（4）酒精对肝细胞有较强的直接毒害作用，可使转运到肝脏的脂肪增加，肝内脂肪的分解代谢降低，运出减少，脂肪堆积于肝脏，引起酒精性脂肪肝（alcoholic fatty liver）。

（5）肝炎治疗过程中，患者休息过多，进食高糖、高能量饮食导致，体重增加或持续长时间静脉滴注高渗糖等均能引起脂肪肝。

二、营养防治

（一）预防

脂肪肝是可以预防的，为了预防脂肪肝的发生，饮食预防措施包括：

1. 调整饮食结构，保持营养均衡。
2. 主食不要过于精细，注意粗细粮搭配。
3. 每日进食一定量的蔬菜和水果，经常食用豆制品。
4. 动物性食品以鱼、禽类为主，适量食用牛、羊肉，少吃猪肉，尤其是肥肉、猪大肠。
5. 建立合理的膳食制度，均衡安排三餐，少吃零食。
6. 饥饱适当，切忌暴饮暴食，不偏食、挑食。
7. 饮酒要适量，不酗酒；少喝碳酸含糖饮料，少吃甜食。

（二）治疗

脂肪肝如能早期发现，病情可以逆转。脂肪肝的治疗以针对病因治疗为主，并注意调整膳食结构、减轻体重及适当增加体力活动。

营养治疗的目的是消除或减轻肝脏脂肪沉积，阻止脂肪肝发展和恶化；改善肝功能，保证机体营养需要，防止并发症。治疗原则包括：

1. 纠正营养不良　对营养不良性脂肪肝患者应给予高蛋白饮食。高蛋白可保护肝细胞，并能促进肝细胞的修复与再生，有利于脂蛋白的合成和清除肝内蓄积的脂肪。蛋白质以 1.2～1.5g/(kg·d) 计算，每天供给 90～120g。优质蛋白质应占适当比例，多选用豆制品、瘦肉、鱼、虾、去脂牛奶或酸奶等。

2. 控制能量的摄入　对从事轻体力活动、体重在正常范围的脂肪肝患者，能量以 126～147kJ（30～35kcal）/(kg·d) 计算。肥胖或超重者以 84～105kJ（20～25kcal）/(kg·d) 计算，使体重降至正常范围内。为避免出现饥饿感，引起全身衰弱和低血糖反应，能量的摄入应逐步减少。晚饭应少吃，睡前忌加餐。

3. 限制脂肪和碳水化合物的摄入　脂肪和碳水化合物分别以 0.5～0.8g/(kg·d) 和 2～4g/(kg·d) 计算。宜选用植物油或含不饱和脂肪酸多的食物，如鱼类；少吃或不吃煎炸食品；全天植物油的用量不超过 20g，脂肪不超过 40g；限制胆固醇含量高的食品，胆固醇的摄入量每天不超过 300mg。碳水化合物主要由粮谷供给，忌用食糖、含糖果汁和饮料、蜂蜜、蜜饯等各种甜食以及高能量食物。

4. 供给充足的维生素、矿物质及膳食纤维　尤其应注意供给富含叶酸、维生素 B_6、维生素 B_{12}、维生素 C、钾、锌、镁的食物。饮食不宜过分精细，主食应粗细搭配，多吃杂粮，保证新鲜蔬菜尤其是绿叶蔬菜的供应，每天食用新鲜蔬菜 500g 左右。

5. 限制食盐，适量饮水　限制食盐（salt restriction），每天食盐的用量以 5g 为宜。适量饮水可促进机体的代谢及代谢废物的排泄。

6. 增加富含甲硫氨酸食物的摄入　小米、莜麦面、芝麻、油菜、菠菜、菜花、甜菜头、虾米、干贝、淡菜等富含甲硫氨酸的食品。

7. 饮食宜清淡，忌辛辣和刺激性食物　忌姜、辣椒、胡椒、芥末、咖喱，少用肉汤、鸡汤、鱼汤等含氮浸出物高的食物，绝对禁酒。

8. 选用降脂食物　牛奶、兔肉、萝卜、大蒜、洋葱、芹菜、黄瓜、蘑菇、海带、黑木耳、苹果、红枣、山楂、大豆制品、燕麦、麦麸、花生、魔芋、玉米及茶叶均有降脂作用。

脂肪肝患者一日食谱见表 16-1。

表 16-1　脂肪肝患者一日食谱

餐次	食谱
早餐	燕麦片 50g，脱脂牛奶 200ml，面包（面粉 50g），黄瓜 100g，奇异果 50g
午餐	大米饭 100g（大米 50g），芹菜牛肉丝（芹菜 100g、牛肉 50g），糟熘鱼片（青鱼 100g，黑木耳 25g），番茄鸡蛋汤（番茄 50g、鸡蛋 50g）
晚餐	大米饭 100g（大米 50g），青椒炒鸡片（青椒 100g、鸡胸肉 50g、香菇 25g），腐竹炒西兰花（腐竹 50g、西兰花 100g）

第三节　肝　硬　化

一、肝硬化与营养的关系

肝硬化（liver cirrhosis）是由不同病因引起的慢性、进行性、弥漫性肝细胞变性、坏死与再生，并诱发广泛纤维组织增生、肝小叶结构破坏的严重肝病。临床上多系统受累，以肝功能损害和门静脉高压为主要表现，并有脾功能亢进、胃底静脉曲张、轻度或中度黄疸，75% 以上的患者晚期出现腹水，并有出血倾向和凝血缺陷。早期属肝功能代偿期，以恶心呕吐、消化不良、右上腹痛、大便不成形等症状为主，随病情发展出现浮肿、黄疸、发热、食管静脉曲张、消化道出血、明显营养不良，晚期常出现消化道出血、肝性脑病、继发感染等严重并发症。治疗时除对腹水及上消化道出血、肝性脑病、自发性腹膜炎等一些并发症采取对症治疗外，并无特效的治愈性治疗，主要通过合理营养和适当休息等缓解病情，延长其肝功能代偿期，防止病情恶化。

引起肝硬化的原因很多，在国内以病毒性肝炎所致的肝硬化最为多见，欧美则以慢性酒精中毒所致酒精性肝硬化为多见。长期营养不良可以引起营养缺乏性肝硬化；长期服用某些药物，或长期反复接触某些化学毒物如磷、砷等，可引起慢性中毒性肝炎，最后演变为肝硬化。

（一）与肝硬化有关的营养因素

1. 酒精　每天摄入酒精 40～80ml，10 年后就有可能发生肝硬化。若长期大量摄入酒精，将会影响肝脏对脂肪的正常代谢，从而使脂肪在肝内蓄积而形成脂肪肝，最终导致肝硬化。乙醇（ethanol）可直接损伤肝细胞及其细胞器（特别是内质网），使肝小叶内的肝细胞发炎、充血、肿胀、变性、坏死，失去原有的正常形态和功能，并引起淋巴细胞反应，产生各种细胞毒，作用于肝细胞膜，引起肝细胞损伤；乙醇的中间代谢产物乙醛（acetaldehyde）可引起脂质过氧化（lipid peroxidation），刺激中性粒细胞（neutrophilic granulocyte）形成过氧化物（peroxide），刺激星状细胞（stellate cell）和细胞因子（cytokine），使胶原（collagen）的合成增加，诱发肝硬化。

2. 营养失调　长期营养失调降低了肝脏对某些毒物和病原体的抵抗力，肝脏在毒性物质的作用下坏死，最终发展为肝硬化。营养不良还损伤肝功能，增加肝硬化并发症如腹水、肝性脑病、肝肾综合征（hepatorenal syndrome）、糖尿病等的发生率。蛋白质、胆碱、B 族维生素缺乏都可引起脂肪肝、肝细胞坏死、肝细胞变性直至肝硬化，同时营养不良可降低肝细胞对致病因素的抵抗力，成为肝硬化的间接病因。

（二）肝硬化患者营养代谢特点

1. 蛋白质　蛋白质代谢速率和分解速率明显加快，且分解大于合成。肝脏是白蛋白合成场所，每天肝脏合成白蛋白 11～14g。由于肝硬化患者消化吸收不良，分解代谢大于合成代谢，导致蛋白质丢失等，使血浆蛋白明显降低，从而出现负氮平衡和蛋白质-热能营养不良。

2. 碳水化合物　肝脏摄取和处理葡萄糖能力降低，葡萄糖的氧化率和储存率下降，肝糖原储存减少，糖异生则超过正常人的 2 倍，临床多见高糖血症和葡萄糖耐量异常。发展为肝硬化失代偿期后，患者易出现低血糖、胰岛素抵抗，甚至肝源性糖尿病。

3. 脂肪　肝硬化使脂肪酸的代谢降低，生酮作用减弱，血浆游离长链脂肪酸和短链脂肪酸均升高。肝硬化致内源性胆固醇的合成减少，胆固醇在血浆中的半衰期缩短，酯化作用减弱，因而血浆中胆固醇和胆固醇酯的含量均降低。

4. 维生素　肝硬化患者可有胆汁酸合成及排泌障碍，胆汁酸从血浆中清除的速率减慢，导致血浆和皮肤中的胆汁酸浓度升高。由于肠道胆汁酸盐不足，影响脂类和脂溶性维生素的吸收和代谢，出现乳糜泻（celiac disease）及暗适应能力下降。肝细胞受损影响维生素 A 的吸收。肝硬化时贮脂细胞的维生素 A 不易释放，可使血中维生素 A 降低，出现夜盲症（night blindness）。维生素 B_1、维生素 B_6、维生素 B_{12}、叶酸和烟酸是肝硬化时容易缺乏的水溶性维生素，维生素 C 缺乏在肝硬化患者中也比较普遍。维生素 B_{12}、叶酸摄入不足、吸收不良和利用障碍也可使患者出现不同程度的贫血。

二、营养防治

（一）预防

1. 每天摄入的蛋白质应在 70g 左右，不要经常大量摄入蛋白质含量高的食物，如鸡、鸭、鱼、肉、蛋、海鲜、花生、黄豆及豆制品等。

2. 生活要有规律，饮食要按时、定量。

3. 不酗酒、不吃生鱼。

4. 慢性乙型肝炎患者不要大量摄入蛋白质，注意动物蛋白质和植物蛋白质的合理搭配，适当摄入各种新鲜蔬菜。

（二）治疗

营养治疗的目的是增进食欲，改善肝脏功能，提高免疫力，促进肝细胞的再生和修复，改善肝脏纤维变性的状况，防止脂肪淤滞，纠正营养不良。从而防止病情进一步发展，预防腹水、贫血等并发症的发生。可采用"三高一适量"饮食，即高能量、高蛋白质、高维生素、适量脂肪的饮食。其主要原则如下。

1. 适当增加能量供应　肝硬化患者在不同阶段的能量消耗并不相同。随着病情的加重，能量消耗增加，葡萄糖氧化降低，蛋白质和脂肪氧化增加。每天的能量以 146～167kJ(35～40kcal)/(kg·d) 计算，并根据个体的具体情况如病情、年龄、体力活动强度作适当的调整。肥胖患者在保证足够蛋白质摄入量≥1.5g/(kg·d) 的情况下，可以适当减少，全天能量在 120～191kJ（500～800kcal)，以实现理想体重。

2. 适当增加优质蛋白的供应　蛋白质的供应量以患者能耐受、能维持氮平衡、可促进肝细胞再生又不诱发肝性脑病（hepatic encephalopathy）为宜，可供给 1.5～2g/(kg·d)，或 100～120g/d，但不能低于 1.0g/(kg·d)。注意供给一定量的高生物价（biological value）的蛋白质。肝硬化后形成的纤维组织使血液循环受影响，出现门静脉高压，肠道微血管中水分和电解质扩散至腹腔，造成腹水；血浆蛋白含量降低，使血浆胶体渗透压降低，进一步加重腹水形成。高蛋白饮食能纠正低蛋白血症（hypoproteinemia），有利于腹水和水肿的消退。但有肝衰竭或肝性脑病倾向时，要限制蛋白质的供给，降至 25～35g/d。

3. 适量脂肪　脂肪的供给以 40～50g/d，占总能量的 25% 为宜。脂肪不宜过多，因为肝硬化时胆汁合成和分泌减少，脂肪的消化和吸收功能减退。脂肪过多，超过肝的代谢能力，则沉积于肝内，影响肝糖原的合成，使肝功能进一步受损。但脂肪过少时制作的食物口味差，影响患者的食欲。胆汁性肝硬化患者应给予低脂肪、低胆固醇饮食。

4. 适量碳水化合物　肝糖原贮备充分，可防止毒素对肝细胞造成损害。睡前适当地补充葡萄糖可减少蛋白质和脂肪的消耗。碳水化合物的供给以 350～450g/d 为宜。避免含粗糙的、不溶性膳食纤维（insoluble dietary fiber）多的食物，可选用含可溶性膳食纤维（soluble dietary fiber）多的食物如山楂糕、果酱、果汁冻等。对半乳糖血症（galactosemia）引起的肝硬化患者应限制奶及奶制品的摄入，以切断乳糖的来源，而对于果糖不耐受症（fructose intolerance）引起的肝硬化患者，蔗糖、含果糖多的水果和蔬菜都必须从膳食中取消。

5. 丰富的多种维生素　肝脏直接参与维生素的代谢过程，为了保护肝细胞和防止毒素对肝细胞的损伤，宜供给富含 B 族维生素（叶酸、维生素 B_1、维生素 B_6 等）及维生素 A、维生素 D、维生素 E、维生素 K、维生素 C 的食物，也可以膳食补充剂的形式补给。对于非酒精性肝硬化（non-alcoholic cirrhosis）患者，建议增加维生素 A1500～5000μgRE（5000～15 000U）/d，而对于酒精性肝硬化（alcoholic cirrhosis）患者应慎用维生素 A 制剂。对有骨痛和骨折的患者，可额外补充 $1,25(OH)_2D_3$ 100～300μmol（40～120μg)/d，但应注意防止中毒。对有胆道梗阻和胆汁淤积的患儿可适量补充维生素 E。维生素 K 与凝血酶原的合成有关，对凝血时间延长及出血的患者要及时给予补充（10mg/d，共 3 天）。补充维生素 C 可促进肝糖原合成，使血中维生素 C 的浓度升高，保护肝细胞，促进肝细胞再生。腹水中维生素 C 的浓度与血液中含量相等，故有腹水时更应大量补充维生素 C。

6. 限制钠与水的摄入　有水肿和轻度腹水的患者应食用低盐饮食，食盐量不超过 2g/d。严重水肿时宜食用无盐饮食，限制钠摄入在 0.5g/d 左右，禁用含钠多的食物，如海产品、火腿、松花蛋、肉松、酱菜等腌制品、味精等。长期低钠饮食会引起低钠血症，应注意观察患者的血钠水平。每天进水量应限制在 1000ml 以内。

7. 补充锌、镁等微量元素　肝硬化患者应多食用猪瘦肉、牛肉、羊肉、蛋类、鱼类等含锌量较高的食物。患者常存在镁离子缺乏，应补充含镁多的食物，如绿叶蔬菜、豌豆、乳制品和谷类等食物。服利尿剂时，应多食用含钾高的食物，如番茄、南瓜、柑橘、香蕉等。由于威尔逊氏症（Wilson disease，WD）患者肝内有大量的铜蓄积，应禁食富含铜的食物，如巧克力、贝壳类和动物肝脏等。

8. 饮食注意事项 少食多餐，除一日三餐主食外，可增加两次点心。

食物应新鲜、无霉变，避免摄入可加重肝细胞损害的黄曲霉毒素（aflatoxin）、农药（pesticide）、食品添加剂（food additive）等。

要细嚼慢咽，食物以细软、易消化、少纤维、少产气的软食（soft diet）或半流食（semi-liquid diet）为主，避免生、硬、大块、干硬、粗糙的食物，如带刺的鱼、带碎骨的畜禽肉、油炸和油煎的食物、不易煮软的蔬菜，以免引起曲张的食管静脉破裂出血。

为了刺激患者的食欲，烹调方法应多样化，注意菜肴的色、香、味、形。但不用或尽量少用辛辣刺激性食品和调味品。

9. 食物的选择 在每日的膳食中应轮换供应奶、蛋、鱼、瘦肉、豆制品等含优质蛋白质的食品。可适当选用葡萄糖、蔗糖、蜂蜜、果汁等易于消化的单糖（monosaccharide）、双糖（disaccharide），以增加肝糖原储备。

忌酒精和一切辛辣及刺激性食品；避免油炸及干硬的食品；少吃或不吃含纤维较多的食品以及产气多的食品，如芹菜、韭菜、黄豆芽、红薯、干豆类、汽水、萝卜等。鲜鲤鱼、赤小豆、冬瓜、丝瓜、南瓜对治疗肝硬化腹水有效。

肝硬化患者一日食谱举例见表 16-2。

表 16-2 肝硬化患者一日食谱举例

餐次	食谱
早餐	大米粥（大米 50g），豆沙包（面粉 50g，豆沙 25g，白糖 3g），煮鸡蛋（50g）
加餐	牛奶（鲜牛奶 200g），苹果 100g
午餐	大米饭（大米 100g），茄汁鱼片（青鱼 200g，豌豆 25g），素炒油菜（油菜 150g）
加餐	藕粉（藕粉 30g，白糖 7g），香蕉 100g
晚餐	大米饭（大米 100g），炒肉片（猪精肉 50g，青椒 25g，豆腐干 50g），冬瓜番茄汤（冬瓜 50g，番茄 100g）

全日烹调用油 25g。以上食谱含能量 9506kJ（2272kcal），蛋白质 107g

三、营养支持

对于经口摄入不能达到目标能量者，建议给予口服营养补充（oral nutritional supplement，ONS）、管饲肠内营养或肠外营养。

（一）营养支持目的

1. 提供适量的能量和营养素，维持和改善患者的营养状况。
2. 提供适量的蛋白质和氮，维持和恢复正常的血浆氨基酸谱（plasma amino acid pattern）。
3. 预防肝性脑病。
4. 防止肝功能进一步恶化。
5. 纠正和防止水、电解质紊乱和酸碱失衡。

（二）营养支持方式

选择营养支持的方式应依患者的情况和病情而定，营养支持的配方应根据肝功能的变化进行修改和调整。

1. 肠内营养 如果患者的胃肠功能尚可，最好采用肠内营养。肠内营养液可刺激血清免疫球蛋白 A（immunoglobulin A，IgA）的分泌，有助于保持肠道防御屏障的完整性，防止感染的发生。一些肝硬化患者胃肠道仍有一定的功能，但由于食欲差、不愿或不能经口摄食足够的营养，可实施肠内营养支持。最好采用口服（oral feeding）的方法，必要时可管饲（tube feeding）。食管静脉曲张和门静脉高压性胃病并非放置鼻胃管（nasogastric tube）的禁忌证。可选用特定配方的营养液，如支链氨基酸含量高，芳香族氨基酸含量低的配方，纠正异常氨基酸谱，减轻肝性脑病症状，并可补充蛋白质。生长激素可明显改善肝硬化患者的营养状况和预后，可用于肠内营养液（enteral nutrition solution）中。

由于肝硬化患者肠道黏膜往往处于水肿状态，吸收能力和耐受性差，应注意营养液的浓度和滴注的速度。为防止水潴留，营养液的浓度以 5.46～6.30kJ（1.3～1.5kcal）/ml 或稍高为宜。为防止胃肠并发症，滴注速度宜慢，以连续滴注为宜，最好用泵连续匀速地滴注。

2. 肠外营养 当肝硬化患者出现水和电解质紊乱、肝性脑病、腹水、消化道出血（gastrointestinal hemorrhage）等并发症时，患者胃肠道呈无功能状态而不能耐受肠内营养，或者肠内营养支持难以满足患者的需要时，有必要采用肠外营养。

可以采用经周围静脉肠外营养途径输注含支链氨基酸的复方氨基酸（3H）、高渗氨基酸、葡萄糖、脂肪乳剂、平衡的多种维生素、平衡的多种微量元素，并根据不同病期和并发症选用或调整配方。经中心静脉肠外营养（central parenteral nutrition）应仅作为周围静脉肠外营养的补充。至少需要提供 126kJ/(kg·d) 的能量和 1g/(kg·d) 的蛋白质才能满足患者的营养需求。对伴有高血糖的肝硬化患者，输入葡萄糖时应加用胰岛素。大量输入葡萄糖易产生大量的二氧化碳而影响肺的功能，还会进一步影响肝功能，形成脂肪肝。可采用双热源，即联合使用葡萄糖和脂肪乳剂供给能量。给肝硬化患者输入脂肪乳剂既能供给能量，又能供给必需脂肪酸。可将脂肪乳剂混合配制于 3L 输液袋中均匀地输入。应避免脂肪乳剂使用过量或滴速过快引起的不良反应，要注意检查血清甘油三酯、胆固醇、游离脂肪酸及肝功能（liver function），同时要注意观察水和电解质的平衡情况。经过一段时间的肠外营养后，视病情逐步过渡到肠内营养。

第四节　肝性脑病

一、肝性脑病与营养的关系

肝性脑病（hepatic encephalopathy，HE）是指由严重肝病或门-体分流引起的，以代谢紊乱为基础，中枢神经系统功能失调的综合征。轻者可仅有轻微的智力减退，严重者出现意识障碍、行为失常和昏迷。由于最终导致昏迷，故又称肝衰竭（hepatic failure，HF）或肝昏迷（hepatic coma）。以门腔静脉分流为主要原因者称为门体脑病（portosystemic encephalopathy，PSE）。由多种原因引起的急性大量肝细胞坏死致短期内发展为肝性脑病的，称为暴发性肝衰竭，这类肝衰竭多无诱因可寻，也称内源性肝衰竭，又因发病急、病情重，称为急性肝性脑病（acute hepatic encephalopathy）。发生于慢性肝病患者，病程长，发展慢，昏迷反复发作的，称慢性复发型肝性脑病，因多半能找到诱因，也称为外源性肝衰竭。急性和慢性肝病患者无明显的临床表现和生化异常，但经严格的心理测试（psychometric tests）和大脑诱发电位检查（cerebral evoked potential test）发现异常时称为亚临床肝性脑病（subclinical hepatic encephalopathy）。亚临床肝性脑病在某些诱因的作用下可发展为肝性脑病。

肝性脑病的病因较复杂，大部分 HE 由肝硬化引起，其他病因还有重症肝炎、暴发性肝衰竭、原发性肝癌、严重胆道感染及妊娠期急性脂肪肝等。

以上这些病因的确定并不困难，临床上还需找出诱发 HE 的诱因，常见诱因包括消化道出血、大量排钾利尿、放腹水、高蛋白膳食、镇静药、麻醉药、便秘、感染等。

HE 的发病机制尚未完全明了，有氨中毒、假性神经递质的形成、炎症、氧化应激等学说。进食过少、呕吐和腹泻、长期应用利尿剂和糖皮质激素（glucocorticoid）、注射葡萄糖等常可引起缺钾，缺钾易引起肾损害和低钾性碱中毒（hypokalemic alkalosis），使氨更易透过血脑屏障。镁、钠、锌、铁等元素的缺乏都可使病情加重，或使病情恶化。肝性脑病患者多有营养素代谢异常和营养不良。

二、营养防治

（一）预防

重型肝炎和严重肝硬化患者应禁酒，以免加重对肝细胞的损害；不吃油炸、干硬的食物，尽量吃软食和半流质食物，以避免食管胃静脉曲张破裂引起消化道出血，诱发肝性脑病。有肝性脑病先兆者不应吃高蛋白食物，但应摄入足够的能量；多吃新鲜蔬菜，但含粗纤维较多的蔬菜，如芹菜、莴笋等宜少吃。

（二）治疗

饮食治疗的目的在于控制总能量和蛋白质，以减少体内氨的生成，避免肝性脑病的发生及向危重方向发展；提高碳水化合物的比例；同时，供给充足的微量营养素。

饮食治疗的原则包括以下几个方面。

1. 控制总能量 2013 年《国际肝性脑病和氮质代谢共识》建议有 HE 的肝硬化患者能量供给量应为 35～40kcal/(kg·d)。提高碳水化合物供能比例，碳水化合物是 HE 患者的主要能量来源，应占总能量的 75% 左右。对能进食的患者，可选用果酱、果冻、果汁、含粗纤维少的细粮和水果等，每日供给 6720kJ（1600kcal）的能量。发现有肝性脑病先兆者，应暂时供给无蛋白流食，每日由葡萄糖供给 5040～6720kJ（1200～1600kcal）的能量。血糖高者每 4～6g 葡萄糖加胰岛素 1U。昏迷或完全不能经口进食者，可由静脉滴注 10% 的葡萄糖，或通过鼻饲管（nasal feeding tub）输入葡萄糖、维生素、能量合剂、电解质。患者复苏后，随其病情好转每日供给 6300～8400kJ（1500～2000kcal）的能量，其中应含蛋白质 20～30g。患者有上消化道出血时应严格禁食，通过静脉补充营养。

2. 控制蛋白质的摄入量 肝性脑病患者蛋白的摄入量应限制在 40g/d，重症肝衰竭患者临近昏迷时，应停用蛋白质。但停用蛋白质的时间不宜太久，以免机体组织蛋白质分解，增加内源性氨的形成，出现负氮平衡，影响肝细胞的修复与再生，不利于控制腹水和水肿（edema）。患者持续昏迷超过 3d 及复苏（resuscitation）后，每天可经鼻饲管给予含有 20～30g 蛋白质的流食，尽量让患者经口摄入。对清醒的患者可视病情每日供给 15～50g 的蛋白质。当症状减轻时，可每隔 2～3d 调整一次，每次递增 10g，直至蛋白质的供应量达到 1.0g/(kg·d)。在逐渐增加蛋白质的供应量时，应密切观察患者的反应。如患者在饮食调整过程中血氨再次升高或有肝性脑病的先兆，则应将蛋白质的供应量重新降到 25～35g/d。慢性肝性脑病患者对蛋白质的耐受量常为 40～60g/d。有专家认为，每天供给 50g 的蛋白质既能维持氮平衡，又能促进蛋白质的合成，也能控制水肿和促进肝细胞的修复与再生。

各种氨基酸产氨的能力不同。产氨最多的是甲硫氨酸、甘氨酸、丝氨酸、苏氨酸、组氨酸、赖氨酸、谷氨酰胺和天冬酰胺；其次为亮氨酸、丙氨酸、缬氨酸、苯丙氨酸、异亮氨酸、酪氨酸和脯氨酸；产氨最少的是精氨酸、天冬氨酸、谷氨酸和色氨酸。

应选用产氨少的食物作为蛋白质的来源。植物蛋白（vegetable protein）含甲硫氨酸较少，代谢产生的硫醇类衍生物较少，所含的苯丙氨酸、酪氨酸、色氨酸也较动物性食品少。同时，植物蛋白含较多的精氨酸、天冬氨酸和谷氨酸，对降低血氨有益。素食含纤维素较多有利于通便，并能改善肠道菌群，从而减少内源性氨的产生和吸收。在动物性食品中乳类、蛋类产氨少于肉类，而且酸奶可降低肠道 pH，减少致病菌的繁殖，减少氨的产生和吸收。鱼肉和鸡肉所含支链氨基酸比畜肉多，也可酌量采用。

肝功能不全时，肝内转氨酶的活力降低，氨基转换作用等发生障碍，膳食中供给一部分非必需氨基酸对蛋白质的合成有利。必需氨基酸和非必需氨基酸应保持 1∶1 的比例。应充分利用动植物性蛋白质的互补作用，以提高蛋白质的营养价值。

3. 低脂肪膳食 脂肪摄入保持 30～40g/d。由于肝硬化患者胆汁分泌较少，消化脂肪的能力降低，患者厌油腻，故应尽量不吃含脂肪的食物，以免因脂肪消化吸收不良而致腹泻，引起电解质紊乱（electrolyte disturbance），使病情加重。

4. 维持电解质、酸碱、水平衡 由于大量注射葡萄糖和过度利尿（diuresis），可出现低钾血症（hypokalemia）和低钾性碱中毒，大量血氨被肾静脉吸收，透过血脑屏障向脑组织转移。低血钾还影响细胞膜 ATP 酶的活性，影响细胞的正常代谢。一旦肾功能出现障碍，又可引起高钾血症（hyperkalemia），诱发心律不齐。因此必须密切注意血钾的变化，及时采取措施纠正。对低血钾症患者可补充钾盐和含钾多的食物，如浓缩果汁、菜汁、蘑菇等。出现高钾血症时，则需避免用含钾多的食物，并注射葡萄糖予以纠正。对于易于缺乏的锌、镁、钙、铁等，应根据临床检验结果予以补充。

肝硬化患者由于低蛋白血症（hypoproteinemia）及门静脉高压（portal hypertension），往往出现腹水及下肢水肿。肝衰竭时，特别是在肝性脑病阶段，患者不能正常进食，全靠人工补给水分。如补水不足，将影响其他治疗措施的效果；而补水过量又会加重水肿和腹水，甚至诱发脑水肿（cerebral edema）。因此正确掌握补水量是治疗成功的重要环节。肝硬化患者的饮食应限水低盐，一般每日食盐量限制在 0.6～1.2g，补水量在 1000ml 左右，总水量以不超过 2500ml 为宜。可根据患者合并腹水的程度与排尿量、体重的变化及临床生化指标控制钠和水的摄入量。为了限制水分，可将部分牛奶换成奶粉，用等量的米做成软饭而不做成粥。

5. 防止维生素缺乏 肝衰竭患者各种维生素摄入量少、吸收障碍、利用不良、丢失增多、贮存耗竭。大量注射葡萄糖或长时间使用激素也增加了机体对维生素的需求。对已知与肝脏功能有关的维生素（维生素 B_1、维生素 B_2、维生素 B_{12}、维生素 C、维生素 A、维生素 E、维生素 K、叶酸、泛酸、生物素、烟酸等）必须全面补充。补充量可超过正常生理需要量（requirement）的几倍或十几倍。最好多种维生素联合补给，以免影响维生素之间的平衡。但维生素 B_6 除外，因其为多巴脱羧酶的辅酶，可使作为神经递质的多巴胺（dopamine）在脑中的含量异常。

6. 供给适量质软且无刺激性的膳食纤维，膳食纤维每天 25～45g 便秘对于肝衰竭的患者，特别是有侧支循环或有上消化道出血者是十分有害的。便秘时，肠内容物或因出血凝成的血块经细菌分解产生氨，被吸收入血，使血氨升高。此外，肠内产生的吲哚（indole）、粪臭素（skatole）等有害物质会增加肝脏的代谢负担，抑制脑细胞的呼吸。高膳食纤维膳食配合补充益生菌，可以很好地改善肠道微生态环境，调节肠道菌群构成，减少肠内有害物质的产生，同时刺激肠道蠕动，有利于通便。另外，为减少肠道内容物对曲张的食管静脉的刺激，应避免进食粗糙、坚硬或刺激性食物，应给予易消化、少渣、含可溶性膳食纤维多的饮食，可将蔬菜水果切碎、煮软，也可利用水果中的果胶，海藻中的藻胶（algin）及豆类中的豆胶（bean gum）制成各种食品。

7. 少食多餐，可选用易消化的半流食或流食 将蛋白质合理地分配于 4～6 餐中，这样每次摄入的蛋白质不多，不会增加肝脏负担，也不会导致血氨升高，使氨透过血脑屏障，加重病情。

饮食治疗时对亚临床肝性脑病患者给予限制蛋白质饮食，应用乳果糖（lactulose，半乳糖苷果糖）、乳梨醇（lactitol，拉克替醇）和支链氨基酸等治疗可减轻或消除智力检查出现的异常。乳果糖作为益生元的一种，在小肠内可被双歧杆菌（bifidobacterium）及乳酸杆菌（*Lactobacillus*）等益生菌分解为乳酸（lactic acid）及乙酸（acetic acid），在小肠液的 pH 降至 6 以下时可明显削弱尿素的肠肝循环（enterohepatic circulation）而降低血氨浓度。对昏迷者应用高糖、高脂、高维生素的营养液通过管饲或肠外营养途径给予营养支持。对半昏迷，但吞咽动作存在者给予低蛋白流食（low-protein liquid diet）。消化道出血者宜少食多餐或暂时禁食，出血停止后 24～48h，可进食少量流汁。腹水患者应限制钠盐的摄入。

三、危重肝病患者的静脉营养支持疗法

在营养支持治疗前和过程中应对患者进行营养风险筛查和营养状况综合评估。

蛋白质的供给应根据患者实际情况控制在 1.2g/(kg·d) 以内。如患者不能耐受蛋白质，且血浆中 AAA 明显升高，则可经静脉输注高浓度的 BCAA 作为肝衰竭和肝性脑病的营养支持，以保持 BCAA/AAA 比值的稳定。同时注意水和电解质平衡，防止低钾血症、低钠血症（hyponatremia），防止或阻止肝性脑病的发生和发展，减少死亡。

大剂量单独使用 BCAA，即在 24h 内输注 60g 可作为应急治疗措施，可使由于利尿剂（diuretic）使用不当诱发的肝性脑病患者在 1.5～6h 复苏。对继发于其他诱因（如上消化道出血）的肝性脑病患者，一般在使用 19h 后也可取得满意的效果。大剂量使用 BCAA 可赢得抢救时间，减少死亡，短期应用并未发现有毒性作用。但应用时间不宜太久，否则将因缺乏其他必需氨基酸而导致负氮平衡，对肝细胞的再生和肝脏功能的恢复也不利。在患者复苏之后即应改用营养更为全面的平衡氨基酸溶液。

对急性或慢性肝性脑病患者可以静脉滴注 35% 的 BCAA 与高渗葡萄糖（hypertonic glucose）混合液，两者合用可增加营养，维持氮平衡，防止病情恶化，使临床症状得到缓解，并能改善患者的全身状况。

BCAA 与要素膳（elemental diet）合用进行长期营养支持可提高患者对蛋白质的耐受力，防止慢性肝衰竭者病情恶化或发展为肝性脑病，即使发展为肝性脑病，病情也较轻，许多临床指标如血浆蛋白、胆红素（bilirubin）、凝血时间（clotting time）等都有所改善。

采用 BCAA 与其他必需氨基酸混合的营养液比较理想。其他氨基酸制剂如谷氨酸（glutamic acid）、精氨酸（arginine）、鸟氨酸（ornithine）等也可降低脑细胞内氨的毒性，改善脑的代谢。

配方的选用取决于肝功能受损的程度、肝性脑病的严重程度、是否合并腹水、电解质和酸碱是否失衡等情况。肝脏功能衰竭引起的昏迷选用高浓度（35%～50%）的 BCAA 比较有益。当伴有高醛固酮血症，有水、钠潴留，出现腹水及水肿时，则需选用含钠量低和含适量钾盐的氨基酸配方，能量密度应>6.3kJ/mg。如胃肠功能正常，最好采用 EN 而不用 PN。如患者能耐受 40g 的蛋白质，水电解质情况稳定，则可改用价格比较便宜的非要素制剂。

（蔡美琴）

第五节　胆石症和胆囊炎

一、概　　述

胆石症（cholelithiasis）是指包括胆囊和胆管在内的胆道系统的任何部位形成结石。组成胆石的主要化学成分为胆固醇、胆红素钙、碳酸钙等，以不同比例形成各类胆石。胆石的种类、成分和发生的部位并不相同，主要有胆固醇结石和胆色素结石，还有以胆固醇为主的混合性结石。按结石所在部位可分为胆囊结石、肝外胆管结石和肝内胆管结石。胆色素结石包括胆色素钙结石和黑色素结石。胆色素钙结石的主要成分除游离胆色素外，尚含有少量钙盐和有机物（细菌、虫卵或上皮细胞），结石可存在胆总管内，亦可遍布于肝内外胆管系统，但很少在胆囊内发生，结石呈泥沙状或块状，有些大的结石其形状可与扩张的胆管相一致，结石大多呈棕黄色或棕黑色，疏松易碎。20 世纪 70 年代以前，我国的胆石症以胆管胆色素结石占多数，20 世纪 80 年代以后，随着营养及卫生条件的改善，胆囊胆固醇结石明显增加。肝内外胆管结石的发病率农村高于城市，南方高于北方，而胆囊结石的发病率城市高于农村，北方高于南方。胆囊炎（cholecystitis）是指因细菌感染或化学性刺激引起的胆囊管阻塞及胆囊炎症性病变。胆囊炎与胆石症常同时存在。

（一）胆石症和胆囊炎的病因

1. 胆石症的病因　胆石的形成与饮食营养、运动、原发疾病和遗传有关系。主要的发病危险因素有：

（1）营养膳食不均衡：摄入过多的脂肪、精制糖和高胆固醇食物，使肝脏分泌过多的胆固醇，胆汁中的胆固醇过饱和，摄入大量的精制糖还会增加胰岛素的分泌，加速胆固醇的积累，并抑制肝脏分泌胆汁酸，使胆汁酸代谢池缩小，造成胆汁内胆固醇、胆汁酸、卵磷脂三者之间比例的失调。缺乏必需脂肪酸可促使肝脏合成胆固醇，并使其在胆汁中的分泌量增加 2～3 倍，为形成胆固醇结石提供了物质基础，服用亚油酸后，胆汁中胆汁酸和卵磷脂的含量均有所增加，胆固醇结石的形成率有所降低。维生素 C 缺乏可使胆固醇转化为胆汁酸的速率减慢。膳食纤维可结合胆固醇，促进胆汁的分泌、循环。因此，膳食纤维缺乏会促进胆结石的形成。

（2）不良的饮食习惯：胆石的形成与饮食制度有一定的关系。饥饿时缩胆囊素不分泌，胆汁排空减少。胆汁潴留于胆囊且过度浓缩，可诱发炎症。慢性胆囊炎使胆囊壁增厚，进餐后胆囊排空不全。夜间分泌的胆汁比白昼分泌的胆汁更有成石性。不吃早餐或全天只吃 1～2 餐者，空腹时间过长，会使胆汁分泌减少，胆汁在胆囊内过分浓缩，潴留时间过长，胆汁成分发生变化，其中胆酸含量减少，使胆固醇在胆囊中沉积。

（3）肥胖：肥胖者胆固醇的合成和分泌增加，使胆汁中的胆固醇过饱和。资料表明，肥胖者胆石症的发生率比体重正常者高出 6 倍多。低水平高密度脂蛋白和高水平甘油三酯人群易患胆固醇和胆色素结石。慢性肝病（肝硬化、脂肪肝）、糖尿病、胃切除术、十二指肠憩室等也是胆石症发病的危险因素。

（4）家族史：如果父母患过胆石症，那么其后代患病的风险比没有家族史的人群要高一些。

（5）胆道疾病、感染：原发性肝外胆管结石形成的常见病因包括胆道感染、胆道梗阻、胆管节段性扩张、胆道异物如既往手术缝线线结等。蛔虫病时蛔虫钻入胆道后可引起胆道感染和梗阻，促进胆石的形成，这是农村发生肝内、外胆管结石的主要原因。胆汁浓缩、胰液反流和胆囊内过饱和的胆固醇刺激胆囊黏膜产生炎症，又常因继发性感染而使炎症加重。细菌可与胆盐结合，促进胆盐的吸收，降低胆固醇的溶解性。细菌能分解胆汁酸为游离胆酸，后者形成微胶粒的能力较差。胆囊发生炎症时胆汁中钙离子含量增多，胆囊黏膜分泌的钙明显增加，形成胆红素钙沉淀和析出。研究发现，胆红素结石中钙、铜、镁的含量高于胆固醇结石。继发性肝外胆管结石主要是胆囊结石进入胆管并停留。肝内胆管结石的病因相对复杂，主要与胆道感染、胆道寄生虫、胆汁停滞、胆管解剖变异等有关。

2. 胆囊炎的病因　胆囊结石是慢性胆囊炎最常见的病因，胆囊炎并发胆囊结石者占 65%～75%。肝内和肝外胆管结石阻塞胆道可引起感染，进而波及胆囊，使胆囊壁增厚、萎缩或胆囊积水。胆囊功能下降，胆汁成分改变，引起慢性胆囊炎。慢性胆囊炎起病前常有诱因，如饮食不当、过度劳累、精神刺激等。

（二）胆石症和胆囊炎的发病机制

胆汁主要由胆盐、胆固醇和磷脂三种成分组成。三种成分保持一定的比例关系，使胆固醇在胆汁中呈溶解状态，不易析出结晶，必需脂肪酸和膳食纤维缺乏不利于胆固醇代谢。

不良饮食习惯或胆道梗阻使胆汁潴留于胆囊时间过长，水分被吸收，胆汁过度浓缩，使已处于临界饱和度的胆固醇呈过饱和状态，可形成结石。

急性胆囊炎（acute cholecystitis）多发于有结石的胆囊，也可继发于胆管结石。70% 以上的胆囊炎是由结石阻塞胆囊管所致，胆囊出口梗阻、细菌感染是常见的病因。邻近脏器化脓性病变也可直接波及胆囊。胆囊壁黏膜上皮可因浓缩的胆汁或反流胰液的化学性刺激而产生炎症，继而导致继发性细菌感染，使炎症加重。

（三）胆石症和胆囊炎的临床表现

很多胆石症患者没有明显的症状，位于肝外胆管内的结石，如胆道内移行结石、胆囊管内结石、胆总管内结石在饱餐或进高脂肪餐后数小时内发生绞痛，多在中上腹或右上腹，呈持续性钝痛，患者面色苍白，出现恶心、呕吐。少数患者在夜间发作。右上腹部剧烈绞痛，向肩、背放射，伴恶心、呕吐，为结石嵌顿所致，有时因体位改变，嵌顿解除而症状消失。

急性胆囊炎的主要症状是上腹部持续性、阵发性疼痛，腹肌紧张或强直，常有右肩放射痛，于饱餐或高脂饮食后发作，伴有恶心、呕吐。慢性胆囊炎（chronic cholecystitis）多为急性胆囊炎的后遗症，或者急性胆囊炎是慢性胆囊炎的急性发作。慢性胆囊炎的主要症状为反复发作性上腹部疼痛，有的患者有右上腹隐痛、腹胀、嗳气和厌食等症状。在进食高脂肪饮食后，易出现消化不良。

二、营养与胆石症和胆囊炎的关系

（一）营养对胆石症和胆囊炎的影响

胆石症和胆囊炎的形成与营养密切相关。脂代谢异常如摄入过多的脂肪、缺乏必需脂肪酸可使胆固醇的合成和分泌增加，足够的磷脂可使胆汁中的胆固醇呈溶解状态，减少胆固醇结晶的析出；精制糖等导致的高胰岛素血症也可促进胆固醇的合成，胆汁中的过量胆固醇更趋于饱和、结晶；维生素 C 和膳食纤维可以减少胆固醇的吸收，促进胆固醇转化为胆酸。

（二）胆石症和胆囊炎患者营养代谢变化及特点

1. 能量　过量的体脂储备即可引起肥胖，而肥胖可以引起胆固醇合成和分泌增加，加重结石症的发展。

2. 脂肪和碳水化合物　过量饱和脂肪酸易转化为体脂，引起肥胖，进一步加重结石。必需脂肪酸和磷脂缺乏会加重胆固醇的析出，加重结石症。过量精制糖会引起胰岛素分泌增多，增加胆固醇的合成，加重结石症病情。膳食纤维可以减少肠道胆固醇的吸收，促进胆固醇的转运。

3. 蛋白质　在结石形成的过程中，胆汁中蛋白质的作用也受到重视。胆石症患者胆囊及胆道中分泌的糖蛋白对胆固醇结晶的形成有重要意义。糖蛋白是高分子蛋白，包括黏液、糖胺聚糖和黏蛋白。黏蛋白不仅会增加胆汁的黏稠度，而且使呈饱和状态的胆固醇形成结晶。黏蛋白和糖胺聚糖是重要的胆固醇结石形成的促成因子。

4. 维生素和无机盐　维生素 B 族有助于预防肝脏脂肪堆积；维生素 C 则可以促进胆固醇代谢，从而减缓胆石症的发病。

三、胆石症和胆囊炎的营养治疗

（一）饮食预防

1. 饮食要有规律，进食量要适当，不能暴饮暴食或饥一顿饱一顿，特别是要按时吃早餐。

2. 饮食结构不要太单一，要荤素搭配，粗细粮搭配，多吃蔬菜和水果，不要食用过多高蛋白、高脂食品和甜食，防止肥胖。

3. 注意饮食卫生。胆道蛔虫病是胆石症发病原因之一。

（二）饮食治疗的目的

对饮食中脂肪和胆固醇的量进行控制，辅以高碳水化合物，满足机体能量的需要；消除促进胆石形成和引起疼痛的因素，减少诱因；供给足够的营养，增强机体的抵抗力。

（三）饮食治疗的原则

1. 急性期和手术前的饮食管理　急性发作期应禁食，通过静脉补充营养，使胆囊得到充分的休息，以缓解疼痛，保护肝脏。为维持水和电解质平衡，可多饮水，在饮料中注意补充钠和钾。症状缓解后或症状较轻能经口进食时，可采用低脂肪、高蛋白质、高碳水化合物、多维生素、足量必需脂肪酸的饮食，并根据病情循序渐进地增加饮食，以加强营养，做好手术前的准备。术前禁食 12h。

2. 手术后的饮食调配 术后 24h 完全禁食，由静脉注射葡萄糖、电解质和维生素以维持营养。当肠蠕动恢复，无腹胀，并有食欲时，可进食少量清流食（clear liquid diet），以后逐步过渡到易于消化的低脂肪半流食和低脂肪（少渣）软饭。

3. 胆石症和胆囊炎的饮食原则

（1）能量：供给正常或稍低于正常量的能量，约 8400kJ(2000kcal)/d，对肥胖者（obese individual）应限制能量，而对消瘦者（thin individual）应适量增加能量。

（2）脂肪：可促进胆囊素的分泌，使胆囊收缩，引起疼痛，故需严格将脂肪的摄入量限制在<20g/d，随病情好转可逐渐增加到 40～50g/d。主要应严格限制动物性脂肪，而必需脂肪酸有助于胆汁排泄，可以适量选用植物油，但应均匀地分布于三餐中，避免在一餐中摄入过多的脂肪。

（3）胆固醇：超过人体需要的胆固醇大部分会重新分泌于胆汁中，使胆汁中的胆固醇浓度增高。摄入量以<300mg/d 为宜，有重度高胆固醇血症时应控制在 200mg/d 以内。应少食或限量食用含胆固醇高的食物，如动物肝、肾、脑等内脏及肥肉、鱼子、蟹黄、蛋黄、咸蛋、皮蛋等食物。

（4）蛋白质：患慢性胆囊炎时，每天供给蛋白质 50～70g。蛋白质摄入过多会增加胆汁的分泌，影响胆道病变组织的恢复；摄入过少同样不利于受损胆道组织的修复。在胆囊炎处于静止期时，肝脏的功能尚未完全恢复或肝脏有不同程度的损伤，供应充足的蛋白质可以补偿损耗，促进肝细胞的修复，增强机体的抵抗力，每天可供给蛋白质 80～100g。应选用蛋白质生物学价值高、饱和脂肪酸含量低的食物，如豆制品、鱼虾类、瘦肉、兔肉、鸡肉、蛋清等。豆制品还含有大豆卵磷脂，有较好的降低血脂的作用。

（5）碳水化合物：每天供给 300～350g，以达到补充能量、增加肝糖原、保护肝细胞的目的。碳水化合物对胆囊的刺激较脂肪和蛋白质小，但过量会引起腹胀。应供给以多糖等复合碳水化合物为主的食物，适当限制单糖和精制糖，如砂糖、葡萄糖的摄入；对合并高脂血症、冠心病、肥胖者更应限制单糖、精制糖、甜食。

（6）微量营养素：维生素、矿物质应充裕。维生素 A 有预防胆结石的作用，有助于胆管上皮的生长和病变胆道的修复。其他维生素，如维生素 C、维生素 E、B 族维生素也应充分供给。应选择富含维生素、钙、铁、钾等的食物，也可使用营养补充剂补充缺乏的微量营养素。

（7）膳食纤维和水：增加膳食纤维和水的摄入可增加胆盐的排泄，降低血脂，使胆固醇代谢正常，减少胆石的形成。便秘是胆石症、胆囊炎发作的诱因。膳食纤维不但有利胆作用，还能刺激肠蠕动，有利于通便，防止便秘。可选用绿叶蔬菜、嫩菜心、番茄、土豆、萝卜、紫菜头、菜花、瓜类、茄子等鲜嫩蔬菜以及熟香蕉、软柿子和去皮水果，切碎煮软，使膳食纤维软化。也可选用质地软、刺激性小的膳食纤维品种，如豆胶、藻胶、果胶等制成风味食品或加入主食中。香菇、木耳等有降低血胆固醇的作用。每天饮水以 1000～1500ml 为宜。

（8）节制饮食、少食多餐、定时定量：饮食要有规律，避免过饱、过饥。暴饮暴食，特别是高脂肪餐常是胆石症或胆囊炎发作的诱因。少量进食可减少消化系统的负担，多餐可刺激胆汁的分泌，使胆道保持畅通，促进胆道内炎性物质的排出，有利于病情的缓解和好转。胆汁淤积易引起感染，甚至导致胆囊炎和胆石症复发。饮食清淡、温度适中、易于消化，有利于胆汁的排出，避免胃肠胀气。

（9）饮食禁忌：食用辛辣食物、刺激性强的调味品和饮酒可促使缩胆囊素的产生，促进胆囊收缩，使胆道口括约肌不能及时松弛排出胆汁，会引起胆石症或胆囊炎的急性发作或恶化。因而，应禁用辣椒、咖喱、芥末、酒、咖啡等。忌用油腻、煎、炸及产气的食物，如肥猪肉、羊肉、填鸭、肥鹅、黄油、奶油、油酥点心、奶油蛋糕、牛奶、洋葱、蒜苗、萝卜、黄豆等。注意饮食卫生，预防肠道寄生虫感染，戒酒。

4. 食谱举例 适用于胆囊炎和胆石症患者的低脂饮食见表 16-3。

表 16-3 胆囊炎和胆石症患者低脂饮食

餐次	低脂半流食/g	低脂膳食/g
早餐	稠米粥（大米 50） 脆片（面粉 50） 酱豆腐 20	稠米粥（大米 50） 开花馒头（面粉 50，糖 10） 卤鸡蛋（鸡蛋 35）
加餐	脱脂乳（脱脂牛奶粉 20，糖 20） 果汁糕（鲜果汁 100，琼脂 5，糖 10）	维生素强化蜂蜜水（蜂蜜 20） 果汁糕（鲜果汁 100，琼脂 5，糖 10）
午餐	馄饨（虾肉 50，面粉 50，植物油 5） 枣泥山药（红枣 50，山药 100，金糕 10）	软饭（米 100） 清汤鱼丸（鱼肉 100，小白菜 50） 素烩（香菇 5，面筋 50，胡萝卜 50，黄瓜 50），植物油 5
加餐	豆腐脑（嫩豆腐 50） 山楂酪（山楂泥 50，藕粉 20，糖 30）	水果 200（烤苹果或熟香蕉） 枣泥山药（红枣 50，山药 100，金糕 10）
晚餐	番茄汤面（番茄 100，面粉 50，植物油 5） 蒸蛋羹（鸡蛋 35）	大米粥（大米 30） 蒸面龙（面粉 150，西葫芦 200） 香干拌莴笋丝（香干 50，莴笋 100，切细丝，植物油 5）
加餐	面汤（面粉 30，糖 15） 蛋糕（蛋糕 25）	
营养含量	蛋白质 52.4，脂肪 22.4，碳水化合物 390.4，能量 8247kJ（1973kcal）	蛋白质 96.6，脂肪 49.2，碳水化合物 337，能量 9099kJ（2177kcal）

第六节　营养与胰腺炎

一、概　　述

胰腺每日分泌 1～2L 碱性液体，其中含 20 种不同的消化酶。碱性的胰液能中和胃酸，并且为保证胰酶的活力提供合适的 pH。胰酶由胰腺的腺泡细胞合成、储存和分泌，它们是蛋白水解酶如胰蛋白酶、糜蛋白酶、羧酞酶、核糖核酸酶、脱氧核糖酸酶、弹力蛋白酶，脂肪水解酶，如脂肪酶、合脂肪酶、磷脂酶 A_2 和淀粉溶解酶如淀粉酶。尽管脂肪酶和淀粉酶是以活性成分分泌的，而蛋白水解酶和磷脂酶 A_2 都是以非活性成分（如酶原）的形式分泌的，当胰蛋白酶原接触十二指肠分泌的肠激酶后变成胰蛋白酶，胰蛋白酶随后将其他酶激活成有活性形式。在肠内，蛋白水解酶将蛋白消化成多肽，脂肪酶将脂肪消化成甘油和脂肪酸，磷脂酶 A_2 将磷脂酰胆碱转换成溶血磷脂酰胆碱，而淀粉酶则将淀粉转变成麦芽糖。此外，胰腺对调节糖类的内环境稳定，肠道组织的生长和钙的吸收、平衡也起着重要作用。

胰腺外分泌受复杂的神经激素控制。在进餐食物的刺激下，胰腺的分泌和调节的过程可分为头相、胃相、肠相。食物的外形、气味及咀嚼动作均可刺激胰腺的头相分泌。头相胰液的分泌主要由迷走神经介导，分泌量占餐后胰液最大量的 40%。食物进入胃后膨胀导致的胰液分泌属胃相分泌，胃窦、胃体部的扩张引起迷走神经反射在此相中起着重要作用。食物进入小肠引起的胰液分泌是餐后胰液分泌中最重要的部分，占餐后胰腺最大分泌量的 60%～70%。肠相的胰液分泌主要是靠促胰液素和胆囊收缩素等激素调节，此外迷走神经也起到一定作用。进入小肠的各种食物成分和胃酸对胰液分泌有不同的刺激作用。胃酸进入十二指肠，使十二指肠内 pH<4.5 时，强烈刺激促胰液素分泌，后者是促进以碳酸氢盐为主的胰液分泌的最强物质。氨基酸和脂肪酸是引起

小肠黏膜释放胆囊收缩素的强作用剂，其进一步刺激胰酶的分泌，对碳酸氢盐的作用较弱，促胰液素和胆囊收缩素又有相互加强的作用。其他胃肠激素如促胃液素、血管活性肠肽、胰多肽、胰高血糖素等也参与胰腺外分泌的调节。

　　胰腺分泌不良对脂肪消化的影响大于对蛋白质和糖类的影响，蛋白质的消化还受胃蛋白酶和肠刷状缘的酶类影响，而糖类的消化需要唾液淀粉酶的协助。脂肪消化不良可引起脂肪泻，蛋白质和糖消化不良则症状不明显。全胰腺切除可引起70%的脂肪消化不良。脂溶性维生素的吸收不需要胰酶的参与。胰腺同肝脏和小肠一样，担负较高的蛋白质合成和分泌功能，其每天合成和分泌 6～20g 消化酶，因而胰腺功能较易受蛋白质缺乏的影响。

（一）胰腺炎的病因

　　1. 急性胰腺炎的病因　　急性胰腺炎（acute pancreatitis）是临床常见的急腹症之一，大多数急性胰腺炎是自限性的，约20%可发展为重症急性胰腺炎，有很高的死亡率。急性胰腺炎主要是胰酶在胰腺内被激活而发生自身消化的化学性炎症，胰腺发生炎症后，可干扰胰腺本身的外分泌功能，从而影响食物的消化和吸收，导致营养代谢异常。急性胰腺炎的常见病因如下。

　　（1）胆道疾病：居于首位，胆道结石、炎症和胆道蛔虫造成奥狄括约肌（Oddi sphincter）炎性狭窄、痉挛、水肿，均使胆汁不能通畅流入十二指肠内，而反流至胰管内，胰管内压升高，致胰腺腺泡破裂，胆汁胰液及被激活的胰酶渗入胰实质中，具有高度活性的胰蛋白酶进行"自我消化"，发生胰腺炎。胆石移行过程中还可损伤奥狄括约肌并使之松弛，进而含肠激酶的十二指肠液反流入胰管，激活胰酶。据统计 30%～80% 为胆囊炎、胆石症所引起，胆道疾病引起的急性胰腺炎更多见于我国居民，见图 16-1。

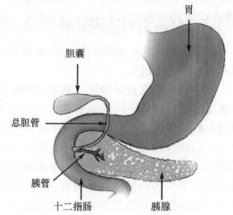

图16-1　胰腺、胰管、胆管相互的位置关系

　　（2）暴饮暴食：会刺激胰液的大量分泌，使胰管内的压力突然增高，引起胰腺腺泡破裂，胰腺分泌的"酶原"进入胰腺和它周围的组织时会被激活而变成有消化作用的酶，可以消化自身组织而产生不同程度的胰腺损害和炎症反应，大量饮酒还可引起乳头水肿、奥狄括约肌痉挛（Oddi sphincter spasm），影响胆汁和胰液的排出。临床发现，如果原来患有胆石症、胆道蛔虫、胆囊炎等可引起胆汁排泄不畅的疾病，那么在暴饮暴食后更容易诱发胰腺炎。据统计，急性胰腺炎20%～60% 发生于暴饮暴食后，酒精中毒引起的急性胰腺炎多见于西方国家人群。

　　（3）高脂血症：过高的甘油三酯会在血管内、组织中堆积，如堆积在胰腺中，激活的胰酶会将甘油三酯分解为大量游离脂肪酸，剩余未与白蛋白结合的游离脂肪酸有很强的毒性，易损伤胰腺，引发急性胰腺炎症。

　　（4）高钙血症：会造成胰腺腺管结石，激活胰酶而引起胰腺炎。

　　（5）其他：药物如肾上腺皮质激素、腹部手术、外伤、感染等都可引起急性胰腺炎，约9.6%胰腺炎属于特发性急性胰腺炎。

　　2. 慢性胰腺炎的病因　　慢性胰腺炎（chronic pancreatitis）是由各种原因造成的胰腺局部的、节段性或弥漫性炎症，导致外分泌和内分泌胰腺组织逐渐被纤维瘢痕替代引起的疾病。由于大量胰腺实质坏死，约20%急性胰腺炎患者出现胰腺内、外分泌功能不全，约10%初次发作急性胰腺炎和36%反复发作的急性胰腺炎，最终发展为慢性胰腺炎。慢性胰腺炎常见的病因如下。

　　（1）胆道系统疾病：胆石症、胆道蛔虫、胆道炎症等疾病可使胰管、胆管或胆总管的开口处狭窄或梗阻，可引起胆汁排泄不畅，胰小管破裂，胰酶损伤胰腺，诱发慢性胰腺炎，此病因在我国较多见。

（2）慢性乙醇中毒：慢性乙醇中毒时，大量乙醇除可引起胰腺乳头水肿，胰液内蛋白含量增加，阻塞胰管，影响胆汁和胰液的排出，同时导致胰腺分泌旺盛，乙醇及其代谢产物还可导致胰腺实质进行性损害和纤维化，从而导致慢性胰腺炎。在西方国家，大约 60% 慢性胰腺炎是由乙醇引起的（平均每日摄入的乙醇≥50g）。

（3）急性胰腺炎和外伤后：急性坏死性胰腺炎、严重创伤会造成不可逆的胰腺囊肿和慢性胰腺炎。

（4）重度营养不良（蛋白质、维生素与微量元素缺乏）：引起广泛胰腺萎缩及纤维化，可能导致慢性炎症，胰腺腺泡细胞内仅有少量酶原颗粒，功能受损。

（5）高钙血症：胰腺腺泡细胞中的钙浓度升高会激活胰酶，高钙血症还造成腺管结石，激活胰酶而引起胰腺炎，常发生于甲状旁腺功能亢进的患者。

（6）其他：约 16% 的慢性胰腺炎是先天性的，如胰腺分裂症，常在儿童期发病。某些药物、自身免疫性疾病等也可导致慢性胰腺炎。

（二）胰腺炎的发病机制

胰腺炎的发病机制除与胰蛋白酶原异常激活相关外，还与钙超载、线粒体功能障碍、自噬受损和内质网应激相关。

1. 胰蛋白酶原异常激活 胰蛋白酶酶原颗粒和溶酶体是由腺泡细胞粗面内质网合成，经高尔基体处理后储存于不同的分泌囊泡中。由于腺泡细胞顶端可以进行酶原颗粒胞吐，细胞内酶原颗粒保持较低浓度，且胰蛋白酶被细胞内的胰蛋白酶抑制剂有效抑制，因而胰蛋白酶原无法被完全激活。当胰腺腺泡细胞受到酒精、胆汁酸刺激后，细胞内溶酶体和消化酶合成增加，酶原颗粒的顶端胞吐也被抑制，因而细胞内酶原颗粒和溶酶体含量增加。酶原颗粒和溶酶体发生共域化，在酸性条件下胰蛋白酶原被溶酶体内的组织蛋白酶 B 激活，转化为胰蛋白酶，继而溶酶体膜破裂，将组织蛋白酶 B 和胰蛋白酶释放至细胞质中，依次激活下游蛋白质分子发生磷酸化和低聚化，使腺泡细胞膜破裂，发生坏死。

2. 钙超载和线粒体功能障碍 正常生理状态下，胆囊收缩素主要通过三磷酸肌醇受体（inositol triphosphate receptor，IP3R）信号通路刺激内质网中 Ca^{2+} 释放，钙内流刺激线粒体产生腺苷三磷酸（ATP），同时激活腺泡细胞顶端分泌酶原颗粒。酒精、胆汁酸和胆囊收缩素等导致钙内流使得内质网中 Ca^{2+} 浓度降低，进而激活钙通道蛋白酶 1（ORAI1）促进 Ca^{2+} 由细胞外进入细胞内，补充内质网中 Ca^{2+}，使得 Ca^{2+} 不断通过 IP3R 信号通路进入胞质中。持续性钙内流引起胞内钙超载，导致线粒体膜受损，使线粒体通透性转换孔（MPTP）开放，进一步改变线粒体膜电位导致 ATP 生成减少。ATP 的减少抑制 ATP 依赖的滑面内质网钙通道蛋白（SERCA）和细胞膜钙通道蛋白（PMCA）转运出细胞内 Ca^{2+}，导致胞内持续性钙超载，最终引起胰蛋白酶原的激活，导致胰腺自身消化。

3. 自噬受损 当酒精、胆汁酸等物质刺激胰腺腺泡细胞时，将导致自噬功能受损引起细胞炎性改变和死亡。急性胰腺炎的早期自噬可以诱导胰蛋白酶原激活，同时自噬溶酶体可以清除异常激活的胰蛋白酶，从而保护胰腺组织的损伤；炎症导致氧化应激水平升高，自噬受损导致胰蛋白酶原激活、内质网应激和线粒体功能障碍，最终使腺泡细胞受损死亡。

4. 内质网应激 缺氧、酒精、钙超载、氧化应激和翻译后修饰受损可引起内质网应激，因此导致内质网蛋白质合成和修饰的异常。由于腺泡细胞具有丰富的内质网，因而胰腺更容易受到内质网应激的影响。

各种致病因素导致胰液分泌增多，胰管内高压，激活胰酶酶原，诱导炎症反应和胰腺微循环障碍。通过以上机制，胰腺组织内有大量的腺泡细胞浸润，或者胰腺导管内事件间接触发，进而分泌大量促炎因子和趋化因子，这些分子间相互作用，进一步诱导炎症细胞向胰腺及胰腺外脏器如肺脏、肝脏等组织内移动、浸润，促使局部及全身炎症反应的发生。

（三）临床表现

1. 急性胰腺炎　临床表现主要为上、中腹部刀割样剧痛，常放射至胸背部，伴恶心、呕吐、发热，可发生黄疸、麻痹性肠梗阻等，血清胰酶水平升高。急性胰腺炎分为两型：①水肿型，是最常见的一种。胰腺组织内发生水肿、充血，有大量白细胞聚集于胰腺，胰腺的周边可有渗出的液体。②出血坏死型，这是较少见的一种类型。在水肿型的基础上发生胰组织坏死，血管破裂出血，病情迅速加重。该型的后果是非常危险的，若处理不当，将错失手术时机。急性胰腺炎可以在几天内由轻微的水肿性胰腺炎（间质性胰腺炎）自溶，使有活性的胰腺酶扩散到胰腺内、外，导致炎症和组织坏死，发展为坏死性胰腺炎。

2. 慢性胰腺炎　临床表现主要有反复发作的腹痛、腹胀、恶心、呕吐、腹泻、食欲缺乏等消化不良表现。当胰腺存留的正常组织少于10%时，患者可能产生外分泌不足（消化不良）或内分泌失调（糖尿病）。

二、营养与胰腺炎的关系

（一）营养对胰腺炎的影响

进食过多会导致过多的胰液分泌和胰管高压力，可引发急性胰腺炎。高甘油三酯血症影响胰腺微循环且胰酶分解甘油三酯成毒性脂肪酸，会损伤胰腺腺泡细胞，而引发或加重胰腺炎。甲状旁腺肿瘤、维生素D过多导致高钙血症可致胰管钙化并激活胰酶，饮食严重蛋白质缺乏可引起胰腺炎和胰腺损伤。

（二）胰腺炎患者营养代谢变化及特点

1. 急性胰腺炎的营养代谢变化　急性胰腺炎是一种高分解代谢疾病状态，营养不良的发生率高。当胰腺发生炎症病变时，干扰胰腺的外分泌和内分泌，影响肠道对相应营养素的消化与吸收，发生消化障碍，再加上腹痛、恶心、呕吐致使不能经口进食，会引起一系列代谢障碍，导致营养不良的发生。急性胰腺炎的严重程度及病程长短、是否发生全身代谢障碍和多脏器功能衰竭与营养不良的程度密切相关。急性出血坏死性胰腺炎产生的水解酶和毒素会引起广泛的全身代谢障碍，碳水化合物、脂肪和蛋白质代谢紊乱，同时广泛组织破坏而产生多脏器功能衰竭，患者全身代谢处于亢进状态，患者对热能和氮的需求均有所增加。

（1）碳水化合物：在急性胰腺炎初期，可出现短暂的葡萄糖不足，随着应激的继续，为了维持脑等组织细胞的代谢，糖异生作用加强。由于炎症会导致胰腺组织结构和功能的破坏，患者多出现高血糖症。

（2）脂肪：胰岛素具有抗脂肪分解的作用，急性胰腺炎会导致胰岛素分泌量不足，促使脂肪分解的肾上腺素、去甲肾上腺素等分泌增加，导致体内脂肪动员和分解增强，血清游离脂肪酸和酮体水平升高，从而使脂肪成为体内主要的能量来源。

（3）蛋白质：急性胰腺炎时，机体处于应激状态，骨骼肌分解增多，尿氮排出增多，呈现负氮平衡，当炎症、应激程度严重且持续时间过长时，可出现多脏器功能衰竭。全血浆蛋白含量减少，蛋白的周转率加速，支链氨基酸与芳香族氨基酸的比率降低，最重要的生化指标之一为血中白蛋白缺乏，导致循环中与蛋白结合的钙减少，加重低钙血症，有时血镁的浓度也降低。

2. 慢性胰腺炎的营养代谢变化

（1）消化不良和吸收障碍：胰腺的慢性炎症导致胰腺日渐钙化、功能不全、消化酶合成和转运受阻，不能满足代谢的需求。当胰腺的外分泌量低于正常值的5%时，即出现明显的消化不良症状，最显著的是对脂肪的消化不良和吸收障碍，表现为脂肪泻，同时脂肪的消化吸收不良会导致脂溶性维生素缺乏。脂肪泻患者也常存在蛋白质和碳水化合物的吸收不良，大便中出现大量未消化的肌肉纤维，因此，75%慢性胰腺炎患者有不同程度的体重减轻。

（2）糖代谢异常：慢性胰腺炎后期，胰岛细胞严重受损，患者常并发糖尿病或糖耐量异常，由于同时存在胰高血糖素的缺乏，故即使应用小剂量胰岛素也可诱发低血糖。

三、胰腺炎的营养治疗

（一）急性胰腺炎的营养治疗

营养治疗的目的是抑制胰液的分泌，减轻胰腺的负担，避免加重胰腺的损害，促进胰腺恢复，同时提供营养物质，预防或纠正营养不良，增强免疫防御能力，有利于降低各种并发症发生率。

临床上会根据急性胰腺炎的不同类型选择不同的营养支持方法。轻微的急性水肿性胰腺炎的临床特征为腹痛、恶心、呕吐和消化不良，死亡率很低（＜2%）。对于这样的患者，可给予标准的支持性治疗，不需要特殊的营养支持，3～7d后即可恢复正常饮食。然而，严重的坏死性胰腺炎的特征是器官衰竭，如果合并有坏死组织的感染，死亡率接近30%，一旦诊断为严重的坏死性胰腺炎，就要进行营养治疗。近年来的研究证明，无论完全肠外营养还是完全肠内营养，均可安全应用于重症胰腺炎患者，并为其提供足够的营养。随机、对照性急性胰腺炎的临床研究结果表明，完全肠内营养在迅速恢复炎症标志物至正常水平的时间、减少并发症以及降低医疗费用方面，均优于完全肠外营养。

急性胰腺炎的病情是判断其结局和选择治疗方法的主要指征，所以，一定要判断胰腺炎的病情。反映胰腺炎病情的指征有许多，目前最常用的指标是APACHE-Ⅱ评分，主要是依据实验室检测和生命体征，评分≤9分预示生存，≥13分则死亡概率较高。因此，建议发病48h内评分≥10分时，应将患者转入重症监护室，考虑启用肠外营养。

急性胰腺炎的营养治疗指南包括四项原则：①改变的代谢应由充分的营养支持来纠正；②避免医源性并发症（特别是过度营养）；③减少胰腺刺激至亚临床水平；④减弱全身炎症反应综合征。

（1）急性胰腺炎发作初期，应严格禁食禁水。主要治疗措施为治疗胰腺炎病因，纠正水和电解质、酸碱平衡紊乱，保护各脏器的功能。

（2）对于急性水肿性胰腺炎，一般在禁食禁水3～5d后，患者腹痛明显减轻、肠鸣音恢复、血淀粉酶降至正常时，可直接进食无脂肪流食，如果汁、果冻、藕粉、米汤、菜汁、绿豆汤等食物，但禁食浓鸡汤、肉汤、鱼汤、牛奶、豆浆、蛋黄等食物。病情稳定后，可改为低脂肪半流食。

（3）对于急性出血坏死性胰腺炎，目前主张采用阶段性营养支持，即先肠外营养，后肠内、外营养并用，最后是肠内营养的过程。

1）肠外营养：在急性胰腺炎禁食期间，若5～7d未见好转，就需要进行肠外营养。若患者发生低白蛋白血症或某些脏器功能受损，如成人呼吸窘迫综合征、血性腹水、氮质血症等情况时应及早给予肠外营养。这样可以抑制胰腺的分泌功能，使它处于完全"休息"状态，减少肠胰反射活动，减少或抑制肠道激素的释放，减少吸收的营养物质对胰腺的直接刺激作用。

由于急性出血坏死性胰腺炎的患者有胰岛素抵抗现象，所以在提供足够能量和氮量时，应随时调整胰岛素的用量，维持血糖和尿糖在允许范围内。在急性肠外营养时，应防止给予过多葡萄糖，以免产生过多的CO_2而加重代谢紊乱，可以用脂肪乳剂来补充能量。国内有研究观察到，基础血甘油三酯值正常的胰腺炎患者，每日输注占总能量40%～50%的脂肪乳剂均能耐受，并且主张持续、缓慢静脉滴入，有利于机体利用。有相当数量的重症胰腺炎患者（27%）不能耐受含糖和大量胰岛素的营养配方。专家建议以脂肪为基础的营养支持每日至少需要80U胰岛素。对于有高脂血症的急性胰腺炎患者，静脉给予脂肪时应慎重，可用葡萄糖取代相应脂肪提供能量，或试验性输入脂肪并监测血中甘油三酯的浓度。

蛋白质按1.0～1.5g/kg予以补充，占总能量的15%～20%。在有肝功能障碍时，输入的氮源应有所选择；如肝功能异常时，则应加入支链氨基酸，以防昏迷，减少肌肉分解；肾功能异常时，应以输入高能量、低氮为主，氮源中注意给予必需氨基酸，少输入非必需氨基酸。

在重症急性胰腺炎中，肠外营养支持无疑是有益处的，但对于严重负氮平衡的患者，其预后未见明显改善。进行肠外营养的患者，导管引起的败血症需要引起高度重视。

2）肠内营养：在急性胰腺炎患者肠功能未恢复前，肠外营养起到了极其重要的营养支持作用，但若长期通过静脉维持营养，将会由于输入营养成分不够全面，且发病1～2周后，高代谢与急性炎症造成的消耗，出现负氮平衡而营养不足。同时，进行肠外营养时，肠内无营养物质将导致肠黏膜屏障的损害，出现肠道细菌的移位，目前认为，这是重症胰腺炎并发感染的主要原因，所以当患者病情相对稳定，肠功能恢复后，应争取尽早进行肠内营养。

一般在治疗7～10d病情稳定，血淀粉酶正常，可闻及肠鸣音，患者无腹胀、腹泻时，开始试行肠内营养较为合适。建立经肠营养时，应逐渐减少静脉的入量而逐渐增加经肠营养的入量，更重要的是，在建立经肠营养前向肠道内滴入生理盐水及葡萄糖，剂量、速度应缓慢地增加，直至患者适应。肠外营养过渡到肠内营养一般需要2周时间。若坏死性胰腺炎患者已经进行过手术并做空肠造瘘，则通常在腹腔炎症稳定、胃肠功能恢复后，经空肠造瘘，进行肠内营养支持。装有要素膳的胃肠管深入得越远，对胰腺的外分泌的刺激越小，因为这样就可以绕过正常的刺激胰腺分泌的头相、胃相和肠相。肠内营养除提供足够的能量和氮源外，还可减少胰液的分泌，让胰腺仍处于相对"休息"阶段，一般选用短肽或氨基酸型低脂肪的肠内制剂，每天提供总能量可达8368～12 552kJ（2000～3000kcal）。在肠内营养要素饮食中，根据病情稳定情况可逐步过渡到整蛋白型营养液或多聚体固定配方。若患者能适应整蛋白型配方膳食，则为今后逐步过渡到自然膳食打下基础，一般需要1个月左右时间。过早进入自然膳食，往往容易引起急性胰腺炎的复发。通常当患者能适应整蛋白型营养液后，体重多能维持或有所增加，能促进伤口愈合。

当患者无明显腹部体征，血、尿淀粉酶完全正常，无并发症，CT检查胰腺周围炎性渗出吸收，可逐渐开始半流食，停用肠内营养。在开始进食的24h内，每4小时给予无能量的液体100～300ml，如患者能耐受，则可给予含营养素的等量液体；如果患者反应尚好，3～4d后给予软食，最后给予固体食物。所有膳食中碳水化合物供能超过50%，每餐能量逐渐从160kcal增加至640kcal。恢复口服饮食后，应注意避免高脂肪、高动物蛋白及辛辣刺激性食物，见图16-2。

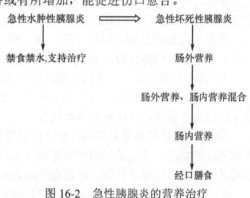

图16-2　急性胰腺炎的营养治疗

（二）慢性胰腺炎的营养治疗

营养治疗的目的是改善患者营养状况，同时，要缓解疼痛，消除发病诱因，防止复发。

大多数慢性胰腺炎患者可通过良好的食欲、高能量和摄入胰腺酶维持他们的体重和体力，慢性胰腺炎一般不需采用更多的措施来达到或维持令人满意的营养状况；当患者由于慢性胰腺炎加重、胰腺水肿这类急性并发症导致严重衰竭和营养不良时，才考虑更多的措施，这些患者需要延长肠内营养或TPN。同样，肠内营养或肠外营养支持是术前准备或术后的理想选择。

（1）急性发作期营养治疗原则：急性发作阶段应禁食，静脉输液，不应过早地进食。24～48h后，在患者能耐受的情况下，可给予不含脂肪的清流食，包括米汤、稀藕粉、杏仁茶、果汁、果冻、蔬菜汁、蜂蜜汁、炒米茶、麦麸水等，2～3d后如无任何不适，亦未加重病情，即患者对饮食已适应，可在流食的基础上，适量增加过箩粥、蛋白水、枣汁、胡萝卜汁等。随病情好转，可改用相对无脂肪或仅含微量脂肪的半流食，适当扩大食物的品种和增加食量，如增加米粥、素面片、挂面、面包、少油的饼干，以及少量的碎软蔬菜、熟透或煮软的水果，此时的糖类是治疗膳食的主要能源，脂肪仍需严格限制。以后病情趋于稳定，患者对饮食的耐受力增加，治疗饮食可以逐步过渡到高糖、低脂、多维生素、适量蛋白质的半流食，继而转为热能充足、适量蛋白质与糖类分配合理、清淡易消化的少渣软饭。

伴有明显感染症状时，应先进行肠外营养治疗，以抑制胰腺外分泌，保证胰腺能得到休息，感染控制后，可逐步试行鼻饲插管。在开始经肠营养时，应逐步增加入量和营养液的浓度，营养液应选低脂型。

（2）静止期营养治疗原则

1）供给充足能量：慢性胰腺炎患者常处于低营养状态，因此需要有充足的能量来补偿体内高分解代谢的消耗和增加抗病能力。每日需供给能量10.5～12.6MJ（2500～3000kcal）。如患者较长时间不能进食或摄入量过低，则可根据患者的具体情况，采用要素膳以满足其基础能量消耗和营养需要。为保证膳食中营养素在体内充分吸收利用，有效地补充能量，需要给予足量的胰酶制剂以减轻胰腺内、外分泌的负担，阻止病情发展或恶化。

2）供给质优量足的蛋白质：选用含脂肪少、生物价高的蛋白质食物，如鱼、虾、鸡肉、兔肉、瘦肉（猪、牛、羊）、脱脂酸奶、蛋清（限制蛋黄）及少油的豆制品，如豆腐、豆浆等。每日供给100～120g蛋白质，其中优质蛋白质约占半数。

3）控制脂肪：开始时严格限制脂肪的摄入量（20g/d），然后过渡到中度限制（40g/d）。随病情好转，患者能耐受时，可再略增加脂肪的摄入量达到50g/d。必要时可采用中链脂肪酸（MCT）取代普通食用油作烹调，以改善食物风味，减轻脂肪的吸收不良。MCT在胆盐或胰脂酶缺乏的情况下大部分可被吸收，为机体提供热能（1g MCT可产生34.7kJ，约相当于8.3kcal），不过不宜一次大量使用，以免引起不良反应。MCT水解迅速，对胃肠道有刺激作用，会产生腹胀、恶心、腹泻等症状。同时用MCT时，患者进食速度要放慢，少食多餐，可以避免不良反应，而且MCT氧化迅速，会形成酮体，因此在使用MCT时应适当补充双糖，防止发生酮血症。

此外，食物的烹调应以蒸、煮、氽、熬、拌、烩等方法，以减少脂肪的摄入量，长期（至少一年）避免过多脂肪食物，如油饼、油条、油炸食品、肥肉、奶油点心、炸鸡、炸花生米等。

4）供给充足的碳水化合物：碳水化合物作为能量的主要来源，多用易于消化吸收的糖类，如蔗糖、红糖、蜂蜜、藕粉、杏仁茶、粉丝、粉皮以及栗子、莲子、芡实等都可酌量采用。如患者发生糖尿病，需供给糖尿病的基本膳食。

5）供给丰富的微量营养素：患者由于受脂肪泻、疾病应激、治疗用药等影响，微量营养素有不同程度的缺乏，尤其是脂溶性维生素（A、D、E、K）和维生素B_{12}、维生素C及叶酸、钙、铁等需及时补充，以保证营养，纠正电解质紊乱，保持酸碱平衡。

6）饮食要有规律且适量：少食多餐（每天4～5餐），防止过饱、过饥、暴饮暴食。

7）绝对禁酒：酗酒是慢性胰腺炎的主要原因之一，饮酒可加速疾病的发展，引起多种并发症，戒酒虽不能使本病静止或痊愈，但可使其进展缓慢，有利于治疗。

8）忌用化学性和机械性刺激的食物，味精限量为6g/d以下。忌用生冷、不易消化及刺激胃液分泌的食物，如鸡汤、鱼汤、蘑菇鲜汤、咖啡、咖喱、辣椒粉、胡椒、芥末等，荸荠、萝卜、洋葱、韭菜等易胀气的蔬菜。采用少量多餐方式，避免暴饮暴食。

（郭怀兰）

第十七章　营养与肾脏疾病

肾脏疾病除常见的急性肾小球肾炎、肾病综合征、肾衰竭外，还包括糖尿病肾病、肾肿瘤、肾结石、肾移植术后、肾透析、高尿酸血症肾病等其他肾脏疾病，发病率占世界总人口的 1% 以上，是危害人类健康、造成死亡的主要原因之一。在发达国家，糖尿病、高血压及各种代谢性疾病（如痛风）的发病率升高，这些代谢性疾病在其后期都会影响肾脏，如在美国，糖尿病肾病已成为慢性肾衰竭——尿毒症的主要原因，发病率高达 35%～37%。此外，肾脏代替疗法（如肾移植或透析）的广泛应用也带来透析副作用、患者的生存质量差以及高额医疗费用等问题。

泌尿系统是参与人体营养代谢的重要器官系统，无论何种类型的肾脏疾病，都与营养素代谢关系密切，因此，泌尿系统疾病的防治离不开营养管理。肾脏是机体代谢产物排出的主要途径，同时承担着调节水、电解质平衡与维持内分泌稳态的功能。因此在肾脏疾病的营养管理中，蛋白质、电解质、维生素等的调控显得尤为重要。在大量临床实践中，结合临床营养和饮食特点对肾脏病患者提出饮食治疗原则及营养与配膳方案十分重要，配合药物治疗可达到维持患者的营养需要、增加抗病能力、适当发挥健全肾单位的生理功能、减轻肾脏负担、提高生活质量、延缓病情的发展或恶化的目的。

本章着重介绍几类与营养代谢关系紧密的泌尿系统疾病，其中急性肾小球肾炎、急性肾损伤、慢性肾脏病、肾结石的营养治疗是重点需要理解与掌握的内容。

第一节　急性肾小球肾炎

一、概　　述

肾小球肾炎是指具有少尿、血尿、蛋白尿、水肿，常伴有高血压、肾功能损害等临床表现的肾小球疾病。临床上可分为急性、急进性、慢性及隐匿性肾小球肾炎。

急性肾小球肾炎（acute glomerulonephritis，AGN），简称急性肾炎，是机体对某些致病因素（常见为溶血性链球菌）产生变态反应后，形成抗原抗体复合物，沉积在肾小球引起的以两侧肾脏弥漫性肾小球损害为主的疾病。任何年龄均可发病，但以学龄儿童为多见，青年次之，中年及老年少见，一般男性发病率较高，男女之比约为 2∶1。

急性肾炎的肾脏外形肿大，色灰白而光滑，故又称"大白肾"。其病理改变主要为弥漫性毛细血管内皮增生及系膜增殖性改变，肾小球系膜、毛细血管及囊腔均有明显的中性粒细胞及单核细胞浸润，增殖的细胞及渗出物可引起肾小球毛细血管腔狭窄，滤过膜的通透性和面积都受到损害，致使肾小球滤过率急剧下降，而远端肾小管对钠及水的重吸收相对正常，引起水钠潴留。

急性肾炎临床表现为少尿、血尿、蛋白尿、高血压及循环瘀血。长时间蛋白尿、血尿会造成患者营养不良、低蛋白血症、贫血，血浆渗透压下降而导致水肿。①潜伏期：病前 2～3 周常有上呼吸道炎等链球菌感染史，平均为 10 天，少数患者可短于 1 周。②全身症状：起病时症状轻重不一，80%～90% 患者有水肿，食欲减退、疲乏无力、恶心呕吐、头痛、精神差、心悸气促，甚至发生抽搐；部分患者先驱感染没有控制，则可发热，体温在 38℃ 左右。③尿异常：尿频、尿急；绝大多数患者有血尿，可出现短期肌酐、尿素氮增高；约 95% 患者有蛋白尿，持续性蛋白尿是转变为慢性的表现。④高血压：70%～90% 的患者出现中等程度高血压，高血压与水肿持续时间不完全一致，多在 2 周左右恢复正常。

个别患者病变严重有毛细血管袢坏死及新月体出现，呈急进性肾炎，又称快速进行性肾小球肾炎。因为病情发展迅速，如果不及时采取措施，常于短期内死于尿毒症，又称为恶性肾小球肾炎。

二、营养与急性肾小球肾炎的关系

（一）蛋白质代谢失调

蛋白质代谢失调严重者可表现为蛋白质代谢产物蓄积（氮质血症），血浆和组织必需氨基酸水平下降等。

（二）水钠潴留

肾小球滤过率降低会导致水钠潴留，这是造成水肿的主要原因。同时水钠潴留与肾素分泌过多会导致肾性高血压发生，严重者可出现充血性心力衰竭。

（三）电解质紊乱

少尿或无尿者易出现高钾血症；但由于利尿剂的使用，患者有可能出现低钾、低钠等电解质紊乱症状。

三、营 养 治 疗

（一）营养治疗原则

营养治疗的目的首先在于减轻肾脏负担，降低因内源性蛋白质分解而引起的血清氮水平，消除水钠潴留引起的水肿，使升高的血压下降，纠正电解质紊乱，维持机体的营养需要。

1. 低蛋白饮食　原则上应根据患者蛋白尿的程度及肾功能状况来确定，此外也要兼顾患者的水肿、高血压等情况综合考虑。应选用鸡蛋、牛奶、鱼及瘦肉等含必需氨基酸丰富、生物利用度高的优质蛋白质食物。轻症患者膳食中蛋白质供给只需要适当限制，按 $0.8 \sim 1.0 g/(kg \cdot d)$，一般为 $50 \sim 60 g/d$；中、重症病例按 $0.6 \sim 0.8 g/(kg \cdot d)$，一般为 $40 \sim 50 g/d$，但如果出现明显水肿，血压升高，尿素氮超过 21.42mmol/L 时，蛋白质供给则按 $0.5 g/(kg \cdot d)$ 计，控制在 $20 \sim 40 g/d$，以减轻肾脏负担。当氮质血症好转，尿量增多时，无论有无蛋白尿，蛋白质的供给量应逐步增加至 $0.8 g/ (kg \cdot d)$，以利于肾功能的恢复。病情稳定 $2 \sim 3$ 个月后，可恢复蛋白质的正常摄入量。

2. 三大产能营养素占能量比例合理　按每日 $25 \sim 35 kcal/kg$（$0.10 \sim 0.15 MJ/kg$）计，全天总能量应为 $1500 \sim 2000 kcal$（$6.27 \sim 8.37 MJ$）。糖类的摄入量要充足，可供给 $300 \sim 400 g/d$，占总能量的 65% 左右，以保证蛋白质在有限数量内充分用于组织的修复，可选择甜点心以及富含淀粉的粉皮、凉粉及含糖类高的蔬菜等；脂肪供能可占总能量的 25% 左右，但要以植物油为主，少吃含动物油脂多及油炸的食品。

3. 供给充足的维生素和微量元素　维生素 A、B 族维生素、维生素 C、叶酸、铁等，均有利于肾功能恢复及预防贫血的发生，选择适合患者的新鲜蔬菜与水果，保证维生素 C 摄入量在 300mg/d 以上；恢复期可多供给红枣、桂圆、山药、银耳、莲子等富含维生素和微量元素丰富的食物。

4. 低盐、无盐或低钠膳食　根据病情特别是水肿症状的轻重适当限制钠盐和水分的摄入，轻度水肿和高血压患者每天食盐摄入在 5g 以内，中、重度水肿，可采取低盐、无盐或低钠饮食。低盐膳食：避免食用含钠高的食品，烹调用食盐量 $2 \sim 3 g/d$（含钠 251.3mg/g）或相当于酱油 $10 \sim 15 ml$；无盐膳食：每日主副食中含钠量少于 700mg，烹调时不添加食盐及酱油；少钠膳食：禁食含钠量高的蔬菜，如小白菜、菠菜、油菜、白萝卜等，每日主副食含钠量应少于 500mg，烹调时不添加食盐及酱油。每日进液体量等于前一日尿量加 500ml。

5. 限制钾离子摄入量　少尿或无尿时，水分限制在 500ml/d 以下，钾离子的摄入量应严格控制，避免食用含钾离子高的蔬菜及水果类食物，如贝类、海带、紫菜、香菇、鲜蘑菇、黑枣、豆类等。

（二）营养配膳食谱

1. 膳食中营养成分建议 膳食控制根据病情轻重而有所不同。急性肾小球肾炎患者膳食中营养成分建议见表 17-1 和表 17-2。

表 17-1 急性肾炎患者的膳食营养成分

营养素	轻型	中度和重度型
蛋白质	稍限，0.8～1.0g/(kg·d)，50～60g/d	0.6～0.8g/(kg·d)，40～50g/d
食盐	4～5g/d	无盐或低盐（2～3g/d，含钠 800～1200mg/d）
水分	不限	500～1000ml+前一日尿量
能量	30～35kcal/(kg·d)（轻体力劳动标准）	25～30kcal/(kg·d)（卧床休息）
维生素	均应丰富，其中维生素 C>300mg/d	同轻型

表 17-2 急性肾小球肾炎患者一日所进食物数量和营养价值

食物	数量/g	蛋白质/g	脂肪/g	糖类/g	能量/kcal
大米	150	10.2	2.0	115	519
面粉	150	14.9	2.7	111.9	531
鸡蛋	50	7.4	5.8	0.8	85
菠菜	50	1.2	0.2	1.5	14
茄子	250	5.7	0.2	7.5	58
番茄	200	1.6	0.6	4.4	30
苹果	100	0.4	0.5	13	58
糖	35	—	—	35	140
油	20	—	20	—	180
总计	1005	41.4	32	289.1	1615

"—"表示"无"

2. 食谱举例 见表 17-3。

表 17-3 急性肾小球肾炎患者食谱举例

餐次	低盐低蛋白软饭饮食
早餐	白米饭、糖包子
午餐	馒头、菠菜蛋花汤面
加餐	苹果
晚餐	软饭、烧茄子、番茄切片

第二节 慢性肾小球肾炎

一、概 述

慢性肾小球肾炎（chronic glomerulonephritis，CGN）简称慢性肾炎，是由多种原因引起的一组肾小球疾病，以免疫炎症为主，可原发或继发于其他疾病。本病可发生在不同年龄，以中青年为多，男女发病率之比为 2：1。大部分慢性肾炎并非由急性肾炎迁延而致，其他细菌及病毒感染，特别是乙型肝炎病毒感染可引起慢性肾炎。慢性肾炎后期，患者多出现贫血，主要由肾实质受损，红细胞生成素生成减少及营养不良所致。贫血的严重程度与肾脏病变及肾脏功能减退成正比。

慢性肾小球肾炎的病理改变可因病因、病程及病变活动程度而有所不同,病变可以局灶性或弥漫性,随发病时免疫病理机制的不同可表现为不同程度的系膜或内皮细胞增生,毛细血管基膜增厚,基膜增厚伴系膜增生(基膜增生性)及局灶性硬化,进而肾组织萎缩,出现固缩肾等。

临床表现主要为蛋白尿、血尿、水肿、高血压和肾功能损害,大致可分为以下几个临床类型:

1. 普通型 一般每 24h 的尿蛋白为 1.5～3.5g,可有血尿、管型尿、高血压、肾功能损害等症状。

2. 肾病型 除普通型临床表现以外,24h 尿蛋白>3.5g,血浆蛋白低下,白蛋白可小于 3g,患者多有程度不等的水肿。

3. 高血压型 除普通型临床表现以外,尚有持续性中度以上的高血压症状。

4. 隐匿型 仅有轻度肾功能损害,预后较好。

二、营养与慢性肾小球肾炎的关系

由于肾脏不能排泄尿素和肌酐,而致血尿素氮、肌酐水平升高,体液、钾、钠和磷潴留。肾脏正常活化红细胞生成素和维生素 D 的能力受损,由于肾缺血引起红细胞生成素减少,加上厌食、食欲不振造成铁、叶酸和蛋白质摄入不足,均会导致肾性贫血,故常发生贫血、低钙、骨质疏松和高磷血症。钠和水代谢异常,造成高血压和钾潴留,可引起心脏节律障碍。有机酸的潴留可引起代谢性酸中毒。

三、营养治疗

(一)营养治疗原则

营养治疗的目的是根据不同疾病状态提供合理营养方案,增强机体抵抗力,预防感染,减少发作诱因,防止病情恶化。

1. 根据肾功能损害情况决定蛋白质摄入量 ①不能过度限制蛋白质摄入,以防造成营养不良。②在有限制的蛋白质摄入量范围内,优先选择牛奶、鸡蛋、新鲜瘦肉、鱼等优质蛋白质进食。③肾功能正常的慢性肾炎患者应该摄入正常量蛋白质,以不超过 1.0g/(kg·d) 为宜。④当肾功能不全出现少尿、水肿、高血压等症状时,应适当限制蛋白质摄入量 [0.6g/(kg·d)],不超过 50g/d,同时配合麦淀粉饮食治疗。⑤有氮质血症的患者,其肾组织 2/3 以上已损坏,高蛋白饮食能造成肾小球高灌注及高滤过,这可能是高蛋白饮食促进肾小球硬化、加速肾功能损害的主要机制,控制蛋白质的摄入,是治疗上颇为重要的一环。

2. 碳水化合物和脂肪作为能量的主要来源 ①在低蛋白饮食加必需氨基酸治疗的同时,必须保证每日进食足够的能量。②适当增加饮食中糖类(如麦淀粉、藕粉及食糖等)及植物油的比例,以保证摄入的蛋白质能被机体充分利用去合成自身蛋白质,纠正机体负氮平衡。③能量以每公斤体重 30～35kcal/d 计算,在 2000～2200kcal/d 为宜。

3. 适时调整水量,供给足量维生素 ①排尿量正常情况下,可不限制水分,采用日常饮食即可。②当出现水肿和高血压时,入水量要严格限制,简单的计算方法是以前一天的尿量加 500ml,入水量不超过 1000ml/d。③每日应供给足量的新鲜蔬菜和水果,如冬瓜、胡萝卜、鲜藕、番茄、金针菜、蜜桃、梨、西瓜、柑橘等,满足机体对维生素的需要。

4. 采用低钠饮食,利尿消肿 ①低钠饮食指摄入食盐 2～3g/d,以减轻机体水、钠潴留,有利于降压及利尿。②患者有水肿、少尿(尿量少于 500ml/d)、高血压合并心力衰竭、肺水肿时,应严格忌盐。③对于食欲不振患者,可考虑用无钠盐或无盐酱油等作食盐代用品来烹调饮食。

5. 以尿量和血钾水平调节钾盐的摄入 ①患者尿量在 1000ml/d 以上时,不必限制钾盐的摄入。②尿量在 1000ml/d 以下或有高血钾时,应选用低钾饮食,将蔬菜切成小块,浸泡后用大量水同煮,弃水食用可降低新鲜蔬菜中钾含量。③常用食物中含钾在 100mg/100g 以下的有猪血、猪肠、海参、蛋类、面筋、南瓜、藕粉、花菜、粉皮等。

6. 适量补充微量元素 ①慢性肾炎因促红细胞生成素减少,低白蛋白血症常伴难治性贫血,应食用含铁丰富的食物如油菜、木耳、红枣、桂圆、赤小豆等纠正贫血，同时及时补充铁剂、维生素 B$_{12}$、叶酸等。②慢性肾炎患者缺铁的同时兼有缺锌状态，除口服锌制剂外，提倡营养补锌，从食物中摄入含锌高的食物，如牛肉、羊肉、蛋黄、鱼类、大豆、黄豆、枸杞等，纠正患者的缺铁、缺锌状况。

（二）营养配膳食谱

1. 慢性肾炎不同临床期饮食处理 ①无症状蛋白尿或血尿：尿蛋白丧失 1～2g/d，一般饮食，略限盐。②无氮质血症，但尿蛋白丧失较多或有血浆蛋白低下，蛋白质按 0.8～1.2g/（kg·d）正常需要量供给，其中优质蛋白质占 50% 以上。③高血压型患者给予少盐或短期无盐饮食为宜，避免肾功能的恶化，同时应定期检查血钾、钠水平，以防止体内钠含量不足。④当肾功能明显减退时，应适当控制蛋白质摄入量，摄入总量在 30～40g/d，选择动物性食物等优质蛋白质；不要过分限制钠盐的摄入，以避免血容量不足甚至出现氮质血症。

2. 膳食中营养成分建议 膳食控制根据病情轻重而有所不同，膳食中营养成分建议见表 17-4。

表 17-4 慢性肾炎患者的营养治疗食谱表

食物	数量/g	蛋白质/g	脂肪/g	糖类/g	能量/kcal
面粉	200	18.8	2.8	150	700
大米	150	10.2	1.9	115.2	519
牛奶	200	6.6	8	10	138
猪肉	75	12.5	21.6	0.8	248
鸡蛋	50	7.4	5.8	0.8	85
扁豆	100	1.5	0.2	4.7	27
茄子	200	4.6	0.2	6.2	46
番茄	100	0.6	0.2	3.3	17
苹果	100	0.4	0.5	13	58
糖	15	—	—	15	60
油	25	—	25.0	—	225
总计	1215	62.6	66.2	319	2123

"—"表示"无"

3. 食谱举例 见表 17-5。

表 17-5 慢性肾炎患者普通膳食用餐

餐次	普通饮食
早餐	馒头、加糖牛奶
午餐	猪肉扁豆馅水饺
加餐	苹果
晚餐	米饭、茄子肉片、番茄鸡蛋汤

第三节　急性肾损伤

一、概　述

急性肾损伤（acute kidney injury，AKI）是由多种病因引起的肾功能快速下降而出现的临床综合征。其诊断标准为：血肌酐48h内升高≥26.5μmol/(0.3mg/dl)，或者7天内升高至≥1.5倍基础值，或者尿量<0.5ml/(kg·h)，持续>6h。AKI的全球发病率为2100/100万，全球每年约有200万人死于AKI。中国AKI的流行病学尚缺乏深入研究。

（一）病理特点

AKI的病因有很多，一般将其分为肾前性、肾后性及肾实质性三大类。肾前性的常见病因包括有效循环容量不足、血容量的相对不足和血流动力学异常。肾后性的病因是各种原因所致的急性尿路梗阻，如输尿管结石、乳头坏死组织堵塞、尿道狭窄、膀胱颈梗阻、前列腺肿大等。肾实质性的病因是许多肾实质性疾病。上述各种原因引起的急性肾脏损害，其病理特点表现为：肾中毒所致者，病变多为近端小管上皮细胞融合样坏死，而基膜完整；肾缺血所致者，肾小管细胞多呈灶性坏死，分散于肾小管各节段中，基膜常遭破坏。轻者仅有肾小管的轻微改变，重者可有肾小管的广泛变性和坏死。肉眼观察可见肾增大且质软，剖面髓质呈暗红色；皮质肿胀且苍白；显微镜检查有肾小管变薄、肿胀和坏死，管腔内有脱落的上皮、管型和炎症渗出物；肾间质可有不同程度的炎症细胞浸润和水肿；肾小球和肾小动脉一般无显著改变。

AKI的发生过程与下列几种因素有关：①肾血管血流动力学变化，主要表现为入球小动脉收缩和毛细血管内皮细胞肿胀及出球小动脉舒张，导致肾小球滤过缺失；②肾小球通透性改变，肾小球血管痉挛及肾小球滤过膜表面积减少或滤过系数下降，致使肾小球滤过率下降；③肾小管阻塞，肾小管上皮细胞有坏死、脱落和肿胀，在管内沉积并可形成管型使原尿下流受阻，肾内压力增加，使肾小球滤过率降低；④肾小管液回漏，由于肾小管上皮破坏，屏障作用消失，以及管周胶体渗透压的回吸收动力作用，肾小管腔内原尿向管周血管系统回流而致少尿。

（二）临床表现

AKI的临床表现分为起始期、维持期和恢复期。①起始期：患者通常并无明显的肾实质损伤，此时祛除病因可预防AKI发生。②维持期：一般持续7~14d，可出现少尿（<400ml/d）或无尿（<100ml/d）。非少尿型AKI预后较好，可伴随消化、呼吸、循环、神经、血液等系统障碍及水、电解质、酸碱平衡紊乱相关的临床症状。恢复期可出现尿量增多（对于少尿型），可达3000~5000ml/d。③恢复期：持续1~3周后尿量恢复正常，肾小球滤过率3~12个月恢复正常，肾小管功能约12个月恢复。

二、营养与急性肾损伤的关系

目前认为AKI是系统性炎症反应综合征，它不仅仅影响水、电解质和酸碱平衡，还影响其他很多代谢，其中包括诱导促炎症状态，激活蛋白质分解代谢，增加糖异生，抑制脂分解和改变脂肪清除率，氧化应激，免疫活性受损，内分泌异常等。AKI营养代谢特点如下。

（一）蛋白质和氨基酸代谢异常

AKI会激活蛋白质的分解代谢，使骨骼肌释放出过量氨基酸，从而增加肝脏糖异生和尿素生成。AKI导致肌肉蛋白分解代谢加速的一个主要因素是胰岛素抵抗。胰岛素抵抗会抑制蛋白质的合成，增加蛋白质的降解。另外，酸中毒也会激活肌肉中蛋白质的分解代谢和氨基酸的氧化。导致蛋白分解代谢的其他因素包括TNF-α、IL-1、IL-6等炎症介质的释放，儿茶酚胺、胰高血糖素及糖皮质激素等具有分解代谢特性激素的分泌，甲状旁腺功能亢进的发生，生长因子敏感性的抑制和减弱，以及活化白细胞释放的蛋白酶等。最后，肾脏替代治疗（renal replacement therapy, RRT）的类型和频率也会影响蛋白质的平衡。血液透析过程中，上述分解代谢途径被激活进而蛋白质分解代谢加快，且营养底物如氨基酸以每日5~15g的总量流失。另外，蛋白质的合成也因氨基酸的利用缺陷和胰岛素抵抗受到影响。

（二）碳水化合物代谢异常

应激会导致胰岛素抵抗的发生，往往会导致骨骼肌的葡萄糖最大摄取量减少及肌肉中的糖原合成受损。AKI 还会引发蛋白质分解代谢过程被释放出的氨基酸被过度转换而促进肝的糖异生。在基础状态和葡萄糖输注过程中，其内源性胰岛素分泌的速率是较低的，并且胰岛素在肝内的分解和在肾脏的降解都是减少的。对危重患者的严格血糖控制容易诱发低血糖。因此恰当的营养补充对于血糖的控制显得非常重要。

（三）脂类代谢异常

AKI 患者的脂类代谢会发生明显变化，其中血浆甘油三酯、极低密度脂蛋白和低密度脂蛋白的浓度升高，总胆固醇和高密度脂蛋白的浓度降低。导致以上改变的主要原因是脂肪分解相关的酶包括外周的脂蛋白脂肪酶及肝脏的甘油三酯脂肪酶等的活性降低，导致脂类分解受损。AKI 中受损的脂类分解作用可导致静脉输注的脂肪乳的清除延迟，脂肪乳清除率的减少超过 50%。

（四）维生素、微量元素与电解质的代谢

血液净化过程会导致大量水溶性维生素的流失，因此 AKI 患者血清中的水溶性维生素水平偏低。尽管脂溶性维生素不会随血液透析流失，但 AKI 患者血清中维生素 A、维生素 D、维生素 E 和活性维生素 D_3 的水平都偏低，唯有维生素 K 的水平正常甚至偏高。

有关 AKI 患者微量元素的研究不多，目前可知的有 AKI 患者血浆中的铁、硒、锌的水平偏低，铜的水平偏高。微量营养素作为患者的防御系统，可对抗造成细胞损伤的氧自由基。但由于微量元素内稳态的主要调节器在胃肠道，AKI 患者肾排泄功能又受到了损害。因此通过肠外补充微量元素会增加其中毒的风险，需谨慎使用。AKI 患者的电解质平衡受到很多因素的影响，主要包括基础疾病高分解代谢的程度、肾脏替代治疗的类型和强度、药物和营养支持等。由于 AKI 患者电解质平衡紊乱的情况差异较大，因此对其电解质需要量必须每天进行综合评估，根据具体情况进行调整。

三、营养治疗

（一）营养治疗原则

大多数 AKI 患者，特别是因休克、败血症、严重挤压伤引起的肾衰竭患者，都存在不同程度蛋白质分解、体液和电解质紊乱及酸碱平衡失调。患者每天可丢失蛋白质 150~200g，甚至更多；因不能正常地排泄代谢产物，以致发生高钾血症、代谢性酸中毒和尿毒症；处于分解代谢状态的肾衰竭患者，可因负氮平衡、体重减轻、免疫能力损害、低蛋白血症与水肿，发生其他并发症，使死亡率增高。营养治疗原则是防止体内蛋白质分解，提供适宜能量和必需氨基酸，使内源性尿素氮由非必需氨基酸合成，这样既可以保证体内的蛋白质合成，也可使氮质血症有所减轻，患者存活率提高。

1. 起始期饮食治疗原则　配合治疗原发病，促进肾功能恢复；维持体内酸碱平衡，水、电解质平衡和矿物质平衡，纠正或防止尿毒症；减少代谢废物如尿素、肌酐、肌酸等的产生，以减轻肾脏负担。

（1）供给足够能量：日常饮食中以糖类为能量供给的主要来源，可以选择含蛋白质低的麦淀粉制作的食物，加少量米汤或稀粥，再配以水果、甜果汁、葡萄糖、蜂蜜等含糖食物，以提高蛋白质的利用率，减轻肾脏负担和防止氮滞留加重，改善负氮平衡。

（2）低蛋白饮食、适量的维生素与无机盐：蛋白质供给量为 15~20g/d，必须挑选含必需氨基酸丰富的牛奶、鸡蛋、肉类、鸡、虾等优质蛋白质；在计算好入液量与了解血钾高低后，可适当进食各种新鲜水果或菜汁，以补充 B 族维生素和维生素 C 与无机盐。

（3）严格控制水盐平衡：在少尿期应计算和记录一天的入水量，严格限制各种水分的摄入（根据尿量而定），一般限制在 500ml/d，防止体液过多而引起急性肺水肿和稀释性低钠血症，每天补充液体量为基础需水量（即不显性失水减去内生水）加上显性失水；根据不同水肿程度、排尿情况及血钠测定，分别采用少盐、无盐或少钠饮食、低钠饮食，钠摄入约 500mg/d；酌量减少饮食中钾的供给量，除避免食用含钾量高的食物外，可以冷冻、加水浸泡或弃去汤汁以减少钾的含量。食物含钾量可参阅表 17-6。

表 17-6　食物含钾量　　　　　　　　　　　　　　　　　　　　单位：mg/100g

含钾量低的食物		含钾量高的食物	
菜瓜	88	牛肉	330
南瓜	69	猪肉	330
藕粉	0	鸡肉	340
鸡蛋	60	黄豆芽	330
鸭蛋	60	韭菜	380
皮蛋	70	青蒜	300
团粉（干）	15	红苋菜	320
白薯	110	绿苋菜	410
芝麻酱	140	芹菜	370
蕹菜	150	油菜	430
冬瓜	170	太古菜	450
夜开花	180	菜花	390
白萝卜	170	荠菜	470
嫩豆腐	84	香椿	400
蒜头	130	香菜	570
蒜苗	150	黄花菜	380
绿豆芽	160	菠菜	350
青菜	130	洋芋	590
米	90	荸荠	370
面条	11	冬笋	490
面粉	120	春笋	480
挂面	46	百合	490
干菜	100	紫萝卜头	440
梨	110	干红枣	430
白葡萄	71	鲜蘑菇	280
紫葡萄	42	紫菜	1640
西瓜	22	榨菜	1260
橙子	160	川冬菜	1240
柿子	170	干玉兰片	2260
		干蘑菇	4660
		冬菇	130
		杏	370

续表

含钾量低的食物	含钾量高的食物	
	藕	350
	红高粱	440
	玉米（黄）	270
	豇豆	210
	扁豆	200
	番茄	250
	丝瓜	220
	苦瓜	200

2. 维持期饮食治疗原则 患者多尿，常可因补液不足而失水；补盐不足而致低钾、低钠；或因补液过多而使多尿期延长，因此饮食治疗应以纠正水、电解质平衡失调为主。

（1）高能量：早期的饮食治疗基本原则与少尿期相同，能量要充足，总能量在1200~1800kcal/d，产能营养素比例为碳水化合物80%，蛋白质10%，脂肪10%；主食最好以麦淀粉代替。

（2）低蛋白饮食：多尿初期肾小管选择性重吸收功能尚未恢复，尿排钾多、尿素少，蛋白质仍按20g/d供给；氮质血症好转后，蛋白质可提高至45g/d，动物性优质蛋白质应大于50%。

（3）适宜补充水盐及电解质：多尿初期水摄入量可增加至1200ml/d，最好按前一天尿量计算输液量；当尿量恢复正常后，补液量可达1500~2000ml/d，但补液总量应少于尿量；多尿期钾丢失增多，除多吃含钾丰富的水果、果汁、蔬菜外，应根据血钾水平而调整，一般当尿量在1500~3000ml/d时，氯化钾一日三次每次1g，当尿量>3000ml/d时，钾的补充还可适当增加；多尿期应增加食盐补充尿中丢失的钠，按每排1000ml尿，补氯化钠2g，或碳酸氢钠2g。

3. 恢复期饮食治疗原则 恢复期排尿渐趋于正常，临床症状有所缓解，病情稳定后，可恢复正常饮食。

（1）总能量可按2200~2800kcal/d供给。

（2）蛋白质的供给量可随血液非蛋白氮下降而逐渐提高，开始按0.5~1.0g/kg计算；逐步恢复时则可按1.0g/kg或更多计算。

（3）同时注意给予含维生素A、B族维生素和维生素C丰富的食物。

（二）营养配膳食谱

1. 膳食中营养成分建议 膳食控制根据病情轻重而有所不同，膳食中营养成分建议见表17-7。

表17-7 一日食物数量和营养价值

食物	数量/g	蛋白质/g	脂肪/g	糖类/g	能量/kcal
大米	50	3.4	0.7	28.4	173
面粉	100	9.4	1.4	75	350
挂面	100	9.6	1.7	70	334
牛奶	200	6.6	8	10	138
鸡蛋	50	7.4	5.8	0.8	85
瘦猪肉	25	4.2	7.2	0.3	83
番茄	150	1.2	0.5	3.3	23
柑橘果汁	200	—	—	20	80

续表

食物	数量/g	蛋白质/g	脂肪/g	糖类/g	能量/kcal
紫菜	2	0.5	—	1	6
苹果	100	0.4	0.5	13	58
糖	10	—	—	10	40
油	10	—	10	—	90
总计	997	42.7	35.8	231.8	1460

"—"表示"无"

2. 食谱举例

（1）少尿期（适用于短期）蔗糖 50g，葡萄糖 50g，溶于 800ml 开水中，加少量酸梅精或鲜柠檬汁调味；全日 8 次进食，自早 8 点至晚 10 点，每 2 小时进食 100ml；可供能量 400kcal/d（1.67MJ/d），入液量 800ml/d。

（2）少尿缓解期（低蛋白、低钠、低钾膳食）如患者已排尿 400～500ml/d，除继续服上述配方外，再加三次主餐，举例如下：

早餐：牛奶 150ml，甜面包 25g

午餐：面片 50g，番茄 50g，鸡蛋 1 个

晚餐：麦片粥 25g，牛奶 150ml

能量 800kcal/d（3.35MJ/d），蛋白质 28g/d 左右，入液量 1200ml/d；应再口服或静脉输入必需氨基酸 10～13g，使蛋白质摄入量达 40g/d。

（3）急性肾衰竭并发尿毒症（低钠、低蛋白饮食）表 17-8 所列食谱为高碳水化合物、低蛋白、低脂肪、高维生素 C、高钾低钠的饮食，以蔬菜水果为主，故不能长期食用。

表 17-8　低钠、低蛋白饮食食谱举例

食物	数量/g	食物	数量/g
牛奶	200（ml）	苹果	100
麦淀粉	250	鸭梨	100
大米	25	糖	25
猪瘦肉	25	番茄	200
鸡蛋	35	干粉丝	20
冬瓜	200	豆油	50
西葫芦	200	酱油	4（ml）
上述食谱可获得：			
总热能	1951.2kcal（8.16MJ）	氮：热	1:482.8
P/S 比值	2.28		
碳水化合物	319.4g（65.4%）	蛋白质	25.2g（5.1%）
脂肪	63.6g（29.3%）	动物蛋白质	15.6g（61.6%）
维生素 C	94mg	胆固醇	254.9mg
钠	401.7mg	钾	1252.4mg
磷	450.5mg	钙	390.9mg
铁	18.7mg	锰	1.3mg
锌	4.15mg	铜	1.0mg

P/S 为不饱和脂肪酸与饱和脂肪酸的比值

（4）美国 Amin-Aid 急性肾损伤的要素饮食见表17-9。

表17-9 急性肾损伤的要素饮食

成分	含量/g	比例/%	供能比例/%
糖类（蔗糖、麦芽糊精、柠檬酸）	124.3	84.0	74.8
脂肪（乳化豆油、磷脂、甘油一酯与甘油二酯）	15.7	10.7	21.2
氨基酸（8种必需氨基酸+组氨酸）	6.6	4.5	4.0
总氮	0.8	0.54	

使用时每袋加水至340ml，浓度为43%，总热能2781kJ（664.9kcal）

第四节 慢性肾脏病

一、概 述

慢性肾脏病（chronic kidney disease，CKD）是指各种原因引起的慢性肾脏结构和功能障碍（肾脏损害病史大于3个月），包括肾小球滤过率（GFR）正常和不正常的病理损伤、血液或尿液成分异常及影像学检查异常，或不明原因 GFR 下降 [<60ml/(min·1.73m^2)] 超过3个月，即 CKD。流行病学调查显示，全球 CKD 患病率约14.3%，中国 CKD 患病率约10.8%。CKD 患病率高、预后差、医疗费用昂贵，已成为严重影响国人健康的重要公共卫生问题。

（一）临床分期

改善全球肾脏病预后组织（Kidney Disease：Improving Global Outcomes，KDIGO）基于 GFR 提出 CKD 的分期见表17-10。

表17-10 慢性肾脏病的分期

分期		GFR/[ml/(min·1.73m^2)]	描述
G1		≥90	正常或升高
G2		60～89	轻度下降
G3	3a	45～59	轻中度下降
	3b	30～44	中重度下降
G4		15～29	严重下降
G5		<15 或肾替代治疗	肾衰竭

（二）临床表现

CKD 不同阶段临床表现各不相同，在 G1 期和 G2 期，患者可无任何症状，或仅有轻微乏力、腰酸和夜尿增多等；少数患者有食欲下降、轻度贫血等。G3 期后，上述症状加重，可出现高血压、心力衰竭、酸碱平衡紊乱、电解质紊乱、消化道症状贫血、矿物质骨代谢异常、中枢神经系统障碍等。

1. 水、电解质代谢紊乱 G4 期和 G5 期常出现各种电解质代谢紊乱和酸碱平衡失调，其中以代谢性酸中毒、水钠平衡紊乱和高钾血症最为常见。还有高钙或低钙血症、高镁或低镁血症以及高磷血症等。

2. 消化系统 主要表现为食欲下降、恶心、呕吐、口腔尿素味等。胃黏膜糜烂或消化性溃疡所致的消化道出血也较为常见。

3. 心血管系统 心血管病变是 CKD 患者的常见并发症和最主要的死因。尤其进入 G5 期，患

234

者心血管不良事件及动脉粥样硬化性心血管病比普通人群高 15～20 倍，进而导致死亡率进一步增高（占尿毒症死因的 45%～60%）。主要表现为高血压和左心室肥厚、心力衰竭、尿毒症性心肌病心包病变、血管钙化和动脉粥样硬化等。

4. 呼吸系统　体液过多或酸中毒时均可出现气短，严重酸中毒可致呼吸深大。体液过多、心功能不全可引起肺水肿或胸腔积液。由尿毒症毒素诱发的肺泡毛细血管渗透性增加、肺充血可引起"尿毒症肺水肿"，此时肺部 X 线检查可出现"蝴蝶翼"征，及时利尿或透析可迅速改善上述症状。

5. 血液系统　主要表现为肾性贫血和出血。多数患者均有轻度、中度贫血，主要由肾组织分泌促红细胞生成素减少所致。如同时伴有缺铁、营养不良、出血等因素，可加重贫血程度。G5 期患者可有出血倾向，多与血小板功能降低有关，有轻度出血倾向者可出现皮下或黏膜出血点、瘀斑，重者可发生胃肠道出血、脑出血等。

6. 神经系统　早期可有疲乏、失眠、注意力不集中等。其后会出现性格改变、抑郁、记忆力减退、判断力降低。尿毒症时常有反应淡漠、谵妄、惊厥、幻觉、昏迷、精神异常等。周围神经病变也很常见，感觉神经障碍更为显著，最常见的是肢端袜套样分布的感觉丧失，也可有肢体麻木、烧灼感或疼痛感、深反射迟钝或消失，并可有神经肌肉兴奋性增加，如肌肉震颤、痉挛、不宁腿综合征，以及肌萎缩、肌无力等。

7. 骨骼　CKD 患者常存在钙、磷等矿物质代谢及内分泌功能紊乱，导致矿物质异常、骨病、血管钙化等症状，称为"慢性肾脏病-矿物质和骨异常"，包括高转化性骨病、低转化性骨病（包括骨软化症和骨再生不良）和混合性骨病，可出现骨痛、行走不便和自发性骨折。

二、营养与慢性肾脏病的关系

营养不良是 CKD 常见并发症，是 CKD 发生、进展及心血管事件与死亡的危险因素。我国 CKD 患者营养不良的患病率为 22.5%～58.5%；血液透析患者营养不良的患病率为 30.0%～66.7%，腹膜透析患者营养不良的患病率为 11.7%～47.8%。因此，关注 CKD 患者营养问题，将营养治疗贯穿于整个 CKD 治疗过程，对于提高 CKD 整体诊治水平、延缓疾病进展、改善患者预后以及减少医疗费用支出有着非常重要的意义。

（一）蛋白质代谢异常

肾功能受损导致肾小球滤过率下降，蛋白质的代谢产物在体内蓄积，包括尿素氮、肌酐、胍类、胺类、吲哚等。高蛋白饮食易导致残余肾功能丧失、高磷血症和继发性甲状旁腺亢进、代谢性酸中毒，而低蛋白饮食可以减轻氮质血症、改善代谢紊乱、降低肾小球的高滤过。G4 期和 G5 期往往还存在多种代谢异常，必需氨基酸/非必需氨基酸比例下降，主要特征为支链氨基酸不足。CKD 患者由于多种原因导致食欲不振、蛋白尿，加剧蛋白质丢失，代谢性酸中毒、微炎症代谢状态、内分泌紊乱等会导致机体蛋白质合成减少、分解增加。

（二）脂质代谢异常

CKD 患者存在轻微的胰岛素抵抗和甲状旁腺功能亢进，这两者可直接降低脂肪代谢酶的活性，从而影响脂质代谢，出现高脂血症。CKD 的高脂血症主要表现为甘油三酯升高、脂蛋白残余颗粒增多、脂蛋白 a（LP-a）升高、高密度脂蛋白胆固醇（HDL-C）降低和低密度脂蛋白胆固醇（LDL-C）升高。

（三）糖代谢异常

由于肾功能减退和代谢产物潴留会影响组织对糖的利用或产生胰岛素抵抗，CKD 患者可出现糖耐量减低或高糖血症；但如果糖摄入不足，也可出现低血糖。

（四）维生素和矿物质代谢异常

疾病和饮食限制导致患者食欲下降，维生素常摄入不足。由于肾小球损害以及免疫抑制剂、镇静药等药物影响维生素的吸收和利用，患者常出现不同程度维生素缺乏现象，其中 B 族维生素、维生素 C 等水溶性维生素缺乏尤为明显。其他矿物质如微量元素铁、锌、硒等也存在不同程度代谢异常。

（五）水、电解质代谢异常

患者由于尿蛋白的丢失，以及内分泌代谢紊乱，容易出现水钠潴留，尿钾、尿磷排出减少导致的高钾血症、高磷血症。

三、营养治疗

（一）营养治疗原则

1. 调整蛋白质摄入量 CKD 患者应限制米类、面类等植物蛋白的摄入，可采用淀粉、粉丝、藕粉、薯类等，宜选用优质蛋白，如鸡蛋、牛奶、瘦肉、鲜鱼等。采用低蛋白饮食后，肾功能下降显著变慢，但应避免营养不良而导致的机体抵抗力减弱和低蛋白血症。患者需均匀分配三餐蛋白质，CKD 1～2 期患者，不论是否患有糖尿病，蛋白质摄入推荐量为 0.8～1.0g/(kg·d)。对于 CKD 3～5 期患者，推荐量为 0.6～0.8g/(kg·d)。其中至少 50% 来自优质蛋白质。可同时补充复方 α-酮酸制剂 0.075～0.12g/(kg·d)。再根据患者的年龄、合并疾病及应激状况进行调整。

2. 能量摄入应充足 在优质低蛋白饮食治疗的同时应保证供给充足的能量，以减少体内蛋白质的消耗和组织蛋白分解代谢，提高蛋白质利用率。定时定量进餐，早、中、晚三餐的总能量比例应调整为 20%～30%、30%～35%、30%～35%。

3. 适量补充无机盐和维生素 患者常有电解质紊乱与某些维生素的不足，故应在营养治疗中适量补充维生素 D、维生素 C 和 B 族维生素；患者常伴有微量元素铁、锌等的不足和低钙、高磷的症状，要增加含铁、含锌、含钙量高的食物的摄入，如牛奶、黑鲤鱼、黑木耳、海带和芝麻、牡蛎、肝脏、鱼类等。

4. 适时调节钠、钾盐的摄入 CKD 患者若摄入的钠盐过少易出现低钠及脱水，故不宜过度限制，钠的摄入量以不出现水肿为主；若无水肿和严重高血压，不必严格限制食盐的摄入，一般患者钠盐摄入量为 2～3g/d；若有高血压、心力衰竭、肺水肿、严重全身性水肿，应限制钠盐摄入；当血清钠低于 130mmol/L 时，应增加食盐摄入量。在尿量过少或无尿时，应注意避免食用含钾量高的食物；当由于钾盐摄入量不足和利尿剂的应用出现低钾血症，此时又应补充钾盐。

5. 注意给予高钙低磷饮食 高磷血症可使肾功能恶化，并使血清钙降低，低蛋白饮食可降低磷的摄入量，少吃含磷高的食物如各种乳制品、动物内脏、杏仁、牛肉、豆类、坚果类、肉汤等；若血钙水平过低引起症状时，可给予高钙饮食如鸡蛋、牛奶、海带等；当患者出现血钙过低而引起症状时，可口服葡萄糖酸钙、乳酸钙、碳酸钙以提高血钙水平。

6. 尿毒症饮食治疗 在营养治疗中，单采用高生物价低蛋白饮食已不能保持适当的尿素氮水平，必须再降低蛋白质的摄入量，但要保证必需氨基酸的量与比例；这时需加上必需氨基酸饮食疗法或 α-酮酸（α-ketoacid，αKA）疗法，与临床治疗相适应，才能取得显著疗效。αKA 治疗原理主要是通过改善蛋白质代谢，减少氮代谢产物，减轻残余肾单位过度滤过，降低血磷、甲状旁腺激素水平等作用，达到缓解症状，减缓病程进度，保护和改善肾功能的目的。

（二）CKD 各阶段患者营养素推荐摄入量

应根据患者生活方式、CKD 分期及营养状况、经济条件等进行个体化膳食安排和营养教育。根据中国医师协会肾脏内科医师分会和中国中西医结合学会肾脏疾病专业委员会营养治疗指南专家协作组编撰的《中国慢性肾脏病营养治疗临床实践指南（2021版）》对CKD不同分期营养治疗进行了推荐（表17-11）。

表17-11　CKD各分期营养素摄入推荐一览表

CKD分期	营养素	推荐意见
1～2期非糖尿病患者	蛋白质	1. 应避免高蛋白饮食 [>1.3g/(kg·d)] 2. 非持续性大量蛋白尿的CKD 1～2期患者推荐蛋白摄入量0.8g/(kg·d)，不推荐蛋白质摄入量≤0.6g/(kg·d) 3. 对大量蛋白尿的CKD 1～2期患者，建议蛋白摄入量0.7g/(kg·d)，同时加用酮酸治疗
	能量	建议保证足够能量摄入同时维持健康体重的稳定
	液体及无机盐	1. 建议早期CKD患者，饮食钠摄入量不超过100mmol/d（钠2.3g/d或食盐6g/d） 2. 推荐患有持续性高钾血症的患者，限制饮食钾摄入量 3. 建议患者适量多吃水果和蔬菜
1～2期糖尿病患者	蛋白质	避免高蛋白摄入 [≥1.3g/(kg·d)]，建议蛋白质摄入量为0.8g/(kg·d)
	能量	推荐能量摄入为30～35kcal/(kg·d)，对于肥胖的患者建议减少能量摄入至1500kcal/d；老年患者可考虑减少至30kcal/(kg·d)
	钠	推荐钠摄入量限制在2.3g/d（食盐6g/d），但不推荐严格限制钠的摄入（<3g/d）
3～5期非糖尿病患者	蛋白质	1. 推荐患者限制蛋白质摄入同时补充酮酸制剂，以降低ESRD或死亡风险 2. 推荐患者低蛋白饮食 [0.6g/(kg·d)] 或极低蛋白饮食 [0.3g/(kg·d)]，联合补充酮酸制剂
	能量	1. 建议患者能量摄入为30～35kcal/(kg·d) 2. 建议根据患者年龄、性别、去脂体重及其他因素个体化调整热量的摄入
	钠	1. 推荐限制饮食中钠的摄入（<2.3g/d）以降低血压和控制容量 2. 建议限制饮食中钠的摄入（<2.3g/d）以降低蛋白尿
	钾	建议患者个体化调整饮食中钾的摄入以保证血钾在正常范围
	磷	1. 推荐患者限制饮食中磷的摄入以维持血磷在正常范围 2. 患者进行限磷饮食治疗时，应考虑摄入磷的来源（动物、蔬菜和食品添加剂）
	钙	建议患者（未服用活性维生素D）元素钙（包括食物来源的钙、钙片和含钙的磷结合剂）摄入量800～1000mg/d以维持钙平衡
	代谢性酸中毒	1. 建议患者通过增加饮食中水果和蔬菜的摄入降低机体的净产酸量 2. 推荐患者通过补充碳酸氢钠减少机体净产酸量以延缓残肾功能的下降 3. 建议患者血清碳酸氢盐水平维持在24～26mmol/L
	维生素D	建议患者应用维生素D_2或维生素D_3，纠正25-OH-D缺乏
	外源性营养素	1. 合并PEW风险的成人患者，若经过营养咨询仍不能保证足够能量和蛋白质摄入需求时，建议给予至少3个月的口服营养补充剂 2. 成人患者通过营养干预和口服补充营养剂后未满足蛋白质及能量需求时，建议肠内营养
3～5期糖尿病患者	蛋白质	1. 推荐代谢稳定的患者蛋白质摄入量为0.6g/(kg·d)，并可补充酮酸制剂0.12g/(kg·d) 2. 建议平衡饮食蛋白结构，适量增加植物蛋白质摄入比例
	能量	1. 建议患者能量摄入为30～35kcal/(kg·d) 2. 建议摄入全谷类、纤维素、新鲜水果、蔬菜等低糖食物以保证充足的能量 3. 建议根据患者年龄、性别、去脂体重及其他因素个体化调整能量的摄入
	液体和无机盐	1. 建议患者根据尿量情况，适当限制及调整液体摄入量，维持机体液体平衡 2. 推荐患者钠摄入量<2.3g/d（相当于食盐6g/d） 3. 建议患者钠的摄入量应根据患者实际情况，综合考虑给予个体化建议

CKD 分期	营养素	推荐意见
3～5 期糖尿病患者	磷	1. 推荐患者调整饮食中磷的摄入以维持血磷在正常范围 2. 患者进行限磷饮食治疗时，应考虑摄入磷的来源（动物、蔬菜和食品添加剂） 3. 建议患者磷的摄入量应根据患者实际情况，综合考虑给予个体化建议
	钙	1. 推荐患者调整元素钙的摄入以维持血钙在正常范围 2. 建议患者（未服用活性维生素 D）元素钙（包括食物来源的钙、钙片和含钙的磷结合剂）摄入量 800～1000mg/d 以维持钙平衡
	钾	1. 建议患者个体化调整饮食中钾的摄入，以保证血钾在正常范围 2. 建议伴高钾血症者减少饮食中钾的摄入，必要时口服降钾药物
	维生素和微量元素	1. 建议患者可适当补充缺乏的维生素 2. 建议微量元素仅提供给伴有微量元素缺乏引起的相关症状或生化指标异常的患者
	外源性营养素	1. 建议患者出现高分解代谢或 PEW，可考虑给予口服营养补充剂 2. 如果经口补充受限或仍无法提供充足的热量，建议给予管饲喂食或肠外营养

PEW：蛋白质能量消耗

（三）慢性肾脏病患者营养配膳食谱

根据患者进食能力，可选用下述饮食，并同时加用必需氨基酸或 α-酮酸；对早、中期慢性肾衰竭患者，则一般不必选择麦淀粉食物。

1. 不同阶段蛋白质摄入的推荐量　按患者肾功能水平控制蛋白质的摄入，慢性肾脏病不同阶段蛋白质摄入的推荐量，参考临床肾功能水平建议（表 17-12）。

表 17-12　慢性肾脏病不同阶段蛋白质摄入的推荐量

临床分期	肌酐清除率/(ml/min)	血清肌酐/(mg/L)	蛋白质/[g/(kg·d)]
肾功能不全代偿期	51～80	16～20	0.8～1.0
肾功能不全失代偿期	21～50	21～50	0.7～0.9
尿毒症前期	10～20	51～80	0.6～0.8
尿毒症期	<10	>80	0.6～0.7

对靠透析治疗维持的患者，透析同时会丢失部分蛋白，要增加蛋白质的补充量。血透患者每日蛋白质供应量为 1.0～1.2g/kg，腹透患者每日蛋白质供应量应为 1.2～1.5g/kg。

2. 低蛋白麦淀粉膳食　根据不同病情阶段设计出低蛋白麦淀粉膳食 I、II、III 号，不同营养供给内容的膳食见表 17-13。

表 17-13　慢性肾脏病患者的麦淀粉膳食 I、II、III 号

膳食编号	蛋白总量			副食				主食		能量	
	总量/g	优质蛋白质/g	优质蛋白质所占比例/%	牛奶/ml	鸡蛋/g	瘦肉/g	蔬菜	麦淀粉/g	大米/g	kcal	MJ
I	20	15	70	100	40（1个）	25	适量	250～350	—	1800～2350	7.54～9.85
II	30	19	60	200	40（1个）	25	适量	200～250	100～150	2000～2600	8.38～10.89
III	40	29	>70	200	80（2个）	50	适量	200～250	100～150	2000～3000	8.38～12.57

能量摄入者小于 1800kcal/d 时，应静脉输入葡萄糖予以补足能量需要

3. 食谱举例 性肾脏病患者一日食谱举例见表 17-14。

表 17-14 慢性肾脏病患者一日食谱举例

编号	早餐	午餐	晚餐	蛋白质		能量	
				总量/g	优质/g	kcal	MJ
I	牛奶 100ml 蒸糕（麦）100g	焖面条（麦）100g （鸡蛋 40g，黄瓜） 番茄粉丝汤	烙馅饼（麦）100g （瘦肉 25g，西葫芦） 黄瓜粉丝汤	19.73	14.46	1803	7.55
II	牛奶 200ml 饼干（麦）100g	蒸饺（麦）100g （瘦肉 25g，白菜） 番茄汤	大米饭 100g 鸡蛋 40g，炒黄瓜 圆白菜粉丝汤	21.10	19.10	2197	9.20
III	牛奶 200ml 煎南瓜饼（麦）100g	摊鸡蛋饼（麦）100g （鸡蛋 80g） 炒柿椒丝 萝卜粉丝汤	大米饭 100g 余丸子 菠菜粉丝 （瘦肉 50g）	40.37	28.37	2136	8.95

食用 I 号麦淀粉膳食同时，静脉肾用氨基酸制剂（EAA-TR2）方可达到治疗目的

第五节 肾结石

一、概述

肾结石（nephrolithiasis）是指肾及尿路结石，是泌尿系统常见病之一。

代谢障碍、甲状旁腺功能亢进、尿路感染或因梗阻、饮食及水质等多种因素均可引起结石。人体尿液的主要成分是晶体、基质和水，若各种成分的质和量发生变化，则尿中某些晶体即可沉淀而形成结石。根据结石所含主要晶体成分的不同，分类为草酸钙、磷酸钙、尿酸盐及胱氨酸结石等。结石成分因地区不同而有差异，一般以草酸钙与磷酸钙结石为多，其次是尿酸盐结石。

二、营养与肾结石的关系

许多研究表明，多种营养素的摄入与肾结石的发生密切关联。

（一）蛋白质

高动物蛋白摄入可以导致尿液中钙、尿酸和草酸含量增加及尿 pH 和柠檬酸盐含量下降。尿中的钙、尿酸和草酸含量增加可以促进尿结石形成；而柠檬酸盐是结石形成的抑制剂，其含量减少进一步增加尿结石形成的危险；尿 pH 下降，有利于尿酸沉淀，也使草酸钙结晶容易形成。

（二）糖类

精制糖对尿石症的致病作用已经受到广泛重视。尿石症发病率与糖的消耗量密切相关，精制糖可能通过增加尿液中钙、草酸和尿酸的排泄，降低尿液 pH，增加尿石症形成的危险。但具体机制还有待于进一步研究。

（三）嘌呤

嘌呤的代谢终产物是尿酸，大量摄入高嘌呤饮食不仅增加尿液中尿酸的排泄，易于形成尿酸结石；还能增加内生草酸形成，从而增加草酸钙结石形成的危险。

（四）草酸盐

草酸是形成含钙结石的重要因素之一。70%～80% 的上尿路结石是草酸钙结石。尿液中 60%

的草酸是体内甘氨酸、羟乙酸和羟脯氨酸代谢产生的，25%~30% 是饮食中维生素 C 的最终代谢产物，仅有 10%~15% 来自饮食中的草酸盐。没有代谢异常的情况下，肠道草酸吸收仍是影响尿液草酸排泄率的重要因素，对于高草酸尿症患者需要避免含草酸丰富的食物摄入，同时也要避免长期摄入过高剂量维生素 C。

（五）矿物质

1. 钙 虽然高钙饮食会增加尿钙排泄，但近期大量研究表明高钙饮食与结石风险减少相关，可能机制是高钙在肠道结合草酸，减少草酸的吸收和在尿液中的排泄，使尿液草酸/钙的比值下降。另外食物钙的主要来源奶制品可能含有某些抑制结石形成的因素。补充钙剂对结石形成风险的影响和食物中的钙对结石形成风险的影响不同，老年女性补充钙剂者结石风险升高，青年男性和女性并没有发现两者存在联系。这种差异可能是由于补充钙剂时往往不是进食时候，因此其结合草酸的作用消失了。目前证据尚不支持钙补充剂是结石形成的主要原因，但对于结石患者补充钙剂前有必要评估钙剂对尿液成分的影响，同时注意服用时间。

2. 钠 大量摄入钠盐可增加尿液中的钙和胱氨酸的排泄，减少尿液柠檬酸的排泄，升高尿液 pH 是含钙尿石症形成的危险因素之一。高钠摄入会导致近端肾小管钠重吸收，从而导致远端肾单位对钙的重吸收降低。同时限制钠盐和动物蛋白可明显减少尿钙的排泄。

3. 钾和镁 流行病学调查表明，钾的摄入减少可增加尿石症形成的危险性。钾能减少尿钙的排泄。低钾血症刺激柠檬酸的重吸收，降低尿柠檬酸的排泄。镁能降低尿路结石形成危险性，其机制包括：竞争性与尿液中草酸结合，避免草酸钙生成，而形成溶解度更高的镁-草酸复合物；促进钙和草酸结合形成稳定性差的二水草酸钙而抑制一水草酸钙形成；降低草酸钙饱和度，增加尿柠檬酸的排泄。

（六）维生素

1. 维生素 B_6 是草酸代谢过程中必需的辅酶，当有足量的维生素 B_6 存在时，大部分的乙醛酸可转化为甘氨酸而大大减少草酸的生成。

2. 维生素 C 是草酸的前体物质之一，大剂量补充维生素 C 可能会增加草酸钙结石的形成风险。但维生素 C 对尿石症的作用研究仍存在争议，不建议限制饮食维生素 C（富含维生素 C 的食物同时也富含结石形成抑制因子如钾、镁），但草酸钙结石患者不建议补充维生素 C 制剂。

（七）膳食纤维

膳食纤维可抑制尿石症的发生，其机制包括：结合肠道中的钙，减少食物在肠道的转运和吸收时间，从而减少尿草酸、钙和尿酸的排泄，增加结石抑制物的含量；还可以降低尿液酸度。

（八）水

尿液中结石成分的过饱和状态是尿石症形成的先决条件。增加饮水量使尿量增加，将使尿液内成结石物质饱和度降低，对不同类型结石患者均有利，每天尿量最好达到 2~3L。在夜间及肾外体液丢失增多时，尿液呈过饱和状态，可促使结石形成。对于结石反复发作，可考虑督促患者坚持在午夜饮水一次。在炎热天气或进行强体力劳动时，液体摄入量也应相应增加。

另外，超重/肥胖与尿路结石密切相关，可能与其导致血/尿酸水平升高、炎症反应及胰岛素抵抗有关。合理的能量供给维持理想体重，也是防治尿路结石的重要手段。

三、营养治疗

应根据结石种类调整饮食成分及尿液的酸碱度使尿中盐类得以溶解，不同肾结石的饮食治疗原则见表 17-15。

表 17-15 几种肾结石的饮食治疗原则

结石种类	饮食治疗原则	备注
草酸钙、磷酸钙	低钙饮食 400mg	—
钙	低钙试验饮食 200mg	—
磷	低磷饮食 1000～1200mg	—
草酸	低草酸饮食（＜50mg）	—
尿酸结石	低嘌呤饮食 400mg	—
胱氨酸结石	低甲硫氨酸饮食（限制牛奶、鸡蛋）控制肉类	（低含硫氨基酸的蛋白质）

1. 大量饮水多运动 各类型结石均需要大量饮水 3000～4000ml/d，以便加快尿中的盐类代谢；特别对于结石较小的患者可以增加尿量而促进结石排出；如果结石直径大于 1cm，并且已经造成泌尿系统的机械性梗阻或者发生肾积水时，则不宜多饮水，避免加重梗阻而损害肾功能；多运动可减少骨钙流失，进而减少结石的产生。

2. 草酸钙和磷酸钙结石的营养调整 摄入正常含量钙（800～1000mg），以奶类为膳食钙主要来源；避免过量摄入动物蛋白；限制钠摄入，每日盐摄入＜5g；保证充足的新鲜蔬菜和水果摄入；采用低草酸、低钙的饮食以降低草酸钙的排泄。摄入钙量应小于 500mg/d，减少食用草酸含量较高的菠菜、苋菜、青蒜、洋葱、茭白、荸荠、笋干等，以及含钙丰富的食品，供给富含维生素 A 及 B 族维生素的食物。镁能与钙竞争草酸而形成溶解度较大的草酸镁以阻止尿石的生成。

3. 尿酸结石的营养调整 控制能量摄入，维持合理体重，便于维持血尿酸正常；采用低嘌呤饮食可减少尿酸的生成；并限制钠盐，因其与钙具有协同作用；限制精制糖，尤其是果糖，避免大量饮用果汁饮料；多吃蔬菜、水果，每日蔬菜摄入量最好＞500g，水果 200～300g。

4. 胱氨酸结石的营养调整 多食用碱性食物包括蔬菜、水果、乳类等；采用低甲硫氨酸食物，限制肉类、蛋类等。另外少服维生素 C，因其代谢后产生草酸；少食精糖类，因其促进结石形成。

第六节 肾移植术后

一、概　　述

肾移植前的尿毒症患者均出现蛋白质、脂肪、糖、无机盐代谢异常及电解质紊乱等一系列代谢障碍，使免疫功能下降。肾移植术后为了防止排斥反应，临床常使用大剂量皮质类固醇制剂，增加患者的营养需要。

肾移植是尿毒症的主要替代治疗方法之一，目前世界上已有 40 多万患者接受肾移植术。肾移植术后的主要并发症之一是排斥反应。排斥反应临床症状多为高血压、蛋白尿，并产生移植肾的进行性肾功能减退。排异反应大致分为超急性、急性和慢性等几类。急性排异和感染是肾移植术后的主要威胁。急性排异的主要病理变化是坏死性血管炎。除急、慢性排异外，移植肾也可能产生复发性肾炎，临床症状与慢性肾炎相似，病理变化常与原发病相似。急性排斥反应多数出现于术后 1～3 周或 20 个月以内，少数在术后半年之内发生，慢性排斥反应多在术后数月或数年内发生，往往为隐匿性的，也可由急性排斥反应反复发作而形成。

二、营养与肾移植术后的关系

肾移植受者在术前由于肾功能不全采取低蛋白饮食治疗过程中，常存在不同程度的营养不足，术前透析治疗，在清除体内代谢产物和毒性物质的同时，也伴有蛋白质、氨基酸、维生素及其他营养素的丢失，又可加重营养不足的程度，而移植后长期使用免疫抑制剂，也可不同程度地影响机体代谢，引起贫血、低蛋白血症、高脂血症、糖尿病、高血压、电解质紊乱等。

（一）蛋白质

肾移植患者在术前多采用低蛋白饮食，易发生蛋白质营养不良。肾移植术后早期，应用大剂量激素等免疫抑制剂以及手术应激状态使蛋白质分解代谢增强，可出现伤口延迟愈合、感染等情况。临床上建议补充足量蛋白质来减轻激素引起的副作用，减少肌肉蛋白质的消耗。

（二）脂类

肾移植后大多数受者存在显著的高脂血症。高脂血症是引起心血管疾病的重要原因，改善高脂血症对降低术后心血管疾病的发生，提高肾移植成功率具有十分重要的意义。肾移植合并高脂血症，可能是糖皮质激素和环孢素 A 分别或协同作用所致。环孢素 A 通过抑制 26-羟化酶的活性及胆汁酸的合成，胆固醇经肠道排泄减少，干扰 LDL 颗粒的清除，引起脂代谢紊乱。泼尼松通过激活乙酰辅酶 A 羧化酶，促进肝脏合成 VLDL，下调 LDL 受体，抑制脂蛋白酯酶活性，从而提高血中胆固醇与甘油三酯水平。

（三）糖类

肾移植后糖尿病是肾脏移植的常见并发症，也是影响肾移植受者术后长期存活的因素之一。肾移植后糖尿病是应用免疫抑制剂诱发的一种继发性糖尿病，主要原因为糖皮质激素的应用。类固醇皮质激素促进糖原异生，减少非氧化葡萄糖的储存，使游离脂肪酸利用增多，激活葡萄糖/脂肪酸循环，减少机体对葡萄糖的利用。

（四）电解质

肾移植后易导致低镁血症，有必要适当补充镁离子。低镁血症及皮质类固醇的使用均可导致低钙血症，进而引起骨质疏松。因此，肾移植受者术后血清镁检测不容忽视。肾移植前血清铁水平显著低于健康人，术后随着体内抑制骨髓造血功能的毒素被迅速清除，移植肾分泌促红细胞生成素，患者的血红蛋白合成迅速增加，加之肾移植术后频繁抽血，对铁的需求迅速增加，进一步加重缺铁。

三、营养治疗

营养治疗的目标是提供充足的能量与蛋白质，纠正营养不良并维持适宜的营养状况。

1. 保证能量需求　由于分解代谢增加及手术应激反应等原因，能量的需求增加，术后早期能量摄入推荐维持在 30～35kcal(kg·d)，稳定阶段推荐 25～30kcal(kg·d)。肾移植 2 个月后，能量应达到或维持理想体重的要求，避免肥胖。

2. 提供充足的蛋白质　由于术前已出现蛋白质营养不良，加之手术产生的应激反应和临床防止排斥反应使用大量皮质类固醇制剂等影响，患者体内蛋白质分解代谢增强。肾移植术后应根据患者肾小球滤过率的变化适当调整蛋白质摄入量。移植术后 3 个月内推荐高蛋白饮食，蛋白质摄入量 1.4g/(kg·d)，移植术后 3 个月后推荐限制或低蛋白饮食，蛋白质摄入量 0.6～0.8g/(kg·d) 为宜，并可补充复方 α-酮酸制剂 0.12g/(kg·d)。

3. 适当控制糖类及脂类　由于周围组织对糖类利用率减低，手术的应激、脓血症及大剂量皮质类固醇治疗，可观察到有些患者的血糖有升高趋势，适当控制糖类摄入量，避免肾移植术后出现继发性糖尿病；肾移植术后 4～6 周能量 30～35kcal/kg，建议糖类占总能量 50%～60% 为宜，限制单糖的摄入；对已发现的糖尿病患者，则按糖尿病患者的饮食治疗原则处理。肾移植后的患者，脂肪提供的能量应占总能量 30% 以下，膳食中胆固醇小于 300mg/d，饱和、单不饱和及多不饱和脂肪酸的比例接近 1∶1∶1。

4. 调整水、无机盐及电解质平衡　肾移植受者若尿量正常，一般不限制液体摄入量。肾移植术后患者进一步控制高血压，将钠摄入量限制在 3g/d。补充维生素 D 对成年肾移植受者的骨矿物质密度有益。钙和维生素 D 联合补充治疗比单独补充维生素 D 能更有效地保持骨矿物质密度。饮食中钙的每日推荐摄入量为 800～1500mg。建议每日磷摄入量 1200～1500mg/d。

第七节 透析疗法

一、概 述

透析疗法是根据半透膜的"膜平衡"原理，使用一定浓度的电解质和葡萄糖组成的透析液与血液中积累的代谢产物、水及电解质进行渗透交换，从而达到治疗的目的。透析治疗主要有两种方法，即血液透析和腹膜透析。

透析疗法又称人工肾，是利用透析膜两侧血液和透析液内溶质的浓度差进行扩散交换，使患者血液中的代谢产物及其他尿毒物质通过透析膜进入透析液而被排出体外，同时利用膜两侧的压力差移除水分。AKI、慢性肾衰竭、药物中毒等都可借助透析疗法治疗。透析疗法会增加营养物质的丢失，膳食治疗是透析疗法患者的治疗基础，应按需要补充营养。

二、营养与透析疗法的关系

（一）蛋白质和脂肪代谢紊乱

透析患者的蛋白质和脂肪代谢特点同尿毒症患者，不同的是透析治疗可帮助清除部分代谢废物。同时通过透析治疗会导致氨基酸、短肽、维生素等部分营养素丢失。透析治疗导致的微炎症状态又可诱导高分解状态，从而导致透析患者营养不良的高发生率。

（二）水潴留

因肾脏排泄和调节功能减退、饮水过多或补液不当，而透析治疗不足以清除多余水分，会造成体内水钠潴留，引起高血压和水肿等。长时间水负荷过重，会引起心脏扩大等不可逆改变。

（三）酸碱平衡失调

肾衰竭后，调节酸碱平衡的能力下降或消失，引起酸碱平衡失调，透析患者多见代谢性酸中毒。

（四）电解质紊乱

肾衰竭导致体内钾的代谢障碍，易发生高钾血症，引起心律失常，严重者引起心搏骤停。由于水钠潴留导致高钠血症，或水潴留严重导致稀释性低钠血症，或由于厌食、恶心、呕吐、腹泻及利尿剂应用不当导致水电解质丢失过多，出现脱水、低钠血症、低钾血症。尿磷排出减少，引起血磷升高。过分限制饮食，使钙摄入减少，肾脏受损，排出钙增多，同时合成活性维生素 D 下降，钙吸收障碍等均可引起低钙血症，钙磷代谢障碍导致肾性骨病的发生。

三、营养治疗

（一）血液透析的膳食治疗原则

1. 饮食调整原则

（1）增加蛋白质需要量：血液透析 4h 可丢失 6～7g 游离氨基酸，血液透析时每丢失 100ml 血液，即损失 16.5g 蛋白质。每次透析每千克体重可以损失 2～3.5g/d 蛋白质。必须及时增加机体蛋白质摄入量，否则将引起或加重低蛋白血症、营养不良及水肿等。建议蛋白质的摄取量应为 1.0～1.2g/(kg·d)，其中高生物价蛋白质应占 50% 以上，以维持氮平衡。对于透析前有营养不良及透析后出现感染、心脏病、胃肠道疾病等情况时，应根据患者的营养状况以及血浆蛋白浓度，适当增加必需氨基酸等营养素摄入。低蛋白饮食的血液透析患者补充复方 α-酮酸制剂 0.12g/(kg·d)可以改善患者营养状态。

（2）摄入充足能量以满足需要：血液透析 4h 可丢失 20g 葡萄糖，建议稳定的血液透析患者能量摄入为 35kcal/(kg·d)，60 岁以上、活动量较小、营养状况良好者（血清白蛋白＞40g/L，SGA 评分 A 级）可减少至 30～35kcal/(kg·d)。根据患者年龄、性别、体力活动水平、身体成分、目标体重、合并疾病和炎症水平等，制订个体化能量平衡计划。

（3）限制胆固醇的摄入：血液透析患者常伴有高脂血症，应适当控制饮食中脂肪及胆固醇量。但限制胆固醇应有选择，因为许多含胆固醇的食物也是含优质蛋白质的主要食物，如肉、蛋等；患者可选食蛋清，既保证优质蛋白质的摄入量，又能减少胆固醇的摄入量。食鱼肉或禽类等白肉比红肉好。

（4）及时补充维生素：对于长期饮食摄入不足的血液透析患者，可补充多种维生素，包括所有水溶性维生素和必需微量元素，以预防或治疗微量营养素缺乏症。不推荐合并高同型半胱氨酸的血液透析患者常规补充叶酸。建议血液透析患者补充维生素 C 60mg/d，不推荐过度补充维生素 C，以免导致高草酸盐血症。建议合并 25-OH-D 不足或缺乏的血液透析患者补充普通维生素 D。

（5）调整水、无机盐的摄入：建议透析期间体重增加小于干体重的 5%。根据血压、心血管情况及水肿程度给予少盐、无盐或低钠饮食（食盐＜5g/d）；控制高钾饮食，保持血清钾在正常范围内。建议血液透析患者根据血钙水平及同时使用的活性维生素 D、钙剂等调整元素钙的摄入。建议血液透析患者磷摄入量 800～1000mg/d，推荐不限制蛋白质摄入的前提下限制磷摄入，选择低磷/蛋白比值的食物，减少含磷食品添加剂。按照 0.8g/(kg·d) 标准摄入蛋白质，联合复方 α-酮酸可改善血液透析患者的高磷血症。

（6）流质、少渣半流食：透析患者胃、十二指肠溃疡发生率较高，在饮食中除增加优质蛋白提高营养外，还需注意给予软饭菜，以减少对胃肠道的机械性刺激。如溃疡合并出血，必要时可短期禁食，以后可按出血好转的程度，分别给予牛奶饮食，流质、少渣半流食，少渣软饭菜等，逐步过渡到正常饮食。若单纯饮食指导不能达到日常膳食推荐摄入量，建议在临床营养师或医生的指导下给予口服营养补充剂，有助于改善血液透析患者的血清白蛋白、前白蛋白水平。若经口补充受限或仍无法提供足够能量，建议给予管饲喂食或肠外营养。

2. 饮食治疗食谱　通过透析后症状改善患者食欲增加，血尿素氮下降，因此可进食正常饮食，此时给予的蛋白质及能量可较正常略高，以补足尿毒症时蛋白质及热量供应的不足，可根据患者营养情况及血浆蛋白浓度、肌肉萎缩程度决定进食量。

（1）膳食中营养成分建议：膳食控制根据病情轻重而有所不同一日食物数量和营养价值见表 17-16。

表 17-16　一日食物数量和营养价值

食物	数量/g	蛋白质		能量/kcal	钠/mg	钾/mg
		动物性/g	植物性/g			
面粉	150		14.1	525	2.1	207
大米	60		4.1	208	2.1	66
牛奶	200	6.6		138	49.0	157
鸡蛋	50	7.4		85	36.5	30
鸡肉	120	25.8		133	2.4	408
猪肉	50	8.4		165	5.0	142
大白菜	150		1.6	40	84.0	298
胡萝卜	100		0.6	35	66.0	217
豆芽菜	150		4.8	44	28.5	240

续表

| 食物 | 数量/g | 蛋白质 | | 能量/kcal | 钠/mg | 钾/mg |
		动物性/g	植物性/g			
柑橘	150		0.9	56	1.4	199
糖	25			100		
植物油	30			270		
盐	4				1577.0	
总计		48	26	1799（7.54MJ）	1854	1964
占总能量的比例/%		65	35			

（2）营养配膳食谱：每日可供给牛奶 500～1000ml，鸡蛋 2 个，并结合患者口味适当加食其他鱼、肉等动物蛋白。

（3）治疗膳食举例（表 17-17～表 17-19）。

患者身高 165cm，理想体重应为 60kg，一日膳食营养内容计算如下：

总能量：按每千克体重 30～35kcal/d（0.13～0.15MJ/d）。

摄入量：1800～2000kcal/d（7.53～8.37MJ/d）。

蛋白质：按每千克体重 1.2g/d，摄入量 72g/d，其中优质蛋白质占 50% 以上。

钠：按 1500～2000mg/d。

钾：按 2000mg/d。

表 17-17 血液透析患者饮食治疗食谱举例（1）

早餐	牛奶 200ml	鸡蛋 50g	开花馒头 50g		
加餐	柑橘 100g				
午餐	米饭 100g	红烧鸡块 120g	扒白菜 150g		
加餐	苹果 150g				
晚餐	瘦肉丝 50g	醋烹豆芽菜 150g	炒胡萝卜丝 100g	大米粥 20g	花卷 100g

表 17-18 血液透析患者饮食治疗食谱举例（2）

早餐	米饭 50g	鸡蛋 50g	牛奶 250g	白糖 25g
加餐	面包 50g	柑橘果汁 200g		
午餐	余鱼丸 100g	蔬菜 200g	米饭 100g	
加餐	苹果 150g			
晚餐	鸡肉 75g	青菜 200g	米饭 50g	花卷 50g

表 17-19 血液透析患者饮食治疗食谱举例（3）

食物名称	食谱一	食谱二	食谱三
蛋白粉/g	60	84	36
大米/g	250	250	100
面包/g	70	85	—

续表

食物名称	食谱一	食谱二	食谱三
麦淀粉/g	—	—	210
牛奶/ml	220	350	250
鸡蛋/个	1	2	1
猪肉/g	45	90	30
鱼/g	100	150	—
黄瓜/g	150	150	150
青菜/g	150	150	100
水果/个	2	2	2
藕粉/g	30	—	30
白糖/g	25	10	30
蜂蜜/g	30	10	30
植物油/g	30	30	30

（二）腹膜透析的膳食治疗原则

腹膜透析的膳食治疗可参考血液透析膳食原则。成年肾脏病患者不同治疗膳食的营养需要见表 17-20。另外，需特别注意以下几点。

表 17-20　成年肾脏病患者不同治疗膳食的营养需要

治疗种类	能量/(kcal/kg)	蛋白质/(g/kg)	液量/(ml/d)	钠/(g/d)	钾/(g/d)	磷/(g/d)
透析前	40～50[*]	0.6	随意	2～3 或根据血钠水平改变	根据血钾水平或随意，利尿时加量	1～1.2
血液透析（HD）	35	1（最高达 1.2～1.5）	750 加前一日尿量	2～3	2～3	1～1.2
间断腹膜透析（IPD）	30（最高达 40～50）	1.2（最高达 1.5）	750 加前一日尿量	2～3	2～3	1～1.2
连续不卧床腹膜透析（CAPD）	25（最高达 40～50）	1.2（最高达 1.5）	随意（约 2000 加前一日尿量）	6～8	3～4	1.5～2
糖尿病肾病血液透析	35（最高达 40～50）	1.5	与上述 3 种相似，观察血糖、体重变化		与上述 3 种近似（当血糖增高时，血钾也可能增高）	1～1.2
肾移植术后4～6周	30～35	1.5～2	随意	根据血钠水平改变	根据血钾水平改变	1.2
肾移植术后6周以上	维持标准体重	1	随意	根据血钠水平改变	根据血钾水平改变	1.2

* 理想体重

1. 高蛋白质饮食　腹膜透析比血液透析丢失的蛋白质更多，24～32h 间断腹膜透析可丢失蛋白质 22g，游离氨基酸 5g；如因腹透引起腹膜炎则蛋白质丢失将显著增加，可达到 15g/d，蛋白质丢失量增加经抗炎治疗后会有所下降，但数天至数周又恢复较高水平，故必须增加摄入予以补充；在漏出的蛋白中，主要是白蛋白和免疫球蛋白。推荐无残余肾功能患者蛋白质摄入量 1.0～1.2g/(kg·d)，有残余肾功能患者 0.8～1.0g/(kg·d)；摄入的蛋白质 50% 以上为高生物价蛋白，如鱼、瘦肉、牛奶、鸡蛋等。建议全面评估患者营养状况后，个体化补充复方 α-酮酸制剂 0.12g/(kg·d)。

2. 适当的能量比例　患者每天摄入的总能量（包括饮食和透析液）35kcal/(kg·d)，以 50% 来自糖类，30% 来自脂肪，20% 来自蛋白质为宜。60 岁以上患者，活动量较小、营养状况良好者（血清白蛋白＞40g/L，SGA 评分 A 级）可减少至 30～35kcal/(kg·d)。计算能量摄入时，应减去腹膜透析时透析液中所含葡萄糖被人体吸收的能量。

3. 水、钾和钠盐无须严格限制　使用连续性腹膜透析的患者，在水分、钾和钠盐的摄取上不需要严格限制，每日液体摄入量 =500ml+ 前 1 天尿量 + 前 1 天腹膜透析净脱水量。如患者体重增加迅速，水肿或高血压，需略微限制水、钠的摄入。对慢性透析患者，应给予较大量水溶性维生素，限制含磷高的食物。

（吴晓旻）

第十八章　营养与肥胖

近几十年来，随着人们膳食结构及生活方式的不断改变，全球超重/肥胖患病率以惊人的速度增长且呈现低龄化趋势，已经成为危害全球健康的重大公共卫生问题。当前，全球范围内约40%的成人超重或肥胖。肥胖不仅表现为脂肪组织的过度积聚，还会增加患多种慢性病甚至过早死亡的风险，给家庭和社会带来沉重的健康和经济负担，严重阻碍人口和社会的可持续发展。肥胖的成因复杂，除遗传因素等不可改变之外，膳食和体力活动是最基础和最重要的可调控外因。长期的能量摄入大于能量消耗进而导致机体将多余的能量转化为脂肪是肥胖发生和发展的根本原因。因此，减少能量摄入和增加能量消耗是体重管理最主要的两种方式。营养治疗是肥胖综合管理的基础。肥胖症营养治疗的核心原则是使患者的能量代谢处于负平衡状态，即减少能量摄入的同时增加能量消耗。在制定和实施营养治疗方案时，在限制总能量摄入的同时，应保证必需脂肪酸、矿物质、维生素和膳食纤维等营养素的适宜摄入，同时兼顾个体化原则，纠正患者的不良饮食行为习惯。对于轻、中度肥胖患者，合理的营养治疗通常会取得较好的效果。但对于一些过度肥胖者，单纯的生活方式干预不佳，常需配合减重药物和手术治疗。

第一节　概　　述

一、肥胖的定义及分类

肥胖症（obesity）是指人体脂肪组织过度堆积和（或）分布异常达到危害健康的程度，造成人体器官和系统功能损伤，最终导致其他慢性病的发生，是由遗传和环境等多种因素相互作用而引起的一种慢性代谢性疾病。

肥胖按照发生原因可以分为以下三类。

（一）单纯性肥胖

单纯性肥胖（simple obesity）是排除由遗传、代谢性疾病、外伤或其他疾病所引起的继发性、病理性肥胖，单纯由于营养过剩所造成的全身脂肪过量累积。单纯性肥胖是最常见的一种肥胖类型，常表现为家族聚集倾向。

（二）继发性肥胖

继发性肥胖（secondary obesity）指由某种原发病导致的症状性肥胖，如下丘脑-垂体-肾上腺轴发生病变、内分泌紊乱或其他疾病、外伤引起的内分泌障碍诱发的肥胖，例如：①皮质醇增多症；②甲状腺功能减退症；③胰岛B细胞瘤；④性腺功能减退；⑤多囊卵巢综合征等。肥胖只是这类患者的重要体征之一，同时还伴有其他各种临床表现。

（三）遗传性肥胖

遗传性肥胖（genetic obesity）指由于遗传物质变异（如染色体缺失、单基因突变）所致的肥胖。这种肥胖比较罕见，可见于以下疾病：①先天性卵巢发育不全症；②先天性睾丸发育不全症；③劳-穆-比（Laurence-Moon-Biedl）综合征；④阿尔斯特伦综合征（Alstrom syndrome）；⑤唐氏综合征（Down syndrome）；⑥糖原贮积病Ⅰ型；⑦额骨内板增生症等。

二、肥胖的流行情况

尽管肥胖问题一直受到高度关注，但迄今为止全球范围内肥胖症的发病率仍在不断攀升，不论在发达国家还是发展中国家均已成为威胁人类健康的重要公共卫生问题。

（一）全球流行情况

随着经济的发展、居民生活方式及膳食结构的变化，肥胖发病率在不同地域、不同种族及不同社会经济水平的人群中均显著上升。2016 年 WHO 数据报道，全球有 19 亿（39%）成人超重，其中肥胖患者有 6.5 亿（13%）。全球疾病负担研究显示，从 1980 年到 2015 年，全球超过 70 个国家肥胖症发病率翻倍且仍在持续增长。在儿童青少年中，肥胖率也以惊人的速度增长。从 1976 年至 2016 年，男（女）童肥胖率从 0.9%（0.7%）上升至 7.8%（5.6%）。根据最新数据，全球有 4200 万 5 岁以下儿童超重或肥胖，1.55 亿 5～17 岁学龄儿童超重或肥胖。

（二）中国流行情况

根据《中国居民营养与慢性病状况报告（2020 年）》，我国已有超过 50% 的成人和近 20% 的学龄儿童超重或肥胖，已成为世界上超重和肥胖人数最多的国家。1992 年、2002 年和 2012 年中国居民营养与健康状况监测数据显示，根据中国 BMI 标准，每 10 年中国成人超重和肥胖的患病率约增长 11.0%。2002～2012 年，中国 6～17 岁儿童青少年超重率上升了 5%，肥胖率上升超过 4%，男孩患病率几乎为女孩的 2 倍。

三、肥胖的判定方法及标准

目前已建立的判定肥胖的方法有很多，根据能否测定脂肪组织真实含量可分为直接测量法和间接测量法，直接测量法包括物理测量法和化学测量法，间接测量法即人体测量法。

（一）间接测量法

间接测量法即人体测量法，包括体重、胸围、腰围、臀围、四肢的围度、皮褶厚度和由上述指标所派生的指标如 BMI、腰臀比、腰围身高比等，测量方法简便快捷，常用于大规模现场筛查和诊断。目前最常用的指标主要有体质指数法，身高标准体重法，腰围、腰臀比和腰围身高比，以及皮褶厚度法等。

1. 体质指数法 BMI 法是目前国际上测量和诊断肥胖最广泛使用的方法。BMI 考虑到身高、体重两个因素。在应用时应注意种族、年龄和性别等因素的影响，选取适宜的诊断界值。

（1）WHO 推荐的 BMI 分类标准：常用于白种人、西班牙裔及黑种人肥胖程度的判定，其界值是根据欧美健康人群 BMI 的平均值及 BMI 与罹患心血管疾病、2 型糖尿病、高血压、癌症等疾病的危险性及病死率的关系而确定的（表 18-1）。BMI$>$30kg/m^2 的人死亡率较之 BMI$<$25kg/m^2 者高出 50%～100%，25kg/m^2$\leqslant$BMI$\leqslant$30kg/m^2 的体重过重者死亡率比 BMI$<$25kg/m^2 者增加 10%～25%。

表 18-1　WHO 制定的成人 BMI 和肥胖相关疾病风险

分类	BMI/(kg/m^2)	并发症危险性
低体重	BMI$\leqslant$18.5	低（但其他疾病危险性增加）
正常范围	18.5$<$BMI$\leqslant$24.9	平均水平
超重	BMI$\geqslant$25.0	—
肥胖前状态	25.0$<$BMI$\leqslant$29.9	增加
一级肥胖	30.0$\leqslant$BMI$\leqslant$34.9	中等严重
二级肥胖	35.0$\leqslant$BMI$\leqslant$39.9	严重
三级肥胖	BMI$\geqslant$40.0	极严重

（2）亚洲成人 BMI 分类标准：研究显示，BMI$>$23kg/m^2 的亚洲人肥胖相关疾病发生风险显著增加。因此，专家们建议在制定 BMI 临界点时应考虑人群特异性。2000 年在亚太地区肥胖工

作会议上，科学家们首次提出了针对亚洲成人的 BMI 判定标准（表 18-2）。

表 18-2 亚洲成人 BMI 和腰围界限值与肥胖相关疾病风险

分类	BMI/(kg/m²)	并发症危险性			
		腰围/cm		腰围/cm	
		男<90	女<80	男≥90	女≥80
体重过低	BMI<18.5	低（但其他疾病危险性增加）		平均水平	
正常体重	18.5≤BMI≤22.9	平均水平		增加	
超重	BMI≥23.0	—		—	
肥胖前期	23.0≤BMI≤24.9	增加		中度增加	
一级肥胖	25.0≤BMI≤29.9	中度增加		严重增加	
二级肥胖	BMI≥30.0	严重增加		非常严重增加	

（3）中国成人 BMI 分类标准：由卫生部疾病控制司发布的中国肥胖问题工作组编写的《中国成人超重和肥胖症预防控制指南（试行）》2003 年版提出中国人群肥胖诊断 BMI 界值见表 18-3。该界值是根据对我国 1990 年以来 13 项大规模流行病学调查，总计约 24 万成人数据汇总分析后提出，同时结合腰围来判断相关疾病的危险度。

表 18-3 中国成人 BMI 和腰围界限值与相关疾病[1]危险的关系

分类	BMI/(kg/m²)	腰围/cm		
		男<85 女<80	男 85~95 女 80~90	男≥95 女≥90
体重过低[2]	BMI<18.5	—	—	—
正常体重	18.5≤BMI≤24	—	增加	高
超重	24.0<BMI<28	增加	高	极高
肥胖	BMI≥28.0	高	极高	极高

①"相关疾病"指高血压、糖尿病、血脂异常和危险因素聚集；②"体重过低"可能预示有其他健康问题

2. 身高标准体重法 是 WHO 推荐的传统上使用的方法。计算公式如下：

$$肥胖度（\%）=\frac{实测体重（kg）-身高标准体重（kg）}{身高标准体重（kg）}\times100\% \tag{18-1}$$

公式中的身高标准体重可根据当地人群近期的健康资料获得，成人也可由以下公式估算。

$$身高标准体重(kg)=身高(cm)-105$$

$$或\quad 身高标准体重(kg)=[身高(cm)-100]\times0.90(男)$$

$$身高标准体重(kg)=[身高(cm)-100]\times0.85(女) \tag{18-2}$$

判定标准为：10%＜肥胖度＜20% 为超重，20%≤肥胖度≤29% 为轻度肥胖，30%≤肥胖度≤49% 为中度肥胖，≥50% 为重度肥胖。

3. 腰围、腰臀比和腰围身高比 脂肪组织在不同身体部位的沉积对健康影响亦不同。腹型肥胖又称为向心性肥胖或苹果形肥胖，脂肪主要沉积在腹部的皮下及腹腔内，腰围往往大于臀围。臀型肥胖又称为梨形肥胖，臀部脂肪堆积明显多于腹部，臀围大于腰围。腹型肥胖较臀型肥胖更易诱发肥胖相关的慢性疾病。腰围（waist circumference，WC）、腰臀比（waist-to-hip ratio，WHR）和腰围身高比（waist-to-height ratio）均可用于间接评价腹部脂肪含量，其中应用最为广泛的是腰围。但也有研究显示腰臀比或腰围身高比在预测心血管疾病或 2 型糖尿病等时比腰围更有价值，但需进一步证实。WHO 建议男性腰围≥102cm、女性腰围≥88cm 为腹型肥胖，腰臀比男

性≥0.9，女性≥0.8为腹型肥胖的标准。中国肥胖问题工作组提出用于诊断腹型肥胖的腰围标准为男性≥90cm，女性≥85cm。

4.皮褶厚度法 是用皮褶厚度计测量身体某些部位的皮下脂肪厚度，以此推算体脂含量，尤其在儿童青少年中较为常用。测定部位有肩胛下、上臂肱三头肌肌腹处、腹部脐旁处等，常用肩胛下与上臂肱三头肌皮褶厚度（skinfold thickness）之和代表全身皮褶厚度。皮褶测试产生误差往往较大，即使有经验者也无法避免。皮褶厚度一般不单独作为肥胖的判定标准，而是与身高标准体重结合起来判定。判定方法：凡肥胖度≥20%，两处皮褶厚度之和≥80百分位数（P_{80}），或其中一处皮褶厚度≥90百分位数（P_{90}）为肥胖，凡肥胖度＜10%，无论两处皮褶厚度如何，均为正常。

（二）直接测量法

尽管人体测量指标非常简便，易于操作，但其不能区分脂肪量和瘦体重。比如BMI并不适用于评价肌肉型个体，一些肌肉发达的人BMI可能超过30kg/m²，但并不肥胖。因此，身体成分的精确测量在肥胖的研究中非常重要。常用的直接测量体脂量的方法可分为物理测量法和化学测量法。

1.物理测量法 指根据物理学原理测量人体成分，从而推算出体脂含量的方法。如多年来测定体质量的"金标准"水下称重、全身电传导（total body electrical conductive，TOBEC）、生物电阻抗分析（bioelectrical impedance analysis，BIA）、双能X射线吸收（dual-energy X-ray absorptiometry，DEXA）、计算机断层扫描（computed tomography，CT）和磁共振显像（magnetic resonance imaging，MRI），其中后三种方法可测量体脂在皮下和内脏周围的分布，但费用较高。

2.化学测量法 化学测量法的测量依据为：中性脂肪不结合水和电解质，故机体的组织成分可用无脂的成分为基础来计算。人体去脂体重（fat free mass，FFM）也称瘦体重的组分（如水、钾或钠）较恒定，例如成人瘦体重的含水量约为72%，那么分析其中一种组分的量就可以估计FFM的多少。然后用体重减去FFM的重量就是体脂。化学测定法包括稀释法、^{40}K计数、尿肌酐测定法。

3.体脂率判断肥胖标准 目前尚未有关于中国人群根据体脂率来判断肥胖的权威标准。1995年WHO建议男性体脂率≥25%时即可诊断为肥胖，女性则为≥35%。美国肥胖医学协会建议采用≥25%（男性）和≥30%（女性）诊断肥胖。即使是目前比较公认的可实现精准测量身体成分的"金标准"DEXA，其不同厂家，甚至同一厂家的不同型号测定的体脂率也存在误差，因此体脂率的相关参照标准仍亟待建立和完善。

（三）体脂分布的评价

身体不同部位脂肪积聚情况对健康影响亦不相同。因此全身脂肪分布的精确测量在肥胖的研究中意义重大。内脏脂肪（visceral fat）主要存在于肝、胰、胃、肠道等器官的周围和内部，其中以肠系膜和大网膜部位沉积最多；而皮下脂肪是贮存于皮下的脂肪组织。内脏脂肪比皮下脂肪内分泌功能更加活跃，更易诱发心血管疾病，代谢综合征及2型糖尿病等慢性疾病。按照体脂在腹部或者臀部的积聚特点，体脂分布又可分为腹型肥胖和臀型肥胖，也称为苹果形（或Android型）和梨形（或Gynoid型）肥胖。腹型肥胖者往往内脏脂肪含量过多，较臀型肥胖者发生肥胖相关慢性疾病的风险也更高。传统上评价内脏脂肪含量的指标包括腰围、腰臀围比及腰围身高比，而双能X线、计算机断层扫描及磁共振等能对其进行更精确的评估。

（四）儿童肥胖的评价

儿童肥胖的常用评价指标跟成人类似，包括身高标准体重法、BMI及腹部脂肪测量如腰围、臀围、腰臀比和腰围身高比等。但由于儿童处于生长发育阶段，肥胖的具体评价标准又不同于成人。例如，BMI 随着生长发育而变化，表现为出生后迅速上升，婴儿期后开始下降，青春期又呈现快速上升的趋势。因此，儿童青少年肥胖标准需制定不同年龄、性别的 BMI 判定界值。目前国际上常用的标准主要依据 BMI 来进行评价，包括：①美国疾病预防控制中心标准，应用性别、年龄别 BMI 生长曲线进行评价；性别-年龄组第 85 百分位数（P_{85}）≤BMI＜第 95 百分位数（P_{95}）定义为超重，BMI≥P_{95} 定义为肥胖。②国际肥胖工作组（International Obesity Task Force，IOTF）标准，由 IOTF 根据英美等及中国香港的数据制定，确定 2～18 岁儿童青少年性别-年龄组 BMI 标准曲线。③ WHO 标准，包括儿童和学龄前儿童两部分。对于 5 岁以下学龄前儿童，以身高别体重或 BMI 大于参照人群生长标准的中位数加 2 个标准差为"超重"，大于参照人群生长标准的中位数加 3 个标准差为"肥胖"；5～19 岁儿童，以 BMI 大于参照人群生长标准的中位数加 1 个标准差为"超重"，大于参照人群生长标准的中位数加 2 个标准差为"肥胖"。

不同国家或种族，儿童体格发育有所差异。因此，有些国家亦制定本国儿童肥胖的评价标准。中国主要有儿童少年超重、肥胖筛查标准和肥胖类型分类标准。2004 年由中国肥胖工作组（WGOC）制定的《中国学龄儿童少年 BMI 筛查超重、肥胖分类标准》，针对 7～18 岁儿童少年制定了分性别、年龄超重、肥胖 BMI 筛查界值。2010 年 WGOC 建立了腰围界值点标准，用于区分腹型肥胖和周围型肥胖。《学龄儿童青少年超重与肥胖筛查》（WS/T 586—2018）对 WGOC 标准进行更新，增加了 6 岁组和半岁组人群的超重、肥胖临界值。

四、肥胖的病因

肥胖发生的根本原因是能量摄入与消耗的不平衡。当机体的能量摄入大于机体的能量消耗时，多余的能量即主要以脂肪形式贮存。影响这种平衡的因素有很多，如遗传、饮食、体力活动、地域、生活环境、心理状态及政策等。

（一）遗传因素

大量家族聚集性及双生子试验均证明遗传因素是肥胖的最重要原因之一。双生子研究的 Meta 分析显示遗传因素可解释 47%～80% 的 BMI 变异。遗传不仅能影响肥胖的程度，还能影响体脂分布的类型。近几年全基因组关联研究识别出超过 300 个与肥胖相关的基因位点，如瘦素（leptin）、FTO、GRP120 等。表观遗传如 DNA 甲基化、组蛋白修饰及某些 microRNA 同样也能影响肥胖的发生。这些基因根据其主要作用可分为三类：①调节能量消耗，如 UCP 基因家族；②调节能量摄入，如瘦素、POMC 基因；③调节脂肪细胞储存脂肪，如脂联素基因、PPARγ 基因等。

（二）环境因素

尽管遗传决定了肥胖的可能性，但过去几十年人类基因相对稳定而肥胖率却急剧上升，这说明后天环境因素决定肥胖发生的现实性。肥胖的发生发展是遗传和环境因素交互作用的结果，环境因素包括膳食营养因素、体力活动因素、心理因素、生活环境、社会因素和政策等。

1. 膳食营养因素　肥胖因能量摄入大于能量消耗所致，因此任何产能营养素摄入过量导致的总能量摄入过多时，多余的能量即转化为脂肪贮存（图 18-1）。能量主要来源于宏量营养素，即蛋白质、脂肪和碳水化合物。脂肪能够提高食物的能量密度，膳食脂肪（尤其是动物脂肪）摄入的增加是导致近年来世界各国肥胖率不断攀升的主要原因。而某些类型的碳水化合物如淀粉、糖也会促使肥胖的发生，而膳食纤维则有利于控制体重。控制总能量摄入情况下增加蛋白质摄入可起到较为明显的减重作用，但需注意长期高蛋白饮食对机体带来的危害如肾功能受损。目前亦有不少研究证明肥胖人群中普遍缺乏多种维生素和矿物质，但其因果关系尚未明确。膳食结构不合理如摄入过多精制谷物、畜肉或者含糖饮料也是肥胖的重要诱因，而全谷物、蔬菜、水果及豆制品可能具有控制体重的作用，但结果还需进一步证实。不良饮食行为习惯如暴饮暴食、过食零食或吃夜宵等均是肥胖的高危因素。

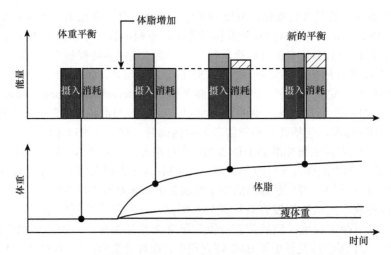

图 18-1 能量摄入与消耗平衡和体重、体脂及瘦体重的关系

2. 体力活动因素 在能量消耗过程中，体力活动是最易受机体自身控制且可变性最大的部分。科学技术的发展带来的交通便利化、工农业机械化及办公现代化，使得人们步行的时间明显减少，体力劳动强度明显减轻而静态工作时间明显增加等，这些都成为超重和肥胖率增加的重要因素。

3. 肠道菌群 肠道菌群与健康的关系日益受到关注。肥胖往往伴随肠道菌群及其代谢产物的改变。肠道菌群可改变肠道炎症，影响体脂积累，同时其分解的代谢产物如短链脂肪酸既可作为能量来源，又可作为信号分子调控能量代谢相关通路最终影响能量平衡。无菌动物模型及人群观察性研究发现肠道菌群多样性的减少及某些有害菌群的增加如拟杆菌门数量的减少和厚壁菌门数量的增加可能是肥胖的诱因之一。但肠道菌群及其代谢产物与肥胖的因果关联尚需更多的研究来验证。

4. 其他因素 心理应激和各种不良的情绪反应如焦虑、恐惧、抑郁等均能促使人多进食，从而导致肥胖。不同地区的食物选择、饮食行为和生活习惯以及气候环境的不同可导致肥胖发生率的地区差异，如我国北方、南方人群肥胖率高而中部低。有研究显示，环境内分泌干扰物如双酚A、邻苯二甲酸酯等暴露水平越高，肥胖发生风险也越大。家庭因素如父母不科学的喂养是儿童肥胖的重要诱因。社会因素如收入水平、文化程度、食品电视广告等大众传媒也会影响人们的健康观念、知识和行为，从而对肥胖的发生发展起到一定的作用。而国家及有关部门相关政策的颁布和实施是控制肥胖率的重要举措。例如《"健康中国2030"规划纲要》、"三减三健"强调了饮食和运动对肥胖的影响。

五、肥胖对健康的危害

脂肪组织过度积聚时不仅表现为体重的增加，且其本身被视为非常活跃的内分泌器官，可分泌多种细胞因子进而调节机体代谢，从而影响其他慢性病的发生发展甚至死亡的发生。

（一）肥胖与全因死亡

肥胖可导致预期寿命的减损及死亡危险性的增加。包含97项前瞻性队列研究的 Meta 分析显示，肥胖可增加人群的全因死亡率，2级及4级肥胖患者全因死亡风险较 BMI 正常者增加29%。基于 10 625 411 名研究对象个体资料的 Meta 分析发现，BMI 与全因死亡率呈 J 形相关（图 18-2）；当 BMI>25kg/m² 时，BMI 每增加5kg/m²，不同人种全因死亡风险增加29%～39%，且以亚洲人群的风险最高。据报道，中国40岁以上的中年人群 BMI 理想区间为24～26.9kg/m²，BMI 高于和低于此区间的人群全因死亡率均有不同程度的升高。全球疾病负担研究显示，2017年全球因超重和肥胖导致的男女死亡人数分别达230万人和240万人，导致的男女伤残损失生命年则分别达770万人年和707万人年。

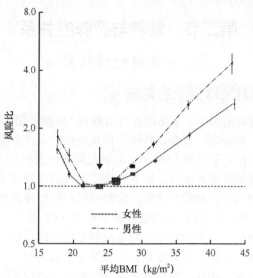

图 18-2　不同 BMI 与全因死亡的关系

↓示全因死亡最低时的 BMI

（二）肥胖与相关疾病的风险

肥胖是心血管疾病重要的独立危险因素，这已成为科学家的共识。根据 WHO 数据报道，世界范围内与超重和肥胖相关的慢性病风险度较高的有 2 型糖尿病、血脂异常、肝胆疾病和呼吸系统疾病，其相对危险度＞3。其余相关疾病的相对危险度强弱见表 18-4。肥胖同样也是癌症的重要影响因素。对于许多癌症，如乳腺癌、卵巢癌、子宫癌、消化道癌症以及前列腺癌等的相关性证据上升为因果关联证据。

表 18-4　肥胖者发生肥胖相关慢性病或症状的相对危险度

危险度显著增高（相对危险度＞3）	危险度中等增高（2＜相对危险度≤3）
2 型糖尿病	冠心病
血脂异常	高血压
胰岛素抵抗	骨关节病
胆囊疾病	高尿酸血症和痛风
睡眠呼吸暂停综合征	脂肪肝

（三）肥胖与儿童青少年健康

儿童青少年处于生长发育的关键阶段，除体格指标如身高、体重的快速增长之外，各器官的功能及心理行为也日臻成熟。这个时期机体对环境因素的应答非常敏感，不合理的喂养、不良的饮食行为习惯等均易导致肥胖的发生。且儿童时期的超重和肥胖往往可以延续到成年时期，是成年期超重和肥胖及肥胖相关慢性病发生的重要原因。尽管儿童时期肥胖对器官功能损伤可能在成年时期才以疾病的形式表现出来，但儿童时期过早发生超重和肥胖也可引起明显的代谢异常，对心血管系统、内分泌系统、免疫系统、呼吸系统和肝脏、骨骼等及智力发展带来多方面的危害。

第二节　营养与肥胖的关系

一、营养对肥胖的影响

（一）生命早期营养对肥胖发生的影响

　　基于环境因素对人类健康的影响，生命起点可追溯到"胚胎时期"甚至更早的"孕前期"，之后经历婴儿期、学龄前期、学龄期、青春期到成年期直至死亡。而全生命周期任何一个阶段的营养状况均与肥胖密切相关。在生命早期 1000 天，即胎儿期和出生后头 2 年，机体处于细胞增殖和分化、组织器官形成和发育最旺盛的阶段，对各种环境因素的应答亦非常敏感，并且会产生记忆（又称为代谢程序化），这种记忆会持续到成年，影响成年后的肥胖及相关慢性病的发生发展。而生命早期即施加相应的干预措施，可获得的健康效益最大（图 18-3）。在众多环境因素中，膳食营养是生命周期中机体接触最早、刺激最早、刺激最频繁和时间最长的外界因素。生命早期的不良膳食因素，包括母亲孕期营养缺乏或者过剩、出生后完全人工喂养、过早断乳、过早添加辅食等均是婴幼儿肥胖的高危因素，相反，纯母乳喂养及相对较长的母乳喂养时间则有利于预防肥胖的发生。

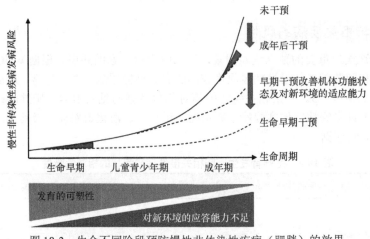

图 18-3　生命不同阶段预防慢性非传染性疾病（肥胖）的效果

（二）膳食能量过剩对肥胖的影响

　　机体所需的能量主要通过食物获取。当能量摄入与能量消耗保持平衡时，体重则维持不变，而当各种原因导致机体能量摄入超过机体能量消耗时即可引起肥胖（图 18-4）。导致摄食量过大、能量摄入过多的因素很多，主要包括：①遗传因素，部分人由于遗传因素的作用导致摄食量偏大；②社会、环境及心理因素，社会经济水平高往往食物更加丰富和多样化，焦虑、抑郁等情绪也可导致摄食量增加；③不良饮食习惯，如暴饮暴食、晚餐过饱、进食速度过快及喜食夜宵和油炸类食物等均是能量过剩的重要因素。

（三）宏量营养素对肥胖的影响

　　食物中的能量主要来源于宏量营养素，即蛋白质、脂肪和碳水化合物。任何宏量营养素摄入过多都可能导致能量摄入增加。不同宏量营养素及其衍生的小分子物质比如葡萄糖、氨基酸和脂肪酸对食欲和能量代谢的调节不同。其中，膳食脂肪特别是动物性脂肪摄入的增加是近年来各国肥胖率不断上升的重要原因。传统观念认为膳食碳水化合物含量对肥胖起到次要作用，但是近年来研究发现，伴随脂肪供能比降低、碳水化合物供能比上升，肥胖的发生率也在增加，尤其是果糖摄入对肥胖的影响日益受到关注。对于蛋白质，在控制总能量摄入的情况下高蛋白饮食可增加饱腹感并降低食欲，从而减少能量摄入，对肥胖者有减重的作用。

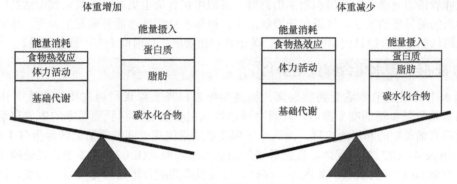

图 18-4　能量平衡与体重的关系

（四）维生素和矿物质对肥胖的影响

尽管目前有很多研究发现肥胖人群中普遍存在维生素与矿物质的缺乏，但其与肥胖的因果关系尚不明确。某些 B 族维生素如维生素 B_1、维生素 B_2 和烟酸是葡萄糖代谢过程中所需酶的辅酶，维生素 D 缺乏可促使前体脂肪细胞转化为脂肪细胞。

（五）膳食纤维和其他膳食成分对肥胖的影响

膳食纤维包括纤维素、半纤维素、果胶、抗性低聚糖、木质素及抗性淀粉等多种成分。膳食纤维具有高度的吸水膨胀性和持水性，可延缓糖类的吸收并吸附胆酸和胆固醇，还可调节肠道菌群并增加相关的代谢产物如短链脂肪酸，具有防止肥胖的作用。来自植物性食物中的活性成分如酚酸、萜类化合物及有机硫化物等也可能通过影响脂肪分化或者脂质合成从而具有防止肥胖的作用。

（六）不同食物及膳食结构对肥胖的影响

不同食物具有各自的营养特点，对肥胖的影响也有所不同。全谷类食物膳食纤维含量较高，因此摄入增加可能有助于维持正常体重。薯类与肥胖的关系与其烹调方式密切相关，例如油炸薯条和薯片摄入过多可增加肥胖的风险，但普通烹调方式对肥胖的作用研究较少，结论也不一致。蔬菜、水果是膳食纤维、有机酸、部分矿物质和维生素及植物化学物的良好来源。而畜肉类饱和脂肪含量相对较多，摄入过多是肥胖的危险因素。大豆及其制品除作为优质蛋白质的良好来源外，还能提供丰富的不饱和脂肪酸和钙、铁、B 族维生素和维生素 E，摄入大豆及大豆制品有助于减轻体重，且有研究显示摄入大豆异黄酮或者大豆蛋白也可改善体重。坚果富含膳食纤维、多种维生素和矿物质、植物固醇及不饱和脂肪酸，适量摄入也可降低超重/肥胖风险。包括 43 项前瞻性队列研究的荟萃分析显示，与肥胖风险呈正向剂量效应关系的食物包括精制谷物、红肉及含糖饮料；呈负向剂量效应关系的食物则包括全谷物、水果、坚果、豆类和鱼。过去几十年，我国人群膳食结构主要表现为动物性食物摄入的增加而植物性食物摄入的减少，油脂类消费明显增加，这种膳食结构的变迁使得脂肪供能比升高，是儿童和成人肥胖率不断上升的重要诱因。

二、肥胖患者营养代谢特点变化

当机体处于肥胖状态时，过多的脂肪组织所分泌的一系列细胞因子如瘦素、脂联素、内脂素及抵抗素等可调节机体代谢，特别是对宏量营养素代谢产生显著影响。

（一）肥胖与能量代谢变化

能量摄入与能量消耗的失衡是肥胖发生的重要原因。能量消耗主要包括基础代谢（或静息代谢）、体力活动和食物热效应。传统上认为肥胖者能量消耗低于非肥胖者，因此导致长期能量正平衡而引起体重增加。但与传统认知相悖，研究发现肥胖的成人静息代谢能耗绝对值要高于非肥胖者，但肥胖者较非肥胖者脂肪组织增加的同时，其瘦组织含量也更多，当校正代谢活跃的瘦组织后，这种组间差异便消失了。这说明肥胖状态下，机体的总能耗可能并未发生改变。体力活动耗能的变化跟总能耗或者静息代谢能耗类似。关于食物热效应，目前尚未有一致的结论。

（二）肥胖与碳水化合物代谢变化

血糖水平的恒定主要是受到胰岛素、胰高血糖素、肾上腺素和糖皮质激素联合作用的结果。胰岛素是降低血糖的唯一激素，其对血糖的控制主要通过抑制肝葡萄糖的生成和增加肌肉及脂肪组织对葡萄糖的利用而实现，而这个过程要借助细胞膜表面的葡萄糖转运蛋白 4（glucose transporter type 4，GLUT4）受体。在肥胖者的脂肪细胞表面，GLUT4 受体表达显著减少。肥胖除了直接影响 GLUT4 的数量，其内吞、移位、与细胞膜的融合等过程也会发生改变。因此。肥胖者往往表现为高血糖、高胰岛素血症及胰岛素抵抗。脂肪细胞分泌的其他因子如瘦素、游离脂肪酸及 TNF-α 等也可间接干扰血糖稳态。

（三）肥胖与脂代谢变化

研究显示，70% 的肥胖者伴随脂代谢紊乱。脂肪细胞和脂肪组织可储存大量的脂类如甘油三酯和游离胆固醇。脂肪细胞的过度肥大可引起细胞器尤其是线粒体和内质网功能异常，脂质存储能力受损，从而导致血液中的游离脂肪酸（free fatty acid）浓度升高。过高的血液游离脂肪酸可促进肝细胞合成富含甘油三酯的极低密度脂蛋白（VLDL），同时降低 HDL 水平。脂肪病变还可增加炎症因子，如 TNF-α 及 IL-6 等分泌并降低其氧化应激能力，进一步加重脂代谢紊乱。因此，肥胖者往往伴有高甘油三酯和（或）高胆固醇血症及低 HDL 水平。

（四）肥胖与蛋白质代谢变化

肥胖究竟能否改变蛋白质代谢平衡尚有争议。肥胖者脂肪组织增加的同时往往瘦组织（主要由蛋白质构成）也会增加，且机械载荷的刺激又使得肌肉质量（如握力）增高，因此早期研究认为肥胖可能并不损害蛋白质的代谢平衡。但近年来研究显示，肥胖可破坏全身及肌肉蛋白的合成速率。胰岛素可通过哺乳动物雷帕霉素靶蛋白（mammalian target of rapamycin，mTOR）信号通路促进蛋白质合成而抑制其分解。肥胖引起的胰岛素抵抗可干扰 mTOR 信号转导进而减少蛋白质合成。过多的脂肪组织积聚又可导致慢性低炎症状态及高游离脂肪酸水平，这也是肥胖者蛋白质代谢处于负平衡的重要原因。

第三节　肥胖的综合治疗

一、营养治疗

营养治疗是肥胖综合管理的基础。对于轻、中度肥胖患者，合理的营养治疗通常会取得较好的效果。肥胖症营养治疗的核心原则是使患者的能量代谢处于负平衡状态，即减少能量摄入的同时增加能量消耗。在制定和实施营养治疗方案时，在降低总能量摄入的同时，应保证必需脂肪酸、矿物质、维生素和膳食纤维等营养素的适宜摄入，同时兼顾个体化原则，纠正患者的不良饮食行为习惯。

（一）营养治疗总原则

1. 控制总能量的摄入　不同膳食减重方案总能量摄入目标不同。通常对于轻度成年肥胖者，按每月减重 0.5～1.0kg 为宜，即在一般正常能量供给基础上减少 125～150kcal 能量确定其一日三餐能量供给；对于中度肥胖者，每天减少 150～500kcal 能量供给较为适宜；对于重度肥胖者，每天减少 500～1000kcal 能量供给为宜，可达到每周减重 0.5～1.0kg。

2. 调整宏量营养素的构成比例和来源 在总能量一定的前提下，宏量营养素之间的比例不同，对机体能量代谢效应和健康效应也不同。因此，常用的减重膳食在限制总能量的基础上，对三大宏量营养素的供能比也有所限制。目前临床上常用的医学减重营养治疗方案中限制能量平衡膳食，其三大营养素供能比为碳水化合物 50%～60%，脂肪 20%～30%，蛋白质 15%～20%；高蛋白膳食方案，蛋白质摄入总量占总能量的 20%～30%。蛋白质的摄入建议以优质蛋白质为主；脂肪的摄入可选用含单不饱和脂肪酸或多不饱和脂肪酸丰富的油脂和食物，减少富含饱和脂肪酸的动物油脂和食物；碳水化合物要严格限制含单糖、双糖的食物和饮料的摄入，增加低血糖生成指数的食物比例，多选用全谷类食物、燕麦、荞麦面、玉米面等粗杂粮。

3. 保证维生素和矿物质的供应 机体多种维生素和矿物质也参与能量和物质代谢的调节。肥胖与某些微量营养素的代谢异常有关，尤其是钙、铁、锌、维生素 A、维生素 D 及叶酸的缺乏。在节食减肥时，补充充足的维生素和矿物质可在减重的同时有效改善代谢紊乱。新鲜的蔬菜和水果是水溶性维生素如 B 族维生素和维生素 C 的良好来源，所以在减肥时不宜过分限制。膳食减重还可能引起骨量丢失，尤其在中老年减重患者中，补充维生素 D 及钙还可提高骨质量。

4. 增加膳食纤维及某些植物化学物 膳食纤维可通过降低食欲、降低肠道对营养物质的吸收效率及改善肠道微生态等起到减重的作用。有研究表明，植物固醇、辣椒素等植物化学物也可辅助减重。

5. 限制饮酒 每克纯乙醇可产生 29.3kJ（7kcal）左右能量，应严格限制包括啤酒在内各种酒类的摄入。

6. 改善肠道菌群 肠道菌群紊乱可能是肥胖发生发展的重要因素，改善肥胖患者肠道菌群可辅助减重。一项随机对照的荟萃分析显示，在超重或肥胖患者中单纯补充益生菌可使体脂率较未补充者降低 0.6%。近期一项随机对照研究显示，在限制能量条件下，额外给予益生菌+膳食纤维可促进肥胖症者减重。

7. 合理安排餐次及烹调方式 对于进食的餐次，通常为每天 4～6 次，但也应因人而异，可以适当增加次数，少食多餐。推荐采用蒸、煮、烧、氽等方法，忌用油煎、炸的方法，因为煎炸食物含油脂多，又可刺激食欲增加，不利于肥胖症患者的治疗。

（二）膳食营养治疗的模式

1. 限制能量平衡膳食（calorie-restricted diet，CRD） 是一类在限制能量摄入的同时保证基本营养需求的膳食模式，其宏量营养素的供能比例应符合平衡膳食的要求。CRD 对于延长寿命、延迟衰老相关疾病的发生具有明确的干预作用。目前主要包括 3 种类型：①在目标摄入量基础上按一定比例递减（减少 30%～50%）；②在目标摄入量基础上每日减少 500kcal 左右；③每日供能 1000～1500kcal。对三大宏量营养素的具体建议如下：① CRD 的脂肪供能比例应与正常膳食（20%～30%）一致，适当增加富含 n-3 系 PUFA 的食物或补充鱼油制剂，可以增强 CRD 的减重效果；②适当提高蛋白质供给量比例（1.2～1.5g/kg 或 15%～20%），使用大豆蛋白部分替代酪蛋白可增强 CRD 的减重效果；③根据蛋白质、脂肪的摄入量来确定碳水化合物的供给量（40%～55%）。

2. 高蛋白饮食（high protein diet，HPD） 是一类每日蛋白质摄入量超过每日总能量的 20% 或 1.5g/(kg·d)，但一般不超过每日总能量的 30%[或 2.0g/(kg·d)] 的膳食模式。对于单纯性肥胖及合并高甘油三酯血症者、高胆固醇症者，采用高蛋白膳食较正常蛋白膳食更有利于减轻体重及改善血脂情况，并有利于控制减重后体重的反弹。由于慢性肾病患者可能因高蛋白饮食而增加肾脏血流负荷，建议合并慢性肾病患者应慎重选择高蛋白饮食。

3. 间歇式能量限制（intermittent energy restriction，IER） 是按照一定规律在规定时期内禁食或给予有限能量摄入的饮食模式。目前常用的 IER 方式包括隔日禁食法（每 24h 轮流禁食）、

4：3或5：2IER（在连续/非连续日每周禁食2～3d）等。在IER禁食期，能量供给通常在正常需求的0%～25%。IER有益于体重控制和代谢改善，在体重控制的同时，或可通过降低氧化应激和炎症反应，改善糖尿病、心脑血管疾病及其他慢性病。随机对照试验的Meta分析发现，IER组较常规饮食组相比可显著降低受试者体重、BMI、瘦体重、体脂含量及腰围。IER亦有益于改善超重及肥胖患者的脂代谢指标及提高胰岛素敏感性。目前亦有一些基于随机对照试验的Meta分析比较IER或持续性能量限制（continuous energy restriction，CER）在减重或改善血糖、血脂及血压等方面的差异，结果显示在未合并明显代谢异常的超重或者肥胖患者中，IER在减重、降低体脂及改善其他代谢指标方面并无显著优势。但也有Meta分析显示，在合并有糖尿病的超重或肥胖患者中，IER较CER在减重及改善血糖等方面效果更佳。与CER相比，IER对糖尿病患者也是相对安全的，但需关注降糖药物的调整，避免低血糖的发生风险。但目前，关于IER的绝大多数研究干预时间较短，其在减重及改善代谢状况方面的长期效应如何仍需进一步探索。

4. 低碳水化合物饮食（low carbohydrate diet，LCD）　通常指膳食中碳水化合物供能比≤40%，脂肪供能比≥30%，蛋白质摄入量相对增加，限制或不限制总能量摄入的一类饮食。近年来，越来越多的RCT研究和Meta分析报道，短期采用低碳水化合物饮食有益于控制体重、改善代谢，但其长期的安全性和有效性仍待进一步研究。极低碳水化合物饮食（very-low-carbohydrate diet）又称生酮饮食（ketogenic diet），每天膳食碳水化合物在20～50g，碳水化合物占总能量≤10%。该种膳食方式可在短期内迅速减重，但可能增高LDL及游离脂肪酸并增加全因死亡风险，长期使用安全性尚需进一步评价。重度肥胖者可在营养师或医生的指导下使用，不适用于儿童、青少年及老年人。

5. 其他膳食治疗方式

（1）饮食模式：终止高血压饮食（dietary approaches to stop hypertension，DASH）是从美国大型高血压防治计划发展而来的膳食模式，强调增加蔬菜、水果、低脂（或脱脂）奶、全谷类食物摄入，减少红肉、油脂、精制糖及含糖饮料摄入，进食适当的坚果、豆类，从而提供丰富的钾、镁、钙等矿物质和膳食纤维，增加优质蛋白质和不饱和脂肪酸摄入，减少脂肪尤其是饱和脂肪酸和胆固醇摄入。地中海饮食（mediterranean diet）是一种基于地中海沿岸国家传统菜肴的饮食方式，其膳食结构特点以植物性食物为主，包括全谷类、豆类、蔬菜、水果、坚果等；鱼、家禽、蛋、乳制品适量，红肉及其产品少量；食用油主要是橄榄油；适量饮红葡萄酒。其营养特点：脂肪供能比为25%～35%，其中饱和脂肪酸摄入量低（7%～8%），不饱和脂肪酸摄入量较高。与常规饮食相比，这两种膳食模式可有效降低超重/肥胖者体重。

（2）代餐（meal replacement）：指取代部分或全部正餐的食物，常见的代餐形式有代餐粉、代餐棒、代餐奶昔及代餐粥等。常见代餐多以提供蛋白质、纤维素和微量元素为基础，保证人体基本需求的同时控制能量摄入，以达到维持体型或者减重的作用。

（3）低GI饮食：低GI食物具有低能量、高膳食纤维的特性，可增加饱腹感，有利于降低总能量摄入并改善胰岛素抵抗。限制总能量的低GI饮食可减轻肥胖者体重，且短期应用的减重效果优于高GI饮食。

（4）时间限制进食法（time-restricted feeding，TRF）：是指将每天的进餐时间限制在数小时内，并且在剩余时间内禁食，常见有4h、6h、8h进食3种限制类型。与CRD、HPD等相比，TRF限定进食时间，不限定进食种类和数量，实践更轻松，更易让人接受和坚持。研究显示，短期应用TRF干预可减轻体重，但关于TRF对人体成分产生的影响结果不一。

二、其 他 疗 法

（一）运动疗法

能量达到负平衡才能使体重下降，积极运动是增加能量消耗的重要措施。一项纳入35个随机对照试验的Meta分析发现，有氧运动对降低内脏脂肪有显著效果，而渐进性抗阻运动和有氧结合抗阻运动均无显著效果，建议有氧运动作为降低内脏脂肪的核心运动。然而另一项 Meta 分析结果显示，有氧运动的减肥效果更明显：抗阻运动对提高瘦体重更有效，与抗阻运动比较，有氧结合抗阻减肥效果更明显。因此，推荐采用有氧运动结合抗阻运动的模式预防与治疗超重或肥胖。与单纯饮食或运动相比，饮食结合运动的减重效果更加显著。美国肥胖学会《成人超重与肥胖管理指南》2013 年版指出，一般要求有氧运动增至每周 150min 或每天 30min；适度运动有利于避免减重后体重的反弹。最好指导患者选择其兴趣爱好范围内的运动项目，并制定相应的运动时间、强度和频率，贵在坚持。体力活动和膳食调整相配合才是肥胖患者的最佳减重方案。对于不常运动的肥胖症患者，高强度的体力活动常难以坚持，故可循序渐进，从容易接受的散步或慢跑等低强度的运动开始，尤其推荐健身操等有氧运动，并逐步增加活动时间和活动量，但肥胖者运动中应注意防止关节损伤。运动强度以本人最大估计心率的 60%～85% 为宜，每周 3～7 次，每次 30～60min。

（二）行为疗法

行为疗法（behavior therapy）是根据社会学习理论和认知行为疗法，在心理医生、运动指导师及营养师的指导和监督之下，家人、朋友的帮助下，使患者逐步自觉地纠正易引起肥胖的心理状态和生活习惯，建立正确饮食和体力活动行为。行为疗法通常包括以下几个方面：

1. 自我监督　肥胖者需建立进食日志，详细记录摄入的食物名称及总能量。坚持记录是减重成功的重要措施。

2. 刺激控制　强调改变激发食欲的环境因素，避免额外进食。具体方法包括正确购买食物，拒绝高能量密度食物而增加蔬菜和水果摄入，使用小的餐盘，避免边进食边看电视等。

3. 减慢进餐速度　减慢进餐速度是增加饱腹感，减少进餐量的有效方式。具体方法有很多，比如在餐间加一个停顿，减小每一口食物的体积，增加咀嚼的次数等。

4. 目标设定　设定减重目标，例如每周减少 0.5～1.0kg，在此基础上设定总能量摄入目标（1000～1500kcal/d）及体力活动目标（如体力活动耗能从 250kcal/周逐步增加到 1000kcal/周）。

5. 社会支持　家人、朋友和同事的支持对坚定患者减重的决心、强化有益的膳食和体力活动行为有积极作用；参加行为治疗小组，与有同样经历和要求的减肥者定期交流，互相鼓励，取长补短。

6. 其他　包括营养教育，认识食物标签、了解健康食物和搭配，帮助肥胖者重建与进食相关的消极想法，解决诱发不良饮食行为的根本问题等。

（三）药物疗法

目前减重药物的使用建议仅作为生活方式干预的辅助，且必须在临床医生的指导下进行。只有在前述改善饮食结构和增加体力活动的基础上用药物辅助减重才能收到较好效果。国外指南建议，当 $BMI \geq 30kg/m^2$ 或 $BMI \geq 27kg/m^2$ 并伴有并发症，或单纯的生活方式干预并不能取得较好的减重效果时可采用药物治疗。目前获得美国 FDA 批准长期应用的减重药物（≥12 周）包括芬特明/托吡酯复方片剂、奥利司他、氯卡色林、纳曲酮/安非他酮复方制剂、利拉鲁肽。我国目前批准应用的减重药物有奥利司他、利拉鲁肽、贝那鲁肽和司美格鲁肽。

（四）手术疗法

对严重肥胖患者，生活方式干预或药物治疗可能无法逆转肥胖和相关并发症，手术治疗是最有效的办法，不仅可达到减重的目的还能改善并发症，降低死亡风险。目前普遍被接受的标准手术方式有 4 种：即腹腔镜 Roux-en-Y 胃旁路术、腹腔镜胃袖状切除术、腹腔镜可调节性胃束带术、胆胰分流并十二指肠切换术。推荐的手术适应证包括 $BMI \geq 40kg/m^2$ 或 $BMI \geq 35kg/m^2$ 同时存在至少一种肥胖相关并发症。

外科手术限制了胃肠道吸收容积，减少食物的摄入和吸收，术后需对患者进行长期营养监测，尤其注意维生素 B_{12}、叶酸和铁的补给，同时注意防止肺栓塞、深静脉血栓、内疝、营养不良、胆囊炎及胆结石等并发症的发生。

（五）肠道菌群重塑

肥胖或肥胖相关疾病患者往往伴有肠道菌群紊乱，越来越多的研究探讨使用益生菌或益生元干预，甚至采用菌群移植以重塑患者肠道微生态能否有效减重。目前亦有少量随机对照试验表明粪菌移植可能是减重的有效方式。但肠道菌群重塑在肥胖治疗中的价值尚需更多的研究来证实。

三、减重治疗后的维持

减重治疗后体重的维持非常重要。但往往在减重计划结束后一年，已减掉体重的30%～35%会重新反弹，50%的人5年内基本恢复到减重前水平。减重可引起基础代谢率降低及中枢和外周调节因子的改变，从而导致能量消耗的减少和减重者食欲的增加，进而促使减重成功后的复重。随机对照试验表明，适当的干预措施可在一定程度上延长减重后体重的维持时间。世界胃肠病学组织（World Gastroenterology Organization）建议，为了维持减重效果，患者减重后应对体重进行规律和频繁的自我监测（如每周或更加频繁），维持低能量饮食并积极进行体力活动（如80min/d中等体力活动或者35min/d高强度体力活动）。美国心脏病协会/美国心脏病学会/美国肥胖学会发布的《成人超重与肥胖管理指南》建议医务人员和营养医生应与患者保持至少每月一次或更频繁的面对面或电话随访，监测其饮食和运动状况以帮助其维持减重。心理行为干预措施（如减重者的心理辅导，保持减重小组间人员交流等）对减轻减重后的复重有效。随着互联网时代对健康产生的深远影响，越来越多的研究表明网络干预对维持减重（尤其在2年以内）有效。

四、儿童超重/肥胖的营养治疗

儿童处于生长发育时期，防止体重过度增加比减轻体重更重要。应增加蔬菜、水果的摄入；减少碳水化合物中高血糖生成指数食物的摄入；增加膳食纤维的摄入。鼓励肥胖儿童减少久坐和视屏行为，增加消耗能量又容易坚持的有氧运动项目，也可采用力量运动和柔韧性训练。在合理膳食和体力活动的基础上，配合行为矫正，建立健康的饮食行为，规律进餐（三餐两点）、吃好早餐、严格控制零食尤其是含糖类较高的零食以及碳酸饮料的摄入、多饮水。倡导家庭和儿童共同参加，以学校等日常生活场所为实施场合，创造一个轻松环境，持之以恒。除非是重度肥胖并伴有严重的肥胖相关器质性并发症，且饮食及运动干预失效时可考虑采用药物疗法或手术疗法，但相关证据仍不十分充足。

（张喆庆）

第十九章 营养与糖尿病

糖尿病（diabetes mellitus，DM）是由于胰岛素分泌缺陷和（或）胰岛素作用缺陷引起的，以慢性高血糖伴碳水化合物、脂肪和蛋白质的代谢障碍为特征的代谢性疾病，可造成眼、肾脏、心脏、血管和神经系统等多种器官的慢性损害、功能障碍和衰竭。

胰岛素抵抗（insulin resistance，IR）是指胰岛素作用的靶器官（如肝脏、肌肉、脂肪组织等）对一定量胰岛素的生物学反应低于正常预计水平的现象，即对胰岛素代谢性效应的抵抗。其中包括胰岛素对内源性葡萄糖产生的抑制效应、对外周组织（主要是骨骼肌）葡萄糖摄取和糖原合成的刺激性效应及对脂肪分解的抑制效应。发生胰岛素抵抗者机体代偿性地分泌过多胰岛素，产生高胰岛素血症，以维持血糖的稳定。因此患者体内胰岛素的浓度并不下降，甚至高于正常，胰岛素抵抗易导致代谢综合征和 2 型糖尿病（type 2 diabetes mellitus，T2DM）。

2019 年国际糖尿病联盟（IDF）发布的全球糖尿病地图显示，全球有 4.63 亿糖尿病患者，每 11 个成人中就有 1 个罹患糖尿病。

全国流行病学调查数据显示，中国成人总糖尿病患病率呈现明显的上升趋势。2017 年估计的糖尿病患者总数为 1.298 亿人。65～79 岁年龄段的糖尿病发病率最高，80 岁以后趋缓，因此老年是罹患糖尿病的高风险期。第七次全国人口普查数据显示，2020 年我国老年人口（≥60 岁）占总人口的 18.7%（2.604 亿人），其中约 30% 的老年人罹患糖尿病。随着中国居民老龄化的加深，中国糖尿病患病率逐年递增趋势已经严重影响中国居民生活质量和预期寿命，糖尿病已成为我国重要公共卫生问题。

我国糖尿病以 2 型糖尿病为主，占糖尿病患者的 95% 以上。1 型糖尿病（type 1 diabetes mellitus，T1DM）和其他类型糖尿病少见。糖尿病的发生与营养过剩、劳动强度下降、运动不足、生命早期营养不良等有关。研究显示，肥胖及其导致的胰岛素抵抗是中国糖尿病患病率增加的重要因素。

第一节 概　述

一、糖尿病的临床分型

根据中华医学会糖尿病学分会发布的《中国 2 型糖尿病防治指南（2020 年版）》，糖尿病分为 1 型糖尿病、2 型糖尿病、妊娠期糖尿病和特殊类型糖尿病四类，其中 1 型糖尿病和 2 型糖尿病又称为原发性糖尿病。

（一）1 型糖尿病

1 型糖尿病的胰岛 β 细胞受到破坏，胰岛素分泌绝对缺乏，必须依赖外源性的胰岛素治疗。通常认为 β 细胞破坏有自身免疫型和特发型两种诱因。

（二）2 型糖尿病

2 型糖尿病的胰岛素分泌相对不足，包括以胰岛素分泌不足为主伴有或不伴有胰岛素抵抗和胰岛素抵抗为主伴胰岛素分泌不足两类。任何年龄均可发病，40 岁以上发病率高。发病初期多为肥胖或超重体型。发病隐匿，患者可长期症状不明显，随着病情发展，逐渐进入症状期。

（三）妊娠期糖尿病

妊娠期糖尿病是指妇女在妊娠期间发生或首次发现的糖尿病。详见本书第二十五章。

（四）特殊类型糖尿病

1. 胰岛 β 细胞功能单基因缺陷 葡萄糖激酶（GCK）基因突变［青少年的成人起病型糖尿病（MODY）2］；肝细胞核因子-1α（HNF-1α）基因突变（MODY3）；肝细胞核因子-4α（HNF-4α）基因突变（MODY1）；肝细胞核因子-1β（HNF-1β）基因突变（MODY5）；线粒体 DNA 3243 突变［母系遗传的糖尿病和耳聋（MIDD）］；钾离子通道 KCNJ11 基因突变［永久性新生儿糖尿病（PNDM）］；钾离子通道 KCNJ11 基因突变［发育迟缓、癫痫和新生儿糖尿病（DEND）］；染色体 6q24 印迹异常［暂时性新生儿糖尿病（TNDM）］；ATP 结合盒亚家族成员 8（ABCC8）基因突变（MODY12）；胰岛素（INS）基因突变（PNDM）；WFS1 基因突变 [沃尔弗拉姆（Wolfram）综合征]；FOXP3 基因突变（IPEX 综合征）；EIF2AK3 基因突变 [沃尔科特-拉利森（Wolcott-Rallison）综合征]。

2. 胰岛素作用单基因缺陷 A 型胰岛素抵抗；多诺霍综合征（矮妖精貌综合征）；黑棘皮-多毛-胰岛素抵抗综合征；PPARG 基因突变或 LMNA 基因突变（家族性部分脂肪营养不良）；AGPAT2 基因突变或 BSCL2 基因突变（先天性全身脂肪营养不良）。

3. 胰源性糖尿病 纤维钙化性胰腺病、胰腺炎、创伤和（或）胰腺切除术、胰腺肿瘤、囊性纤维化、血色病等。

4. 内分泌疾病 库欣综合征、肢端肥大症、嗜铬细胞瘤、胰高血糖素瘤、甲状腺功能亢进症、生长抑素瘤、原发性醛固酮增多症等。

5. 药物或化学物质所致糖尿病 烟酸、甲状腺素、肾上腺皮质激素、α 肾上腺素受体激动药、β 肾上腺能受体阻滞剂、IFN-α 等、苯妥英钠、双甲脒、二氮嗪。

6. 感染 先天性风疹、巨细胞病毒感染、腺病毒、流行性腮腺炎病毒等。

7. 非常见型免疫介导糖尿病 僵人综合征、胰岛素自身免疫综合征、胰岛素受体抗体等。

8. 其他遗传性疾病伴随的糖尿病 唐氏综合征、弗里德赖希共济失调（Friedreich ataxia）、亨廷顿病（Huntington's disease，HD）、克兰费尔特综合征（Klinefelter syndrome）、肥胖生殖无能综合征（劳-穆-比综合征）、强直性肌营养不良、卟啉病、普拉德-威利（Prader-Willi）综合征、特纳（Turner）综合征等。

二、糖尿病的病因

（一）1 型糖尿病

1. 自身免疫系统缺陷 在 1 型糖尿病患者的血液中可查出多种自身免疫抗体，如谷氨酸脱羧酶抗体（GADA）、胰岛细胞抗体（ICA）等。这些异常的自身抗体可以损伤分泌胰岛素的 β 细胞，使之不能正常分泌胰岛素。

2. 遗传因素 目前研究提示遗传缺陷是 1 型糖尿病的发病基础，这种遗传缺陷表现在人第 6 对染色体的 HLA 抗原异常上。研究提示，1 型糖尿病有家族性发病的特点——父母患有糖尿病的人与无此家族史的人相比，更易患糖尿病。

3. 病毒感染 1 型糖尿病患者发病之前的一段时间内常常得过病毒感染，而且 1 型糖尿病的"流行"，往往出现在病毒流行之后。引起流行性腮腺炎和风疹的病毒，以及能引起脊髓灰质炎的柯萨奇病毒家族，都可以在 1 型糖尿病中起作用。临床和动物实验也显示，感染了脑炎、心肌炎及柯萨奇病毒后，胰腺的炎症可能较轻，而胰腺的损害却很严重。

（二）2 型糖尿病

1. 遗传因素 2 型糖尿病具有家族发病的特点。相比于 1 型糖尿病，2 型糖尿病的遗传特性更为显著，属于多基因常染色体隐性遗传方式。例如，在双胞胎中，如果一个患上了 1 型糖尿病，另一个患此病的概率为 40%；然而，如果是 2 型糖尿病的话，另一个双胞胎则有 70% 概率患 2 型糖尿病。

2. 胰岛素抵抗　2 型糖尿病患者常有肥胖症，体内胰岛素受体减少、胰岛素受体与胰岛素亲和力下降，胰岛素受体抗体产生、胰岛素及其受体的基因突变等胰岛素抵抗现象，胰岛功能逐渐衰竭而引起糖尿病。中心型肥胖的人更容易发生 2 型糖尿病。

3. 双激素学说　糖尿病患者体内在胰岛素分泌不足或相对不足时，通常同时存在胰高血糖素的分泌相对或绝对增多，引起血糖水平紊乱的激素不是单一的。

4. 危险因素

（1）年龄：年龄是 2 型糖尿病的危险因素。有一半的 2 型糖尿病患者多在 55 岁以后发病。高龄患者容易出现糖尿病也与年纪大的人容易超重有关。

（2）不良生活方式：营养过剩，睡眠不足，体力劳动及强度下降，缺乏体育锻炼等导致儿童和成人超重或肥胖患病率大幅升高。肥胖及其导致的胰岛素抵抗是影响中国人糖尿病的重要危险因素。

（三）妊娠期糖尿病

1. 激素异常　妊娠时胎盘会产生多种供胎儿生长发育的激素，这些激素对胎儿的健康成长非常重要，但却可以阻断母亲体内的胰岛素作用，引发糖尿病。妊娠第 24 周到 28 周是这些激素的高峰时期，也是妊娠期糖尿病的常发时间。

2. 遗传基础　发生妊娠期糖尿病的患者将来出现 2 型糖尿病的风险很大。引起妊娠期糖尿病的基因与引起 2 型糖尿病的基因可能彼此相关。

3. 肥胖症　肥胖症不仅容易引起 2 型糖尿病，同样也可引起妊娠糖期尿病。

4. 多次妊娠　多次妊娠显著增加妊娠期糖尿病的发病概率。

三、临床表现

糖尿病病变损害部位主要是胰岛，由于体内胰岛素绝对或相对不足，引起全身代谢及酸碱平衡失调，尤以碳水化合物、脂肪及蛋白质的代谢异常显著，严重时可发生酸中毒。随着时间的累积及血糖的控制不良，慢性并发症也会陆续出现，如眼睛病变、肾脏病变、神经病变及心血管病变等，且往往是造成糖尿病患者死亡的主要原因。

（一）典型症状

糖尿病是一种慢性进行性疾病。早期可以没有明显症状，随着病情进展出现"三多一少"，即多尿、多饮、多食、消瘦乏力。多尿系因血糖增多，超过肾阈值，致使大量葡萄糖由肾脏排出，带走大量液体而引起，尿多者一日20余次，总量2000～3000ml甚至更多。多饮是多尿的必然结果。多食是由于大量葡萄糖自体内排出，造成体内能源物质缺少，从而使患者感到饥饿。另外，高血糖刺激胰岛素分泌亦可引起食欲亢进。糖尿病患者缺乏胰岛素，不能充分利用葡萄糖供给热能，需借助于肌肉和脂肪的分解，致使高能磷酸键减少，呈负氮平衡，并出现失水等现象，部分患者在发病前有肥胖史，但患病后体重有所减轻。

由于高血糖刺激，患者可发生全身皮肤瘙痒，外阴部尤为明显。皮肤感染时，愈合缓慢，甚至有患者发生下肢坏疽。

控制不良的 1 型糖尿病患者生长发育障碍，身材矮小，性发育迟缓。

（二）并发症的症状

糖尿病控制不良时可发生急慢性并发症，而产生相应系统的损伤症状。

1. 急性并发症

（1）糖尿病酮症酸中毒：患者由于急性感染、饮食失调、治疗不当、妊娠、分娩、手术以及精神刺激等因素的影响，胰岛素分泌严重不足，会导致蛋白质、脂肪、碳水化合物的代谢紊乱、水电解质紊乱以及严重酸碱失衡，从而引起血中酮体超标，产生酮症酸中毒。

临床表现为："三多一少"症状加重；出现恶心、呕吐、腹痛等消化道症状；呼吸加快，呼出气可有酮臭；头昏、头痛、烦躁等神经症状；严重者可发生脱水、休克，甚至出现嗜睡、昏迷等。

（2）高渗性非酮症糖尿病昏迷：患者患有严重高血糖，可伴有酮症及轻型酸中毒，肾功能不全。昏迷等中枢神经功能障碍易误诊为脑血管意外，病死率高达 50%。

（3）乳酸酸中毒：乳酸是葡萄糖无氧酵解的产物。主要产生部位是骨骼肌、红细胞、大脑、皮肤，代谢的主要部位是肝脏和肾脏。当患者有肝肾疾病或有感染、饮酒、缺氧等应激情况以及服用大量苯乙双胍时，血液乳酸水平升高，血液 pH 降低，引起酸中毒。轻者临床表现不明显，重者可有乏力、恶心、厌食，甚至意识蒙眬、昏睡，病死率高。

2. 慢性并发症　长期血糖控制不良的糖尿病患者，可并发严重的心脑血管病变、下肢坏疽、眼底病变和肾脏功能不全，产生相应的症状，糖尿病患者常常死于并发症。

四、糖尿病的诊断

根据《中国 2 型糖尿病防治指南（2020 年版）》，各型糖尿病诊断如下所述。

（一）1 型糖尿病

诊断 1 型糖尿病，主要根据患者的临床特征。1 型糖尿病具有以下特点：年龄通常<30 岁；"三多一少"症状明显；常以酮症或酮症酸中毒起病；非肥胖体型；空腹或餐后的血清 C 肽浓度明显降低；出现胰岛自身免疫标志物，如谷氨酸脱羧酶抗体、胰岛细胞抗体、胰岛细胞抗原 2 抗体（IA-2A）、锌转运体 8 自身抗体（ZnT8A）等。

（二）2 型糖尿病

2 型糖尿病的诊断依据静脉血浆葡萄糖或糖化血红蛋白（hemoglobin A1c，HbA1c）进行诊断。糖代谢状态分类标准和糖尿病诊断标准见表 19-1、表 19-2。

表 19-1　糖代谢状态分类（WHO1999 年）

糖代谢状态	静脉血浆葡萄糖/(mmol/L)	
	空腹血糖	糖负荷后 2h 血糖
正常血糖	<6.1	<7.8
空腹血糖受损	≥6.1，<7.0	<7.8
糖耐量降低	<7.0	≥7.8，<11.1
糖尿病	≥7.0	≥11.1

空腹血糖受损和糖耐量减低统称为糖调节受损，也称糖尿病前期；空腹血糖正常参考范围下限通常为 3.9mmol/L

表 19-2　糖尿病诊断标准

诊断标准	静脉血浆葡萄糖或 HbA1c
典型糖尿病症状	
加上随机血糖	≥11.1mmol/L
或加上空腹血糖	≥7.0mmol/L
或加上 OGTT 2h 血糖	≥11.1mmol/L
或加上 HbA1c	≥16.5%
无糖尿病典型症状者，须改日复查确认	

OGTT 为口服葡萄糖耐量试验；HbA1c 为糖化血红蛋白。典型糖尿病症状包括烦渴多饮、多尿、多食、不明原因体重下降；随机血糖指不考虑上次用餐时间，一天中任意时间的血糖，不能用来诊断空腹血糖受损或糖耐量减低；空腹状态指至少 8h 没有进食热量

（三）妊娠期糖尿病

详见本书第二十五章。

（四）特殊类型糖尿病

1. 线粒体 DNA 突变糖尿病 是最为多见的单基因突变糖尿病，占中国成人糖尿病的 0.6%。常见的临床表现为母系遗传、糖尿病和耳聋。对具有下列一种尤其是多种情况者应疑为线粒体基因突变糖尿病：①在家系内糖尿病的传递符合母系遗传；②起病早伴病程中胰岛 β 细胞分泌功能明显进行性减退或伴 BMI 低且胰岛自身抗体检测阴性的糖尿病患者；③伴神经性耳聋的糖尿病患者；④伴中枢神经系统表现、骨骼肌表现、心肌病、视网膜色素变性、眼外肌麻痹或乳酸性酸中毒的糖尿病患者或家族中有上述表现者。对疑似本症者首先应进行 tRNALeu（UUR）A3243G 突变检测。

2. 青少年的成人起病型糖尿病（maturity-onset diabetes of the young，MODY） 是一种以常染色体显性遗传方式在家系内传递的早发但临床表现类似 2 型糖尿病的疾病。MODY 是临床诊断。目前通用的 MODY 诊断标准有以下 3 点：①家系内至少 3 代直系亲属均有糖尿病患者，且其传递符合常染色体显性遗传规律；②家系内至少有 1 个糖尿病患者的诊断年龄在 25 岁或以前；③糖尿病确诊后至少在 2 年内不需使用胰岛素控制血糖。

第二节 营养与糖尿病的关系

糖尿病患者机体存在物质和能量代谢紊乱，各类营养素对糖尿病的发生发展具有重要作用。

一、营养素对糖尿病的影响

1. 碳水化合物 糖尿病患者表现为胰岛素分泌减少或胰岛素作用缺陷导致的高血糖。长期摄入过多的碳水化合物，使血糖长期处于高水平，促使胰岛素持续分泌增加，最终会导致胰岛 β 细胞的结构和功能受损，进而胰岛素分泌不足或相对不足，糖尿病的发生风险增加。

不同类型的碳水化合物对血糖的影响不同，抗性淀粉含量高的碳水化合物吸收缓慢，可以使餐后血糖保持在较低水平，含支链淀粉高的碳水化合物容易使餐后血糖和胰岛素水平明显上升。

食物中的碳水化合物分子量和结构不同，餐后血糖升高的时间和幅度也不同，低 GI 的食物有利于血糖的稳定。

2. 脂肪 人体摄入的脂肪消化吸收后可以供能，也可以储存起来。正常情况下，脂肪酸在组织中经过氧化变为二氧化碳和水，同时产生能量。当胰岛素缺乏时，脂肪从血中被清除较少，此时患者的脂肪可聚集在血液中以脂蛋白形式存在，引起高脂蛋白血症或高甘油三酯血症，易出现胰岛素耐受。

3. 蛋白质 有研究显示，亮氨酸、异亮氨酸和缬氨酸等支链氨基酸可以促进糖尿病的发生。另外，三大产热物质的代谢互相影响，糖代谢的紊乱必然也影响蛋白质的代谢，进而对糖尿病的发生产生影响。

4. 维生素和矿物质 各类维生素，特别是 B 族维生素与三大物质代谢相关，因此它们与糖尿病的发生发展都有一定关系。铬是葡糖糖耐量因子的重要成分。研究显示，糖尿病患者血清铬水平下降。硒可以通过胰岛素受体后的激酶抑制作用，产生"生理胰岛素"样效应，可在基因水平上影响糖尿病的发生。

5. 膳食纤维 有降低空腹血糖和延缓碳水化合物吸收、降低餐后血糖及改善葡萄糖耐量的作用，是降低 2 型糖尿病高危因素的重要膳食成分，所以糖尿病患者应多摄入膳食纤维含量丰富的粗粮，建议膳食纤维的供给量为 30g/d。

二、糖尿病患者营养代谢变化

胰岛素的主要生理功能是促进合成代谢、抑制分解代谢,它是体内唯一促进能源储备和降低血糖的激素。糖尿病患者胰岛素分泌不足或缺乏,或组织对胰岛素的生物反应性减低,可引起碳水化合物、脂肪、蛋白质、水与电解质等物质代谢紊乱。

1. 能量代谢　能量摄入过低,机体处于饥饿状态,易引起脂类氧化,产生过多的酮体,出现酮血症。能量摄入过高,易使体重增加,血糖难以控制,加重病情。

2. 碳水化合物代谢　碳水化合物是机体主要的能源物质和构成机体组织的重要成分,中枢神经系统几乎只能依靠碳水化合物(葡萄糖)供能。糖尿病患者摄入过高的碳水化合物时,因调节血糖的机制失控,极易出现高血糖,进而导致尿液中糖浓度增加,尿糖的流失造成机体能量缺乏,刺激机体摄入更多的糖,或促使脂肪氧化和蛋白质分解补充血糖,造成物质代谢的紊乱。碳水化合物摄入不足时,体内需动员脂肪和蛋白质分解功能,易引起酮血症。

3. 脂类代谢　正常人的脂类代谢处于动态平衡状态,血液循环中仅有微量酮体,并不积聚为酮血症。糖尿病患者脂质代谢紊乱,促进肝脏胆固醇合成,形成高胆固醇血症,且常伴有高甘油三酯血症,游离脂肪酸、低密度脂蛋白、极低密度脂蛋白增高,形成高脂血症和高脂蛋白血症,成为引起糖尿病血管并发症的重要因素。过多的脂肪自脂肪组织转入肝脏沉积,导致脂肪肝。同时又因胰岛素不足所致酮体氧化利用减慢,过多的酮体积聚而产生酮血症和酮尿。严重者表现为酮症酸中毒、高渗性昏迷。

为防止酮血症和酮症酸中毒,需要适量地供给合适种类的碳水化合物,减少血糖波动幅度,保持血糖水平的稳定。减少体脂的过多动员氧化。为防止和延缓心脑血管并发症,必须限制饱和脂肪酸的摄入量。

4. 蛋白质代谢　糖尿病患者碳水化合物代谢异常,能量供应不足,动员蛋白质分解供能。由于胰岛素不足,肝脏和肌肉中蛋白质合成减慢,分解代谢亢进,易发生负氮平衡。由于蛋白质代谢呈负氮平衡,使儿童生长发育受阻,患者消瘦,抵抗力减弱,易感染,伤口愈合不良。严重者血中含氮代谢废物增多,尿中尿素氮和有机酸浓度增高,干扰水和酸碱平衡,加重脱水和酸中毒。

5. 维生素代谢　维生素是调节机体生理功能和物质代谢的重要酶类的辅酶,B族维生素参与糖类代谢。糖尿病患者葡萄糖和糖基化蛋白质易氧化而产生大量自由基,体内具有抗氧化作用的维生素 E、维生素 C、β-胡萝卜素和微量元素硒能帮助消除积聚的自由基,防止细胞膜受损,细胞功能受损。其中维生素 C 还有清除过氧化脂质的作用。因此,充足的维生素对调节机体的物质代谢有重要作用。

6. 矿物质代谢　糖尿病患者的多尿症状引发机体锌、镁、钠、钾等从尿中丢失增加,可出现低血锌和低血镁。缺锌会引起胰岛素分泌减少,组织对胰岛素作用的抵抗性增强,但锌过多也会损害胰岛素分泌,导致葡萄糖耐量降低,并可加重老年糖尿病患者的下肢溃疡。低镁血症会引起2型糖尿病患者组织对胰岛素不敏感,且与并发视网膜病变和缺血性心脏病有关。三价铬是葡萄糖耐量因子的组成成分,是胰岛素的辅助因素,有增强葡萄糖利用和促进葡萄糖转变为脂肪的作用。锰是羧化酶的激活剂,参与碳水化合物和脂肪的代谢,锰缺乏可加重糖尿病患者的葡萄糖不耐受。

(王南平)

第三节　营养治疗

一、概　述

糖尿病的治疗遵循综合管理的原则,包括降血糖、降血压、调节血脂、抗血小板、控制体重和改善生活方式等。生活方式干预是 2 型糖尿病的基础治疗措施,应贯穿于糖尿病治疗的始终。对已确诊的糖尿病患者,应立即启动并坚持生活方式干预。生活方式干预的内容包括合理膳食、适量运动、戒烟限酒、心理平衡。

全面的营养处方应该包括生活方式干预的所有内容。诸多研究证实，生活方式干预可预防糖尿病的发生和发展，可改善糖尿病患者生活质量和临床结局，节约医疗费用。

（一）营养治疗的历史

营养治疗是糖尿病整体治疗的基础，是糖尿病自然病程中任何阶段预防和控制必不可少的措施，在糖尿病治疗中占据重要地位。无论是 1 型糖尿病还是 2 型糖尿病，无论是注射胰岛素还是口服降糖药，都必须坚持营养治疗。

1971 年，美国糖尿病学会（American Diabetes Association，ADA）首次颁布《糖尿病患者营养与饮食推荐原则》。1994 年，ADA 率先提出营养治疗的概念，由注册营养师提供的基于循证医学及专家共识的营养治疗，称为医学营养治疗（medical nutrition therapy，MNT）。2009 年，ADA 指南中新加入了关于肥胖糖尿病可以考虑手术治疗的内容，强调术后生活方式相结合的最佳管理方案。2013 年，ADA 开始强调在循证基础上制定个体化营养治疗方案。此后，ADA 每年的颁布的成人糖尿病营养治疗指南均明确指出，营养治疗应作为综合治疗方案中的有效手段推荐给所有的 1 型和 2 型糖尿病患者。

中华医学会糖尿病学分会（Chinese Diabetes Society，CDS）自 2004 年起，就强调营养治疗是所有糖尿病治疗的基础，其诊疗流程中建议新诊断的 2 型糖尿病患者，无论胖瘦，都需先进行 2～3 个月的生活方式干预，血糖控制不佳再进行药物治疗。我国于 2010 年制定了首个《中国糖尿病医学营养治疗指南（2010）》，并于 2013 年启动修订工作，新增了"糖尿病外科手术治疗与营养治疗"章节，并指出，任何类型糖尿病及糖尿病前期患者均需依据治疗目标接受个体化 MNT，建议在熟悉糖尿病治疗的营养（医）师指导下完成。近几年来，糖尿病 MNT 和代谢治疗领域取得了诸多突破性进展，由国内多个学会组织专家修订的《中国糖尿病医学营养治疗指南（2022）》发布，指南以"问答对"的形式，就糖尿病营养治疗的 86 个问题提出临床指导意见。

（二）营养治疗的内容

糖尿病的发生、发展都与饮食营养有着密切的关系，合理控制饮食有利于控制糖尿病的病情发展，轻型患者单纯采用饮食治疗即可达到控制血糖的目的，肥胖型新发患者通过医学营养减重即可达到控制病情的目标。

糖尿病医学营养治疗针对糖尿病患者和糖尿病前期患者，参与患者的全程营养管理，包括营养评估、营养诊断、制订个体化营养干预计划，并在一定时期内实施及监测。

1. 评估 评估患者的营养状况，做出营养诊断。了解糖尿病自我管理的知识和技能，商定个体化的营养目标。

2. 干预 根据患者的病情、营养状况、营养摄入能力和消化吸收功能等个体情况，制订营养干预计划，包括营养教育和营养方案两部分。如果口服不足，可通过口服营养补充、管饲或静脉的方式单独或者联合使用，尽量满足患者基本的能量和营养素的摄入量。

3. 监测 营养方案和教育资料满足患者的需要，并具有灵活性，使患者能接受并实施。定期对营养干预的效果进行评估及随访监测。研究显示，专职营养（医）师提供每年 4～12 次的随访观察，可使患者的糖化血红蛋白获得 12 个月，甚至更长时间的显著性改善。

越来越多的糖尿病患者和医务工作者都开始意识到 MNT 的益处。MNT 的开展，需要形成具备营养治疗、糖尿病医学治疗及行为干预等专业背景的多学科团队。专业知识丰富、技能娴熟的临床营养师是 MNT 小组中起主导作用的成员，规范的糖尿病营养治疗流程和内容才能让治疗效果达到最佳。

（三）糖尿病的三级预防

1. 一级预防 延缓或停止糖尿病的发生，重点在公众健康管理，减缓肥胖流行趋势。

（1）目标：控制 2 型糖尿病的危险因素，预防其发生。

（2）措施：针对糖尿病前期和易患糖尿病人群，通过平衡膳食和合理运动来维持适当体重，以减少糖尿病和心血管疾病的发生风险。在一般人群中开展健康教育，提高人群对糖尿病防治的知晓度和参与度，倡导健康生活方式，提高社区人群整体的糖尿病防治意识。

中国大庆研究结果显示，生活方式干预 6 年，可使 30 年随访时累计发生 2 型糖尿病的风险下降 39%，2 型糖尿病发病中位时间推迟 3.96 年。芬兰糖尿病预防研究（Finnish Diabetes Prevention Study，DPS）结果显示，平均生活方式干预 7 年，可使 2 型糖尿病发生风险下降 43%。美国糖尿病预防项目（Diabetes Prevention Program，DPP）研究表明，生活方式干预 3 年可使糖耐量减低（IGT）进展为 2 型糖尿病的风险下降 58%，随访 15 年后，生活方式干预预防 2 型糖尿病的益处仍然存在。

2. 二级预防 控制糖尿病，提高患者生活质量。

（1）目标：早发现、早诊断、早治疗 2 型糖尿病患者，在已诊断的患者中预防糖尿病并发症的发生。

（2）措施：在高危人群中及早开展糖尿病筛查，首次筛查结果正常者，每 3 年至少重复筛查 1 次，及时发现糖尿病，及早进行生活方式干预等。针对糖尿病个体，达到和维持正常或安全范围内的血糖、血脂和血压水平，以减少心血管疾病发生的风险。

3. 三级预防 延缓 2 型糖尿病患者并发症的进展，降低其致残率和死亡率。

（1）目标：治疗和控制糖尿病并发症。

（2）措施：继续控制血糖、血压及血脂。按照糖尿病营养治疗原则来安排患者膳食。

（四）适合糖尿病患者的饮食模式

对糖尿病患者来说，并不推荐特定的膳食模式。以下膳食模式运用合理，均在短期有助于体重控制，但要求在专业人员的指导下完成，同时做好监测。

1. 地中海模式 含有丰富的植物性食物，如水果、蔬菜、谷类、豆类、坚果类等；各种食物是粗加工、当地种植、当季的新鲜植物；新鲜水果作为餐后的甜点；每天食用适量的乳制品，每周食用少于 4 个蛋，每天动物性食物以白色肉为主，较少食用红肉；以橄榄油作为膳食脂肪的主要来源；随餐饮用适量的葡萄酒。

2. 素食模式

（1）全素饮食：不食用任何肉类和动物性食物。

（2）蛋奶素食：不食用肉类食物，但食用蛋类和（或）乳制品。

素食模式摄入较少饱和脂肪和胆固醇，摄入较多蔬菜、水果、谷类、坚果、大豆制品等，膳食纤维和植物化学物含量丰富，有助于降低慢性病发病风险。

3. 低脂饮食 强调多摄食蔬菜、水果、谷类、瘦肉和低脂乳制品。每日总脂肪摄入量占总能量的 30% 以下，饱和脂肪摄入量占总能量的 10% 以下。

4. 低碳饮食 主要食用高蛋白质食物，如肉类、家禽、鱼类、贝类、蛋类、乳类、坚果类等；食用高脂肪食物，如油脂、黄油、橄榄油等；食用碳水化合物含量少的蔬菜，如绿叶蔬菜、黄瓜、花椰菜、西葫芦等；很少食用含糖食物和谷类食物，膳食碳水化合物主要来自水果和蔬菜。

极低碳水化合物饮食通常指每日碳水化合物摄入量为 21～70g；中等低碳水化合物饮食通常指每日碳水化合物的供能比在 30%～40%。

5. 终止高血压饮食 多食用水果、蔬菜、低脂奶制品，包括全谷类、家禽、鱼类、坚果类等；少食用饱和脂肪、红肉、甜食及含糖饮料；尽量减少钠的摄入。

二、营养治疗的目的和目标

糖尿病营养治疗的目的是，针对儿童青少年，保证其正常生长发育；针对孕妇，确保胎儿正常发育并使母体代谢状态得到良好控制。在满足患者正常生活的前提下，纠正已发生的代谢紊乱，

减轻胰岛 β 细胞负荷，减少急、慢性并发症的发生和发展，提高其生活质量。

1. 促进并维持健康饮食习惯　强调选择合适的食物，并改善整体健康。

2. 达到并维持合理体重　吃动平衡，维持合理体重，并获得良好的血糖、血压、血脂的控制，延缓糖尿病并发症的发生。

3. 提供营养均衡的膳食　满足个性化需求，选择更多种类的营养食物，并能够进行行为改变。全面改善营养失衡状态，增强机体抵抗力，保持身心健康，从事正常活动。

4. 保护胰岛 β 细胞　增加胰岛素敏感性，使体内血糖、胰岛素水平处于良性循环状态。

三、糖尿病前期的营养治疗

流行病学证据显示，糖尿病的危害从糖尿病前期就已开始，此类人群 6 年累计糖尿病发生率高达 64.5%。

（一）糖尿病前期的定义

糖尿病前期人群包括空腹血糖受损（IFG）、糖耐量减低（IGT）或同时存在 IFG 和 IGT 者。

空腹血糖为 5.6～6.9mmol/L，可诊断为 IFG。IGT 指空腹血糖正常，但餐后血糖水平介于正常人与糖尿病患者之间的一种状态。其诊断标准是在口服 75g 葡萄糖的糖耐量试验（OGTT）中，2h 血糖在 7.8～11.0mmol/L。

（二）糖尿病前期的高危人群

含有以下高危因素一项或多项者，都为糖尿病前期的高危人群。①有糖尿病家族史；②患有心血管疾病；③超重或肥胖；④静坐的生活方式；⑤既往诊断 IFG、IGT 和（或）代谢综合征；⑥高血压；⑦妊娠期糖尿病史；⑧胎儿体重＞4kg 的产妇；⑨多囊卵巢综合征；⑩服用抗抑郁药物。

（三）糖尿病前期营养治疗

研究提示，在确认 IGT 时患者已经处于危险之中，若不加以干预，将很快进展为糖尿病，而且大血管、微血管并发症的患病风险都将增加。

首选的治疗手段为强化生活方式干预，生活方式干预适用于所有糖尿病前期人群，强调定期看营养门诊的重要性。糖尿病前期人群和糖尿病患者的血糖、血脂和血压控制目标一致。

1. 体重管理　使 BMI 达到或接近正常范围，或体重下降 5%～10%，并长期保持。

2. 限制能量　建议低脂、低饱和脂肪和低反式脂肪酸、富含膳食纤维的饮食方案。每日饮食总热量至少减少 400～500kcal，超重或肥胖者应减少 500～750kcal。饱和脂肪酸摄入占总脂肪酸的 30% 以下。

3. 控制血压　限盐限酒，每人每天食用盐的总量不超过 5g。

4. 体力活动　中等强度体力活动至少保持在 150min/周。

如果上述强化生活方式干预 6 个月效果不佳，可考虑药物干预。

四、糖尿病的营养治疗

MNT 通过调整营养素结构，控制能量摄入，有利于血糖控制及改善肠促胰岛素分泌，维持理想体重，同时保证营养全面均衡，预防营养不良发生。

（一）营养需求

1. 能量平衡　一日能量摄入，以维持理想体重为宜。体重低于理想体重者，能量摄入增加 10%～20%。肥胖者应减少能量的摄入，使体重逐渐下降至理想体重值的 ±5% 范围。

糖尿病患者一般按照每人 25～30kcal/(kg·d) 来计算能量摄入，根据患者身高、体重、性别、年龄、活动量、应激状况调整个体化能量供给标准（表 19-3）。理想体重的估算公式为：理想体重 (kg)= 身高 (cm)−105。

表 19-3　糖尿病患者能量供应量　　　　　　　　　　单位：kJ（kcal）/(kg·d)

	体重过低	正常体重	超重/肥胖
重体力劳动	188～209（45～50）	167（40）	146（35）
中体力劳动	167（40）	125～146（30～35）	125（30）
轻体力劳动	146（35）	104～125（25～30）	84～104（20～25）
休息状态（如卧床）	104～125（25～30）	84～104（20～25）	62～84（15～20）

根据我国 BMI 的评判标准，判断患者的体型，BMI<18.5 为体重过低，18.5≤BMI<24 为正常体重，24.0≤BMI<28 为超重，BMI≥28.0 为肥胖

2. 合理碳水化合物摄入　碳水化合物比其他任何食物更容易导致血糖的升高，关键是摄入正确的量和合适的种类。不建议长期采用极低碳水化合物膳食。

碳水化合物供给量占总热量的 45%～60%，如碳水化合物的来源为低生糖指数食物，其供能比可至 60%。成年患者每日主食摄入量为 200～300g，肥胖者酌情可控制在 150～250g。使用胰岛素治疗者可适当放宽，餐后血糖控制不佳的患者适当减少。

对碳水化合物的种类选择要考虑其 GI。碳水化合物的食物来源、淀粉类型（直链淀粉和支链淀粉）、烹调方式等对餐后血糖的影响不同，这种影响用血糖生成指数来描述。

食物血糖生成指数指摄入含 50g 碳水化合物食物的餐后 2h 血糖应答面积与参考食物（葡萄糖或白面包）餐后 2h 血糖应答面积比值。它是反映食物引起血糖应答特性的生理学指标。

$$GI=(食物餐后 2h 血浆葡萄糖曲线总面积)/(等量葡萄糖餐后 2h 血浆葡萄糖曲线总面积) \qquad (19-1)$$

食物 GI 的划分：GI≤54 的为低 GI 食物，主要指水果、蔬菜、奶制品等；GI 55～75 的为中等 GI 食物，主要指豆类、粗粮等；GI≥76 的为高 GI 食物，主要指精白米面等。

糖尿病患者主食应选择低 GI 的食物，少选高 GI 的食物。糖尿病患者应避免糖的摄入，如白糖、红糖、葡萄糖、甜饮料等甜食。故糖尿病患者主食宜多食用粗粮和复合碳水化合物，尽量选择糙米、全麦、玉米、燕麦、高粱、小米等，这些食物大多含有一定的膳食纤维，对于减缓血糖升高有一定的作用。为了改善食品的口味，必要时可选用木糖醇等甜味剂代替蔗糖。若食用水果，应适当减少主食摄入量，水果最好在两餐之间食用。

注射胰岛素的患者应保持碳水化合物摄入量与胰岛素剂量和起效时间相匹配。

3. 增加膳食纤维摄入　膳食纤维有很多健康效应，应当提倡食用，并不强调糖尿病患者膳食纤维比正常人群摄入更多。2023 年中国 DRI 建议我国成人每天膳食纤维的摄入量为 25～30g，鼓励每日谷物至少 1/3 为全谷物食物，蔬菜、水果摄入量至少达到 500g。

流行病学调查和临床研究都已证实，膳食纤维能延缓食物在胃肠道的消化和吸收，可以控制餐后血糖上升的幅度，有效地改善糖代谢，降低餐后血糖，增加饱腹感。但摄入过多不仅会引起胃肠道反应，也会影响其他营养素的吸收。膳食纤维的来源以天然食物为佳，如粗杂粮类（糙米、全麦、荞麦、玉米、燕麦等）、新鲜的蔬菜和水果等。

4. 限制脂肪和胆固醇摄入　长期摄入高脂肪膳食可损害糖耐量，促进肥胖、高血压和心血管病的发生。建议每日脂肪摄入量占总热量的 25%～35%，对超重或肥胖患者，脂肪供能比应控制在 30% 以内。其中饱和脂肪酸摄入量小于总能量的 10%，多不饱和脂肪酸摄入量不超过总能量的 10%，单不饱和脂肪酸摄入量占总能量大于 12% 为好。胆固醇摄入量低于 300mg/d，合并高脂血症者应低于 200mg/d。

如果是优质脂肪（如单不饱和脂肪酸和 *n*-3 系多不饱和脂肪酸等组成的脂肪），脂肪供能比可提高 35%。应尽量限制饱和脂肪酸、反式脂肪酸的摄入量。单不饱和脂肪酸和 *n*-3 系多不饱和脂肪酸（如鱼油、部分坚果及种子）有助于改善血糖和血脂，可适当增加。烹调油以植物油为主，限量 25g/d。

少吃富含胆固醇的食物，如脑、心、肺、肝等动物内脏及蛋黄等，如患者为生长发育期的儿

童或血脂不高又不肥胖者，应不必过度限制胆固醇，特别是蛋类食品，可以一天吃一个整鸡蛋。每周 2 份以上海鱼，提供 *n*-3 系多不饱和脂肪酸。

5. 适量蛋白质摄入 蛋白质食物有较好的饱腹感，利于血糖的稳定。优质蛋白质食物主要包括肉类、鱼类、蛋类、乳类和大豆类。

糖尿病患者机体糖异生作用增强，蛋白质消耗增加，易出现负氮平衡，为维持肌肉的体积和能量消耗的需要，应保证蛋白质的摄入量占总热量的 15%～20%，其中 1/2 来自优质蛋白质食物。

对于妊娠、乳母或合并感染、营养不良及消耗性疾病者，应适当增加蛋白质的摄入，每日 1.2～1.5g/kg。对于肾小球滤过率降低或已确诊糖尿病肾病者，蛋白质摄入量需降至 0.6～0.7g/(kg·d)。

6. 宏量营养素的最佳比例 糖尿病患者能量来源的最合适比例建议，碳水化合物 45%～60%，脂肪 25%～35%，蛋白质 15%～20%。针对不同的病情，可参照表 19-4。

表 19-4 糖尿病膳食分型   单位：%

分型	体征	碳水化合物	蛋白质	脂肪
A	轻型糖尿病	60	16	24
B	血糖尿糖均高	55	18	27
C	合并高胆固醇血症	60	18	22
D	合并高甘油三酯血症	50	20	30
E	合并肾功能不全	66	8	26
F	合并高血压	56	26	18
G	合并多种并发症	58	24	18

7. 满足维生素和矿物质的需要量 糖尿病患者经常有微量营养素缺乏，调节维生素和矿物质的平衡，有利于纠正糖尿病患者代谢紊乱，防治并发症。

维生素作为机体物质代谢的辅酶和（或）抗氧化剂，其缺乏及失衡在糖尿病及其并发症的发生发展中有重要作用。糖尿病患者应认识到从天然来源和均衡饮食中获得维生素以达到每日需要量的重要性。维生素 C 可改善微血管循环，缓解糖尿病患者早期视网膜病变。B 族维生素可改善神经症状。病情控制不好的患者，糖异生作用旺盛，B 族维生素消耗会增多，可适当多食用含 B 族维生素较多的食物。长期服用二甲双胍增加维生素 B_{12} 缺乏的风险，此类患者应常规补充维生素 B_{12}。维生素 E 可预防心脑血管并发症。

适量补充矿物元素可提高 2 型糖尿病患者免疫功能，减少一般感染的发生。未得到控制的糖尿病容易发生微量元素缺乏。某些人群，如幼儿、老年人、孕妇、严格的素食者和严格限制饮食的肥胖者、糖尿病手术者，需要补充多种维生素矿物质片剂。

在保证矿物质基本供给量的基础上，可适当增加钾、镁、钙、铬、锌等元素的供给。锌与胰岛素的合成、分泌、贮存、降解、生物活性及抗原性有关，能协助葡萄糖在细胞膜上的转运。缺锌时胰腺和 β 细胞内锌浓度下降，胰岛素合成减少。三价铬是人体必需的微量元素，其复合物在人体中被称作"葡萄糖耐量因子"，有利于改善糖耐量。临床和动物实验显示，铬是维持正常糖代谢必需的元素。镁是多种糖代谢酶，如葡萄糖激酶、醛缩酶、糖原合成酶等体内多种酶的辅助因子。糖尿病患者钙、磷代谢异常可诱发骨代谢病理生理改变，如骨量减少和骨质疏松。当病情控制不好时，易并发感染或酮症酸中毒，补充钾、镁等可纠正酸中毒时出现的电解质紊乱。

8. 其他 除必需的营养素外，其他的一些食物成分，如酒、盐、甜味剂和植物化学物等有的需要控制摄入，有的需要增加摄入。

（1）酒：不推荐糖尿病患者饮酒，若饮酒应将酒精中所含的能量算入一日总能量中。《中国居民膳食指南（2022）》建议要限制酒精摄入，成人如饮酒，一天饮酒的酒精量不超过 15g，相当于啤酒 450ml，或葡萄酒 150ml，或 38° 的白酒 50ml。应警惕酒精可能诱发的低血糖，应避免空腹饮酒并严格监测血糖。

（2）盐：食盐摄入量限制在每天 5g 以内，合并高血压的患者可进一步限制摄入量。同时应限制摄入含盐高的食物，如味精、酱油、盐浸等加工食品、调味酱等。

（3）甜味剂：糖尿病患者适量摄入糖醇或非营养性甜味剂是安全的，但并无肯定的代谢益处。

（4）植物化学物：有研究表明，一些植物化学物对糖尿病是有益的。糖尿病合并高脂血症患者膳食中每日补充 2g 植物固醇，可降低血 LDL-C 的水平，并降低冠心病的发病风险。大豆异黄酮能够改善绝经后 2 型糖尿病患者的胰岛素抵抗、血糖和血浆脂蛋白水平。每日摄入 500mg 的多酚类物质，可使 2 型糖尿病患者发生心脑血管疾病的风险下降 5%。花青素和富含花青素食物的摄入与糖尿病发生呈负相关。这些植物化学物糖尿病患者可适当多摄入。

（二）膳食指南

2017 年，中国营养学会发布了《中国糖尿病膳食指南（2017 版）》，这也是首部中国糖尿病膳食指南，主要是针对 2 型糖尿病患者的一个膳食通用原则，包括了 8 条核心推荐。

1. 吃动平衡，合理用药，控制血糖，达到或维持健康体重

（1）科学饮食，规律运动，培养良好生活方式。

（2）保持健康体重，预防肥胖和消瘦。

（3）监测血糖，合理用药，预防低血糖发生。

除了吃，运动对控制血糖有益。体育运动能降低糖化血红蛋白水平，增强胰岛素敏感度，降低 2 型糖尿病患者心血管疾病死亡的风险。美国饮食协会建议每周至少进行 150min 中等强度（达到最大心率 50%～70%）的体育运动，每周至少运动 3d，而且不要连续 2d 以上不运动。

对于服用胰岛素或磺脲类药物的患者会发生低血糖，参加规律运动的人群需要降低药物的剂量。当血糖水平超过 13～14mmol/L 或尿中有酮体出现时，需要延缓体育运动，否则会发生血糖浓度增加和潜在的酮症酸中毒。

控制腰围，预防腹型肥胖，男性腰围不超过 90cm，女性不超过 85cm，成人 BMI 应该控制在 18.5～24kg/m²。

2. 主食定量，粗细搭配，全谷物、杂豆类占 1/3

（1）主食定量，按需摄入。

（2）全谷物、杂豆类应占主食摄入量的 1/3。杂豆类品种有赤豆、芸豆、绿豆、豌豆、鹰嘴豆、蚕豆等；稻米、小麦、玉米、大麦、燕麦、黑麦、黑米、高粱、青稞、黄米、小米、粟米、荞麦、薏米等，如果加工得当均是全谷物的良好来源。

3. 多吃蔬菜，水果适量，种类、颜色要多样

（1）餐餐都有新鲜蔬菜，烹调方法要得当。

（2）每日蔬菜摄入量 500g 左右，深色蔬菜占 1/2 以上。

（3）两餐之间适量选择低 GI 水果。

4. 常吃鱼禽，蛋类和畜肉适量，限制加工肉类

（1）常吃鱼禽，畜肉适量，减少肥肉摄入。

（2）少吃烟熏、烘烤、腌制等加工肉类制品。

（3）每周不超过 4 个鸡蛋，不弃蛋黄。

研究表明，鸡蛋摄入（每周 3～4 个）对血清胆固醇水平影响微弱，适量摄入与心血管疾病的发病风险无关。

5. 奶类、豆类天天有，零食加餐合理选择

（1）每日 300g 左右液态奶。

（2）重视大豆及其制品的摄入。

（3）零食加餐可适量选择坚果。

6. 清淡饮食，足量饮水，限制饮酒

（1）烹调注意少油少盐。成人每日烹调油 25～30g，食盐用量不超过 5g。

（2）足量饮用白开水，每天饮用量 1500～1700ml，也可适量饮用淡茶或咖啡。

（3）不推荐患者饮酒。饮酒后易出现低血糖，乙醇在体内代谢可减少来自糖异生途径的糖量，还会抑制升糖激素释放。饮酒时常常减少正常饮食摄入，酒精吸收快，不能较长时间维持血糖水平。饮酒可使糖负荷后胰岛素分泌增加，对用胰岛素、降糖药治疗的糖尿病患者，更易发生低血糖。

7. 定时定量，细嚼慢咽，注意进餐顺序

（1）定时定量进餐，餐次安排视病情而定。

（2）控制进餐速度，细嚼慢咽。

（3）建议调整进餐顺序，养成先吃蔬菜，最后吃主食的习惯。

细嚼慢咽，控制进餐速度，早餐 15～20min，中、晚餐 30min。细嚼慢咽可助减肥、防癌、保护口腔黏膜，有利于唾液分泌，防止牙龈炎及口腔溃疡，减少食管损伤和食管疾病发生，有利于胃肠的消化和吸收等。

研究表明，调整进餐顺序有利于控制餐后血糖。

8. 注重自我管理，定期接受个体化营养指导

（1）注重包括饮食控制、适度体力活动、遵医嘱用药、监测血糖、足部护理及预防低血糖 6 个方面的自我管理。

（2）定期接受营养医生/营养师的个体化营养指导，每年至少 4 次。

（三）营养教育

营养教育有助于改善糖耐量，降低糖尿病前期发展为糖尿病的风险，并有助于减少糖尿病患者慢性并发症的发生。应为糖尿病患者制订营养教育的个体化目标与计划，定期进行，将其作为糖尿病及其并发症防治的基础。比如对于儿童糖尿病，通过营养教育将糖尿病的相关营养知识教给家长，使其真正意识到患儿终身进行营养治疗的重要性，正确掌握，自觉遵守。

营养教育内容包括健康生活方式、体重管理、体力活动、食物选择和行为干预等，宣传科学理论知识，指导患者日常生活实践，并保持适度的咨询和随访频率。

营养教育在糖尿病一、二、三级预防中均发挥重要作用。教育和指导应是长期和随时进行的，特别是当血糖控制较差需要调整治疗方案或因出现并发症需要进行胰岛素治疗时。各级医疗机构特别是基层医疗机构，建议组建糖尿病健康教育团队，持续为糖尿病患者提供营养教育服务。

（四）运动治疗

运动锻炼在 2 型糖尿病患者的综合管理中占重要地位。规律运动不但可增加胰岛素敏感性、改善体成分及生活质量，有助于控制血糖，减少心血管危险因素，而且对糖尿病高危人群一级预防效果显著。流行病学研究结果显示，规律运动 8 周以上可将 2 型糖尿病患者糖化血红蛋白降低 0.66%，坚持规律运动的糖尿病患者死亡风险显著降低。

成年 2 型糖尿病患者每周至少 150min（如每周运动 5d、每次 30min）中等强度（50%～70% 最大心率，运动时有点费力，心跳和呼吸加快但不急促）的有氧运动。如果时间不够，即使一次进行短时的体育运动（如 10min），累计 30min/d，也是有益的。伴有急性并发症或严重慢性并发症时，慎行运动治疗，尽量减少静坐时间。

中等强度的体育运动包括健步走、太极拳、骑车、乒乓球、羽毛球和高尔夫球等，较高强度的体育运动包括快节奏舞蹈、有氧健身操、游泳、骑车上坡、足球、篮球等。

如无禁忌证，每周最好进行 2～3 次抗阻运动（2 次锻炼间隔>48h），锻炼肌肉力量和耐力，锻炼部位应包括上肢、下肢、躯干等主要肌肉群，训练强度宜中等。联合进行抗阻运动和有氧运动可获得更大程度的代谢改善。

注意运动治疗的安全性和科学性。2 型糖尿病患者只要感觉良好，一般不必因高血糖而推迟运动。如果在进行剧烈的体力活动时血糖＞16.7mmol/L，则应谨慎，确保其补充充足的水分。

（五）体重管理

超重和肥胖是 2 型糖尿病发病的重要危险因素。2 型糖尿病患者常伴有超重和肥胖，肥胖进一步增加 2 型糖尿病患者的心血管疾病发生风险。体重管理不仅是 2 型糖尿病治疗的重要环节，还有助于延缓糖尿病前期向 2 型糖尿病的进展。超重和肥胖的 2 型糖尿病患者通过合理的体重管理，可以改善血糖控制、胰岛素抵抗和胰岛 β 细胞功能，减少降糖药物的使用，其中有部分新发糖尿病患者可以停用降糖药物，达到糖尿病"缓解"甚至"逆转"的状态。体重管理对糖尿病患者的代谢相关指标，如血压、血脂等，同样具有改善作用。

超重和肥胖糖尿病患者的短期减重目标为 3～6 个月，对于已经实现短期目标的患者，进一步制订长期（如 1 年）综合减重计划。

超重和肥胖成人 2 型糖尿病患者的体重管理策略包括 3 种：生活方式干预、使用具有减重作用的降糖药或减肥药、代谢手术等综合手段。其中生活方式干预是最基础的体重管理方法，不管用什么方法减肥成功，都需要健康的生活方式来维持减重效果。

1. 生活方式干预 针对超重和肥胖的 2 型糖尿病患者，体重减轻 3%～5% 是体重管理的基本要求，亦可根据患者的具体情况，制定更严格的减重目标（如减去基础体重的 5%、7%、15% 等）。可先制订半年体重管理计划，通过个人或小组形式予以干预方案，关注饮食、体育锻炼和行为等方面。

通过低热量饮食，保持每周 200～300min 中、高强度的体育锻炼，以达到每天减少 500～750kcal 总能量的目标。至少每个月由医生或营养师随访 1 次，持续监测体重、跟踪饮食及运动情况等。

减重膳食模式主要有低能量平衡膳食、高蛋白膳食、5+2 轻断食膳食 3 种，可配合科学的代餐解决饱腹感、实现高营养密度低能量密度的配餐目标，在专业人员的指导下，有流程有疗程，一对一指导，每天互动，达到最佳的减重效果。

2. 药物减重 超重和肥胖的糖尿病患者选择降糖药物时应当综合考虑药物对体重的影响，并尽量减少增加体重的降糖药物，部分患者可考虑应用减重药物。

目前中国国内仅批准奥利司他用于肥胖的治疗。药物治疗的前 3 个月，至少每个月应评估 1 次治疗的有效性与安全性。如果前 3 个月患者体重减轻＜5%，或在任何时候存在安全性或耐受性问题，都应考虑停药，选择其他药物或治疗方法。

3. 手术减肥 肥胖的成人 2 型糖尿病患者尽量采取生活方式及药物治疗，血糖仍然控制不佳者可考虑代谢手术治疗。

代谢手术治疗可以明显改善肥胖 2 型糖尿病患者的血糖控制，其中部分患者的糖尿病可达到"缓解"状态。来自国内的研究结果显示，手术 1 年后糖尿病缓解率可达 73.5%。

代谢手术需要多学科协作，建议由内分泌科、普外科、麻醉科、营养科等相关科室共同组成的多学科协作团队进行。严格掌握手术适应证和禁忌证，加强围手术期及远期并发症的预防，预防术后宏量及微量营养素摄入不足或不均衡。

代谢手术最常用的术式是腹腔镜胃袖状切除术（SG）和腹腔镜 Roux-en-Y 胃旁路术（RYGB）。代谢手术的疗效判定标准：术后仅用生活方式治疗，如果 HbA＜6.5%，空腹血糖＜5.6mmol/L，可视为 2 型糖尿病缓解。RYGB 术式对 2 型糖尿病的缓解率更高，达 80%～85%。

实施代谢手术治疗的 2 型糖尿病患者易存在营养障碍风险，所以围手术期营养治疗的目的在于降低手术治疗的风险、提高安全性；在术后随访阶段，营养治疗是保证血糖水平达标的长期手段，同时减少营养障碍的发生率。所以代谢手术治疗过程中实施规范的 MNT 非常重要。

（1）术后营养管理：限制总热量，采用渐进式的阶段饮食，清流质约1周，流质约1个月，慢慢过渡到软食和普食。进食速度放慢，每餐进食约30min。少食多餐，细嚼慢咽，以防胃出口梗阻、呕吐。循序渐进，逐步达到每日建议的总热量。推荐每日摄入足够水分、足够蛋白质，酌情补充多种维生素与微量元素，定期随访监测微量元素水平。建议每日口服补充钙制剂1200～1500mg，口服维生素D制剂3000U。如存在维生素B_{12}缺乏，口服甲基维生素B_{12}（1000μg/d）。若出现不明原因贫血，而常规检测未发现铁缺乏时，需检测是否存在维生素B_{12}、叶酸、蛋白质、铜、硒和锌的缺乏。

（2）术后饮食禁忌：避免食用浓缩的甜食，包括饮料、点心，防止出现倾倒综合征。避免油炸和不易消化的食物。避免在进餐时喝汤和喝水，可在两餐之间或餐后45min再摄入汤水。避免在3个月内摄入冰水、咖啡、茶类、酒精等刺激物。

五、儿童糖尿病的营养治疗

近年来，儿童和青少年糖尿病发病率明显上升，尤其是低龄儿童。目前在我国，儿童及青少年糖尿病仍以1型糖尿病为主，占儿童糖尿病的85%～90%。随着儿童肥胖的增多，2型糖尿病表现出明显的上升趋势，儿童2型糖尿病的诊断标准与成人一样。

（一）1型糖尿病

儿童青少年1型糖尿病管理需考虑患儿生长发育不同阶段及性成熟相关的生理差异及家庭参与。迄今为止，没有预防儿童期1型糖尿病发病的有效方法。

1型糖尿病患者可通过MNT获益。已有研究证明，1型糖尿病患者通过MNT可将HbA降低约1%。因此在新诊断时即应采用MNT，2～4周后复诊，此后定期（至少每年）随访。

在设定血糖目标时，应考虑患者年龄因素，关注幼儿无感知的低血糖。儿童期1型糖尿病面临更严重的低血糖及其并发症风险，包括注意力差、认知功能障碍等。理想状态应该是多学科管理模式，至少医护人员应为1型糖尿病的患儿和家人提供与之年龄相符的培训与指导，家庭参与是优化整个童年和青春期糖尿病管理的重要环节。应教育患者如何根据碳水化合物摄入量和运动调整餐前胰岛素剂量。

儿童糖尿病经过合理使用胰岛素，配合健康饮食，生长发育大多不受影响。因患儿处于生长发育阶段，过度限制饮食会造成不良后果。宜给予营养充足的平衡膳食，减轻胰岛负担，维持正常生长发育和生活、活动所需。儿童糖尿病的治疗目标是维持血糖、尿糖和血脂达到或接近正常值，防止酮症酸中毒和低血糖的发生。

1. 营养需求

（1）满足日常能量需要：每日所需能量可按以下公式计算：

$$体重正常患儿每日所需热量(kJ)=4180+(年龄-1)×418$$
$$肥胖患儿每日所需热量(kJ)=4180+(年龄-2)×418 \tag{19-2}$$

具体能量供给可依患儿的年龄、活动量、日常食量及发育情况适当调整。对于肥胖的儿童，在保证营养需要的基础上给予减体重、限脂肪饮食。

（2）充足的蛋白质：蛋白质是确保糖尿病患儿正常生长发育的重要营养素，供给量占总能量的15%～20%，其中优质蛋白应占总蛋白的2/3以上。年龄越小蛋白质需要量越多，儿童每日2～3g/kg，青春期1.2～1.5g/kg。

瘦的畜肉、禽肉、鱼类和蛋奶类等蛋白质含量高，是优质蛋白质的首选。大豆制品不仅富含优质蛋白，其所含的纤维素、大豆皂苷等成分还有利于控制血糖水平，可选用。

（3）适量的脂肪：脂肪的供能比应低于30%，其中饱和脂肪酸应低于10%，全日胆固醇摄入量应低于300mg。日常应减少烹调用油量，尽量少食用油煎、油炸食品。动物脂肪（鱼油除外）富含饱和脂肪酸，长期过多摄入易导致脂代谢异常，引起动脉粥样硬化，对富含动物脂肪和高胆固醇食品应予以适当控制。

（4）适宜的碳水化合物：MNT 的关键是全天所进食的碳水化合物量、类型和分布须考虑到 1 型糖尿病患者的年龄和胰岛素用法。食物中碳水化合物供给量占总能量的 45%～60%，多选用低 GI 的全谷物，少选用精白米面。

对 1 型糖尿病患者，碳水化合物计数法是 ADA 推荐最常用的膳食计划方法，保证定时进餐及控制碳水化合物的摄入量。碳水化合物计数法短期和长期应用都有助于改善 1 型糖尿病患者的长期血糖控制，减少短效或速效胰岛素（类似物）用量。

碳水化合物计数法通过计算一日正餐和点心等食物中碳水化合物克数与餐后血糖水平相对准确地联系起来，通过平均分配一天各餐中含有碳水化合物的食物，并保持每餐或每顿摄入相似的碳水化合物数量，从而使糖尿病患者较容易地达到血糖控制目的，同时又可增加食物的选择性。

1 型糖尿病患者应用碳水化合物计数法进行 MNT，这样具有更佳的灵活性、易用性、简单性。碳水化合物计数法长期应用有助于提高 1 型糖尿病患者的生活质量。

（5）充足的维生素和适宜的矿物质：新鲜蔬菜可作为维生素 C、胡萝卜素和矿物质的主要来源。饥饿感明显者，适当多食蔬菜可增加饱腹感。血糖较稳定者，可选用含糖低的水果于两餐之间食用。

（6）充足膳食纤维：可溶性膳食纤维能延缓食物在肠道的吸收，降低餐后血糖。不溶性膳食纤维能促进肠蠕动，有利于通便，防止便秘。可通过食用全谷物、蔬菜等来获取足够的膳食纤维。

2. 膳食管理

（1）食物多样化：每日应均衡摄入谷薯类、蔬菜水果类、肉鱼蛋乳豆类、油脂类。主食粗细搭配，副食荤素搭配。

烹调用油每日不超过 25～30g，以植物油为主。烹调方式以蒸、煮、烩、炖为主。加餐可选用花生、核桃等坚果类食物，但应严格控制食用量（大约 15 粒花生米/30 粒瓜子/2 个核桃就相当于 10g 坚果）。

（2）餐次安排合理：每日至少三餐，且应定时、定量，生活要有规律。注射胰岛素或易出现低血糖者，要求在三次正餐之间增加 2～3 餐。为预防夜间低血糖，临睡前半小时可加餐 1 次。加餐食物可以由正餐匀出 25g 主食即可。

三餐内容最好主副食搭配，既符合营养平衡要求，又有益于胰岛素的分泌。糖尿病患儿每日餐次能量分配见表 19-5。

表 19-5　糖尿病患儿能量餐次能量分配　　　　　　　　　　　单位：%

临床体征	早餐	加餐	午餐	加餐	晚餐	睡前加餐
不用药病情稳定者	20		40		40	
	33		30		37	
用胰岛素病情稳定者	20		40		30	10
用胰岛素病情多变者	20	10	20	10	30	10
无法了解病情变化的一般情况	28		28		28	16

（3）外出就餐的膳食原则

1）蒸、煮、烤、炖、烩、凉拌的食物因用油少是较为合适的选择。

2）如欲选用油炸肉类须选可去皮食物（如炸鸡腿），去皮后再食用。

3）淀粉或勾芡黏稠的菜式不选择。

4）碎肉制品，如肉丸、肉饼、火腿、香肠等，因含有较多脂肪和淀粉或其他不明成分，不宜食用。

5）可多选择青菜以增加饱腹感，注意烹调方法，减少油脂的摄取。

6）少吃菜汤汁，因为汤汁中含有大量的油及淀粉或面粉。

7）选用清汤代替浓汤并舍去浮于上层的油脂。

8）糖醋菜式不选择。

（二）2 型糖尿病

与儿童 1 型糖尿病不同，儿童 2 型糖尿病是由胰岛素抵抗与 β 细胞功能减退共同导致的。与成人 2 型糖尿病相比，儿童的胰岛 β 细胞功能衰减的速度更快，更早出现糖尿病并发症。许多患儿起病时即合并其他代谢异常，如血脂异常、高血压、白蛋白尿等。

2 型糖尿病患儿一般有家族史，常伴有体形肥胖、起病隐匿、症状不明显、发病年龄较大等特点，无须使用胰岛素治疗，存在和胰岛素抵抗相关的并发症，如黑棘皮病、高血压、血脂异常、多囊卵巢综合征、脂肪肝等。

1. 营养治疗目标 通过饮食控制和体育锻炼取得与维持标准体重、减轻胰岛 β 细胞负荷，使血糖处于正常水平，减少低血糖的发生，防止相关并发症的出现。

保持正常生长发育，减轻体重，在避免低血糖的前提下，口服药物治疗者糖化血红蛋白尽可能控制在 7.0% 以下，胰岛素治疗者的控制目标可适当放宽。

2. 营养治疗方法

（1）健康教育：不仅要针对 2 型糖尿病患儿个体进行健康和心理教育，还要对患儿家庭成员进行糖尿病相关知识的普及，全家合理的生活方式对病情的控制尤为重要。

（2）饮食治疗：营养需求与成人类似。6～12 岁儿童为 900～1200kcal/d，13～18 岁则在 1200kcal/d 以上。推荐每日碳水化合物供能比为 45%～55%，建议碳水化合物来自于低血糖生成指数、富含膳食纤维的食物。脂肪的摄入以 25%～35% 为宜，应增加植物脂肪占总脂肪摄入的比例，限制饱和脂肪酸与反式脂肪酸的摄入量，饱和脂肪酸的摄入量不应超过供能比的 10%。蛋白质摄入量占总能量的 15%～20%，植物来源蛋白质，尤其是大豆蛋白更有助于降低血脂水平。膳食纤维可改善餐后血糖和长期糖尿病控制，推荐糖尿病患儿的膳食纤维摄入量为 10～14g/1000kcal。长期坚持低脂饮食。

（3）运动治疗：儿童青少年的运动强度及运动频率要求都应高于成人。运动在儿童和青少年 2 型糖尿病的治疗中占有重要的地位，有利于减轻体重，增加胰岛素的敏感性，增加外周组织对糖的摄取，减少降糖药物或胰岛素的用量，一方面帮助平稳血糖；另一方面还可促进营养素的吸收和利用，促进生长发育。每餐后适当运动有利于降低餐后血糖。运动方式和运动量的选择应该个体化，根据性别、年龄、体型、体力、运动习惯和爱好制订适当的运动方案。运动方式包括有氧运动、力量锻炼和柔韧性训练，包括快走、慢跑、跳绳、游泳、杠铃、沙袋等。每天坚持运动至少 30 分钟，最好达到 60 分钟的中等强度运动，每周至少完成中等强度运动 5 次才可起到控制体重的作用。

六、糖尿病并发症和特殊情况的营养治疗

糖尿病有很多并发症，这里只介绍糖尿病肾病、糖尿病合并酮症酸中毒两种并发症的营养治疗。特殊情况如低血糖反应、围手术期、糖尿病肠外肠内营养支持治疗等，与营养治疗关系密切。特殊生理阶段，如妊娠和老年，易出现高血糖，也需要营养治疗作为基础的治疗方法。

（一）糖尿病肾病的营养治疗

糖尿病肾病（diabetic nephropathy，DN）是糖尿病严重的微血管并发症，是糖尿病主要死亡原因之一。建议 2 型糖尿病患者每年至少进行一次肾脏病变筛查，包括尿常规和血肌酐测定。DN 临床特征为持续蛋白尿、肾小球滤过率下降、高血压、氮质血症和水钠潴留等，发病后期，尿中蛋白质逐渐增多，每日可丢失 3～4g 甚至更多，引起浮肿，严重者可出现尿毒症。

1. 能量供给量应满足机体需要 若饮食供给难以满足需要，可口服补充肾病专用特殊医学用途配方食品。如肠内营养供给不足，可通过静脉输注补充。

2. 蛋白质供给量适当限制 肾病早期蛋白质按 $0.8\sim1g/(kg\cdot d)$ 标准供给，晚期时供给量降为 $0.5g/(kg\cdot d)$，或全日摄入量 30g 左右。以优质蛋白质为主，如蛋、乳制品、瘦肉等，少用非优质的植物蛋白，如谷类等。可用麦淀粉、藕粉等低（无）蛋白质食物代替主食。如尿蛋白丢失过多，可在原膳食基础上，每天增加鸡蛋 1 个（含蛋白质约 7g）或蛋清 2 个，必要时使用肾病专用氨基酸予以补充。

3. 限制钠盐摄入 每日约 2g。

4. 根据病情补钾。

（二）糖尿病合并酮症酸中毒的营养治疗

酮症酸中毒是一种严重急性并发症，如病情不能及时控制可发生昏迷。

急性期如果血糖过高，先短期禁食，静脉滴注生理盐水补液治疗。血糖下降至 $14\sim16.8mmol/L$ 后可考虑给予饮食。

如果患者无昏迷，应供给易于消化的单糖、双糖类食物（如水果汁等）。每日摄入的碳水化合物总量一般不少于 200g，或者根据患者使用胰岛素的剂量及具体病情而定。

度过急性期后，可以加粥、面包等含碳水化合物的主食，但要求严格控制每日脂肪和蛋白质的摄入量，以防体内产生新的酮体，使病情反复。

当血糖正常、尿酮完全消失后，方可逐渐增加脂肪和蛋白质的用量。

若出现昏迷不能进食，则采用肠内途径供给营养，可给予全流质易消化的营养平衡饮食或者糖尿病专用特殊医学用途配方食品，开始时用量宜少，以后逐渐增加。如果肠内供给不足或者肠内营养不能实施，可采用肠外营养补充。

（三）糖尿病低血糖反应的营养治疗

糖尿病患者易出现血糖过低现象，多发生在注射胰岛素后膳食供给不及时或其他原因未能及时进食者身上。主要症状有心慌、出汗、头晕、烦躁、焦虑、饥饿感强烈及全身乏力等；严重时可致神志不清、精神抑郁、全身抽搐、昏迷，甚至死亡。低血糖是糖尿病患者长期维持正常血糖水平的制约因素，严重低血糖发作会给患者带来巨大危害，所以患者需要加强防范低血糖。

1. 低血糖的识别 如糖尿病患者出现交感神经兴奋（如心悸、焦虑、出汗等）或中枢神经系统症状（如神志改变、认知障碍、抽搐和昏迷）时应考虑低血糖的可能，及时监测血糖。

老年患者发生低血糖时常表现为行为异常或其他非典型症状。有些患者发生低血糖时可无明显的临床症状，称为无症状性低血糖，也称为无感知性低血糖或无意识性低血糖。有些患者屡发低血糖后，可表现为无先兆症状的低血糖昏迷。

2. 低血糖的诊断标准 非糖尿病患者，低血糖的诊断标准为血糖 $<2.8mmol/L$。糖尿病患者，血糖水平 $\leq3.9mmol/L$ 就属低血糖范畴。

3. 低血糖的临床处理 血糖 $\leq3.9mmol/L$ 即需要补充葡萄糖或含糖食物。意识清醒者给予口服 $15\sim20g$ 糖类食品（葡萄糖为佳）；意识障碍者给予 50% 葡萄糖溶液 $20\sim40ml$ 静脉注射。每 15 分钟监测血糖 1 次。

如血糖仍 $\leq3.9mmol/L$，再给予 $15\sim20g$ 葡萄糖口服或 50% 葡萄糖溶液 $20\sim40ml$ 静脉注射；如血糖在 3.9mmol/L 以上，但距离下一次就餐时间在 1h 以上，给予含淀粉或蛋白质食物；如血糖 $\leq3.0mmol/L$，继续给予 50% 葡萄糖溶液 60ml 静脉注射；如低血糖仍未纠正，给予静脉注射 5% 或 10% 葡萄糖溶液，并在监护下及时转诊。

4. 低血糖的日常处理 症状较轻者，神志清楚，可用葡萄糖或蔗糖 $20\sim50g$（儿童 $10\sim15g$），温开水冲服，几分钟后症状即可消失。如症状稍重，除饮糖水外，应再进食些馒头、饼干（25g）或水果等，一般十几分钟后症状即可消失。注射长效胰岛素者，还应加喂牛奶、鸡蛋等吸收较慢的食物，避免反复出现低血糖反应。病情严重、神志不清者，上述处理效果不明显者，应静脉注射葡萄糖，并立即送医院抢救。

5. 低血糖的可能诱因和预防对策

（1）未按时进食，或进食过少：患者应定时、定量进餐，如果进餐量减少则相应减少降糖药物剂量，有可能误餐时应提前做好准备。

（2）呕吐、腹泻：呕吐、腹泻可使机体能量（尤其是碳水化合物）摄入减少，从而诱发低血糖。如果患者有呕吐、腹泻等症状，需及时治疗并调整降糖药的剂量，同时加强血糖监测。

（3）酒精摄入：酒精能直接导致低血糖，应避免酗酒和空腹饮酒。

（4）运动增加：根据患者病情和身体素质选择适合自己的运动方式，运动前应增加额外的碳水化合物摄入，预防低血糖发生。

（5）自主神经功能障碍：糖尿病患者常伴有自主神经功能障碍，自主神经功能障碍影响机体对低血糖的调节能力，增加发生严重低血糖的风险。同时，低血糖也可能诱发或加重患者自主神经功能障碍，形成恶性循环。

（6）肝、肾功能不全：合并肝、肾功能不全的糖尿病患者易发生低血糖，与肝、肾功能不全引起食欲缺乏及糖异生能力降低等因素有关。

（7）胰岛素及胰岛素促泌剂的应用：胰岛素及胰岛素促泌剂可诱发低血糖，故使用这些药物应从小剂量开始，逐渐增加剂量，并做好血糖监测。患者如出现低血糖，应积极寻找原因，及时调整治疗方案和药物剂量。

（8）血糖控制目标过严：严格的血糖控制会增加低血糖的风险，严重低血糖可能与患者死亡风险增加有关。因此，对有低血糖，尤其是严重低血糖或反复发生低血糖的糖尿病患者除调整治疗方案外，还应适当放宽血糖控制目标。

糖尿病患者应随身备糖果、饼干等碳水化合物类食品，一旦发生低血糖，立即食用，并学会随体力活动的增减而适当调整饮食总量。

低血糖健康教育是预防和治疗低血糖的重要措施，应该对患者进行充分的低血糖教育，特别是接受胰岛素或胰岛素促泌剂治疗的患者。自我血糖监测（SMBG）和持续葡萄糖监测（CGM）是评估疗效和早期识别低血糖的重要工具。夜间低血糖常因难以发现而得不到及时处理，此类患者需加强 SMBG 和 CGM。

（四）糖尿病围手术期的营养治疗

糖尿病患者因各种疾病要进行手术治疗时需要得到特别的关注。因为患者常合并大血管和微血管并发症，这将增加手术风险。手术应激还可使血糖急剧升高，增加术后管理的难度，亦是术后病死率增加的原因之一。此外，高血糖可造成感染发生率增加，伤口愈合延迟，住院时间延长，影响患者的远期预后。然而，过于严格的血糖控制也可造成低血糖发生率的增加，导致心脑血管疾病的发生。

1. 糖尿病患者围手术期血糖管理目标　围手术期血糖应根据每个患者的情况进行个体化管理，并需要外科、内分泌科、麻醉科及营养科多学科的良好沟通与协作。

择期手术若随机血糖＞12.0mmol/L 或糖化血红蛋白＞9.0%，建议推迟手术。大多数围手术期糖尿病患者血糖控制目标为 7.8～10.0mmol/L，少数患者如低血糖风险低、拟行心脏手术者及其他精细手术者可建议更为严格的血糖控制目标 6.1～7.8mmol/L，而对于存在严重并发症或低血糖风险高的患者，可将血糖控制目标放宽到 10.0～13.9 mmol/L。

急诊手术，应尽快做术前准备，并同时给予胰岛素控制血糖，推荐胰岛素静脉输注治疗。对于口服降糖药仍血糖控制不佳及接受大、中手术的患者，应及时改为胰岛素治疗。加强血糖监测，预防低血糖。建议患者出院后常规至内分泌科就诊随访，同时看营养门诊。

术前或术后如发生低血糖，对于可进食的清醒患者，口服 10～25g 快速吸收的碳水化合物（如含糖饮料）。不能口服的患者，静脉推注 50% 葡萄糖注射液 20～50ml，之后持续静脉滴注 5% 或

10% 葡萄糖注射液维持血糖，每 15～20min 监测 1 次，直至血糖＞5.6mmol/L。

2. 糖尿病围手术期营养治疗　除急诊手术外，一律先治疗糖尿病，待病情稳定后再行手术。术前糖尿病患者应有充分准备，控制好血糖、纠正酸碱及电解质平衡紊乱，改善营养状况，并于术前 2～3 天给予碳水化合物 250g/d 以上，使肝糖原贮备充足。

急诊大手术时，应首先考虑糖尿病具体病情，分析手术迫切性和糖尿病酮症酸中毒等严重性，对比轻重缓急而采取措施。术后使用葡萄糖、氨基酸补充足够能量时，应加用胰岛素。

术后病情许可时，可尽早食用流质膳食，如肉泥汤、鸡茸汤、蒸蛋羹、咸米汤、豆腐脑、淡豆浆、淡牛奶和淡藕粉等，流质食物注意多种类混合搭配，增加蛋白质的含量，可选用糖尿病专用特殊医学用途配方食品。在恢复期时，可进食糖尿病半流质或糖尿病软食。

3. 应激性高血糖的营养治疗　创伤及危重症患者常因应激及炎症反应而引起以胰岛素抵抗为主的严重的糖代谢紊乱，表现为血糖增高，称为应激性高血糖。应激性高血糖（＞6.1mmol/L）不仅是应激反应的结果，也是其促进因素，二者互为因果。因此，在危重症患者的综合治疗过程中，无论是否合并糖尿病，均应注意控制血糖。

危重症患者接受营养支持治疗时，早期肠内营养有助于应激性高血糖的控制，推荐使用糖尿病专用型肠内营养制剂。其血糖控制标准如前，血糖达到 10mmol/L 时即开始进行胰岛素治疗，控制血糖在 7.8～10mmol/L。定期监测血糖，需要干预的低血糖是 3.8mmol/L。

对于接受肠外营养的糖尿病患者，葡萄糖输注速率应控制在 4g/(kg·min) 以下，葡萄糖占供能比以 50%～60% 为宜。

（五）糖尿病的肠外肠内营养支持

糖尿病患者营养支持的基本原则与非糖尿病患者是一致的，但应更加关注患者的血糖监测和治疗。

1. 有营养风险时的营养支持　糖尿病患者是营养不良的高风险人群，应定期进行营养评估。糖尿病患者使用肠外肠内营养支持的适应证与非糖尿病患者没有区别，即先进行营养风险筛查，有营养风险的患者进行营养评估，及时发现存在营养风险或营养不良的患者，针对经口摄食不足或无法经口摄食超过 7 天的患者，及时制订营养支持计划。

与肠外营养相比，肠内营养对血糖代谢的影响较小。所以肠内营养是糖尿病患者营养支持的首选途径。其中，口服营养补充（ONS）具有良好的操作性和可执行性，是肠内营养的首选方法，便于糖尿病患者的长期营养治疗。多项研究证实，ONS 能够改善患者营养摄入，减缓体重减少并改善患者的日常活动能力，减少并发症并降低再入院率及死亡率。

英国国家卫生与临床优化研究所（National Institute for Health and Care Excellence，NICE）临床指南 CG32 指出，ONS 的适用人群为具备以下条件的患者：BMI＜18.5kg/m^2；3～6 个月非自主性体重下降超过 10%；BMI＜20kg/m^2 且近 3～6 个月内非自主性体重下降超过 5%。

对于接受肠外营养时合并糖尿病的患者及外科大手术患者，适当降低能量摄入，有助于控制血糖，并可能降低院内感染的风险，这一策略被称为"允许性低摄入"。总能量按 20～25kcal/(kg·d) 来计算，肠外营养实施过程中采用静脉泵入胰岛素控制血糖。碳水化合物的输注主要在于速度控制，尤其是在危重症或外科大手术后应激性高血糖时，葡萄糖输注速度不应超过 4mg/(kg·min)。对于大多数无肝功能障碍的糖尿病患者，在常规剂量内应用脂肪乳是安全的。

2. 肠内营养制剂的选择　应用糖尿病专用型肠内营养制剂，有助于患者的个体化体重管理和血糖、血脂、血压的控制，既可用于管饲也可用于口服。糖尿病专用型肠内营养配方，碳水化合物采用缓释淀粉替代全部或部分麦芽糊精，提高果糖含量，增加膳食纤维，低 GI，降低了碳水化合物供能比例（40%～50%），提高优质脂肪（单不饱和脂肪酸、多不饱和脂肪酸）占供能比例。通过减慢碳水化合物吸收速度和降低总量，一定程度上降低喂养后血糖升高的峰值，实现协助控制血糖。

在血糖监测和血糖控制稳定的情况下，平衡性整蛋白型肠内营养配方也可用于糖尿病患者。标准的整蛋白型肠内营养制剂采用麦芽糖糊精等快速吸收的碳水化合物作为能量的最主要来源（50%～60%），管饲时最好营养泵持续缓慢滴注，配合相应的胰岛素治疗。

系统评价发现，与标准的整蛋白型肠内营养制剂相比，无论是短期还是长期应用，无论是管饲还是经口喂养，糖尿病专用型肠内营养配方喂养后血糖平均降低1.03mmol/L，血糖曲线下面积也显著减少。

3. 代餐减重治疗　代餐治疗作为MNT的组成部分，满足了专业和便捷的双重需求，易于规范化。研究提示，代餐MNT可减轻肥胖者体重，且使用糖尿病专用配方的代餐营养补充治疗可改善空腹、餐后血糖，降低血脂、血压，减小腰围，为患者带来代谢综合获益。

（六）妊娠期糖尿病的营养治疗

详见本书第二十五章。

（七）老年糖尿病的营养治疗

老年糖尿病是指年龄>60岁（根据WHO的标准，为65岁以上）的糖尿病患者，包括60岁之前和60岁之后诊断为糖尿病的人。据2007～2008年的数据，我国老年糖尿病的患病率为20.4%，并在2010年上升至22.9%，另有数量相近的糖耐量减低（IGT）人群。老年糖尿病的治疗目标是减少急慢性并发症导致的伤残和死亡，提高生存质量，提高预期寿命。

老年糖尿病的特点是症状不典型、并发症多、致残致死率高，其中2型糖尿病是老年糖尿病的主要类型。老年糖尿病患者发生低血糖的风险增加，且对低血糖的耐受性差。老年糖尿病更易出现营养不良。

综合评估老年糖尿病患者的健康状况是确定个体化血糖控制目标和治疗策略的基础，患者和照顾者的意愿也是制定个体化治疗方案的重要考虑因素。健康教育、合理饮食和安全有效的运动应该贯穿老年糖尿病治疗的全过程。

饮食控制是老年糖尿病的基本措施，应对老年糖尿病患者给予更科学、合理的营养指导，纠正认识偏差，控制病情，让大多数患者与健康人同样生活。老年糖尿病患者的营养治疗目标是保持良好的营养状况、提高生活质量等，加强药物治疗控制血糖通常比严格控制饮食更有效。

老年糖尿病患者在控制血糖、血脂、血压的同时，需要预防医源性营养不良的发生，个体化营养干预措施取决于患者年龄、并发症、期望寿命和个人偏好等多种因素。

1. 能量　不必过度限制能量摄入减轻体重，超重和肥胖者可保持体重稳定。建议总能量摄入约为每日30kcal/kg。体重稳定，利于减少血糖波动。可采取将每餐饭量减少，并在餐间进食少量零食的策略。

2. 碳水化合物　供能应以碳水化合物为主，占总能量的45%～60%，无须过度严格禁食含蔗糖食物。宜多选择能量密度高且富含膳食纤维、低GI的品种。如果消化系统功能允许，膳食纤维的摄入量跟成年期一样多。

3. 蛋白质　蛋白质摄入量不减少，建议为1.0～1.3g/(kg·d)，以优质蛋白为主。优质蛋白对肌细胞内物质合成和减轻年龄相关的肌肉萎缩很重要，可改善胰岛素分泌、减轻年龄相关的肌肉减少等，减少跌倒和骨折风险。

4. 微量营养素　多种维生素和矿物质应充足供应。注意钙和维生素D的补充，老年糖尿病患者钙的推荐摄入量是1200mg/d（法国）、1000～1500mg/d（美国），接受光照不足的老年人需要口服维生素D800U/d。

针对长期食物或营养素摄入不足的老年糖尿病患者，可考虑每天补充复合维生素和矿物质的片剂。

5. 运动　老年糖尿病患者增加锻炼是有益的，每周进行3次以上有氧运动，每次30～60min，以达到最大心率的 60%～75% 为标准。注意保持运动的安全性和科学性，事先进行心脏功能评价及运动风险评估。

6. 营养教育　研究表明，定期给予老年糖尿病患者营养教育和饮食指导可使 HbA 明显下降。老年糖尿病患者伴有心理及情绪障碍，教育的过程也是一个沟通的过程，利于老年人提高生活质量。

七、糖尿病食谱设计

（一）食物交换份

这里介绍用食物交换份的方法来设计糖尿病的食谱。

将日常食物按营养特点分为四大类八小类，在一定重量内的同类食物所含蛋白质、脂肪、碳水化合物和能量相近，可以互换，故称为食物交换份。每交换份提供的能量为 90kcal。制定交换份的目的是方便在进行食谱内容选择时可以同类食物等值互换，从而达到食物多样化。

所有食物均指可食部分，即去除皮、籽、核、骨头等后的净重。

食物交换份的食物分类及每一类食物的等能量交换份见表 19-6～表 19-13。

表 19-6　食物交换份的食物分类和营养特点

组别	类别	每份重量/g	能量/kcal	蛋白质/g	脂肪/g	碳水化合物/g	主要营养素
谷薯组	谷薯类	25	90	2.0	—	20.0	碳水化合物、膳食纤维
菜果组	蔬菜类	500	90	5.0	—	17.0	无机盐、维生素、膳食纤维
	水果类	200	90	1.0	—	21.0	
大豆奶肉蛋组	大豆类	25	90	9.0	4.0	4.0	
	奶类	160	90	5.0	5.0	6.0	蛋白质
	肉蛋类	50	90	9.0	6.0	—	
油脂组	硬果类	15	90	4.0	7.0	2.0	脂肪
	油脂类	10	90	—	10.0		

表 19-7　等值谷薯类食物交换份　　　　　　　　单位：g

食物	重量	食物	重量
大米、小米、糯米、薏米	25	干粉条、干莲子	25
高粱米、玉米渣	25	油条、油饼、苏打饼干	25
面粉、米粉、玉米面	25	烧饼、烙饼、馒头	35
混合面	25	咸面包、窝窝头	35
燕麦片、莜麦面	25	生面条、魔芋生面条	35
荞麦面、苦荞面	25	马铃薯	100
各种挂面、龙须面	25	湿粉皮	150
通心粉	25	鲜玉米	200
绿豆、红豆、芸豆、干豌豆	25		

每份谷薯类供蛋白质 2g，碳水化合物 20g，能量 90kcal

表 19-8 等值蔬菜类交换份

单位：g

食物	重量	食物	重量
大白菜、圆白菜、菠菜、油菜	500	白萝卜、青椒、茭白、冬笋	400
韭菜、茴香、茼蒿	500	南瓜、菜花	350
芹菜、苤蓝、莴苣笋、油菜薹	500	鲜豇豆、扁豆、洋葱、蒜苗	250
西葫芦、番茄、冬瓜、苦瓜	500	胡萝卜	200
黄瓜、茄子、丝瓜	500	山药、荸荠、藕、凉薯	150
芥蓝菜、瓢儿菜、塌棵菜	500	慈姑、百合、芋头	100
蕹菜、苋菜、龙须菜	500	毛豆、鲜豌豆	70
绿豆芽、鲜蘑、水浸海带	500		

每份蔬菜类供蛋白质 5g，碳水化合物 17g，能量 90kcal

表 19-9 等值水果类食物交换份

单位：g

食物	重量	食物	重量
柿子、香蕉、鲜荔枝	150	李子、杏	200
梨、桃、苹果	200	葡萄	200
柑橘、柚子	200	草莓	300
猕猴桃	200	西瓜	500

每份水果类提供蛋白质 1g，碳水化合物 21g，能量 90kcal

表 19-10 等值大豆类食物交换份

单位：g

食物	重量	食物	重量
腐竹	20	北豆腐	100
大豆	25	南豆腐	150
大豆粉	25	豆浆（1 份黄豆加 8 份水）	400
豆腐丝、豆腐干、油豆腐	50		

每份大豆类供蛋白质 9g，脂肪 4g，碳水化合物 4g，能量 90kcal

表 19-11 等值奶类食物交换份

单位：g

食物	重量	食物	重量
奶粉	20	牛奶	160
脱脂奶粉	25	羊奶	160
乳酪	25	无糖酸奶	130

每份奶类供蛋白质 5g，脂肪 5g，碳水化合物 6g，能量 90kcal

表 19-12 等值肉蛋类食物交换份

单位：g

食物	重量	食物	重量
熟火腿、香肠	20	鸡蛋	60

续表

食物	重量	食物	重量
肥瘦猪肉	25	鸭蛋、松花蛋	60
熟叉烧肉、午餐肉	35	鹌鹑蛋	60
熟酱牛肉、熟酱鸭、大肉肠	35	鸡蛋清	150
瘦猪、牛、羊肉	50	带鱼	80
带骨排骨	50	草鱼、鲤鱼、甲鱼、比目鱼	80
鸭肉	50	大黄鱼、鳝鱼、黑鲢、鲫鱼	80
鹅肉	50	对虾、青虾、鲜贝	80
兔肉	100	蟹肉、水浸鱿鱼	100
鸡蛋粉	15	水浸海参	350

每份肉蛋类供蛋白质 9g，脂肪 6g，能量 90kcal

表 19-13　等值油脂类食物交换份　　　　　　　　　　单位：g

食物	重量	食物	重量
花生油、香油	10	猪油、牛油、羊油、黄油	10
玉米油、菜籽油	10	南瓜子、葵花籽	30
豆油	10	核桃仁	12.5
红花籽油	10	花生米、芝麻酱、杏仁	15

每份油脂类提供脂肪 10g，能量 90kcal

（二）食物交换份的计算举例

王先生，55 岁，身高 175cm，体重 85kg，轻体力劳动，平时一日三餐，食量一般，每日喜饮牛奶一盒，蔬菜 500g，目前血糖、尿糖偏高，血脂正常，无高血压和并发症，采用单纯膳食治疗，请制定其膳食治疗方案。

1. 理想体重计算　理想体重(kg)= 身高(cm)−105=175−105=70kg。超重 %=[(85−70)÷70]×100%= 21%，超重 %≥20%，属肥胖体型。

2. 全天能量计算　轻体力劳动者肥胖体型能量供给量为 84～105(20～25)kJ(kcal)/(kg·d)。
$$70×[84～105(20～25)]=5880～7350kJ（1400～1750kcal）$$
因平日食量一般，故能量取下限值，即 5880kJ（1400kcal）。

3. 确定宏量营养素　王先生血糖和尿糖偏高，无并发症，碳水化合物、蛋白质和脂肪分别占总能量的 55%、18%、27%。

碳水化合物供给量 =(1400×55%)÷4=192.5g

蛋白质供给量 =(1400×18%)÷4=63g

脂肪供给量 =(1400×27%)÷9=42g

4. 食物交换份和食物用量计算　按照患者的饮食习惯，每天饮一盒牛奶（约 250ml），蔬菜 500g，可先将这两类食物用量定下来。

食物交换份和食物用量的计算步骤和方法见表 19-14。

表 19-14 食物交换份和食物用量的计算步骤和方法

计算说明		食物类别	交换份数	食物用量/g	碳水化合物/g	蛋白质/g	脂肪/g	能量/kcal
①计算谷类用量								
全日 C 供给量	193g	蔬菜类	1	500	17	5		
已由蔬菜、奶类供 C 量	17+9=26g	奶类	1.5	250	9	7.5	7.5	
应由谷类供 C 量	193-26=167g							
谷类交换份数	167/20=8 份	谷类	8	200	160	16		
②计算肉蛋类用量								
全日 P 供给量	63g							
已由菜乳谷类提供 P 量	5+7.5+16=28.5g							
应由肉蛋类供给 P 量	63-28.5=34.5g							
肉蛋类交换份数	34.5/9=4 份	肉蛋类	4	200		36	24	
③计算油脂类用量								
全日 F 供给量	42g							
已由乳肉蛋类供给 F 量	7.5+24=31.5g							
应由油脂类供给 F 量	42-31.5=10.5g							
油脂类交换份数	10.5/10=1 份	油脂类	1	10			10	
总结			15.5		186	64.5	41.5	1395

C 为碳水化合物，P 为蛋白质，F 为脂肪

由上面的计算可知，全日所需 15.5 交换份，其中谷类 8 交换份，蔬菜类 1 交换份，肉蛋类 4 交换份，奶类 1.5 交换份，油脂类 1 交换份。

根据各类食物的交换份，查每类食物的等能量食物交换份表，按照个人喜好自由选择食物品种，确定食物的重量，可变换出丰富多彩的食谱来。

5. 食物的餐次分配 根据患者饮食习惯，按 1/5、2/5、2/5 的比例将食物合理地分配于三餐。

食谱举例如下：

餐次	食物
早餐	馒头 70g（2 交换份），牛奶 250ml（1.5 交换份）
午餐	杂粮米 75g（3 交换份），鸡蛋（1 个，1 交换份），炒豆芽（150g，0.3 交换份），瘦肉（50g，1 交换份），菠菜（100g，0.2 交换份）汤，共用油 5g（0.5 交换份）
晚餐	杂粮米 75g（3 交换份），瘦肉（50g，1 交换份），炒白菜（100g，0.2 交换份），番茄（150g，0.3 交换份），烧豆腐（100g，1 交换份），共用油 5g（0.5 交换份）

6. 糖尿病患者一周食谱举例

【星期一】

餐次	食物
早餐	窝头 1 个（50g），牛奶 1 杯（250ml），鸡蛋 1 个，凉拌豆芽 1 小碟

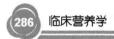

续表

餐次	食物
午餐	米饭 1 碗（100g），雪菜豆腐，肉丝炒芹菜
晚餐	馒头 1 个（100g），盐水大虾，鸡片炒油菜

【星期二】

餐次	食物
早餐	全麦面包片（50g），豆浆 1 杯（400mL），茶鸡蛋 1 个，凉拌苦瓜 1 小碟
午餐	烙饼 2 块（100g），口蘑冬瓜，牛肉丝炒胡萝卜
晚餐	米饭 1 碗（100g），鸡汤豆腐小白菜，清炒虾仁黄瓜

【星期三】

餐次	食物
早餐	蔬菜包子 1 个（50g），牛奶 1 杯（250ml），鸡蛋 1 个，拌白菜心 1 小碟
午餐	荞麦面条 1 碗（100g），番茄炒鸡蛋，素鸡菠菜
晚餐	紫米馒头 1 个（100g），香菇菜心，砂锅小排骨

【星期四】

餐次	食物
早餐	豆包 1 个（50g），豆浆 1 杯（250ml），鸡蛋 1 个，凉拌三丝 1 小碟
午餐	玉米面馒头 1 个（100g），炒鱿鱼卷芹菜，素烧茄子
晚餐	米饭 1 碗（100g），葱花烧豆腐，椒油焓圆白菜

【星期五】

餐次	食物
早餐	牛奶燕麦粥（50g），鸡蛋羹，虾米拌芹菜 1 小碟
午餐	荞麦大米饭 1 碗（100g），青椒肉丝，香菇豆腐汤
晚餐	花卷 1 个（100g），醋椒鱼，番茄炒扁豆

【星期六】

餐次	食物
早餐	全麦小馒头 1 个（50g），豆浆 1 杯（250ml），鸡蛋 1 个，拌莴笋丝 1 小碟
午餐	茭白鳝丝面（100g），醋熘大白菜
晚餐	葱油饼（100g），芹菜香干，紫菜冬瓜汤

【星期日】

餐次	食物
早餐	牛奶（250ml），鸡蛋 1 个，馒头 1 个（50g）

餐次	食物
午餐	烙饼（100g），酱牛肉，醋烹豆芽菜
晚餐	米饭（100g），肉末烧豆腐，蒜蓉菠菜

（三）不同能量糖尿病饮食内容

按照上述的食物交换份计算方法，可计算出不同能量的食物交换份（表 19-15），可快速通过能量查出患者对应的食物交换份。

表 19-15 不同能量糖尿病饮食内容

能量/kcal	交换/份	谷类		蔬果类		肉蛋类		豆乳类		油脂类	
		交换/份	重量/g	交换/份	重量/g	交换/份	重量/g	交换/份	重量/g	交换/份	重量/g
1000	12	6	150	1	500	2	100	2	250	1	10
1200	13.5	6	150	1	500	3	150	2	250	1.5	15
1400	16.5	9	225	1	500	3	150	2	250	1.5	15
1600	18.5	10	250	1	500	4	200	2	250	1.5	15
1800	21	12	300	1	500	4	200	2	250	2	20
2000	23.5	14	350	1	500	4.5	225	2	250	2	20
2200	25.5	16	400	1	500	4.5	225	2	250	2	20
2400	28	18	450	1	500	5	250	2	250	2	20

（蔡红琳）

第二十章 营养与痛风

第一节 概 述

痛风（gout）是由单钠尿酸盐（monosodium urate，MSU）沉积导致的一种晶体相关性关节病，其与尿酸排泄减少和（或）嘌呤代谢紊乱所引起的高尿酸血症（hyperuricemia，HUA）直接相关。痛风可并发肾脏病变，严重者可出现关节破坏、肾功能损害，常伴发高脂血症、高血压、糖尿病、动脉硬化及冠心病等，因此痛风是一种多系统受累的全身性疾病。

不同国家的痛风患病率不同。美国国民健康与营养调查（NHANES）数据显示，美国2007~2010年痛风患病率为3.76%；一项基于120万英国人的健康档案大数据显示，2012年英国痛风患病率约为2.49%。一项Meta分析显示，我国高尿酸血症患病率为13.3%，痛风患病率为1.1%，并呈现明显的上升趋势和年轻化趋势。国家风湿病数据中心的数据进一步显示，我国痛风患者平均年龄为48.3岁（男性48.0岁，女性53.1岁），其中以男性居多（男、女比例为15：1），且多伴有超重或肥胖。痛风已成为我国常见的代谢性疾病之一。痛风患者最主要的就诊原因是关节痛，其次为乏力和发热。首次痛风发作时，男性的平均血尿酸水平为527μmol/L，女性为516μmol/L。

痛风与营养密切相关。据《2016中国痛风诊疗指南》报告，在痛风的发病诱因中，男性患者主要为饮酒（25.5%）、高嘌呤饮食（22.9%）和剧烈运动（6.2%），女性患者主要为高嘌呤饮食（17.0%）、突然受冷（11.2%）和剧烈运动（9.6%）。此外，有学者通过队列研究发现，体重增加是痛风发生的独立危险因素，体重减轻对痛风发生有一定的保护作用；Meta分析也表明，体重下降可显著提高尿酸控制的达标率、降低痛风急性发作的频率。与西方膳食结构模式（即大量摄入红肉及加工肉类、炸薯条、精粮、甜食和餐后甜点）相比，DASH饮食（即大量摄入水果、蔬菜、坚果、豆类、低脂奶制品和全麦/杂粮，限制摄入钠、含糖甜食及饮料、红肉及加工肉类）能明显降低痛风的发生率。研究还发现，痛风与酒精的大量摄入密切相关；Meta分析结果显示，酒精摄入与痛风发病风险呈正相关，其中重度饮酒者痛风发病风险增加2.64倍。此外，Meta分析还发现，富含果糖的饮料和水果能明显增加血尿酸水平，并且和痛风发病风险呈正相关。

《中国高尿酸血症与痛风诊疗指南（2019）》指出，我国成人（不分男性、女性）高尿酸血症的诊断标准为非同日、2次空腹血尿酸＞420μmol/L；痛风的诊断标准参考2015年美国风湿病学会/欧洲抗风湿病联盟（ACR/EULAR）制定的痛风分类标准，将"至少发生1次关节肿胀、疼痛或触痛"作为诊断流程准入的必要条件，"在关节或滑膜液中发现尿酸钠结晶，或出现痛风石"作为确诊的充分条件，当不符合此条件时，依据临床症状、体征、实验室以及影像学检查结果累计赋分，≥8分时可临床诊断为痛风（表20-1）。

表 20-1 ACR/EULAR 痛风分类标准

	指标	得分
第1步：准入标准	周围关节或关节囊至少有1次肿胀、疼痛或触痛	
第2步：充分标准 （如果条件满足，可直接诊断为痛风， 　　无须评分）	在有症状的关节、关节囊（滑液）或痛风结节中发现MSU	
第3步：评分标准 （如果不满足充分标准时使用）		

续表

	指标		得分
临床表现	症状发作期间关节/关节囊受累的类型	踝关节或足中段（但不累及第 1 跖趾关节）	1
		第 1 跖趾关节	2
	症状发作时受累关节的特征：红肿（患者报告或医生观察）、明显压痛、活动受限	满足 1 个特征	1
		满足 2 个特征	2
		满足 3 个特征	3
	下列特征符合 2～3 条为典型发作：疼痛达峰时间<24h；症状缓解时间≤14d；2 次发作期间完全缓解	1 次典型发作	1
		多次典型发作	2
	痛风结节的临床证据：渗出性或粉状皮下结节，常上覆血管，位于典型部位：关节、耳朵、鹰嘴窝、手指垫、肌腱	有	4
实验室指标	血尿酸水平（未使用降尿酸药物；急性发作 4 周后；任意时间最高值）	<4mg/dl	−4
		4～6mg/dl	0
		6～8mg/dl	2
		8～10mg/dl	3
		≥10mg/dl	4
影像学	受累关节/关节囊的滑液分析	MSU 阴性	−2
	受累关节/关节囊内尿酸盐沉积的影像学证据：双轨征或 DECT 显示尿酸盐沉积的超声证据	有任一项	4
	痛风相关关节损伤的影像学证据：手和（或）足的常规射线照相显示至少有 1 处侵蚀	有	4

第二节 营养与痛风的关系

　　各国的痛风诊疗指南均强调了饮食和营养对于防治痛风的重要作用。《美国风湿病学会痛风管理指南（2020 年版）》建议痛风患者应限制饮酒、避免高嘌呤饮食、限制高果糖和玉米糖浆的摄入，对伴发超重或肥胖的痛风患者建议减重；并且无论疾病活动情况如何，不推荐痛风患者使用维生素 C 补充剂。针对高尿酸血症与痛风患者，中华医学会内分泌学分会发布了《中国高尿酸血症与痛风诊疗指南（2019）》，并给出了 3 条管理总则，第一条则指出所有高尿酸血症患者与痛风患者均应保持健康的生活方式，包括控制体重和规律运动；限制酒精及高嘌呤、高果糖饮食的摄入；鼓励奶制品和新鲜蔬菜的摄入及适量饮水；不推荐也不限制豆制品（如豆腐）的摄入。

　　无症状高尿酸血症和痛风是一个连续的、慢性的病理生理过程，随着新的更敏感、更特异的影像学检查方法的广泛应用，二者的界限日益模糊，对此《中国高尿酸血症与痛风诊疗指南（2019）》提出了一个新概念——亚临床痛风，即患者虽然没有痛风的急性发作，但影像学检查结果发现尿酸钠沉积和（或）痛风性骨侵蚀，是介于无症状高尿酸血症和痛风的中间阶段。这一定义的提出，不仅强调了对痛风防治关口的提前，即当患者出现亚临床痛风时，便可启动相应的治疗，尽可能降低痛风相关并发症的发生，还提示痛风的预防及管理也应是一个连续的过程，所有高尿酸血症与痛风患者都应知晓并终身关注血尿酸水平的影响因素，始终将血尿酸水平控制在理想范围。同时应了解疾病可能出现的危害，定期筛查与检测靶器官损害并控制相关并发症。

　　痛风的直接病因是高尿酸血症。尿酸是嘌呤代谢的最终产物，来源于两个方面：①内源性尿酸：由细胞内蛋白质分解代谢产生的核酸和其他嘌呤类化合物生成；②外源性尿酸：由食物中所含的嘌呤类化合物、核酸及核蛋白成分经消化、吸收后生成。两类酶主要参与了尿酸生成过程：促进尿酸合成的酶，包括 5-磷酸核糖-1-焦磷酸合成酶、腺嘌呤磷酸核糖转移酶、磷酸核糖基焦磷酸酰胺转移酶和黄嘌呤氧化酶；抑制尿酸合成的酶，包括次黄嘌呤-鸟嘌呤磷酸核糖转移酶。当这些关键酶的活性异常，例如促进尿酸合成酶的活性增强，抑制尿酸合成酶的活性减弱时，尿酸生成增多。产生的尿酸主要通过肾脏、肠道排出。尿酸的生成和排泄共同维持血液中尿酸含量的稳定，尿酸生成增多，或者排泄减少均可导致体内尿酸的聚集，诱发高尿酸血症或痛风。

高尿酸血症或痛风的影响因素包括：①温度，温度高时尿酸钠易溶解，温度低时易沉积，例如 37℃时尿酸钠的溶解度为 357μmol/L，而 30℃时溶解度仅为 268μmol/L，人体运动时温度上升，休息时温度下降，因此痛风的发作多在休息或夜晚；②部位，血液循环差、温度低的部位尿酸易于沉积，如肢端（手指、下肢末端）和耳廓；③年龄，老年人由于血液循环功能差、代谢较慢，且局部体位的温度较青年人低，因此发病率较高；④ pH，尿酸钠的溶解度受 pH 的影响，pH 降低时尿酸的沉淀增多，在体内沉积形成结石。

从病因上痛风可分为原发性痛风和继发性痛风两大类。

一、原发性痛风

原发性痛风大多为先天遗传性，遗传特点为 X 连锁隐性遗传，女性为携带者，男性发病的可能原因包括多基因缺陷。原发性痛风的临床表现包括尿酸清除减少，以及尿酸产生过多两个方面。

（一）尿酸清除减少

伴有尿酸清除减少的痛风患者约占痛风总患病人数的 90%，临床检查可发现其尿酸的清除能力明显低于正常人，其中 70%～80% 的患者肾脏功能不全。尿酸清除减少的可能机制包括：①肾小管滤过减少；②肾小管分泌减少；③肾小管重吸收增加。

（二）尿酸产生过多

对伴有尿酸产生过多的痛风患者可进行 24h 尿酸排泄量的测定，在无嘌呤饮食及未服影响尿酸的药物时尿酸低于 600mg/d 为正常，普通饮食时尿酸超过 1000mg/d 为过高，800～1000mg/d 为正常上限。尿酸生成过多的原因可能包括：①次黄嘌呤-鸟嘌呤磷酸核糖转移酶缺乏；②磷酸核糖焦磷酸合成酶的活性增高；③葡萄糖-6-磷酸脱氢酶缺乏；④腺苷酸琥珀酸合成酶缺乏等。

二、继发性痛风

继发性痛风在临床上可见于多种疾病，如肾脏疾病会引起肾功能减退，进而导致尿酸排泄减少、血尿酸升高；血液病，如红细胞增多症、慢性白血病、慢性溶血性贫血、淋巴瘤和各种骨髓增生性病变，也会导致继发性痛风；恶性肿瘤患者因化疗、放疗、细胞坏死等，导致尿酸生成增多、血尿酸升高；此外，随着人们生活水平的提高，膳食结构的改变、蛋白质的过度摄入，致使高尿酸血症及痛风在中高收入阶层人群中越来越多见，因此继发性痛风病的患病率也越来越高。

（一）肾脏尿酸排泄减少

各种肾脏疾病，包括高血压引起的肾血管疾病中，肾脏滤过率的降低会导致尿酸排泄减少，尿酸滞留体内。各种原因引起的酸中毒，如糖尿病酮症酸中毒等，也会通过竞争性抑制肾小管尿酸的分泌、减少尿酸的排出。此外，长期服用氢氯噻嗪、呋塞米、吡嗪酰胺、小剂量阿司匹林、乙胺丁醇、乙醇、烟酸等药物也会抑制尿酸的排泄。

（二）尿酸产生过多

血液病及其化疗、放疗，如多发性骨髓瘤、急性白血病、淋巴瘤、红细胞增多症、溶血性贫血等，患者体内大量细胞核被破坏，细胞核内的核酸分解时会产生大量的尿酸，导致继发性高尿酸血症和痛风。此外，急性心肌梗死、一次大剂量的吸烟、癫痫的持续状态，以及与体力不相称的剧烈体力活动等，均会使体内的 ATP 大量分解形成尿酸。

<h1 style="text-align:center">三、痛风的临床表现</h1>

急性痛风性关节炎是最常见的首发症状，其起病急、疼痛剧烈，多于夜间发作，关节周围有红肿热痛的表现。半数以上患者首发关节为拇趾，跖趾、踝、膝、指、腕、肘关节亦为好发部位，急性发作数天至数周可自行缓解。急性炎症反复发作可导致关节僵直、畸形。痛风石为尿酸盐的沉积，它可沉积于任何部位，如皮下、耳轮、指间、掌指关节附近，严重时可导致关节畸形。历时较久的痛风患者，约 1/3 伴有肾脏损害，主要临床表现为蛋白尿，以及尿浓缩功能减退，并由慢性氮质血症发展到尿毒症。20%～25% 原发性痛风患者会并发尿酸性尿路结石，它成为有些患者的痛风首发症状。

痛风的临床表现分四期：无症状期、急性期、间歇期、慢性期。

（一）无症状期

此期仅有血尿酸的持续性或波动性增高，但无关节炎、痛风石、肾结石等临床表现，大多数患者可终生不出现症状，也有在高尿酸血症后 20～40 年才第一次出现痛风症状。

（二）急性期

急性期以急性关节炎为主要临床表现，第一次发作部位大多为大足趾的跖趾关节，其诱因包括饮食过度、外伤、体力和脑力劳动过度、受冷潮湿、过度激动、感染、外科手术及药物等。典型发作起病急骤，多数始于凌晨 1～2 点钟，大多为远端单个关节，发作部位极度过敏，盖上一层被褥也有疼痛感，夜间可突然发作而痛醒。局部有红、肿、热、痛、静脉曲张，触之剧痛，白天主诉可好转，但第二天凌晨疼痛重新加剧，一般为数天或数周缓解并逐渐恢复。

（三）间歇期

间歇期指两次发作之间的一段静止期。大多数患者一生会发作多次，间隔时间可为 6 个月至 1 年，甚至 5～10 年不等。未进行治疗者发作次数更频繁。

（四）慢性期

慢性期主要的临床表现为痛风石、慢性关节炎、肾脏病、尿酸结石等。

1. 痛风石　由于尿酸盐结晶沉积于结缔组织，而逐渐形成痛风石，是痛风的特征性病变。10 年后约 50% 的患者伴有痛风石，此后逐渐增多。痛风石与血尿酸浓度密切相关，出现的部位按频率依次为耳轮、手、足、肘、膝、眼睑、鼻唇沟等，少数也可发生在脊柱关节、心肌、二尖瓣、咽部等。发生于关节附近的痛风结节，表面磨损易破溃和形成瘘管，排出尿酸盐结晶的糊状物。

2. 慢性关节炎　痛风经过 10～20 年的病变，会累及指关节、软骨、滑膜、肌腱和关节周围软组织等。痛风石不断沉积并增大增多、纤维增殖、骨质破坏，导致关节强直、畸形、活动受限，最终功能丧失。

3. 肾脏病　尿酸盐性肾脏病是痛风的常见症状之一，临床表现有两种，一是以肾小球病变为主，即痛风性肾炎；二是间质性肾脏病变。肾小球病变患者的间质损害相对较轻，平均发病年龄为 55 岁，在急性痛风发作后 15～25 年多见，也可见于痛风发作前。早期表现为间歇性微量蛋白尿及浓缩功能减退，约 1/3 患者伴有高血压，最后导致氮质血症、肾衰竭。间质性肾脏病变患者的肾小球损害相对较轻，可有反复尿感、白细胞尿，病程相对长，最后导致肾衰竭，这可能与尿酸盐阻塞肾小管有关。

4. 尿酸结石　多见于高尿酸血症。尿液呈酸性，尿酸沉积于集合管和输尿管，小结石可随尿排出，大结石则可引起输尿管梗阻、肾绞痛和血尿以及尿闭，甚至可导致肾盂肾炎。

第三节 营养治疗

痛风目前尚无很好的根治方法，但有效地控制血尿酸水平可防止痛风的进一步发展和恶化，因此控制饮食合理、营养是重要且有效的防治手段之一。

一、营养治疗原则

完全禁止含嘌呤食物的摄入既不妥当也不可能，因为这同时也限制了蛋白质的摄入，长期如此不利于患者的营养状态。痛风患者应根据病情，确定膳食中嘌呤的含量，急性期时应将膳食中嘌呤严格限制在 150mg/d 以内，以有效地降低血尿酸水平；缓解期时，需保证膳食平衡。痛风患者应尽量避免嘌呤含量高的食物，如内脏类（肝、肾、心、脑）、肉馅、肉汁、沙丁鱼、虾等，选择不含或含嘌呤较少的食物（表 20-2）。此外，盐、糖、醋、橄榄、泡菜等其他食物也应酌量摄入。

表 20-2　食品嘌呤分类含量

嘌呤含量很少或不含嘌呤的食品	
谷类	精白米、富强粉、玉米、精白面包、馒头、面条、通心粉、苏打饼干、甜馅饼（pie*）
蔬菜类	卷心菜、胡萝卜、芹菜、球茎甘蓝、黄瓜、茄子、莴苣菜、莴苣、西葫芦、厚皮菜、甘蓝菜、南瓜、芜菁甘蓝、番茄、萝卜、卷心菜、山芋、土豆、泡菜、咸菜
蛋类	
乳类	各种鲜奶、酸奶、奶酪、炼乳、麦乳精
各种水果	
干果类*	
糖及糖果	
各种饮料	汽水、茶**、咖啡**
各类油脂*	
其他	花生酱*、洋菜冻、果酱
嘌呤含量较少，每 100g 食品中嘌呤含量不超过 75mg	
谷类	麦片、麦麸面包
蔬菜类	四季豆、芦笋、菜花、青豆、豌豆、菜豆、菠菜、蘑菇
肉鱼虾类	羊肉、牛肉、牛肉汤、火腿、鸡、青鱼、鲱鱼、鲥鱼、鲑鱼、金枪鱼、白鱼、龙虾、蟹、牡蛎
嘌呤较高，每 100g 食品中嘌呤含量为 75～150mg	
蔬菜类	扁豆等豆类
肉鱼虾类	猪肉、熏火腿、牛舌、小牛肉、鹿肉、肉汤、肝肠、火鸡、鸡汤、野鸡、鸽子、鹌鹑、鸭、鹅、兔、鲤鱼、鳕鱼、大比目鱼、鲈鱼、梭鱼、鲟鱼、贝壳类水产、鳗及鳝鱼
嘌呤含量极高，每 100g 食品中嘌呤含量为 150～1000mg	
肉鱼类	牛肝、牛腰、胰脏、脑、肉汁、肉卤（不同程度）、凤尾鱼、沙丁鱼

* 脂肪含量高的食品应控制食用；** 有学者认为茶和咖啡中所含的甲基嘌呤在体内不能转化为尿酸，可以少量食用

（一）控制能量摄入

痛风患者应保持低于理想体重的 10%～15%，对于伴有肥胖症的痛风患者更应该酌量减食，减少总热量摄入以降低体重，一般以每日 25～30kcal/kg 能量摄入为宜。需要注意的是，控制能量摄入必须循序渐进，如减少太多能量，会导致酮血症，使得酮体与尿酸竞争，而使尿酸排出量减少，导致痛风急性发作。

（二）低脂和低蛋白质饮食

痛风患者应将每日蛋白质摄入量控制在 0.8～1.0g/kg 体重，以限制嘌呤的摄入；由于牛奶、鸡蛋不含核蛋白，摄食较安全，可将牛奶、鸡蛋作为蛋白质的主要来源。

痛风患者大多伴有高脂血症，而高脂饮食同样可使尿酸排泄减少以升高血尿酸，因此应限制脂肪摄入。脂肪的每日摄入量应控制在 50g 以内，占总能量的 20%～25%，以减少脂肪对尿酸正常排泄的抑制作用。

在痛风患者的饮食中，碳水化合物作为热量的主要来源，有益尿酸的排出。

（三）增加新鲜蔬菜的摄入

多选择蔬菜、水果，特别是高钾低钠的蔬菜，可以增加机体摄入多种微量营养素、B 族维生素、膳食纤维等，既能利尿又能促进尿酸盐的溶解和排泄。

（四）其他

包括限制酒精、含糖饮料，适量饮用咖啡、茶，保证足量饮水等。

乙醇代谢会使得体内乳酸浓度增高，乳酸也可竞争性抑制尿酸的排泄，而乙醇也会促进嘌呤的分解，从而升高血尿酸。此外，啤酒本身即含有大量嘌呤，可使血尿酸浓度升高。因此酗酒通常是痛风发作的诱因，应限制饮酒。

含糖饮料中添加的糖，一般为高果糖浆。高果糖浆的成分最常见的成分是果糖（55%）和葡萄糖（42%），其中果糖会加速嘌呤核苷酸降解及嘌呤合成，从而升高血尿酸水平，因此要限制含糖饮料的摄入。随着食品工业的快速发展，现在已有果糖（93%）和葡萄糖（7%）的产品。

咖啡因、茶碱可以通过降低血清尿酸浓度和增加胰岛素敏感性等多种机制来减少高尿酸血症和痛风的发病风险。但二者都含有咖啡因，能够引起交感神经兴奋，导致失眠、心悸、血压上升等不良反应，从而影响高尿酸血症和痛风患者，尤其是影响伴发高血压、心脑血管疾病患者的健康，因此应适量饮用咖啡和茶。

保证足量饮水，每日饮水量应大于 2000ml，保持尿酸稀释，促进尿酸排泄，防止尿酸盐的形成和沉积，这是饮食治疗中较为重要的治疗环节。为了防止尿液浓缩，痛风患者可在睡觉前或半夜适量饮水，以确保尿量，这有助于预防痛风以及高尿酸血症患者尿路结石的形成。

痛风患者多伴有高血压，因此宜采用少盐饮食。食盐摄入过多后尿钠增多，与尿酸结合后形成尿酸钠沉积于肾脏，造成肾脏损害。因此痛风患者每日食盐的摄入量不应超过 5g。

此外，尽管大豆属于高嘌呤食物，但目前尚无足够的证据证实大豆或豆制品（如豆腐）与痛风发病有关，且有研究表明豆制品的嘌呤含量因加工方式而有所差异，因此不推荐也不限制豆制品的摄入。

二、不同临床分期的营养治疗

对急性痛风关节炎频繁发作（>2 次/年），有慢性痛风关节炎或痛风石的患者，建议进行降尿酸治疗。抑制尿酸生成的药物中，建议使用别嘌醇或非布司他等，促进尿酸排泄的治疗过程中，应大量饮水，并警惕可能出现的肝、肾毒性。事实上，由于痛风尚无很好的治疗手段及可完全根治的药物，且病理的进程和发作受影响因素较多，因此从营养学的角度进行临床治疗会产生更好的效果和经济效益。营养干预治疗痛风的目的是减少或减轻急性症状的发作，并由此减少并发症的产生。营养干预治疗通过控制高嘌呤食物的摄入，减少尿酸形成以达到预期效果。

（一）无症状的高尿酸血症

一般认为不需药物治疗，膳食控制的效果较好，只要遵循总的预防原则，如改变饮食习惯，注意保持正常体重，控制肥胖，忌酒，减少热量摄入，特别是要严格限制含嘌呤高的食物的摄入，增加每日的饮水量，以促进尿酸排泄等。但如果血尿酸水平长期过高，则应予以药物治疗。

（二）急性痛风关节炎

急性痛风关节炎患者应卧床休息，减少活动，避免受累关节负重，饮食忌酒，增加饮水，采用低热量低脂饮食，尤其要限制含嘌呤食物的摄入。如临床上已确诊急性痛风关节炎，则应尽早药物治疗，以控制症状的发作，减轻患者的痛苦。

（三）慢性期痛风

慢性期的患者应将血尿酸值控制在正常范围内，防止或减少急性关节炎的发作，此类患者的营养干预治疗尤为重要。慢性期患者需禁酒，一次过量的饮酒，或同时伴有高嘌呤、高蛋白、高脂肪的饮食，可引起急性期的发作；经常少量饮酒也可促进嘌呤合成。慢性期患者还需维持理想体重，逐步、适量减少能量的摄入，如果一次过度减少则可能会导致饥饿性酮症的发生，并抑制肾小管排泄尿酸的过程。

（四）伴有肾结石的痛风患者

此类患者应大量饮水，2～3L/d，同时服用碱性药物，校正尿液 pH 以保持在 6.0～6.5，从而促进尿酸转变成易溶性的尿酸盐。

痛风是一类与营养关系非常密切的疾病，因此食物种类和食谱的确定非常重要，急性发作期和缓解期的患者食谱举例如下（表 20-3）。

表 20-3　痛风患者的推荐食谱

	急性期		缓解期	
	食物	重量/g	食物	重量/g
早餐	牛奶	250	牛奶	250
	稀饭	25	发糕	50
	面包	25	糖（碳水化合物）	10
	果酱	15		
午餐	米饭	100	米饭	100
	炒油菜	200	番茄豆腐汤	100+40*
	番茄炒蛋	200+30*	炒冬瓜	200
	西瓜	250	牛肉炒芹菜	25+100*
晚餐	玉米面稀饭	25	稀饭	25
	花卷	75	馒头	75
	拌萝卜丝	200	小白菜	150
	蛋清菜花	56+150*	鸡丝蛋皮拌黄瓜	25+30+150*
全天	水	2000	水	1500
	食用油	25	食用油	30

* 不同种类食物的重量相加

（厉曙光）

第二十一章 营养与癌症

癌症是目前全世界最常见的死因之一，根据世界卫生组织/国际癌症研究机构（World Health Organization/International Agency for Research on Cancer，WHO/IARC）最新发布的《2022 全球癌症报告》（World Cancer Report 2022），无论是发达国家还是发展中国家，癌症都已经成为人类死亡的主要杀手之一。而我国新发癌症人数位居全球第一，2022 年中国新发癌症 482 万人，占全球的 24%，癌症死亡病例约 257 万，全球占比 26.7%。

世界癌症研究基金会（World Cancer Research Fund，WCRF）和美国癌症研究所（American Institute for Cancer Research，AICR）对癌症的定义为：癌症是以细胞遗传信息改变导致的难以控制的细胞增殖为特点的 100 多种疾病的总称。

至今已有大量实验和流行病学研究结果显示，癌症的发生和发展是行为生活方式、自然和社会环境、生物遗传及医疗卫生服务等因素综合作用的结果。在各影响因素中，环境因素最为重要，而且是可以改变的。这些因素包括吸烟、传染因子、辐射、工业化学污染、医疗和用药，以及食物、营养、体力活动和体成分等。其中居民的膳食模式和营养状况对癌症的发生和发展起着重要作用，通过合理营养、平衡膳食、积极的体力活动和保持健康体重可预防或推迟癌症的发生和发展。据研究，75% 的癌症与生活方式相关，30%～50% 的癌症是可以预防的，方法是通过维持健康的体重、健康饮食、体力活动，避免暴露在职业性致癌物或受污染的环境中，以及避免长期感染某些疾病等。

营养在癌症发病因素中的作用和地位，癌症对营养代谢的影响和癌症治疗过程中营养的重要性和措施，均为营养与癌症关系研究的热点。

第一节 膳食、营养与癌症的发生

膳食、营养与癌症的关系一直是人们关注和研究的热点，尤其是当前预防为主意识的不断提高，膳食和营养在癌症发生中的作用更受关注。

一、癌症发病的原因与发展过程

从一个正常单细胞转变为一个肿瘤细胞，要经过一个多阶段的过程，通常从癌前病变发展为恶性肿瘤。凡是来源于上皮组织（大多数是被覆于机体体腔表面的组织，也有构成器官的主要部分的，如肝脏等）的恶性肿瘤称为癌（carcinoma），约占恶性肿瘤的 90%，如肺癌、胃癌、食管癌、肝癌、乳腺癌等；而来源于原始间叶细胞的恶性肿瘤，称为肉瘤，如骨肉瘤、淋巴肉瘤等。此外，还有其他一些恶性肿瘤由于约定俗成的原因不依从这些命名法则，比如血液系统的恶性肿瘤被称为白血病。

癌症的发生可以分为启动阶段、促进阶段和进展阶段。

1. 启动阶段（initiation） 机体接受放射线照射或致癌物进入机体后，它们与细胞 DNA 发生相互作用，引起 DNA 损伤，受损伤的 DNA 如果不能及时被修复便可引起 DNA 结构突变，细胞从正常细胞变为非正常细胞，且是不可逆的遗传学损伤，从而启动癌变过程。

2. 促进阶段（promotion） 在肿瘤促进阶段，启动细胞在促进剂的作用下更快地生长和分裂，并选择性地克隆扩增，形成细胞群体。由于突变的速率与细胞分裂的速率成正比例，因此随着启动细胞的扩增，这一细胞群就处于进一步遗传学改变和恶变的风险之中。

3. 进展阶段（progression） 由癌前细胞转变为表达恶性表型的细胞，其恶性特征主要有：①细胞不受正常调控，自主生长、增殖；②成功逃避细胞凋亡和衰老，细胞永生；③失去了细胞的区域性限制，具有了侵袭和转移能力；④有自主的血管生成能力等。

恶性肿瘤形成的 3 个阶段均受体内外多因素、多环节共同影响，临床上出现临床表现的时间因部位、机体内外条件不同而异。

二、膳食、营养对癌症发生发展的影响

食物中既存在致癌因素，也存在抗癌因素，从而产生促癌效应或抗癌效应。在癌症的发生发展过程中，膳食营养因素可影响癌症发生的任一阶段，含抗癌成分或抗癌因素少，而致癌因素多，则促癌；反之则抑癌。饮食、营养和体能活动，其他环境暴露和宿主因素相互作用，均影响癌症的进程（图 21-1）。事实上，由于每天摄入的食物成分复杂、种类繁多，这些成分可以作用于正常细胞和癌细胞的各个方面，要阐明膳食与癌症的关系是非常复杂的事情。近年来分子生物学技术被广泛用于膳食与癌症关系机制的研究，如营养基因组学就是一个新的领域，旨在研究营养素在维持基因稳定性方面的作用以及阐明基因型在机体对膳食反应中的作用等。

营养基因组学是研究膳食组分对基因组结构与表达的影响、营养因素与基因相互作用的机制及健康效应和个性化营养干预策略的学科。近年来营养基因组学逐渐成为研究的前沿和众多研究关注的热点，特别是其在肿瘤发生发展中的作用研究。有研究表明，营养可在基因改变中发挥作用，从而影响某些癌症特别是胃肠癌症和一些激素依赖性癌症如乳腺癌、前列腺癌和卵巢癌等的患病风险。

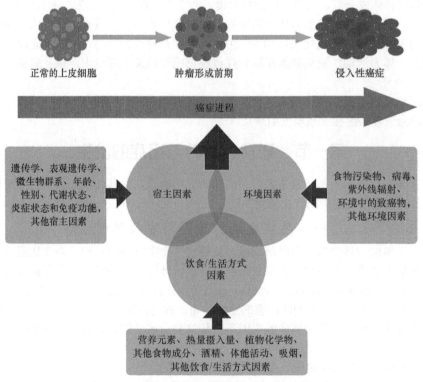

图 21-1　饮食、营养和体能活动等与癌症关系图

（一）膳食模式与癌症发生的关系

膳食模式即膳食结构，是指人们在一定社会经济条件下所消费的食物种类及其数量的相对构成。膳食模式可影响癌症的发生和癌症谱。不同国家由于膳食结构不同，居民癌症谱也不同，且随着经济的发展和膳食模式的变迁，居民癌症谱也会发生改变。

一些低中收入国家和地区，如非洲、拉丁美洲、亚洲的一些发展中国家和地区，膳食中的谷类较多，动物性食物相对较少，上呼吸道和消化道癌症（口腔癌、咽癌、喉癌、鼻咽癌及食管癌、

胃癌）、原发性肝癌、宫颈癌的发生较多；相反，高收入国家/地区及城市化和工业化程度较高的中低收入国家和地区，膳食中植物性食物较少，动物性食物较多，结肠癌、与激素有关的癌症（乳腺癌、卵巢癌、子宫内膜癌以及前列腺癌）的发生率较高。过去的几十年，肺癌始终是世界范围内最常见的癌症，然而随着近年来世界经济的发展，众多发展中国家的居民动物性食物的摄入增加，体力活动减少，《2020 全球癌症报告》指出，全球发病率最高的癌症已经是乳腺癌，肺癌位居第二。而根据《2022 全球癌症报告》，肺癌发病率重回全球第一。我国 20 世纪 80 年代即是如此。随着经济的发展，我国的膳食模式发生了改变，谷类食物消费减少，而动物性食物和油脂类消费增加，癌症谱也发生了较大变化，乳腺癌、结肠癌和前列腺癌明显增加。

以地中海周边国家如希腊、法国、葡萄牙、西班牙等国家为代表的地中海膳食模式，其特点为蔬菜、水果、根茎类、鱼和海产品摄入均较多，小麦是能量的主要来源，橄榄油消费量大。流行病学资料表明，这些国家癌症的死亡率较西欧和北美国家低。移民流行病学研究发现，移居到新地方的居民，经一定的时间后，癌症发生谱也与当地的居民相似，说明外界因素包括膳食因素在癌症的发生中起一定的作用。

AICR 专题专家工作组在对既往科学文献进行全面回顾之后，根据食用红肉对人类致癌的有限证据和较强的支持致癌性的证据，将食用红肉定为较可能对人类致癌（2A 级），这一关联主要存在于食用红肉与结直肠癌之间，但食用红肉也与胰腺癌和前列腺癌存在关联。专家组基于食用加工肉制品导致人类结直肠癌的足够证据，将加工肉制品列为对人类致癌（1 级），结论是每天食用 50g 加工肉制品可使罹患结直肠癌的风险增加 18%。

在 WCRF 与 AICR 专家小组 2018 年的报告中指出，非淀粉蔬菜的摄入可能对口腔癌、咽癌、喉癌、鼻咽癌、食管鳞癌、食管腺癌、肺癌、结直肠癌、乳腺癌和膀胱癌具有预防作用，水果的摄入可能对食管鳞状细胞癌、胃癌、肺癌、结直肠癌和膀胱癌的发生具有预防作用。虽然以上的研究证据较为有限，但是由于所得的研究结果和作用趋势均具有较高的一致性，所以专家认为，有足够的证据表明摄入非淀粉蔬菜和水果可以预防癌症。此外，柑橘类水果可能对贲门癌具有预防作用；摄入全麦食品和含有膳食纤维的食品很可能对结直肠癌有预防作用。

中国营养学会 2016 年编著出版的《食物与健康——科学证据共识》，采用国际权威机构推荐的评价方法，对食物与健康进行了科学循证，其中包括膳食模式、食物与常见癌症的关系。膳食模式评价结果显示，合理膳食模式为结直肠癌的保护因素，可降低乳腺癌的发病风险；素食可降低癌症的发病风险。

（二）能量与癌症发生的关系

能量间接反映三大宏量营养素的摄入状况，超重和肥胖表明能量摄入过多和体力活动降低。摄入高能量的食品可增加患乳腺癌、直肠癌、子宫内膜癌、膀胱癌、肾癌、卵巢癌、前列腺癌和甲状腺癌的危险性。WCRF/AICR 专家小组经总结后指出，许多证据有力地证明身体肥胖是多种癌症的成因，在过去的 10 年中这些证据越来越充分和有力；在某些癌症中，即使在"健康"范围内，越是肥胖，患癌的风险性越大。体脂含量增加是食管腺癌、胰腺癌、肝癌、结直肠癌、绝经后乳腺癌、子宫内膜癌和肾癌发生的病因之一的证据是令人信服的，并很可能是口腔癌、咽癌、喉癌、贲门癌、胆囊癌、卵巢癌和晚期前列腺癌的病因。另外，资料表明，体脂含量增加可能是绝经前乳腺癌发生的保护因素。增加体力活动预防结肠癌发生的证据是令人信服的，并很可能预防子宫内膜癌和绝经后妇女乳腺癌的发生。流行病学资料显示，能量摄入过多、超重、肥胖者罹患乳腺癌、结肠癌、胰腺癌、子宫内膜癌和前列腺癌的概率高于体重正常者。

（三）宏量营养素与癌症发生的关系

1. 脂肪 早期一些人群流行病学调查结果认为，高脂肪膳食摄入国家和地区人群的结直肠癌及乳腺癌的发病率及死亡率高。高脂肪膳食使人体产生大量的活性代谢产物，包括脂质过氧化物和氧自由基，攻击生物大分子如 DNA 和蛋白质，引起 DNA 损伤，促进癌症的发生。高脂肪增加大肠癌发生的机制可能是使肝脏分泌胆汁增多，胆汁中的初级胆汁酸在肠道厌氧菌的作用下转变成脱氧胆酸及胆石酸（二者都是促癌物质），同时产生的雌激素也增多，而雌激素中的雌酮和雌二醇有致癌作用，尤其是饱和脂肪酸和动物性脂肪，可能增加肺癌、乳腺癌、结肠癌、直肠癌、子宫内膜癌、前列腺癌发生的风险。然而 20 世纪 90 年代以来，油脂摄入与癌症风险相关的队列研究的证据说服力有所下降，有些动物试验得到的结论尚需人群研究数据证实。

2. 蛋白质　有流行病学和实验研究表明，膳食蛋白质摄入量低时食管癌和胃癌发生的风险增加；而富含蛋白质的食物尤其是动物蛋白质摄入过高可诱发结肠癌、乳腺癌和胰腺癌。但有研究者认为，这不一定是蛋白质本身的作用。有研究表明，高大豆蛋白的膳食可降低胃癌的风险，可能与大豆富含大豆异黄酮等有关。

3. 碳水化合物　有资料表明，摄食精制糖与乳腺癌、结直肠癌的风险增加有关，高淀粉食物可能增加胃癌的风险。高淀粉膳食本身无促癌作用，但常伴有蛋白质摄入量偏低和其他保护因素不足，且伴有胃的容积增大，易造成胃黏膜损伤。

提到碳水化合物与癌症的关系，更应该注重碳水化合物的"质量"，如全谷物可降低结直肠癌和食管癌的发病风险。膳食纤维与肿瘤的关系研究证据也较多，如有 16 个队列研究和 91 项病例对照研究是关于膳食纤维与结直肠癌关系的研究，证据表明，富含膳食纤维的食物如蔬菜、水果、谷物等，可能具有预防结直肠癌的作用，并提示对食管癌也有预防作用。多数学者认为，膳食纤维的主要作用是吸附致癌物质、增加粪团的体积、稀释致癌物质、减少致癌物质与结肠黏膜的接触，也可以通过改善肠道菌群降低癌症发病的危险。富含膳食纤维的食物同时又是低能量食物，而低能量食物可以降低超重和肥胖的发生，而超重和肥胖是结直肠癌和食管癌的危险因素。另外，食用菌类食物及海洋生物中的多糖有防癌作用，如蘑菇多糖、灵芝多糖、云芝多糖等，有提高人体免疫力的作用，海参多糖有抑制肿瘤细胞生长的作用。

（四）维生素与癌症发生的关系

1. 维生素 A 和 β-胡萝卜素　流行病学调查结果显示，维生素 A 或 β-胡萝卜素的摄入量与肿瘤的发生呈负相关。多种癌症患者血清中维生素 A 和 β-胡萝卜素的水平低于正常人。维生素 A 抑制或预防癌症的可能机制包括诱导细胞的正常分化、增强机体的免疫功能、调控基因表达等。有分析表明，补充维生素 A 可降低胰腺癌、胃癌、肺癌、膀胱癌和宫颈癌的发病风险。β-胡萝卜素是强抗氧化剂，能猝灭自由基、阻止生物膜上 PUFA 的过氧化，保护细胞的正常功能。有多项队列和病例对照研究报道，膳食中的 β-胡萝卜素对肺癌、食管癌、宫颈癌、喉癌、卵巢癌、子宫内膜癌、膀胱癌的发生有保护作用。WCRF/AICR 专家小组 2018 年的报告指出，虽然摄入含有类胡萝卜素的食物可能对肺癌和乳腺癌具有保护作用，但是吸烟者（包括当前和既往吸烟者）服用高剂量 β-胡萝卜素补充剂会增加肺癌的发病风险。

2. 维生素 C　具有抗肿瘤作用可能主要是因为其具有抗氧化作用，可猝灭自由基和活性氧，保护 DNA 不受损伤，防止脂质过氧化，减少亚硝基化合物的形成，并提高机体的免疫功能。流行病学资料显示，维生素 C 的摄入量与多种癌症的死亡率呈负相关，高维生素 C 摄入量可降低胃癌、食管癌、肺癌、宫颈癌、胰腺癌等发生的危险。在 19 项病例对照研究中有 18 项研究表明维生素 C 摄入量高可降低食管癌的风险。在大量的人群调查中发现，癌的发病率与人群新鲜蔬菜和维生素 C 的摄入量成反比。WCRF/AICR 专家小组 2018 年的报告也指出，摄入富含维生素 C 的食物可能可以降低肺癌（针对当前吸烟者）和结肠癌发生的风险。

3. 维生素 E　在体内可保护生物膜及脂溶性蛋白免受自由基损害。维生素 E 与超氧化物歧化酶（superoxide dismutase，SOD）、谷胱甘肽过氧化物酶（glutathione peroxidase，GSH-Px）一起构成体内的抗氧化系统，保护生物膜上的多不饱和脂肪酸、细胞骨架及其他蛋白质的巯基免受自由基攻击，从而具有防癌、抗癌作用。多数人群研究表明，随着维生素 E 摄入量的增加，癌症发生的危险性降低，维生素 E 有可能降低食管癌、肺癌、宫颈癌、肠癌、乳腺癌等发生的危险性。维生素 E 预防癌症的可能机制包括清除自由基致癌因子，保护正常细胞；抑制癌细胞增殖；诱导癌细胞向正常细胞分化；提高机体的免疫功能。

4. 叶酸　与癌症的关系是近年来医学领域的研究热点之一。哺乳动物 DNA CpG 岛甲基化参与了其发育过程中某些基因的长期沉寂。基因调控区的高甲基化状态往往可以抑制甚至关闭基因的表达，而低甲基化或去甲基化则往往是基因表达的必要条件。很多肿瘤的发生都涉及抑癌基因的高甲基化和原癌基因的低甲基化。叶酸和维生素 B_{12} 参与体内 DNA 甲基化，极度缺乏叶酸可导致 DNA 低甲基化。有资料提示，富含叶酸食物的摄入可以降低胰腺癌、食管癌和结直肠癌发生的危险性。我国有学者通过对 744 068 名女性（其中 26 205 名患有新发乳腺癌）的数据进行系统分析发现，叶酸摄入水平和乳腺癌发病密切相关，过多或过少摄入叶酸均对乳腺癌的发生存在不良影响，对于具有饮酒习惯的女性，摄入比普通人群高的叶酸能够显著降低乳腺癌发生，但服用含有叶酸的维生素片（通常为 400μg/片）的女性与不服用维生素片的女性相比，其乳腺癌发病风险没有显著降低。另有研究表明，对于 MTHFR677TT 基因型和低叶酸水平（<9ng/ml）的患者来说，补充叶酸可以降低癌症发生的风险。

5. 维生素 D　维生素 D_3 通过与靶细胞核中的维生素 D 受体（vitamin D receptor，VDR）结合而介导细胞生物学功能，维生素 D_3 与 VDR 结合后使后者成为转录因子，对转运蛋白类基因的表达起调节作用，而这些转运蛋白与小肠对钙的吸收有关。已知 VDR 参与细胞增殖、分化和免疫调节等环节，维生素 D 缺乏和低钙摄入被认为与数种癌症的发生有关。实验室和临床数据提示维生素 D 有防止乳腺癌发生和进展的作用。法国一项针对 57 403 名绝经后妇女对维生素 D 补充的前瞻性研究表明，在进行过绝经激素治疗的绝经妇女中，补充维生素 D 与乳腺癌的风险降低有关。

6. 其他 B 族维生素　前致癌物的激活或失活包括酶代谢过程与一些 B 族维生素有关，然而多数为动物试验的结果，目前人群证据有限，尚无法证明膳食维生素 B_1、维生素 B_2、维生素 B_{12}、维生素 B_6 等与癌症的关系。

（五）矿物质与癌症发生的关系

1. 钙　WCRF/AICR 专家小组 2018 年的报告指出，摄入钙膳食补充剂很可能可以降低结直肠癌发生的风险。有研究者对 10 项队列研究进行了汇总分析，包括了 434 536 名研究对象（其中有 4992 名结直肠癌病例），结果表明，与膳食钙最低摄入量组比较，最高摄入量组可显著降低结直肠癌的风险（RR：0.86；95%CI：0.78～0.95）。由于膳食钙主要来自奶类及其制品，许多研究是同时研究奶类及其制品与结直肠癌的关系，资料表明奶类很可能有预防结直肠癌的作用。另外，维生素 D 对钙的化学预防功能起协同作用，可能与维生素 D 增加肠钙吸收有关。

2. 硒　为抗氧化剂。有资料表明，土壤和植物中的硒含量、人群中硒的摄入量及血清硒水平与人类多种癌症（肺癌、食管癌、胃癌、肝癌、肠癌、乳腺癌等）的死亡率呈负相关。亚硒酸钠有抑制食管癌、胃癌、肝癌细胞生长的作用。硒的防癌机制为硒是谷胱甘肽过氧化物酶的必需组分，具有分解过氧化物、抗脂质氧化的作用，能消除自由基，修复膜损伤，从而阻止 DNA 癌变。另外，硒能提高机体的免疫功能，提高白细胞和巨噬细胞对癌细胞的杀伤能力。

3. 锌　食管癌患者血、头发中的锌含量低于正常人，癌组织内锌含量低于非癌组织。对我国河南食管癌的调查发现，饮水、食物、血、发和尿中锌含量与发病率呈负相关。锌与机体免疫系统密切相关，缺锌可引起动物或人体免疫缺陷、T 淋巴细胞功能不全，而 T 淋巴细胞是杀伤癌细胞的最主要力量。

4. 其他　研究表明，碘过多和碘缺乏都会增加甲状腺癌的患病风险。中国医科院肿瘤防治研究所报道，食管癌高发地林县（现林州市）居民血钼、尿钼、发钼含量低于低发地禹县、信阳及永清县居民。植物缺钼易导致硝酸盐和胺聚集，此二者为合成亚硝基化合物的前体物质，为体内合成致癌物质提供了有利条件。另外，由于铁可以催化活性氧的形成，有资料提示铁摄入量过高可增加结直肠癌发生的风险。

第二节　食物中抗癌活性成分

近年来研究表明，食物中含有许多抗癌活性成分，研究最多的为植物化学物（phytochemicals）。动物实验及流行病学研究均提示，某些食物或其提取物对某些恶性肿瘤有一定的预防作用，这些作用不能用已知营养素的功能来解释，因为在同一实验中用已知营养素作对照不能获得同样的结果。目前普遍认为，蔬菜、水果对人体健康的益处主要来自植物化学物，我国市场上很多保健食品的功能因子也为植物化学物。在植物化学物的生物学功能研究中，抗癌作用是研究热点之一。

另外，近年来研究发现，动物性食物中也有一些特殊的活性成分，具有抗癌作用，如硫辛酸、γ-氨基丁酸、辅酶 Q、左旋肉碱及褪黑素等。

一、植物性食物中的抗癌活性成分

（一）多酚类化合物

多酚类化合物是所有酚类衍生物的总称，主要包括酚酸和黄酮类化合物。黄酮类化合物存在于水果、蔬菜、干果、种子、花卉、树皮中，多以苷类形式存在，有许多类型。黄酮类化合物有许多生物效用，具有良好的抗氧化性能和清除自由基的能力，并已经证明其具有防癌、抗癌作用。近年的几项荟萃分析表明，摄入黄酮醇（如槲皮素）可能降低结肠癌发生的风险，而摄入黄酮（如芹菜素）可能有降低直肠癌发生风险的作用，通过饮食大量摄入大豆食品的女性患乳腺癌的风险在统计学上显著降低。另有荟萃分析表明，在亚洲国家，摄入大豆异黄酮可以降低绝经前和绝经后妇女患乳腺癌的风险。然而，对于西方国家绝经前或绝经后的妇女来说，没有证据表明大豆异黄酮的摄入与乳腺癌之间存在关联。黄酮类化合物可以改变致癌物的代谢，如槲皮素（quercetin）可以抑制细胞色素 CYP_1A_1 的表达，减少 DNA 加合物的形成，降低烟草的致癌性。有 2 项队列研究均表明，在校正吸烟因素后，槲皮素高摄入量组与低摄入量组比较可以降低肺癌发生的风险。槲皮素在洋葱中含量最多（$28.4\sim48.6mg/100g$），其次为甘蓝、西兰花、菜豆、莴苣、蚕豆等。有不少病例对照试验都证明洋葱和其他葱蒜类蔬菜摄入量与患癌风险呈负相关，特别是胃癌、结肠癌和直肠癌，可能与其含有的槲皮素有关。

茶多酚类主要存在于茶叶中。研究表明，茶多酚对肝癌、肺癌、白血病细胞等具有抑制作用。茶叶中的儿茶素（黄烷醇）占茶多酚活性成分的 80%，是茶叶抗癌作用的主要有效成分。儿茶素对化学致癌物诱导的皮肤、口腔、食管、胃、肝、肺等器官肿瘤均有防癌和抗癌作用，但人群干预研究较少。已有的干预试验结果显示，摄入儿茶素相关制品，可降低前列腺癌和口腔癌发生的风险。茶叶的抗癌作用机制主要为阻断亚硝胺类致癌物的合成、抑制致癌物在体内的活化、清除自由基、抗突变、对肿瘤细胞的直接抑制和杀伤作用及增加免疫力等。有关饮茶与食管癌关系的Meta 分析报告表明，饮绿茶和乌龙茶是食管癌发病的保护因素。

有研究认为，东方人结肠癌、直肠癌、乳腺癌的发病率低于西方人，与东方人的食物中含有大量植物雌激素异黄酮有关。大豆异黄酮是存在于大豆及其制品中的一类黄酮类化合物，种类较多，在体内呈现雌激素样活性，因而被称为植物雌激素（phytoestrogen）。大豆异黄酮可与雌二醇竞争结合雌激素受体，有拮抗雌激素的作用，从而对激素相关的癌症有保护作用，另外还可抑制酪氨酸蛋白激酶，干扰信号转导途径，阻遏细胞生长。同时，异黄酮是抗氧化剂，可抗细胞增生、血管增厚，它抑制细胞因子和生长因子的作用都与异黄酮抗癌作用有关。在中国营养学会发布的《中国居民膳食营养素参考摄入量（2023 版）》中，依据大豆异黄酮降低绝经前女性乳腺癌发生风险的最低有效剂量，建议绝经前女性摄入大豆异黄酮的特定建议值（SPL）为 55mg/d；依据大豆异黄酮降低绝经后女性乳腺癌发生风险、改善围绝经期综合征和绝经女性骨质疏松症的有效剂量，建议绝经后女性大豆异黄酮的 SPL 为 75mg/d。

另外，在一些水果、蔬菜中尚存在其他植物化学物，如主要见于柑橘类水果中的黄烷酮和黄烷酮醇，植物花色素类等。越来越多证据表明蔬菜和水果是人体对多种癌症的保护因素，但要了解到底是蔬菜、水果中的哪种成分起作用还需更多研究，除像抗氧化剂等食物中特殊的成分因可以被测定引起关注外，很可能还有其他一些有益成分因不能被测定而尚未被研究。

（二）有机硫化物

葱蒜类包括大蒜、洋葱、韭菜、大葱、小葱等，含不同的有机硫化物。人们对葱蒜的保健功能早有认识，研究表明，它们可以防癌、抗癌。多项流行病学研究表明，食蒜可降低消化道癌发生的危险性，对我国山东省胃癌病例的对照分析证明，食蒜、大葱、韭菜多者胃癌发生较少。

大蒜中的二烯丙基化合物能抑制致突变剂对消化道黏膜上皮细胞核的损伤，还可抑制亚硝胺类化合物诱发的胃癌、食管癌的进展，对二甲基肼诱发的大鼠肝癌、肠腺癌及结肠癌也有明显的抑制作用。鲜蒜泥和蒜油可抑制黄曲霉毒素 B_1 诱导的肿瘤的发生，并延长其潜伏期。

有 6 项关于大蒜与结直肠癌的病例对照研究均表明，食用大蒜可降低结直肠癌发生的风险，但有 2 项队列研究却未得到预期的结果。多项动物实验则支持大蒜或其含有的烯丙基硫化物可抑制结肠肿瘤的发生。另外，有 15 项病例对照研究表明，大蒜摄入量高可以降低胃癌发生的危险性，而一项基于 5 个研究的荟萃分析表明，每天食用 1 份大蒜降低胃癌发生的 RR 为 0.41（95%CI：0.23～0.73）。

二硫代硫酮（1,2-dithiolthione）是环形含硫化合物，它的一种代表化合物吡噻硫酮（oltipraz）在鼠类模型上能防止一些化学致癌物在多种组织里的致癌作用，包括肺、气管、前胃、结肠、乳腺、皮肤、肝和膀胱。其作用是诱导 II 相代谢酶如谷胱甘肽 S 转移酶（glutathione S-transferase，GST）的活性，减少致癌物-DNA 加合物的形成。动物实验表明，吡噻硫酮可诱导 GST 的活性，促进谷胱甘肽与黄曲霉毒素-8,9-环氧化产物的结合，增加 N-乙酰半胱氨酸（NAC）的排出，从而减少了 DNA 加合物的形成。20 世纪 90 年代中期约翰霍普金斯大学与上海市肿瘤研究所、江苏省启东肝癌研究所合作进行了吡噻硫酮 II_a 期随机双盲化学预防试验，在人群中证实了吡噻硫酮不但具有抑制 I 相代谢酶的作用，减少尿中黄曲霉毒素 M_1（AFM_1）的排出，而且具有诱导 II 相代谢酶如 GST 的活性，增加 NAC 的排出，从而推测可以降低黄曲霉毒素 B_1（AFB_1）的致癌性，对肝癌有化学预防作用。

（三）异硫氰酸盐

异硫氰酸盐（isothiocyanate，ITC）以前体芥子油苷的形式存在于十字花科蔬菜中，有 120 多种。如卷心菜含烯丙异硫氰酸盐特别多，西兰花含萝卜硫素（sulforaphane），水芹含苯乙基异硫氰酸盐（phenethyl isothiocyanate，PEITC）等。ITC 可影响致癌物的代谢，其分解产物吲哚和 ITC 可以通过诱导 GST 和抑制细胞色素 P450 的活性而降低多环芳烃化合物和亚硝基化合物的致癌作用。

人群研究证实，ITC 能降低一些癌症如肺癌、结肠癌、乳腺癌等的发病风险，同时发现这种预防作用与 GST 基因多态性有关。ITC 可预防烟草中致癌原的致突变作用，如给予大鼠 ITC 可以通过抑制细胞色素 P450 介导的致癌原的活化作用而降低食管癌的发生；膳食中吲哚-3-甲醇可以抑制大鼠自发性子宫内膜腺癌和癌前病变的发生。

（四）萜类化合物

萜类（terpenoid）是以异戊二烯为基本单元，以不同方式首尾相接构成的聚合体。胆固醇、胡萝卜素、维生素 A、维生素 E、维生素 K 都是萜类化合物。

柠烯（limonene）是单环单萜，在柑橘果皮精油中含量最多，占质量比达 90%～95%。7,12-二甲基苯并蒽（7,12-dimethylbenz anthracene，DMBA）诱发大鼠乳腺癌的实验表明，柠烯可在癌的启动、促进和进展阶段显示抑制作用，且呈剂量-效应关系。柠檬可明显抑制 N-亚硝基二乙胺（N-nitrosodiethylamine，NDEA）诱发的小鼠前胃乳头状瘤与癌及小鼠肺癌，而且在癌的启动、促进和进展阶段都起抑制作用。柠檬摄入可抑制大鼠肝、脾、肾、肺中 DMBA-DNA 加合物的形成，增加 DMBA 的衍生物的排出，诱导肝中细胞色素 P450 的水平与功能，同时诱导Ⅱ相代谢酶活性，增加肝中 GST 与尿苷二磷酸葡萄糖醛酸转移酶活性，加速致癌物质的灭活，起到抗癌作用。

（五）皂苷类化合物

皂苷类化合物的代表为大豆皂苷（soya saponin），是从大豆中提取出来的化学物质，是萜类同系物（称为皂苷元）与糖缩合形成的一类化合物，属五环三萜类皂苷。大豆皂苷可抑制人类多种肿瘤细胞（如胃癌、乳腺癌、前列腺癌等）的生长，通过减少自由基的产生或加速自由基的消除而使 DNA 免受损害，从而降低电离辐射诱发的小鼠骨髓细胞染色体畸变和微核形成。也有学者认为大豆皂苷可经简单扩散或主动转运方式进入肿瘤细胞，直接破坏肿瘤细胞膜结构而达到抗癌作用。

（六）类胡萝卜素

类胡萝卜素（carotenoid）含量不同地存在于各种蔬菜中，尤其是在红色或橘黄色蔬菜中含量较高。类胡萝卜素是由 600 多种脂溶性的红色及黄色色素所组成的大家族，包括叶黄素类（如叶黄素）和胡萝卜素类（如 α-胡萝卜素、β-胡萝卜素和番茄红素）。

就总类胡萝卜素而言，富含类胡萝卜素的食物很可能可以预防口腔癌、咽癌、喉癌及肺癌的发生，β-胡萝卜素除作为维生素 A 的前体外，与癌症的关系已经在上一节提及。下面主要介绍其他类胡萝卜素的防癌、抗癌作用。

1. 番茄红素 番茄红素在番茄中含量最高，西瓜、葡萄、柚等食物中含量也较高。番茄经烹调或制成浓酱后番茄红素的生物学活性会提高。番茄红素是类胡萝卜素中最具潜力的抗氧化剂，具有降低血浆低密度脂蛋白胆固醇，增强免疫功能和抑制炎症的作用。

番茄红素与癌症的关系研究最多的为与前列腺癌关系的研究。有多项关于番茄与前列腺癌关系的人群流行病学研究报道，有 3 项队列研究和 7 项病例对照研究均表明番茄摄入量高可以降低前列腺癌发生的风险，其中一项研究表明，每天多吃 1 份番茄酱，前列腺癌发生的相对危险度为0.11（95%CI：0.02～0.70）。另外，也有病例对照研究表明，膳食中番茄红素摄入量高可以预防前列腺癌的发生。WCRF/AICR 专家小组 2018 年的报告也指出，番茄红素在癌症的预防中可能通过影响代谢过程从而起到一定的生理作用。

番茄红素影响前列腺癌发病的可能途径包括：①番茄红素是消除自由基和猝灭单线态氧效率最高的类胡萝卜素，其抗氧化能力为 β-胡萝卜素的 2 倍，α-生育酚的 10 倍，这也是其抗前列腺癌的基础。因此番茄红素可以保护前列腺上皮细胞免受氧自由基的损伤，从而降低癌变的概率。②番茄红素可以调节前列腺癌细胞中的激素和生长因子的信号转导，如改变 IGF-1 的活性。③通过调节细胞周期来影响前列腺癌的发病，在正常的前列腺上皮细胞中，番茄红素可以降低cyclin D1，而 cyclin D1 是调节细胞从 G_1 期到 S 期的蛋白。④番茄红素可以增加细胞之间缝隙连接的信号传递。

还有资料表明，膳食中富含番茄红素可降低口腔癌、咽癌和喉癌发生的危险性。

2. β-隐黄质 是一种橙黄色的色素，富含隐黄质的食物主要有南瓜、玉米、木瓜、柑橘、甜椒和水蜜桃等。对 7 项队列研究的汇总分析表明，β-隐黄质高摄入量与低摄入量比较可以显著降低肺癌发生的风险（RR：0.76；95%CI：0.67～0.89）。

3. 叶黄素与玉米黄素 叶黄素是 α-胡萝卜素的衍生物，广泛存在于蔬菜、水果中，是菠菜、甘蓝、金盏花、万寿菊等植物色素的主要组分。玉米黄素是 β-胡萝卜素的羟基化衍生物，与叶黄素属同分异构体，主要存在于深绿色蔬菜的叶片、玉米的种子、枸杞和酸浆的果实中。叶黄素与玉米黄素具有抗癌的作用，尤其对乳腺癌、前列腺癌、直肠癌、皮肤癌等癌症的发生有抑制作用。有研究指出，叶黄素对乳腺癌有保护作用的剂量为>9mg/d。

（七）植物固醇

植物固醇与胆固醇结构类似，主要来源于各种植物油、种子、坚果、豆类等，也少量存在于蔬菜、水果等植物性食物中，主要包括β-谷固醇、豆固醇、菜油固醇等及其相应的烷醇。人群研究表明，植物固醇可以降低胃癌、结肠癌、乳腺癌和前列腺癌等癌症的发病风险。

二、动物性食物中抗癌活性成分

近年来研究较多的动物来源活性成分包括硫辛酸、γ-氨基丁酸、辅酶Q、左旋肉碱及褪黑素等，不仅为食物带来各种颜色和口味，还在人体内发挥着重要的生物学作用。

（一）硫辛酸

硫辛酸又称α-硫辛酸，广泛存在于各种动植物性食物中，在动物肝脏和肾脏中含量非常丰富。硫辛酸作为丙酮酸脱氢酶、α-酮戊二酸脱氢酶等多酶复合体中的辅因子，在三羧酸循环过程中起重要作用。硫辛酸具有抗氧化、抗炎等作用，因此经常用于治疗与氧化应激相关的疾病，如糖尿病、动脉粥样硬化、肝脏和神经退行性疾病。有学者建议使用<800mg/d的硫辛酸补充剂来控制脂质过氧化。有研究报道，硫辛酸可以抑制乳腺癌、膀胱癌、结肠癌、宫颈癌等癌细胞的生长繁殖，其机制可能与激活凋亡途径、抑制TGF-β信号、降低PTP1B和SHP2的活性而降低其生存能力等有关，还可导致AMPK激活增强，然后加强对Akt通路的抑制，从而减少癌细胞增殖。硫辛酸还可影响癌细胞转移、侵袭、迁移和上皮间质转化（epithelial-mesenchymal transition，EMT）。

（二）辅酶Q

辅酶Q（coenzyme Q，CoQ）又称泛醌，是一种生物体内广泛存在的脂溶性醌类化合物。CoQ在自然界中分布广泛，主要存在于动物的心、肝、肾细胞中以及酵母、植物叶片、种子等。CoQ分子中含有一个由多个异戊二烯单位组成的、与对苯醌母核相连的侧链，该侧链的长度根据泛醌来源的不同而不同，一般含有6~10个异戊二烯单位，在哺乳动物中有10个，因此又称CoQ_{10}。

CoQ是体内呼吸链的组分之一，在呼吸链中质子移位及电子传递方面起重要作用，它是细胞呼吸和细胞代谢的激活剂，也是重要的抗氧化剂和非特异性免疫增强剂。许多研究发现，CoQ_{10}对许多涉及代谢的基因表达、细胞转运、转录调控及细胞信号转导都有影响。有研究发现，部分癌症患者体内的CoQ_{10}水平有统计学差异，因此推测CoQ_{10}与肿瘤的发生发展有关。多个临床研究发现，女性乳腺癌患者血浆和乳腺癌组织中CoQ_{10}水平明显下降，且水平的高低与患者的预后相关。在一项关于CoQ_{10}在乳腺癌临床治疗作用的系统评价中共纳入6篇报告，结果提示每日补充100mg CoQ_{10}可以增加乳腺癌患者机体抗氧化物质的水平，降低血浆细胞因子及肿瘤标志物水平，提示CoQ_{10}可作为乳腺癌的联合治疗方案之一。

另有研究报道，黑色素瘤发生转移的患者比无转移亚组患者的CoQ_{10}水平显著降低，提示黑色素瘤患者血清中CoQ_{10}的基线水平可能是一个可用于评估黑色素瘤进展风险的独立且强大的预后因子。在一项CoQ_{10}应用于肝细胞癌患者手术后的随机对照试验中，实验组的21例肝癌患者给予300mg/d的CoQ_{10}治疗量，最终证实了CoQ_{10}可以提高肝癌患者术后的抗氧化能力，以及减少机体内的氧化应激及炎症水平。

（三）褪黑素

褪黑素（melatonin）又称黑素细胞凝集素，是一种主要由哺乳动物和人类松果体产生的胺类激素。褪黑素在自然界分布广泛，动物性食物是褪黑素的良好来源。褪黑素调节时间生物学节律，对提高睡眠质量有重要作用，同时具有抗氧化、调节免疫、调节能量代谢等作用。

生物节律紊乱通过打破机体的基因表达、代谢方式、免疫应答、神经内分泌和肠道菌群等方面的生理平衡而促进肿瘤的恶性进展，其中节律反馈机制的失调是打破生物节律"阴阳"平衡引起肿瘤恶化的普遍规律。因此褪黑素通过调节生物节律紊乱而具有抗癌作用引起广泛关注。细胞研究证明，在正常细胞中，褪黑素发挥抗凋亡作用，而在肿瘤细胞中则发挥促凋亡作用，褪黑素可以通过促凋亡、抗增殖、预防转移等作用发挥抗肿瘤作用。2011～2014 年进行的一项病例对照研究结果显示，尿褪黑素硫酸盐水平较高的男性患前列腺癌的可能性较小（调整后的 OR 为 0.59；95%CI：0.35～0.99），发展为晚期前列腺癌的 OR 值为 0.49（95%CI：0.26～0.89）。在俄罗斯进行的一项长达 20 年的回顾性研究评估了褪黑素对前列腺癌生存率的影响，955 名受试者每天服用或不服用 3mg 褪黑素，结果表明，与未经褪黑素治疗的患者相比，经褪黑素治疗的预后不良患者的 5 年生存率（153.5 个月 vs 64 个月；$P<0.01$）在统计学上有显著改善。

第三节　癌症患者营养代谢的变化和癌症恶病质

按照 WCRF/AICR 专家小组给出的定义，癌症生存者是指已被诊断患有癌症，以及曾患癌症已经康复的所有人群，包括下列几组人群：①已被诊断为癌症，但尚未接受治疗者；②正在接受各种治疗的癌症患者；③已经接受过治疗的癌症患者；④已经有转移的癌症患者；⑤已经康复者。

癌症本身及癌症的治疗均可影响到食物的摄入、消化、吸收和代谢，也会影响患者的生理状况和行为。肿瘤相关性营养不良特指肿瘤本身或肿瘤各相关原因如抗肿瘤治疗、肿瘤心理应激导致的营养不足，是一种伴有炎症的营养不良。

一、癌症患者营养代谢的变化

癌症患者的营养代谢会发生很大变化，癌细胞具有与正常体细胞迥异的能量代谢及营养素代谢方式，几乎所有的癌细胞都表现出线粒体能量代谢的普遍缺陷。另外，肿瘤增长过程中本身分泌的一些细胞因子如 TNF 及肿瘤治疗等均可影响癌症患者的营养代谢。

（一）蛋白质代谢

癌症患者的体重降低不同于单纯性饥饿引起的体重降低。在长期饥饿状态下，脂肪被利用作为燃料，在非肿瘤性厌食症患者中，3/4 的体重丢失是由于脂肪减少，仅有一小部分来自肌肉组织。而在癌症恶病质（cancer cachexia）患者中，脂和肌肉组织的减少是相等的。所以癌症患者常伴有骨骼肌蛋白丢失和营养不良，分解的肌肉蛋白质除部分被肿瘤所摄取外，其余部分被用作糖异生前体或供肝脏合成急性相蛋白质之需，从而使整体蛋白质更新率增加，有报道表明，癌组织中蛋白质的转换率为每天 50%～90%。长期的负氮平衡，导致蛋白质-能量营养不良、免疫力低下及对手术等抗肿瘤治疗的耐受力下降。

谷氨酰胺（glutamine）作为体内含量最丰富的氨基酸，为机体氨基酸、嘌呤、嘧啶及尿素等的合成提供前体物质，同时为肠黏膜上皮细胞、淋巴细胞、肿瘤细胞、成纤维细胞等快速生长分化的细胞提供能量。恶性肿瘤细胞与宿主竞争血液中的谷氨酰胺，使宿主体内的谷氨酰胺逐渐下降。因癌肿与活化的免疫细胞消耗谷氨酰胺甚多，故处于癌症恶病质前期的患者失去产生谷氨酰胺的能力，是癌症患者在外伤、感染、手术时免疫功能降低的原因之一，癌细胞内的谷氨酰胺浓度与癌的生长速度呈负相关。

（二）糖代谢

恶性肿瘤细胞以有氧葡萄糖酵解为唯一的能量获取方式被认为是恶性肿瘤细胞的重要特征，肿瘤细胞在有氧条件下仍大量摄取葡萄糖并产生乳酸，该现象被称为"瓦尔堡效应"（Warburg effect）。瓦尔堡效应表明，肿瘤细胞主要依靠糖酵解获得能量，这可能与肿瘤细胞线粒体功能障碍和糖代谢相关酶类改变有关。肌肉特别是在缺氧收缩时释放出大量乳酸，经血液运至肝，在肝中进行糖异生，再生的葡萄糖进入血液，回到肌肉，构成乳酸循环，又称科利（Cori）循环。正常情况下 Cori 循环只占糖转变的 20%，而癌症恶病质患者则增加到 50%。Cori 循环时，1mol 葡萄糖酵解仅产生 2mol ATP，而自乳糖再生成葡萄糖需消耗 6mol ATP，如此形成一个耗能过程。研究发现，肿瘤患者血乳酸水平与肿瘤的转移和复发率呈正相关，与患者的生存率呈负相关。癌症患者的另外一个特点是糖耐量降低，一般发生在癌症恶病质出现之前，有的患者对胰岛素的敏感性降低，进食后胰岛素释放减少，而补充胰岛素可增加癌症患者全身及局部肌肉的蛋白质合成及降低蛋白质分解速度。

（三）脂肪代谢

体脂丢失是癌症恶病质的特征，表现为三头肌皮褶厚度测量值下降及释放至血中的甘油和游离脂肪酸增加。临床表现为高脂血症，而在饥饿状态下必将消耗宿主的脂肪储备。肿瘤患者脂肪代谢改变与脂肪动员因子（LMF）和细胞因子（IL-1、IL-6、TNF-α）的作用有关。LMF 由肿瘤组织产生，它可能通过促进 cAMP 的合成增加脂肪细胞对脂解激素的敏感性，从而使机体脂肪动员增强。高甘油三酯血症通常被认为是脂蛋白酯酶抑制的结果，这可能与细胞炎症因子如 IL-1、IL-6、TNF-α 有关。

（四）维生素缺乏

有资料表明，癌症患者血清中叶酸、维生素 A、维生素 C、维生素 B_{12}、维生素 E、维生素 D 的水平明显低于正常人，许多癌症患者可出现维生素缺乏。另有报道，死于癌症或癌症继发感染者的尸检结果表明，18%～35% 的人表现为肝脏维生素 A 严重缺乏。研究发现，在晚期肿瘤患者中，维生素 C 的缺乏十分普遍，而且血浆中维生素 C 低浓度的患者生存期更短。造成癌症患者维生素缺乏的原因是多方面的，如体内消耗增加、肿瘤治疗的影响及患者摄入量下降等。

（五）水与矿物质变化

有多项流行病学研究结果显示，消化道肿瘤、肺癌、肝癌、乳腺癌等常见恶性肿瘤患者的血硒、锌水平低于健康人群，而癌症患者血清铜水平可以维持正常或升高。癌症患者血清铁水平也多下降，有学者认为，这种下降在某种程度上是有益的，因为许多微生物是以铁作为营养物质的，这样可减少癌症患者感染的机会。

高钙血症是癌症最常见的内分泌方面的并发症，过度骨吸收是高钙血症的重要原因。晚期癌症患者约 10% 患有此并发症，肺癌、乳腺癌、多发性骨髓瘤并发此症者较多，病情轻者症状不明显，仅在血液生化测定时发现。除血钙增高外，血中碱性磷酸酶亦升高，尿钙增加。

在浸润性癌肿患者中，低血钠、低蛋白血症及低钙血症等水电解质紊乱现象最常见。有严重水电解质紊乱的癌症患者可伴有大量腹泻，或呕吐与腹泻同时出现。

二、癌症临床治疗对患者营养状况的影响

目前在临床上对癌症的治疗手段有手术、化疗、放疗、免疫治疗等多种综合性方法，无论哪种疗法都对患者的饮食和营养代谢产生一定影响。

（一）手术治疗的影响

手术治疗仍然是目前绝大多数癌肿患者首选的治疗方法。作为一种创伤性治疗手段，由于癌肿被切除，器官的修复和重建会给患者在生理、生化、营养代谢方面带来一些新的变化和障碍，其立即代谢反应与良性疾病接受手术的患者基本相同，但癌症根治手术创伤大、失血多，术后机体多处于严重应激状态，体内促分解代谢激素分泌增多，同时体内出现胰岛素抵抗现象，导致葡萄糖的利用障碍。如果术前未纠正患者的营养不良，术后易发生切口裂开、切口愈合不良、感染

率增加、胃肠道排空延缓、恢复缓慢等不良后果。

因手术部位和手术方式的不同，手术对患者营养状况的影响也不相同。头、面、颈部的癌肿被切除后会干扰咀嚼及吞咽，进行鼻饲会引起患者的不适。消化系统的癌肿被切除后，往往使患者不能正常进食，如食管癌肿切除后进行胃造瘘管饲，引起瘘口周围漏液，同时由于两侧迷走神经被切除而发生脂肪吸收不良，还可发生胃潴留和腹泻。胃大部切除术会影响患者正常进食，癌症根治需要切除大部小肠时，则可导致消化不良，严重影响营养素的消化和吸收，造成三大产能营养素的消化和吸收障碍，引起能量-蛋白质营养不良、维生素和微量元素缺乏，所以患者应注意营养补充。全胃切除的患者会逐渐发生维生素 A、维生素 B_{12} 及维生素 D 缺乏。回肠造瘘术可使水和电解质丢失，经数天后这种丢失情况才会减轻或完全消失。胰腺切除术后因缺乏胰酶，会产生假性腹泻样综合征，蛋白质和脂肪都会发生吸收不良。肝脏部分切除术会引起出血、胆汁瘘、肝衰竭等并发症，术后出现肝衰竭与肝切除量及肝硬化程度密切相关。肝硬化越严重，肝切除量越大，发生肝衰竭的概率越高。因此，自术前就应积极进行保护肝功能治疗，肝切除量应适当掌握，对有出血及胆瘘者均应积极给予治疗。

（二）化疗的影响

化疗药物对癌组织的作用主要包括影响核酸代谢，直接破坏 DNA 的结构、功能与复制，造成组织细胞 mRNA 的转录和翻译、纺锤丝聚合或解聚功能的障碍，破坏生物膜，阻断细胞信号转导和增殖调控等。然而化疗药物对机体的影响不仅局限在癌细胞内，也影响到正常组织细胞。化疗过程中引起的营养障碍因化疗药物的种类、性质、剂量及应用方法而不同。一般而言，化疗对快速增殖细胞的敏感性较高，如对消化道黏膜上皮和骨髓的抑制作用出现较早，化疗药物可以阻止胃肠道黏膜上皮细胞 DNA 的合成，导致胃肠道黏膜上皮细胞的代谢障碍，形成溃疡，加重肝细胞破坏、胆汁淤积；20%～30% 的患者转氨酶、碱性磷酸酶升高，部分患者会发生肝硬化和肝纤维化。化疗可以造成口炎、咽喉炎、胃肠道黏膜炎症和肝功能障碍，临床上患者往往出现恶心、呕吐、厌食和腹泻，有时甚至出现便血，严重影响患者的摄食和吸收，加重营养不良发生。

化疗患者免疫功能受到进一步损伤，营养消耗进一步恶化，营养不良的癌症患者常不能耐受化疗。化疗药物续发作用包括贫血，尿中丢失蛋白质、钙及钾。有的化疗可导致 B 族维生素缺乏及神经系统失调。化疗药物破坏瘤细胞而使代谢产物增多，增加肾脏负担。联合化疗患者反应更为加重。身体长期得不到食物营养，再加上某些药物对造血系统方面的损害，使患者发生骨髓抑制、贫血、白细胞和血小板减少，致患者身体抵抗力明显下降。

（三）放疗的影响

放疗主要是通过放射线作用于生物体产生次级电子引起电离直接损伤 DNA 分子，或通过射线与生物组织内水分子作用产生自由基损伤 DNA 分子，当损伤超出细胞的修复能力时即导致细胞死亡和组织破坏。所以放疗导致蛋白质分解代谢增强而合成代谢减弱，尿中氨基酸排出增多，出现负氮平衡；脂肪动员增加出现高脂血症，甘油三酯增加尤为明显。同时由于胃肠道和骨髓对放疗的影响最为敏感，共同影响机体的营养状态，造成贫血、白细胞和血小板减少，维生素和矿物质缺乏，水电解质紊乱，导致患者免疫功能受损和对感染的易感性增加。放疗常伴有体重下降，在照射 8～10 周治疗结束时，患者的体重下降 10% 以上。有报道表明，癌症患者在放疗后血清 β-胡萝卜素和维生素 E 的水平明显低于放疗前。

另外，局部放疗可引起照射部位的损伤，如头、颈及口腔部放疗可引起咽峡炎、黏膜炎及口腔干燥症、牙齿脱落、牙龈炎等，严重者会发生食管狭窄和梗阻。

（四）免疫治疗的影响

以肿瘤免疫治疗为基础的肿瘤生物治疗是现代肿瘤治疗的第 4 种模式，近年来应用越来越广泛。该模式利用现代生物技术及其产品，通过调节机体抗癌各环节（免疫系统、神经内分泌系统、癌基因与抑癌基因、血管生成、精神因素等）的平衡，达到控制肿瘤或减轻治疗相关不良反应的目的。目前肿瘤的免疫治疗主要包括肿瘤疫苗或主动免疫治疗、单克隆抗体及过继性细胞免疫治疗、细胞因子治疗等。多种单克隆抗体和细胞因子目前已广泛用于肿瘤的临床治疗。免疫治疗的副作用包括寒战、发热、恶心、呕吐、腹泻、食欲不振、乏力、头痛、失眠、焦虑、记忆力减退、皮肤瘙痒、扩散性红斑疹、血小板计数降低、出血征象、咳嗽、哮喘、呼吸困难、低血压、心律失常、体液潴留等，这些均可影响到患者的营养状况。

三、癌症恶病质及其临床表现

（一）恶病质的定义和诊断

中国抗癌协会和中华医学会在《中国肿瘤营养治疗指南（2020）》中指出，恶病质"是潜在性疾病相关的、以骨骼肌量持续下降为特征的多因素综合征，伴随或不伴随脂肪组织减少，不能被常规的营养治疗逆转，最终导致进行性功能障碍"。恶病质是营养不良的特殊形式，经常发生于进展期肿瘤患者，也可以见于早期肿瘤患者。癌症恶病质是导致大多数进展期肿瘤患者死亡的原因，直接影响肿瘤治疗效果，缩短生存时间，影响预后。

癌症恶病质的诊断标准为：无节食条件下，6个月内无意识体重丢失>5%，或当BMI<20kg/m^2（欧美）、BMI<18.5kg/m^2（中国人）时和任何程度的体重丢失>2%，或四肢骨骼肌指数（四肢骨骼肌质量与身高的平方的比值）符合肌少症标准（男性BMI<7.26kg/m^2，女性BMI<5.45kg/m^2）和任何程度的体重丢失>2%。恶病质的发生是一个连续的病理生理过程，包括恶病质前期、恶病质期、恶病质难治期，但并非每位患者都经历整个过程。

（二）恶病质的发生机制及常见临床表现

癌症恶病质的原因和发生机制十分复杂，其确切发病机制仍未完全明了。目前认为，癌症恶病质是由肿瘤因素、机体因素及肿瘤和机体的相互作用而导致机体厌食，碳水化合物、蛋白质、脂肪代谢紊乱引起的代谢综合征。恶病质常表现为厌食、进行性体重下降、贫血、低蛋白血症等。这种状态将直接影响整个治疗过程，不利于原发病的治疗，降低患者的生活质量，最终可导致患者发生营养衰竭而死亡。

1. 食欲减退 食欲缺乏或降低是癌症患者最常见症状之一，也是引起肿瘤患者营养不良的主要因素之一，在肿瘤发生早期或肿瘤发生扩散转移时均可出现。恶性肿瘤的厌食主要是食物摄取中枢和相关的外周信号通路的紊乱所致。近年的研究发现，在肿瘤生长过程中，肿瘤组织的代谢产物作用于下丘脑饮食中枢，使肿瘤患者出现厌食、疼痛、发热等症状。肿瘤生长增加了血浆色氨酸浓度，大脑中色氨酸浓度增加可引起下丘脑腹内侧核5-羟色胺能神经元活性增强，在厌食发病过程中起到重要作用。此外，瘦素、胃生长激素释放素、IL-1b、TNF-α、IL-6等在厌食症致病中同样发挥重要作用。肿瘤本身局部作用是导致进食减少的另一因素，如腹部肿瘤生长导致的胃肠道机械性梗阻、胃排空延迟、消化和吸收障碍、体液异常丢失等均可导致进食减少、厌食。尤其是消化道肿瘤，如口腔、咽、食管肿瘤，患者由于吞咽困难、进食障碍而导致进食减少。肝转移患者常伴有肝功能不全，肝脏不能清除肿瘤葡萄糖厌氧代谢所产生的乳酸，因而导致厌食和恶心。肿瘤患者经常伴有味觉和嗅觉异常，心理因素、压抑、焦虑和肿瘤疼痛等也可影响食欲及饮食习惯。肿瘤的治疗特别是化疗、放疗与手术治疗，引起的食欲不良会导致机体恶病质的发生。

2. 体重下降 由于厌食使得营养物质长期负平衡造成营养不良，进而体重下降，是恶性肿瘤患者最常见的现象，但厌食不能解释所有患者的体重下降，因有些食欲很好的患者也会出现体重下降。体重丢失是癌症患者最常见的现象，对所有原因不明的体重下降均可看作癌症发生的前兆，应提高警惕。有资料表明，癌症恶病质患者体重下降越严重，其预后就越差，存活时间也越短。

3. 低白蛋白血症 肿瘤患者蛋白质代谢和氨基酸改变主要表现为骨骼肌蛋白分解增加和合成

减少，蛋白转换率升高，低蛋白血症，急性期反应蛋白升高，血浆氨基酸谱异常及机体呈现负氮平衡。骨骼肌蛋白消耗增加是导致恶性肿瘤患者恶病质的主要原因。血清白蛋白水平是预示患者恢复或死亡的非常有价值的指标，有调查表明，血清白蛋白水平与30d内死亡率密切相关。

4.炎症介质及其他调控因子的改变　在肿瘤的发生过程中，慢性炎症起着重要作用，肿瘤细胞的生长、凋亡逃避、血管新生及转移都可能依赖于促炎因子的产生。目前的研究发现，与癌症恶病质发生有关的促炎因子主要有 TNF-α、IL-1、IL-6。在体外，TNF-α 可抑制脂肪细胞和肌肉细胞分化，可通过作用于胰岛素信号通路产生胰岛素抵抗。此外，TNF-α 可以通过激活 NF-κB 信号通路、增加氧化压力和 NOS 生成等途径增加骨骼肌中泛素连接酶基因的表达，从而介导肌肉纤维蛋白的泛素-蛋白酶体途径降解。大脑中 IL-1 水平增高与动物的厌食反应相关，IL-1 可能通过共同信号通路影响恶病质中厌食和抑郁。在大脑中注射 IL-1 可以迅速诱导肌肉分解和萎缩相关基因的表达。许多类型肿瘤均可分泌 IL-6，循环中 IL-6 水平与肿瘤患者体重下降和生存率降低相关。近年来研究发现，IL-6 可以缩短许多长期蛋白的半衰期，通过增加 26S 蛋白酶、组织蛋白酶 B、组织蛋白酶 L 的活性，通过非溶酶体（蛋白酶体）和溶酶体（组织蛋白酶）途径降解肌肉蛋白。

第四节　癌症患者的营养治疗

鉴于营养不良在肿瘤人群中的普遍性及其严重后果，营养疗法作为肿瘤患者的一线治疗，应该成为肿瘤治疗的基础措施与常规手段，应用于肿瘤患者的全程治疗。营养治疗必须根据患者的营养状况、肿瘤类型、肿瘤位置及药物治疗而进行个体化治疗。理想的肿瘤营养治疗应该达到4个目的，即抗消耗、抗炎症、抗肿瘤及免疫增强。肿瘤营养治疗包括营养诊断（营养风险筛查/营养评估）、营养干预（包括营养教育和营养支持）、营养评价三个不同阶段。关于营养筛查和评估，在本书的第九章有详细讲述。肿瘤患者营养治疗临床路径见图 21-2。

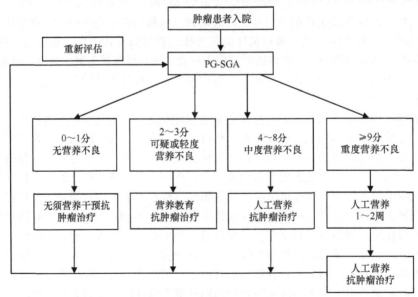

图 21-2　中国抗癌协会肿瘤营养专业委员会推荐的肿瘤患者营养治疗临床路径

抗肿瘤治疗泛指手术、化疗、放疗、免疫治疗等；人工营养指肠内营养（含 ONS 及管饲）及肠外营养；营养教育包括饮食指导、饮食调整与饮食咨询；PG-SGA，患者参与的主观全面评定

一、营养治疗在癌症患者治疗中的意义

营养不良是癌症患者并发症发生率和病死率增高的主要原因之一。而癌症患者的营养不良是一恶性循环，由于食欲不振、摄食减少，引起体力活动减少，全身衰弱，消化和吸收功能下降，

进一步造成厌食，最终导致体重下降，全身衰竭，影响预后。营养不良时机体能量储备不足，免疫功能下降。营养不良可增加手术危险性、手术后并发症发生率及手术死亡率。营养状况良好的肿瘤患者的生存率明显优于营养不良患者，伴有营养不良和免疫功能减退时，术后并发症发生率和死亡率均上升。

营养治疗应是癌症患者治疗方案中不可缺少的一部分。营养治疗可提高患者对手术治疗的耐受性，减少术后感染，加速伤口愈合，也可提高患者耐受化疗和放疗的能力，减少治疗的不良反应，预防癌症恶病质的发生，对提高癌症综合治疗的疗效、提高患者生活质量均有显著作用。

（一）手术患者的营养治疗

胃肠道癌肿患者术前应用 7～10d TPN，术后并发症发生率和手术死亡率均低于对照组。也有报道表明，在胃癌手术前进行营养支持，静脉补充能量和氨基酸 1 周后，可见 NK 细胞活性增加，T 细胞亚群中 CD4 明显增高，CD4/CD8 亦增高，表明它能提高人体的细胞免疫功能。最近，我国有学者报道，对胃癌患者进行围手术期部分肠内营养支持，不仅能更好地改善患者术后的营养状况和免疫功能，还能减轻患者手术创伤后的机体炎症反应。另有研究对胃癌根治术患者分别进行早期肠内营养支持治疗和静脉营养支持治疗，结果发现，早期营养支持治疗对胃癌根治术患者术后机体恢复促进作用较大，可显著改善患者的免疫功能，促进患者胃肠功能的恢复。

（二）化疗和放疗患者的营养支持

化疗和放疗对进展期癌症患者来说是常见的治疗手段，但不良反应也是很明显的，如出现恶心、呕吐、腹泻等，影响食欲和消化道功能，给营养状况带来不良的潜在影响。对接受化疗和放疗的患者，在调整营养素平稳的同时给予补充抗氧化营养素，可减少化疗或放疗的不良反应，如白细胞减少、脱发、恶心、呕吐等。有报道表明，维生素 E 对化疗引起的黏膜炎有效，维生素 D 的应用可提高放疗的效果。同时，β-胡萝卜素及硒有抑制癌基因的表达和提高人体免疫功能的作用。一些实验也观察到，静脉营养补充后的 24h 是细胞分裂的高峰期，亦是化疗的最适宜期，对化疗患者采用化疗前的营养支持可以提高化疗的效果。因此，对化疗或放疗患者的营养辅助治疗是十分必要的。我国有学者报道，在化疗期间接受肠外营养支持治疗的肺癌患者的血清总蛋白、白蛋白、前白蛋白及转铁蛋白等营养相关指标均高于对照组，提示在肺癌患者化疗期间同时予以营养支持可能使患者较快恢复免疫功能，有一定的细胞免疫调节作用。

研究表明，给予谷氨酰胺强化的 TPN 营养支持，在化疗结束后，普通 TPN 组血清白蛋白水平明显下降，而谷氨酰胺强化 TPN 组下降幅度小，显示化疗可加重癌症患者的蛋白质分解代谢，而补充谷氨酰胺则可减轻化疗的蛋白质分解，促进机体蛋白质合成。

（三）晚期癌症患者的营养支持治疗

晚期癌症常因癌肿转移到其他脏器而无法手术切除。这些患者能量消耗大于摄入，营养状况极为不好，免疫功能极度低下，抗氧化能力很低，血中的脂质过氧化物明显升高，严重消瘦，属极度营养不良。因此，对晚期癌症患者的治疗原则是提高其进食能力，提高其免疫功能及抗氧化能力；调整其他器官的功能，增加人体的抵抗力，达到延长生存期和提高生存质量的目的。一些抗氧自由基的营养素，如 β-胡萝卜素、维生素 E、维生素 C 和微量元素硒等，对癌基因的表达有一定的抑制作用。

应当指出的是，在积极治疗癌症阶段，营养治疗的目的是增强抗癌治疗的效果，维持器官功能，减少并发症和不良反应的发生；在晚期姑息治疗阶段，营养治疗的目的是维持日常家居生活，提高生活质量。营养治疗的监测指标侧重于营养状态、免疫功能、器官功能和生活质量的变化，以及对住院日、并发症、不良反应等短期指标的改进方面，而不适于采用对生存率、死亡率等远期指标的观察。

二、肿瘤患者营养治疗的实施

（一）五阶梯营养治疗

肿瘤患者的营养治疗参照 ESPEN 的指南建议，遵循五阶梯治疗原则，当下一阶段不能满足 60% 目标能量需求 3～5d 时，应该选择上一阶梯（图 21-3）。

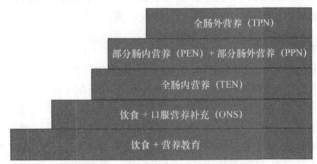

图 21-3　营养治疗的五阶梯模式

第一阶梯：饮食+营养教育。对所有肿瘤患者进行定期营养教育。营养教育包括讲解营养治疗的重要性及膳食营养摄入原则；讲解营养筛查与评估目的与项目意义及方法（明确营养不良的类型：能量缺乏型或蛋白质缺乏型或能量-蛋白质缺乏型）；传授营养知识、提出营养建议；制定及讲解个体化营养治疗目标；回答患者及其亲属的问题等。这一阶段营养供给以食物制作成菜肴熟品供给为主，可参照恶性肿瘤患者膳食指导原则进行。

若 3～5d 日常食物摄入量不能达到 60%，营养治疗方案应向上进入第二阶梯：饮食+ONS，即除食用正常饮食外，补充经口肠内营养液或特殊医学配方食品（food for special medical purposes，FSMP），由此，补充日常饮食摄入不足。研究表明，经过 ONS 提供能量 400～600kcal/d，能较好地发挥营养补充作用。

若饮食+ONS 不能满足营养目标摄入量的 60% 或在一些不能经口饮食的情况下，营养支持方案应向上进入第三阶梯：TEN。这类患者包括吞咽障碍、食管癌完全梗阻、严重胃轻瘫、幽门梗阻患者，多需要经管饲途径进行营养支持治疗，常用的喂养途径有鼻胃管、鼻肠管、胃造瘘、空肠造瘘。在食管完全梗阻的情况下，优先选择胃造瘘或空肠造瘘，TEN 的输注方法有连续输注或间歇输注。

若 TEN 不能满足目标值需要量，营养支持方案应向上进入第四阶梯：PEN+PPN，即在肠内营养补充的基础上增加补充肠外营养。PEN+PPN 提供的能量比例没有固定值，能用肠内营养尽可能用肠内营养，主要根据患者肠内营养的耐受性，肠内营养耐受性越好，需要 PPN 提供的能量就越少。

若 PEN+PPN 不能满足目标值需要量，营养支持方案应向上进入第五阶梯：TPN（即完全肠外营养）。在肠道完全不能使用时，包括完全性梗阻、顽固性呕吐、严重腹泻、严重吸收不良、高流量肠瘘、短肠综合征等，TPN 是维持患者生存的唯一营养来源。

（二）营养治疗过程中营养素的供给

对化疗、放疗患者给予营养治疗时应采取个体化方案，充分考虑肿瘤的异常代谢和治疗活动导致的额外消耗。一般补充的量和氮量应高于正常需要，热氮比也可高于正常状况。临床实际工作中可根据估算公式估算基础能量消耗（BEE），再结合活动量、年龄、体温、应激情况等进行实际能量消耗（TEE）的校正。非蛋白能量中脂肪乳剂来源应占 50% 左右，以利于补充必需脂肪酸，降低营养液的渗透压。《中国肿瘤营养治疗指南（2020）》指出，肿瘤患者推荐提高蛋白质摄入量，尤其是提高优质蛋白摄入比例。肝肾功能无明显异常者，蛋白质供给量建议 1.2～1.5g/(kg·d)，根据营养消耗程度和患者肝肾功能状态可达到 2.0g/(kg·d)。对高消耗患者，推荐使用高浓度 BCAA 溶液。恶性肿瘤患者应用肠外营养时，其营养配方中应常规包括脂肪乳剂，脂肪提供的能量占总能量的 15%～30%。

谷氨酰胺、精氨酸、核苷酸、n-3 系脂肪酸等在作为营养物质的同时有强化机体免疫的作用，常称之为免疫营养制剂，尤其是谷氨酰胺，前面已提到它对化疗、放疗患者有特殊的意义，对提高患者的机体免疫力具有重要作用。近年来研究表明，n-3 系 PUFA 可抑制肿瘤内的环氧化酶的表达，从而降低肿瘤细胞的增殖，减少肿瘤血管新生，抑制 AP-1 和 ras 致癌基因的表达，诱导肿瘤细胞的分化，抑制 bcl-2 基因的表达，减少癌症恶病质的出现。二十碳五烯酸（EPA）可抑制 ATP 依赖性蛋白水解通路，对抗癌症恶病质骨骼肌蛋白的消耗，抑制肿瘤生长，给予胰腺癌合并恶病质患者补充鱼油，也观察到恶病质的一些症状得到改善。

《中国肿瘤营养治疗指南（2020）》指出，富含脂肪，并增加了 n-3 系 PUFA 含量的膳食、肠内或肠外营养制剂有益于肿瘤患者（A 级证据）；鱼油脂肪乳剂可降低接受外科治疗的胃肠道肿瘤患者的围手术期感染性并发症的发生率，并缩短住院时间（B 级证据）；对腹部大手术肿瘤患者，围手术期应使用富含精氨酸、n-3 系 PUFA 和核苷酸的免疫营养制剂，可改善免疫功能，减少术后感染并发症（A 级证据）。

化疗期间患者的微量营养素可参照禁食患者的生理量和额外丧失补充、调整。放疗期间生物体内氧自由基、脂质过氧化物等增加，是患者出现乏力、呕吐、衰弱等不良反应的原因之一，常造成体内 β-胡萝卜素、维生素 A、维生素 E 等抗氧化剂的减少。

另外，近年来也强调肠内营养应达到与完全经口的平衡膳食相同的肠道生理状况，尤其强调要应用含纤维素的肠内营养配方，如含低聚果糖的肠内营养配方可改善化疗期间营养状况、增强机体免疫力，还能促进双歧杆菌和乳酸杆菌的生长。

关于食物中其他物质及益生菌，《中国肿瘤营养治疗指南（2020）》在总结已有临床证据的基础上，给出的证据等级较强的有：肿瘤患者化疗期间可应用益生菌（A 级）；对于结直肠癌患者，推荐术后早期口服益生菌联合肠内营养治疗（A 级）；结直肠癌高危人群推荐日常增加富含益生元食物的摄入，必要时可补充益生元制剂（A 级）；菊粉、低聚果糖、乳果糖等益生元可调节肠道微生态和免疫功能，有助于降低结直肠癌发病风险（A 级）；益生元单独或与益生菌联合使用，可改善放疗、化疗期间肠道微生态，缓解放疗、化疗相关的胃肠道不良反应，如腹泻、便秘（A 级）；对恶病质及肌肉减少症患者推荐使用 β-羟基 β-甲基丁酸盐（A 级）。

（三）肿瘤患者膳食指导原则

2017 年 8 月 1 日中华人民共和国国家卫生和计划生育委员会发布了《恶性肿瘤患者膳食指导》，规定了成人肿瘤患者膳食指导原则、能量和营养素推荐摄入量和食物选择。适用于对在抗肿瘤治疗期和康复期的肿瘤患者（尤指携瘤患者）进行膳食指导。

1. 合理膳食，适当运动。
2. 保持适宜的、相对稳定的体重。
3. 食物的选择应多样化。
4. 适当多摄入富含蛋白质的食物。
5. 多吃蔬菜、水果和其他植物性食物。
6. 多吃富含矿物质和维生素的食物。
7. 限制精制糖摄入。
8. 肿瘤患者抗肿瘤治疗期和康复期膳食摄入不足，在经膳食指导仍不能满足目标需要量时，建议给予肠内、肠外营养支持治疗。

第五节　膳食营养与癌症预防

目前已有比较充分的科学证据表明，通过行为和营养干预措施，实施必要的环境和行政干预政策，创造适宜良好的社会、经济和文化环境，遵循防癌膳食指南，保证平衡营养以及坚持身体运动、维持健康体重指数可显著降低或推迟一些癌症的发生。

在膳食、营养与肿瘤预防所采取的措施方面，对于公众来说，以食物与癌症的关系最易被接受，同时对于有的食物与癌症的关系来讲，认为以食物为总体更为合理，例如目前人们一致认为蔬菜、水果具有预防肿瘤的作用，但要讲清楚到底哪种营养素或成分在起作用却很难。人类癌症的发病需要经历数年，甚至几十年长期漫长发展过程，癌症的膳食和营养干预必须从生命早期阶段开始，贯穿整个生命过程，并且持之以恒，才能奏效。

有效的预防措施是降低癌症患病率和死亡率的重要途径。WHO 指出，至少 1/3 的癌症是可以预防的，而预防癌症是控制癌症发病最经济、最长远的策略。癌症的预防应包括免于罹患和延迟癌症的发生。大部分针对其他慢性病的预防策略也适用于癌症的预防。降低癌症危险性的主要方法包括避免使用烟草、摄入适宜的膳食、避免接触致癌物。健康的饮食习惯是防治癌症的重要手段。坚持体育运动和保持健康体重并配合平衡膳食可以明显降低癌症发生的风险。

WCRF/AICR 专家小组 2018 年撰写出版的第 3 版专家报告《饮食、营养、身体活动与癌症预防全球报告》，给出了 10 条癌症预防建议和相应的目标（图 21-4）。

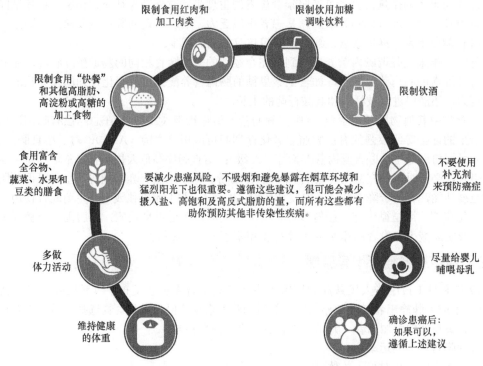

图 21-4　WCRF/AICR 专家小组癌症预防建议

1. 维持健康的体重　将体重维持在健康的范围内，成年后应避免体重增加。

目标：确保童年时期和青春期的体重保持在成人正常 BMI 的低段；尽量在健康范围内保持一个较低的体重；在成人时期避免体重增加（以体重或腰围为标准）。

给出这样的目标和建议是基于近年来超重和肥胖人群在不断增加。根据《2024 年世界肥胖报告》数据显示全球受到超重 / 肥胖影响成人数将从 2020 年的 22 亿增加到 2035 年的 33 亿，全球受到超重 / 肥胖影响的青少年（5-19 岁）人数将从 2020 年的 4.3 亿增加到 2035 年的 7.7 亿。

一生中健康体重的维持是预防癌症的最重要方法之一，对许多其他慢性病来说也有保护作用。

由于成年期体重增加可能会产生不良影响，因此最好在成年后将体重保持在健康范围内。建议通过保持生命中的能量平衡，进行体育锻炼，吃富含全谷物、蔬菜、水果和豆类的饮食，限制

"快餐"和其他高脂肪、高淀粉或高糖加工食品的消费，限制含糖饮料消费等措施来实现健康体重的维持。

2. 多做体力活动 将多做体力活动作为日常生活的一部分——多走路和减少坐着的时间。

目标：至少做到具有中等程度的体力活动能力，并遵循或超过国家运动指南；限制久坐的习惯。

建议成人每天积极活动，每周至少参加150min的中等强度有氧运动或至少75min的剧烈有氧运动，这代表心脏健康代谢所需的最低的体力活动量。建议5～17岁的儿童和青年每天至少累计60min从事中度到剧烈的体力活动，60min以上的体力活动还能带来更多的健康益处。

中等强度的活动包括步行、骑自行车、做家务、做园艺和某些职业活动，还有游泳、跳舞等娱乐活动。剧烈的活动包括跑步、快速游泳、快速骑自行车、做有氧运动和一些团体运动。

随着工业化、城市化和机械化的进展，人群和个人变得越来越久坐不动。与超重和肥胖一样，从20世纪后半叶开始，久坐不动的生活方式越来越普遍，尤其在高收入国家。无论什么样的体力活动均能预防某些癌症及体重增加、超重和肥胖的发生。因此，久坐的生活方式是这些癌症及体重增加、超重和肥胖的一个原因。中高度体力活动降低肥胖率及结直肠癌发病率的证据是充足的。

3. 食用富含全谷物、蔬菜、水果和豆类的膳食 使全谷物、蔬菜、水果和豆类成为日常饮食的主要部分。

目标：每天摄入至少含30g膳食纤维的饮食；富含膳食纤维的食物大多数包括全谷物、非淀粉类蔬菜、水果和豆类；每天吃富含各种植物性食物的膳食，包括至少5份（至少400g）的非淀粉类食物和水果；如果吃含淀粉的根和块茎作为主食，那么也要经常吃非淀粉类蔬菜、水果和豆类。全谷物和高膳食纤维食物很可能降低结直肠癌的发病风险，非淀粉类蔬菜、水果的摄入很可能降低气道消化道癌症（aerodigestive cancer），包括口腔癌、咽喉癌、鼻咽癌、食管鳞状细胞癌和腺癌、肺癌、胃癌和结直肠癌。

4. 限制食用"快餐"和其他高脂肪、高淀粉或高糖的加工食物 限制这些食物有助于控制能量的摄入量并保持健康的体重。

目标：限制食用高脂肪、高淀粉或高糖类的加工食物，包括"快餐"和许多预处理好的菜肴、小吃、烘焙食品和甜点、糖果等。

这项建议并不意味着所有高脂肪食物都需要避免，如某些植物原油、坚果和种子是重要的营养来源，它们的食用量往往较小，与体重增加无关。有充足证据表明，加工食品增加结直肠癌的发病风险，血糖负荷的增加是子宫内膜癌的一个原因，所以限制甜点和糖果的摄入是必要的。

5. 限制食用红肉和加工肉类 不要进食过量的"红肉"，尽量少吃甚至不吃"加工肉类"。

目标：如果吃红肉，每周不超过3份，3份350～500g熟肉的重量。吃很少甚至不吃加工肉类。

"红肉"是指所有哺乳动物的肌肉，如牛肉、小牛肉、猪肉、羔羊肉、羊肉、马肉和山羊肉，特别是牛肉、猪肉和羊肉。"加工肉类"是指通过腌制、发酵、烟熏或其他方法转变的肉类，以增加风味或改进保存。红肉消费增加很可能增加结直肠癌的发病风险，盐腌食品很可能增加胃癌的发病风险，有足够证据表明加工肉类的消费可以增加结直肠癌的发病风险，盐腌鱼类很可能增加鼻咽腺癌的发病风险。

需要指出的是，该建议并非要求完全避免吃肉，肉类富含营养，尤其是蛋白质、铁、锌和维生素 B_{12} 的重要来源。但应降低红肉的摄入量，增加禽类和鱼虾类的摄入量。

6. 限制饮用加糖调味饮料 主要喝水和不加糖的饮料。

目标：不喝加糖调味饮料。

糖饮料在这里是指液体中添加了自由糖（如蔗糖、高果糖玉米糖浆）和天然存在于蜂蜜、糖浆、果汁和浓缩果汁中的糖类，包括汽水、运动饮料、能量饮料、加糖水、甜饮料，以及加糖或加糖浆的咖啡和茶饮料。

在世界范围内含糖饮料的消费在不断增加，增加了人群超重或肥胖的发生率，而超重和肥胖可以增加一些癌症的风险性。

7. 限制饮酒　为了预防癌症，尽量避免饮酒。

目标：为了预防癌症，尽量避免饮酒。

饮酒是导致许多癌症的原因之一。饮酒没有这样一个阈值，低于它就不会增加至少某些癌症的风险。也就是说，如果单纯依据癌症方面的证据，即使是少量饮酒也应该避免。饮酒可以增加口腔癌、咽喉癌、肝癌、食管鳞状细胞癌、结直肠癌及绝经后乳腺癌发病风险的证据是充分的，并可能增加胃癌和绝经前乳腺癌的发病风险。如果你确实饮酒，不要超过国家的指南的要求。儿童不应该喝含酒精的饮料。怀孕期间也不要饮酒。另外该建议涵盖了所有含酒精饮料，无论是啤酒、葡萄酒、烈性酒（白酒），还是其他含酒精饮料。

8. 不要使用补充剂来预防癌症　努力通过膳食满足营养需要。

目标：大剂量营养补充剂不建议用于防癌——应努力通过膳食来满足营养需求。

这一建议适用于所有剂量和配方的补充剂，除非该补充剂已由合格的卫生专业人员推荐。在某些情况下，例如因为怀孕或饮食不足补充营养素时，补充剂可能是预防营养或能量缺乏的。一般对健康的人来说，保证得到各种食物、饮料的定期供应和营养密集的饮食摄入是可以获得足够的营养素摄入的。目前尚无足够证据说明营养素补充剂的使用可以降低癌症的发病风险。

9. 母亲们：如果可以，给婴儿哺喂母乳　母乳喂养对母亲和婴儿都有好处。

目标：本建议与 WHO 的建议一致，即建议婴儿完全用母乳喂养 6 个月，然后直到 2 岁或以上，同时给予适当的辅食添加。

母乳喂养对母亲和孩子的其他好处也是显而易见的，哺乳可能降低绝经前和绝经后乳腺癌的发病风险，母乳喂养能预防婴儿期感染、保护不成熟免疫系统的发育、预防其他儿童期疾病，并且对母婴亲情关系的发展也很重要，同时可以降低肥胖的发生及降低成年后的体重增加。

10. 确诊患癌后：如果可以，遵循上述建议　向健康专家咨询什么是适合自己的。

目标：所有癌症生存者应接受专业人员的营养护理及体力活动指导；除非另有建议，如有可能，建议所有癌症生存者在治疗急性期后尽量遵循癌症预防建议。

癌症生存者的情况差别很大。人们越来越认识到饮食、营养、体能活动和体脂在癌症生存中的潜在重要性。由于癌症的早期诊断和许多癌症治疗的日益成功，癌症生存者越来越多，因此，癌症生存者的寿命也在不断延长，也有可能患上新的原发性癌症或其他非传染性疾病。遵循癌症预防建议可能会提高生存率，降低癌症和其他非传染性疾病的风险。

综上所述，这些癌症预防建议共同构成了一个蓝图：通过改变饮食模式、减少酒精消耗、减少癌症风险、增加体力活动，实现并保持健康的体重。这些因素加在一起代表了吸烟和其他形式烟草使用后癌症的主要可改变风险因素；对于非吸烟者来说，它们是预防癌症的最重要手段。通过膳食和体力活动的行为干预，已成为癌症预防的最重要和最活跃的研究领域之一。最常用的行为干预途径是通过健康教育、健康促进和咨询辅导等方法，在不同场所加以实施。另外许多因素，如不同食物的可获得性和多运动生活方式环境的可及性，都需要全社会的共同努力，国家政策的支持也很重要。

（孙桂菊）

第二十二章 营养与烧伤

烧伤（burn）是机体遭受热力、电、化学物质、放射线等导致的组织损伤。严重烧伤的患者除有一般创伤的变化外，由于其皮肤屏障的破坏，大量烧伤坏死组织的存在，开放的创面大量丢失水分、电解质、蛋白质和微量营养素。同时，患者还伴有消化道功能紊乱、食欲减退、营养吸收和补充困难等问题，大量的能量消耗，各脏器功能受损，这就使烧伤患者面临着分解代谢率增加而合成代谢降低的代谢难关，从而引起强烈的应激调节反应。这一系列的反应与营养代谢密切相关，包括组织分解代谢加剧、代谢率增加等营养消耗和修复创伤等营养所需两个方面。

患者的营养状况与创面的愈合时间及预后都有重要关系。合理的营养支持途径的转换有助于适应烧伤引起的高代谢状态，增加体内氮储备，并为促进合成代谢，维持免疫完整性和促进创口愈合创造最有利的条件，并且一些特殊的营养物质有助于改善烧伤后的高代谢反应，调节氮平衡，改善临床结局。因此，为了给烧伤患者提供合适的、足量的营养支持，需要了解烧伤后的临床分期，能量、蛋白质、碳水化合物、脂肪、维生素和矿物质等各类营养素代谢状态的改变，以及患者对各种营养物质的需求。这些对于营养支持和治疗均具有指导性意义。

第一节 概　述

一、烧伤的临床分期

烧伤后的临床表现具有很强的时相性，可分为休克期、感染期与康复期三个阶段，大致与代谢状态的低潮期、高潮期和恢复期相对应。因此各期的营养治疗重点也各不相同。各期之间有密切关系，互相交错，有时又能截然分开。

1. 休克期 这一期病程为2~3d。烧伤越严重，出现休克的时间也越早，甚至伤后0.5~1h即可发生。轻度烧伤患者由于机体的代偿作用，多半不发生休克。严重烧伤患者若不能平稳度过休克期，患者抵抗力降低，可能合并早期败血症、急性肾衰竭、消化性溃疡、出血等。严重烧伤休克期处理不当，也可能造成患者死亡。

在休克期平稳时目前不主张肠外营养，但主张早期肠内营养。传统观念认为休克期虽有良好复苏措施，恢复了心、肾、肺等重要脏器的灌注，但肠道则仍处于严重的低灌注状态。且严重烧伤患者早期胃肠道功能受到抑制，进食后易发生恶心、呕吐和胃扩张，因此烧伤患者早期采取常规禁食。也可同时补充谷氨酰胺。此外，早期肠内营养还能有效维护肠黏膜重量和厚度，维护肠道生态平衡，减少肠道菌群、内毒素移位引起的肠源性感染和脓毒症。

2. 感染期 这一期紧接休克期后出现或交错于休克期内，为代谢高潮期。感染分为局部感染和全身感染。一般烧伤48h即可发生创面感染，伤后1~2周，烧伤创面的细菌毒素和组织分解的毒素随时都可吸收进入血液循环而产生脓毒血症。烧伤2~3周，感染机会多，特别是深度烧伤创面，可随时产生菌血症。当机体抵抗力降低，细菌数量多、毒力强时，血中的细菌可大量繁殖而产生败血症。早期败血症可发生在伤后10d内。在这一阶段营养治疗极为重要，原则上要循序渐进，逐步达到能量和蛋白质的需求量，并根据临床表现、实验室检查、创面愈合或覆盖情况及其他并发症发生等情况，及时调整营养治疗的方案。如出现应激性糖尿病，要适当控制血糖。既要控制肠外肠内营养的总容量，又要避免高浓度的负面影响。过度的营养治疗同样也是危险的。在整个烧伤病程中，尤其是感染期，Ⅲ度烧伤创面未及时覆盖的大面积烧伤患者，并发症的发生率很高，如创面脓毒血症、播散性真菌病、急性脑水肿、肺水肿、急性上消化道出血、肺炎、应激性糖尿病、多脏器功能衰减等。如何积极地进行营养治疗仍然值得进一步探讨。

3. 康复期 患者创面大部分愈合，进入功能恢复期。此时主要以肠内营养包括强化口服营养为主，仍然强调蛋白质的质量。若可经口进食，可提供高蛋白、高能量、高维生素、丰富而有全价营养的膳食。

二、烧伤对各器官系统的影响

（一）对神经内分泌的影响

烧伤对应激反应的神经内分泌影响包括下丘脑-垂体-肾上腺皮质轴、交感神经-肾上腺髓质系统，以及其他激素及炎症介质的全身性生理应答。

1. 下丘脑-垂体-肾上腺皮质轴　人体最先出现的应激反应系统，主要分泌糖皮质激素。糖皮质激素是分解激素，促使骨骼肌蛋白分解，增加脂肪分解，促进糖原分解，抗胰岛素作用，通过糖异生以使血糖升高。糖皮质激素还是重要的抗炎激素，参与机体应激反应的调节，使炎症反应不至于过度而引起继发性损害。

2. 交感神经-肾上腺髓质系统　主要通过儿茶酚胺类激素发挥作用，包括肾上腺素和去甲肾上腺素。它们不仅在休克期和感染期调整血流动力学以保障重要脏器血供，还有促进糖异生，抑制胰岛素分泌，促进胰高血糖素分泌的作用，并促使脂肪动员利用形成游离脂肪酸和甘油以供能。

3. 其他激素　胰岛素、胰高血糖素、生长激素等在调节烧伤后应激的高代谢状态中都发挥着各自的作用。

（二）对造血系统的影响

严重烧伤引起周围血液和骨髓的变化，是烧伤病理生理的重要改变之一。主要表现在血浆蛋白和血细胞的变化。

1. 血浆蛋白的变化　严重的大面积烧伤，可通过创面渗出大量蛋白液体，24h 内血浆丢失可达血容量的 50%，引起血液浓缩，白蛋白减少。通过创面渗出的白蛋白多于球蛋白，血浆蛋白比例倒置。

2. 白细胞的变化　白细胞增高开始于烧伤后 0.5～2h，6～48h 增加达到高峰，同时中性粒细胞增多，淋巴细胞减少。伤后 3d 白细胞开始下降，当发生创面感染与败血症时，白细胞又再度增多。有研究者认为烧伤早期的白细胞增多是因热力引起的全身反应之一，也可能和大量体液丢失、血液浓缩有关。第二次增多则由于炎症反应所致。而化学烧伤、瓦斯爆炸和严重败血症患者可见白细胞减少。

3. 红细胞的变化与贫血　在烧伤后 12～24h，红细胞由于热力作用发生溶血，并立即产生血红蛋白血和血红蛋白尿，使红细胞的总数减少。之后的 24～48h，有些红细胞受到热的损害而变形，脆性增高，不久会破裂。此后的 48～72h 内，红细胞可继续减少，丢失量较前一阶段更大。烧伤后期的红细胞破坏，可见于急性感染期；其原因可能与严重感染而使红细胞丢失速率增快，或烧伤后造血功能紊乱有关。

严重烧伤者常并发贫血，引起贫血的原因可能有：①热力破坏红细胞；②血红蛋白合成紊乱；③低蛋白血症；④多种原因的失血；⑤获得性溶血；⑥细菌感染；⑦药物副作用。

4. 血小板的变化　烧伤休克期，血小板增高的原因是血液浓缩。伤后 7～14d 浓缩消失，血小板下降。烧伤面积超过 40%～50%，血小板可降至 100 万/mm³；烧伤康复期创面愈合又恢复正常。烧伤后并发败血症时，血小板可降至 1200/mm³。

（三）对胃肠功能的影响

严重烧伤后，可引起胃肠道黏膜水肿、充血、糜烂、出血、溃疡等变化。这些变化与烧伤的严重程度密切相关。烧伤早期，胃肠蠕动较差，胃液及胃酸分泌减少，胃蛋白酶、胰蛋白酶分泌量下降，可引起消化功能减低。患者表现为食欲差、恶心、呕吐、腹胀、腹泻等症状。在之后的阶段，患者往往因感染、手术、麻醉及使用多种抗菌药物而延长胃肠道的功能紊乱时间或加重紊乱程度。

（四）对肾功能的影响

烧伤后，由于休克、水电解质紊乱和心力衰竭等原因，造成有效循环血容量降低，肾血流量减少，肾小球的滤过量也随之减少，以致发生少尿或无尿，尿比重高，尿钠含量低，血尿素氮升高现象，但经补液及血容量恢复后，则逐渐恢复正常。

第二节　营养与烧伤的关系

一、烧伤后的代谢改变

烧伤后，在蛋白质、碳水化合物及脂肪代谢方面出现一系列复杂的变化，这也是烧伤患者营养障碍的主要原因，包括分解代谢增强、产热和氧耗增加、蛋白质过度分解等，还有随创面渗出液丢失的大量蛋白质、无机盐、维生素等。同时，患者还伴有消化道功能紊乱、食欲减退、营养吸收和补充困难等问题，这就使烧伤患者面临着分解代谢率增加而合成代谢率降低的代谢难关。

烧伤后即刻为血流动力学不稳定期，组织充盈减少，儿茶酚胺大量分泌，称为"低潮期"，代谢特征性改变为总耗氧量下降及代谢率降低。创伤程度不同，血流动力学重建速度不同，决定了低潮期持续时间不同。从极短暂到数小时至数天，一般持续约24h。大致与临床的休克相近。紧接着"低潮期"的是"高潮期"，高潮期又称为代谢旺盛阶段，可分为分解代谢期和合成代谢期。特征性改变为氧耗（VO$_2$）和静息能量消耗（resting energy expenditure，REE）值增加，钾、氮丢失加速。内脏血流、心输出量、脏器耗氧量和总VO$_2$增加，体重下降，对糖的不耐受性增加和脂肪动员增加。这个阶段往往出现体温控制中枢上调，体温增高，尤其在严重烧伤患者中多见。此期常迁延数周或1～2个月直到创面愈合。随后的合成代谢阶段，氮平衡由负平衡转为正平衡，体重增加。烧伤后代谢反应主要是指高潮期内的分解代谢。

近年来的研究表明，烧伤后出现的代谢变化，一方面是糖异生过程加速，另一方面是出现细胞代谢的紊乱，烧伤后机体组织破坏极为严重。长时间的负氮平衡，能量和蛋白质、脂肪、糖类等物质的储备严重损耗，使机体处于急性营养不良状态，以致严重影响烧伤创面愈合及康复过程。

（一）能量代谢

临床上可见烧伤后2～3d就进入代谢旺盛阶段。大面积深度烧伤时，基础代谢率增加幅度可达50%～100%，明显高于甲状腺功能亢进、感染和其他严重创伤时的增加程度。患者同时伴有体温升高和心率加快，严重烧伤者体温可达38～40℃，心率达120次/分。代谢旺盛阶段的长短与烧伤的程度有关，严重烧伤患者可持续数月。烧伤后代谢率随烧伤面积的增加而升高，烧伤面积分别为30%与60%时，基础代谢率分别增高70%与98%。目前有研究认为，烧伤后的超高代谢的主要原因是与机体产热的增高和内源性代谢活动失调有关。烧伤后代谢率增高与血中儿茶酚胺的浓度呈相关关系。代谢率的增加一般在伤后6～10d达到高峰，以后随创面修复和感染的控制逐渐恢复到正常水平。

（二）蛋白质代谢

烧伤后患者的能量代谢15%～20%来自蛋白质的分解。蛋白质分解代谢涉及全身组织，特别是骨骼肌。伤后最初10d内丢失的蛋白质约2/3来自骨骼肌，此后则以内脏蛋白分解为主。由于蛋白质的分解和尿氮排出量的增加，机体呈严重的负氮平衡。尿氮排出量的增加于伤后第2天即可显现，可持续数日至数周，伤后1～2周达到峰值。尿氮排出量与烧伤面积成正比，烧伤面积大于 50% 的患者，每日失氮量可达 30g，即每天消耗蛋白质 200g。大、中面积烧伤后负氮平衡持续时间较长，直至创面基本愈合。除蛋白质分解代谢外，创面渗液是烧伤患者另一失氮途径，丢失氮占失氮总量 10%～20%。

同时，烧伤后应激反应严重，血浆氨基酸谱也发生了改变。表现为血浆浓度降低的有甘氨酸、脯氨酸、苏氨酸、丝氨酸、精氨酸、谷氨酰胺等；表现为浓度升高的主要有苯丙氨酸、谷氨酸、亮氨酸。烧伤患者血浆氨基酸谱的变化对营养的支持具有重要的指导意义。

（三）脂肪代谢

烧伤后患者的能量 80% 来自脂肪组织。根据烧伤后体内脂肪对皮下及全身其他脏器的分解程度，严重烧伤患者每日脂肪丢失可达 600g 以上。患者脂肪组织的分解增加，是创伤代谢反应的一部分，表现为游离脂肪酸和甘油释放增加。前者参与氧化代谢，是烧伤患者重要的能量来源。后者参与糖异生，减少患者的蛋白质消耗。

烧伤患者伤后血浆脂肪酸浓度大多都有升高。脂肪酸的生成速度受各种激素的调节，肾上腺素、儿茶酚胺、甲状腺素、胰高血糖素和皮质激素均可促进甘油三酯分解为甘油及脂肪酸，而胰岛素、前列腺素和三羧酸循环中的葡萄糖、乳酸、丙酮酸则能抑制脂肪分解。烧伤后游离脂肪酸的血浆浓度增高，主要是肾上腺素、胰高血糖素增高，胰岛素活性受抑制，造成存储的脂肪分解利用增加所致。此外，也与血浆中的甘油三酯水解及白蛋白减少限制了脂肪酸转运有关。

（四）碳水化合物代谢

烧伤患者的高代谢需要消耗大量能量，人体糖原储备为 300～500g，而可供利用的糖仅 150g，肝糖原储备仅 75g，仅相当于维持正常代谢 12h 所需。烧伤后主要依靠糖异生作用来维持血糖浓度及提供给主要依靠葡萄糖供能的组织，特别是大脑和红细胞、骨髓等所需的能量。烧伤后患者常出现轻度或中度高血糖，大面积烧伤患者中有半数在伤后 2h 内出现高血糖症，血液中葡萄糖来源于肝糖原分解。血糖浓度与烧伤程度呈正相关。烧伤患者糖耐量水平降低，其发生机制与肝脏和细胞内出现的胰岛素抵抗有关。

在烧伤的应激状态下，肾上腺皮质激素、儿茶酚胺及胰高血糖素的分泌都增加，促进了糖异生，而胰岛素是促进合成代谢的激素，抑制糖异生和糖原的分解。儿茶酚胺可刺激胰高血糖素的分泌，抑制胰岛素的分泌，故严重烧伤时胰岛素与胰高血糖素的比值较低，导致蛋白质分解和糖异生，使血糖升高。胰高血糖素有促进肝糖原分解的作用，以致血糖进一步升高。

（五）矿物质和维生素的代谢

烧伤后高代谢常伴有矿物质和维生素的大量消耗，烧伤患者对两者的需要比正常人多。同时，烧伤患者皮肤的完整性破坏，早期主要表现为毛细血管的通透性增加，大量体液由血管渗出，一部分潴留在组织间，一部分由创面丢失。综上两个原因，血浆矿物质和维生素浓度降低，在伤后一周内较明显，并持续较长时间。

1. 矿物质 ①钠：烧伤后可能出现肾钠潴留，当病情好转时可出现钠利尿，这个过程受伤情和并发症的影响。②钾：烧伤后组织受到破坏，钾离子从细胞内释出，从尿和创面丢失较多，常出现早期血浆中高钾，后期低钾血症和负钾平衡。③锌：血清锌浓度下降的主要原因是从创面渗出液丢失，渗出液的锌含量是血浆的 2～4 倍，血浆中许多锌与白蛋白结合在一起，蛋白丢失也带走了锌离子。另外，烧伤患者的尿锌排出量也显著增加，达正常人的 5～10 倍，可持续 2 个月之久。④铁：血清铁浓度降低与摄入不足及手术切痂造成的出血有关。

2. 维生素 患者的创面和尿液使维生素大量丢失，其血清或血浆中维生素 A、维生素 B_1、维生素 B_2、维生素 B_6、维生素 B_{12}、维生素 C、生物素、叶酸、烟酸均降低，在水溶性维生素丢失的同时，脂溶性维生素可在体内有一定的储存。

（六）水盐代谢

由于毛细血管通透性增加，大量水分与钠潴留于组织间隙或自创面丢失，致使血容量下降，血液浓缩，血黏度增加等一系列血流动力学改变。血清钠、碳酸氢根离子都可下降，尿钠及氯化物均降低，尿量减少，因此应及时补液。而在烧伤治疗过程中，许多治疗措施也可影响水盐代谢。

（七）体重改变

烧伤早期由于水钠潴留，患者体重可稍增加，之后体重则逐渐降低。烧伤面积大于 40% 的患者在伤后 7～8 周体重常可下降 20%。体重下降小于 10%，一般不影响正常生理功能；下降10%～30% 时创面愈合延缓，免疫功能低下，易发生侵袭性感染；体重下降大于 30% 则危及生命。

二、烧伤后的营养需求

大面积的烧伤可引起机体严重的应激反应，引起碳水化合物、蛋白质、脂肪和水盐代谢的复杂变化。一方面加剧组织分解，严重丢失蛋白质，代谢率增高，出现负氮平衡；另一方面用于修复创伤的营养物质需求量大幅度增加。这些变化与患者的营养状况、创面愈合时间及预后有着重要关系。

（一）烧伤后的能量需求

无可争议的是，烧伤后患者的能量需求增加了。因此需要供应给患者足够的，但不过多的能量。但是对于确定能量供给目标的方法，目前还没有完全达成共识。因为能量供给得过多或过少，都会对机体造成损害。目前应用的多伦多（Toronto）公式考虑的因素最多，它纳入了所有可能影响能量需要的因素：性别、体重、身高、烧伤面积、发热、烧伤前能量摄入和烧伤后天数。Toronto 公式：EE=−4343+(10.5×TBSA%)+(0.23×CI)+(0.84×EREE)+(114×T℃)−(4.5×烧伤后天数)，其中 TBSA% 为烧伤面积百分比，CI 为烧伤前能量摄入量。以公式计算烧伤患者能量需要量往往为高潮期的高需要量，而实际上，由于烧伤后不同时期，创面愈合程度不同，并发症发生与否等状态，静息能量消耗（REE）值都会有所不同。而能量供给不足和供给过多一样有害。因此，准确评估 REE 值具有重要意义。对于住院时间长、病程复杂的患者尤其如此。如果可行的话，间接热量测定法用于评估和再评估患者的能量需求是首先受推荐的。在测得能量消耗后，20%～30%用以估算患者对于物理治疗和创口处理所需的附加能量需求是被普遍推荐的。但是，如果没有间接热量测定仪，校正了的哈里斯-本尼迪克特（Harris-Benedict）公式仍是一种有效的计算方法。Harris-Benedict 公式：TEE=EREE×活动因子×应激因子

其中：EREE 男性 =66.47+(13.75×体重)+(5×身高)−(6.76×年龄)

女性 =655.1+(9.56×体重)+(1.85×身高)−(4.68×年龄) （22-1）

应激因子：大手术 1.0～1.2，骨折 1.2～1.5，大面积烧伤 1.4～1.8。

EREE：HB 公式计算所得能量消耗值；TEE：总能量消耗值。

但创伤患者营养支持实用处理指南指出：烧伤患者的能量需求被 Harris-Benedict 公式低估25%～50%。柯雷里（Curreri）提出了烧伤面积在 20% 以上的成人能量补充公式（25kcal/kg+40kcal/TBSA）。其中面积大于 50% 的按 50% 计算。8 岁以下儿童能量需要量（60kcal/kg+35kcal/TBSA）。其过高估计烧伤患者的能量需求 25%～50%。

国内常用的公式也比较多，其中中国人民解放军陆军军医大学推荐公式：烧伤成人能量摄入kcal/d=1000×体表面积（BSA）+25×TBSA，较接近 REE，有一定临床指导价值。北京积水潭医院认为烧伤面积 50% 以上成人补充能量 40～60kcal/(kg·d)。

另外，临床上简单粗略估计法也比较常用：烧伤面积<40%TBSA 的患者能量需要量为30～45kcal/kg，烧伤面积≥40%TBSA 的患者能量需要量为 45～50kcal/kg。

每日体重检测是估计短期内液体平衡情况和中长期营养支持治疗疗效的有效方法。接受营养

支持的烧伤患者，应定期称体重和每天计算出入量。每天或定期酌情测定血葡萄糖、甘油三酯、总蛋白、白蛋白、前白蛋白、转铁蛋白、电解质、血尿渗透压、血红蛋白、白细胞、血小板，以及尿素氮、肌酐、转氨酶。应用氮平衡、能量计算公式或间接测热法以及参照上述指标，监测能量和蛋白质供应量。

（二）烧伤后的蛋白质供应

正常人每天需要蛋白质 0.8～1g/kg。严重烧伤后，蛋白质分解代谢明显超过合成代谢，患者出现严重的负氮平衡，此时补给一定量的蛋白质能改善患者的氮平衡，促进创面的愈合。一项经典研究显示，对于严重烧伤的儿童，补充的 20%～23% 的能量来自蛋白质（非氮能量与氮比例 110∶1），与补充总能量的 17% 来自蛋白质（非氮能量与氮比例为 150∶1）的对照组儿童相比，其免疫系统功能最好，生存率更高，发生菌血症的天数更少，全身应用的抗生素的天数也更少。目前一般主张烧伤患者的每天补充蛋白质含量为总能量的 15%～20%，也可以用萨瑟兰（Sutherland）公式计算：成人 =1g/kg 体重+3g/1%TBSA，儿童 =3g/kg 体重+1g/1%TBSA。该公式中非氮能量与氮比例（kcal∶N）为（100～150）∶1。

另外也可以根据患者每日实际失氮量多少来补充蛋白质。24h 失氮量占总氮量的 80%～90%，经创面丢失氮量占 10%～20%，粪氮量每天排出小于 2g。据此可以粗略估算烧伤患者的每日失氮量。运用此法时需注意，烧伤患者在伤后不同时期创面渗液量是不同的，因此创面失氮量不同。而且，如果患者存在腹泻则难以估计粪失氮量。

在补充蛋白质和氨基酸的同时需注意补充必需氨基酸和条件必需氨基酸。所谓条件必需氨基酸是指正常情况下人体可以自己合成并满足自身需要，但在创伤、感染等情况下，人体合成的氨基酸不能满足机体需要，必须提供外源性氨基酸以满足机体修复创面的需要。对烧伤患者此类氨基酸有精氨酸和谷氨酰胺等。由于谷氨酰胺在严重烧伤患者血浆中含量明显下降，应用肠内肠外途径补充均可能有益。

我国临床诊疗指南肠外肠内营养学手册认为：烧伤创面修复需要蛋白质，所以需要高蛋白的营养液。在严重烧伤创面愈合前，可给予蛋白质 2g/(kg·d)。而目前欧洲的蛋白质推荐量为 1.3～1.5g/(kg·d)[氮 0.2～0.25g/(kg·d)]，摄入量过高，蛋白质会被立即分解，导致尿氮排泄增加，反而不能达到促进蛋白质合成的目的。与正常人相同，氮平衡不仅取决于摄入的氮或蛋白质量，还取决于能量摄入量。目前没有关于烧伤患者补充白蛋白的系统评价，有关严重烧伤儿童的结果表明，额外补充白蛋白没有益处。

（三）烧伤后非蛋白质能量补充（碳水化合物和脂肪供应）

非蛋白质能量需要量中碳水化合物和脂肪的比例一直是个有争议的问题。传统的营养支持方法中碳水化合物和脂肪占比分别为 50% 和 35%，氮与非氮能量比例为 1∶（150～200）。近年来，由于对烧伤后高代谢状态的深入研究，随着代谢支持这一概念的提出，认为高能量、高糖将增加代谢紊乱，特别引起糖代谢的紊乱，而且糖代谢后产生的 CO_2 将增加肺与肝脏的负担，因此提出非蛋白质能量<35kcal/(kg·d)，其中 40% 以上的能量由脂肪提供，或糖脂比例为 1∶1，提高氮的供给量为 0.25g/(kg·d)，减少自身蛋白质的分解。

高碳水化合物营养并不改变蛋白质的合成，但能明显减少肌肉蛋白质降解，促进肌肉蛋白质的净平衡。同时也发现伴有内源性胰岛素的生成，而胰岛素是促进蛋白质合成的激素。但由于烧伤后糖代谢紊乱和胰岛素抵抗的存在，严重烧伤患者处于细胞外高血糖和细胞内低能量的状态。因此，烧伤后用于氧化的葡萄糖限制在 5mg/(kg·min)。在输入葡萄糖的同时应以一定比率补充胰岛素，起到控制血糖和发挥碳水化合物的节氮作用。此外，考虑到机体存在葡萄糖最大氧化能力限制，脂肪耐受良好的患者应使用糖脂混合物。有研究显示，严格控制血糖可减少外科危重患者的死亡率，回顾性资料显示合理的血糖控制（<8mmol/L）是安全的，能减少感染发生，有利于

皮肤移植。

脂肪是人体重要能源之一。外源性脂肪供给患者提供能量，可避免单纯应用碳水化合物带来的一些问题，减少糖分分解，起到节氮作用。摄入的脂肪也能为患者提供必需脂肪酸，作为脂溶性维生素的溶剂和载体。此外，一些脂肪酸及其代谢产物还有免疫调节功能。欧洲肠外肠内营养学会的教材指出营养支持配方中脂肪供能占 15%～30% 即可。我国临床诊疗指南肠外肠内营养学手册认为在严重烧伤创面愈合前，静脉输注葡萄糖速度不超过 5mg/(kg·min)，补充脂肪不超过总能量的 30% 为宜。在这样的实际条件下，对于严重烧伤患者，三大营养素的补充比例推荐意见仍然是模糊的。如果脂肪不超过 30%，则碳水化合物很可能达到或超过 50%，因为蛋白质的增加补充临床上还是有难度的。根据病情具体情况调整总能量和三大营养素的比例，实行个体化是解决问题的方法之一。

（四）水、电解质、微量元素及维生素的供应

烧伤患者经创面蒸发丢失的水分与烧伤面积成正比，因此除正常生理水分需要量外，应增加创面失水量的补充，萨梅德尔（Samdell）公式：（25+TBSA%）×体表面积（m^2）=ml/h。

烧伤患者同时伴有钠、钾、磷丢失，在烧伤一周后每天需补充 10g 左右氯化钠，在高代谢期需补充钾 3～4mmol/(kg·d)，或按照血尿生化补充纠正。

大面积烧伤患者补充微量元素及维生素的作用如下：

（1）维生素 A 及维生素 E 参与组织修复。

（2）脂肪组织内存储大量脂溶性维生素 D 和维生素 K，随病程进展逐渐耗竭，烧伤患者后期可出现维生素 D 的缺乏。

（3）B 族维生素为水溶性维生素，人体无法储备，很快耗竭。随碳水化合物代谢变化，维生素 B_1 需要量增加。

（4）胶原蛋白合成需要维生素 C 参与，此外维生素 C 还有抗氧化作用，建议摄入量 1～2g/d。根据近期的研究，即使这样的摄入量在烧伤早期仍是不足的，大剂量的应用可起到稳定毛细血管渗出的作用。

（5）铜、硒、锌从皮肤大量渗出，大面积烧伤患者很快出现储备耗竭，需早期补充。铜对烧伤患者具有特别重要的作用，为胶原纤维成熟分化所必需。硒对于谷胱甘肽过氧化物酶、锌对于免疫及细胞复制都有重要意义。

（6）烧伤患者镁和磷需要量增加，原因为镁与磷从渗出处大量丢失。

第三节 营养治疗

烧伤后消耗机体大量能量，三大营养素和微量营养素的代谢和需要也都发生了改变。因此，加强营养支持和代谢调理是提高严重烧伤治疗率的重要组成部分。

一、营养风险评估与烧伤后营养风险评估及营养治疗的适应证、禁忌证

（一）营养风险评估

2002 年 ESPEN 明确"营养风险"的定义为"现存的或潜在的与营养因素相关的导致患者出现不利于临床结局的风险"。所谓临床结局，即包括感染性并发症发生率、住院时间、住院费用、成本-效果比、生活质量、生存率和病死率等。换而言之，"营养风险"并不是指"发生营养不良的风险"，而是一个与"临床结局"相挂钩的概念。只有改善临床结局才能使患者真正受益，即改善临床结局是临床营养支持的终点。

中华医学会肠外肠内营养分会根据以住院患者为对象、具有循证基础、相对简单易用这三个原则选择和推荐使用 NRS 2002 作为判断烧伤患者是否需要营养支持的筛查工具。

（二）烧伤后营养风险评估及营养治疗的适应证、禁忌证

1. 烧伤后营养风险评估　小面积的烧伤创伤较轻，产生的全身调节反应轻，对全身的代谢影响较轻或无影响。严重烧伤患者的能量代谢变化除一般的创伤反应外，由于创面蒸发失热，大量蛋白质丢失，大量自身蛋白质（主要是骨骼肌）的消耗，感染和创面修复需大量的营养物质，使严重烧伤患者的代谢率明显升高。

烧伤面积≥20%就会出现明显的液体丢失和代谢应激反应。美国的《创伤患者营养支持的实用指南》指出：烧伤面积20%～30%的患者可以用任何可利用的公式估计最初的能量需求。但是也有一些专家认为一些单纯的烧伤面积20%～30%的浅Ⅱ度烧伤患者作为烧伤营养支持的适应证不合适。而烧伤面积30%以上作为营养支持的适应证显然被大多数专家认可。经过调查，结合中国人群的BMI正常值（18.5≤BMI≤24），NRS 2002在我国烧伤科得到了改良性的作用。由于烧伤深度对应激代谢的影响因素非常大，所以根据患者烧伤面积和烧伤深度进行划分，即营养风险筛查工具NRS 2002中"疾病有关评分"（主要指患者的代谢状态）为：①烧伤面积≥30%或重度烧伤患者，代谢状态评分为3分；②烧伤面积20%～29%或Ⅲ度烧伤面积5%～9%的患者，代谢状态评分为2分；③烧伤面积10%～19%或Ⅲ度烧伤面积1%～4%的患者，代谢状态评分为1分；④烧伤面积<10%且无Ⅲ度烧伤时，代谢状态评分为0分。这样评分，比较容易和客观地掌握烧伤患者营养治疗的适应证。

2. 烧伤后营养治疗的适应证

（1）烧伤面积≥30%或重度烧伤者。

（2）营养风险筛查评分≥3分者，即根据营养状态评分（急诊入院患者主要是体质指数）+临床状态评分+年龄评分（≥70岁算1分）的综合。由于病程中会出现其他影响营养状态的因素，如饮食摄入减少、体重减轻，当该评分<3分时，须每隔一周或更短时间复评。简而言之，入院时营养风险筛查评分≥3分者、BMI<18.5kg/m² 者和20%≤烧伤面积≤29%或Ⅲ度烧伤，5%≤烧伤面积≤9%者、年龄>70岁的患者。

（3）不愿或不能正常饮食者。如意识障碍及昏迷、口周和咽喉严重烧伤或创伤、咀嚼及吞咽困难、上消化道化学烧伤、消化和吸收不良、腹泻。

3. 烧伤后营养治疗的禁忌证（与各种疾病营养支持的禁忌证相同）

（1）患者休克期或危重状态下生命体征不稳定的情况下。生命体征平稳只在包括药物、呼吸机等治疗措施控制下血流动力学、呼吸功能稳定。

（2）无烧伤患者营养治疗适应证的情况下。

（3）违背伦理学的情况下。

二、烧伤后的营养治疗

烧伤后营养支持方式目前公认以肠内营养为主，肠外营养为辅，但早期患者胃肠道功能尚未恢复，应以静脉补充为主，随着胃肠道功能恢复可逐渐增加肠内营养。合理的营养支持途径的转换有助于适应烧伤引起的高代谢状态，增加体内氮储备，并为合成代谢、维持免疫完整性和促进创口愈合创造最有利的条件。

（一）肠内营养

对于烧伤患者的营养支持的最佳方式是肠内营养。使用高能量、高蛋白质的口服饮食便可足够满足烧伤面积较小（<20%TBSA），而不合并面部损伤、吸入性损伤、心理障碍和烧伤前便有营养不良的患者的营养需要。而通常烧伤面积较大的患者单纯经口摄取足够的能量和蛋白质则存在困难。因此，临床实践上应尽早开展肠内营养（这里指管饲，非口服肠内营养），最好能在烧伤后第一个24h内，甚至是6h内开展。通常使用鼻胃管和经鼻空肠管管饲对烧伤患者进行营养支持治疗。一般来说，采用何种肠内营养途径的指征是由烧伤的严重程度决定的。此外，对于需要特

殊营养治疗的患者，应优先考虑肠内营养。传统观念认为休克期虽有良好复苏措施，恢复了心、肾、肺等重要脏器的灌注，但肠道却仍处于严重的低灌注状态，且严重烧伤患者早期胃肠道功能受到抑制，因此烧伤患者早期采取常规禁食，等待胃肠功能恢复后才进行胃肠营养。近年来多种动物实验和临床研究显示，肠道是创伤应激反应时的中心器官，禁食可导致肠黏膜萎缩，绒毛高度下降，隐窝变浅，肠黏膜通透性增加，发生细菌及毒素的移位等，有可能引起肠源性感染，多器官功能衰竭等严重并发症。通过对烧伤后胃肠道的研究发现，烧伤早期空肠和回肠保持一定的功能，能接受适量的营养物质。因此，自20世纪80年代以来，烧伤后早期肠内营养逐渐在临床采用，并开展了一系列研究工作。早期肠内营养可以有效改善烧伤早期胃肠道血流量和门静脉血流量，使肠黏膜的血供和氧耗量增加，维护肠黏膜的屏障功能，并可降低烧伤后的高代谢，改善氮平衡，减少伤后并发症。如能同时补充谷氨酰胺则能更好地增加肠黏膜的活力，增加其对氧气的利用，减少肠道缺血、缺氧和再灌注损伤。休克期喂养可以通过给予患者少量肠道营养制剂，促进患者功能恢复。

（二）肠外营养

很多大面积严重烧伤患者如果仅凭肠内营养支持往往很难补充全部所需，要从静脉补充不足的营养物质，以满足患者高代谢的需要。

烧伤肠外营养支持的适应证如下：

（1）烧伤面积＞TBSA30%或营养风险筛查评分≥3分的烧伤患者，且肠内营养无法满足其需要者。

（2）严重口腔和消化道化学烧伤患者。

（3）重症吸入性损伤，气管切开长期置气管套管及应用人工呼吸机的患者。

（4）颈前部、颌部严重深度烧伤，不能咀嚼或吞咽者。

（5）其他原因不能进食或拒绝进食的烧伤患者。这在特殊烧伤人群，如自杀或刑事案件患者中时常发生。

（6）烧伤严重并发症：应激性溃疡、消化道出血、胃滞留、肠麻痹及肠功能衰竭，脓毒症或多器官功能障碍综合征（MODS）的患者，烧伤合并意识障碍，合并中毒或颅脑损伤等。

然而肠外营养支持在经历近40年临床实践后，认识到肠外营养支持对机体的效应是两面性的，有正面效应，也有负面效应的后果。因为直接通过静脉输入各种营养素，摄入量的过高或过低，患者机体、电解质酸碱不平衡，以及疾病引起代谢的改变和输入途径方法不合理等均会引起机体内环境紊乱和各种并发症的发生。这些肠外营养支持对机体带来的影响正在日益受到重视。正因肠外营养与肠内营养途径不同，肠内营养支持更多地依赖机体本身代谢调节反应，而肠外营养支持由静脉通道直接入血液，机体难以发挥本身的代谢调节，从而导致一系列并发症。常见有静脉穿刺置管相关的并发症、感染性并发症和代谢性并发症。

严重烧伤患者因全身多处皮肤受伤，浅静脉利用较困难，一般选择头静脉、大隐静脉、股静脉等管径较粗大的静脉进行补液。烧伤患者因创面存在时间较长，常伴有创面感染，中心静脉置管3d以上，感染发生率可达10%～20%。因此，肠外营养若采用深静脉置管，同一部位置管时间不得超过7d（PICC除外），如通过无感染创面置管，则不得超过3d。PICC作为一种中心静脉通路在监护室患者中的应用得到广泛的认同。PICC在置管时间、总输液量和导管相关性感染发生率等指标优于CVC置管，而日均输液量低于CVC置管，由于其输液量限制和置管部位要求，其可作为烧伤患者休克期复苏后续治疗中对CVC置管的有效安全替代。

（三）代谢调理

一些特殊的营养物质有助于改善烧伤后的高代谢反应，改善氮平衡，改善临床结局。使用药物调节代谢状态，前列腺素、细胞因子、促进合成代谢的因子，如激素和生长因子等被认为在促进创面愈合及加强烧伤后免疫系统功能等方面具有辅助作用，尽管仍然有不少的争议存在。在这些特殊的营养因子中，精氨酸、谷氨酰胺、ω-3 脂肪酸、锌、维生素 A 和维生素 C 最常用于对烧伤患者的药物性支持。

1. 重组人生长激素（rhGH）在烧伤营养支持的应用　关于 rhGH 的临床应用，1985 年 FDA 首先批准应用重组 DNA 合成技术生产 rhGH 之后，20 世纪 80 年代末，rhGH 产品又广泛应用于临床各学科。1987 年、1989 年、1990 年均有报道烧伤患者应用的研究。我国在外科领域及烧伤学科是从 20 世纪 90 年代开始应用 rhGH。2001 年中华烧伤外科学第六届学术全会全国各地烧伤学科均报告应用 rhGH 的经验，说明 rhGH 已被纳入我国烧伤综合治疗的一个措施。

rhGH 促进蛋白质合成，增强 TPN 营养支持作用，有助于逆转负氮平衡，对提高营养支持安全性及促进疗效具有双重作用。rhGH 对蛋白质代谢有直接作用，也可通过 ICF-1 间接作用。GH 受体在免疫细胞中的表达对免疫系统起到直接的调节作用。GH 受体在人的 B 细胞表达较多，T 细胞表达较少，有刺激抗体合成和细胞增殖的作用。rhGH 能促进胸腺上皮细胞增殖，刺激胸腺素合成和分泌。rhGH 对糖代谢有双重作用，一是胰岛素样作用：可增加葡萄糖摄取和氧化及抗脂肪分解作用；二是抗胰岛素样作用：对胰岛素的敏感性下降，肌肉摄取葡萄糖减少，利用受阻，高血糖，糖耐量异常。糖代谢紊乱与 rhGH 剂量、应用时机呈正相关。rhGH 引起的水钠潴留与剂量有关，并可发生高钙高磷、高钾和甲状腺功能改变。rhGH 可促进细胞有丝分裂，但是否诱发某些肿瘤和癌组织扩散，目前没有定论。国际多中心研究未发现诱发肿瘤的证据，但对肿瘤患者禁用。

2002 年我国对 rhGH 治疗进行多中心前瞻性、随机对照临床研究，证实 rhGH 能有效促进蛋白质合成，提高机体免疫功能，加快创面愈合，缩短住院日期，并提出要正确选择用药时机及剂量。目前的共识是：①应用人群，适用于重度创伤及特重度烧伤患者；有深度创面的中度烧伤包括电烧伤等患者，可根据情况酌情使用。②应用时机，烧伤后 3～7d 急性休克期过后或术后第 1 天开始使用。③应用剂量，一般情况下 0.2～0.4U/(kg·d)。④应用疗程，2 周左右。必要时也可以超过 2 周，用至患者创面愈合。⑤血糖检测，用药前 1 天、用药期间每天及停药后 1 天监测患者空腹血糖。有高血糖倾向者监测血糖每天 3 次，若随机血糖≥10.0mmol/L，在三餐前、餐后 2h 及睡前各检测 1 次。

应该强调指出，rhGH 安全性与应用剂量呈正相关。因外源性 GH 在体内作用呈多样性、复杂性，其疗效和副作用是一把双刃剑，烧伤外科临床医生应确保具有适应证的前提下采用，避免滥用。

2. 其他特殊营养成分的应用　在烧伤营养治疗中，目前研究和应用较多的特殊营养成分有谷氨酰胺、精氨酸、ω-3 多不饱和脂肪酸、核苷酸等。其中有关谷氨酰胺的研究最多，它在烧伤后肌肉细胞中的浓度下降 50%，其降低量与持续时间随烧伤的严重程度而增加，同时血液中谷氨酰胺也降低，以致各器官尤其是肠道的谷氨酰胺摄入量减少，影响其正常代谢，损伤其形态与功能，导致肠道细菌移位而引发肠源性脓毒症和肠源性高代谢。因谷氨酰胺在水溶液中不稳定，静脉补充可用丙氨酰或甘氨酰胺二肽。单独口服制剂有谷氨酰胺颗粒剂，烧伤患者建议每天补充 30g。

精氨酸对免疫系统有较多的作用，如增加淋巴因子的生成与释放、刺激外周血单核细胞对促细胞分裂剂的胚细胞样转变。此外，对内分泌腺有较强的促分泌素作用。精氨酸的补充主要通过肠内营养液中添加而实现。

ω-3 多不饱和脂肪酸有改善调理指数及迟发型超敏反应的效果。此外，还具有保护肠黏膜的功能，尤其是绒毛顶端。鱼油富含 ω-3 多不饱和脂肪酸，膳食补充鱼油后对免疫与炎症反应都较补充植物油（含 ω-6 多不饱和脂肪酸）更为有利，可避免损伤后的免疫抑制。

3. 生态免疫营养在烧伤患者防治感染中的应用　1996 年斯蒂格（Stig）教授首先提出了生态免疫营养的新概念，即在肠内营养支持中添加黏膜重建要素成分：新的表面活性物质（如极性脂类）、纤维、精氨酸和能黏附黏膜的乳酸菌（lactic acid bacteria，LAB）。危重症患者的细菌和内毒素移位主要发生在结肠，应激情况下益生菌的减少不能很好地发挥作用。生态免疫营养剂又称合生元（synbiotics），由益生剂（菌）（probiotic）和益生元（prebiotics）构成。生态免疫营养就是希望给予合生元或益生剂（菌）综合调整肠道菌群，改善其微生态平衡，从而达到重建肠道黏膜环境，防治肠源性感染的新治疗策略。

应激状态下感染并发症的主要原因是营养不良和抵抗力下降。人体 80% 的免疫球蛋白产生细胞位于肠道固有层，尤其是肠道分泌大量的 IgA。疾病应激尤其是较大的应激反应后人体免疫功能下降。条件致病菌的毒力增加是内源性感染的另一个主要因素。在分解代谢应激反应时去甲肾上腺素的释放可以增加细菌毒力，条件致病菌在应激情况下表型改变成为致病菌，如大肠埃希菌黏附宿主细胞壁，诱导了黏膜细胞内接触依赖的信号转导途径激活，导致上皮细胞间紧密连接通透性破坏、细胞因子释放、细胞凋亡和中性粒细胞的活化。

乳酸菌可改善肠黏膜屏障功能。大量基础研究表明，乳酸菌对肠黏膜的免疫屏障、机械屏障及生物屏障都有促进作用。目前大多数临床研究而且是随机对照研究都显示，生态免疫营养制剂能有效防治感染。这些研究包括了重症急性胰腺炎、腹部手术、肝移植、脑外伤和严重烧伤患者。重度以上烧伤患者用含乳酸菌合生元（四种益生菌和四种纤维）的早期肠内营养治疗，结果显示伤后第 10 天血浆中毒素水平明显低于对照组，整个观察病程中治疗组血浆内毒素异常率也明显低于对照组。IL-6 在伤后第 10 天和第 14 天较对照组明显降低。烧伤早期肠内营养短肽制剂的应用更有利于肠内营养的实施。添加合生元的肠内营养有利于重度烧伤内毒素血症的改善。

（李　莉）

第二十三章 创伤和围手术期患者的营养支持

创伤会引起机体组织结构的连续性破坏，进而引起机体生理和病理改变，甚至死亡。创伤后，机体会出现全身性应激反应，适度的应激反应是有益的，而应激状态持续存在，会导致代谢严重紊乱、机体能量耗竭、创伤愈合不良、多脏器功能衰竭等。创伤后能量和营养素的需求增高，严重创伤时机体呈高代谢状态，伴有骨骼肌群和内脏蛋白的大量消耗，患者面临巨大的营养风险。同时，创伤后患者常处于饥饿或半饥饿状态，代谢紊乱、脏器功能不全又给营养实施带来了困难。科学合理的营养支持可以显著改善患者的预后。对于创伤患者的能量和营养素供给，应综合考虑生理需要量、代谢特点及病情变化与营养支持的方法、时机、途径及剂量。

围手术期是指从确定手术治疗时起，直到与这次手术相关的治疗基本结束为止。围手术期机体分解代谢增加，自身组织消耗增高，营养不良发生率高。营养不良不但损害机体组织、器官的生理功能，而且增加手术风险、术后并发症发生率及病死率，从而影响患者的临床结局及预后。营养支持是围手术期治疗的重要组成部分，通过合理补充营养物质，改善围手术期患者的营养状况，对于提高患者手术耐受力、减少并发症、促进术后恢复有着十分重要的意义。

第一节 创 伤

一、概 述

创伤是指机体受到外界有害因子的作用，导致机体组织结构的连续性破坏，进而引起机体生理和病理改变，甚至死亡。创伤所致机体损害的程度取决于创伤的严重性。小的创伤仅引起局部组织损害，而大的创伤除引起局部组织损害外，还可引起全身反应，如水及电解质紊乱、酸碱平衡失调、严重感染、休克、多器官功能衰竭等。

创伤根据致伤因子的不同，可分为物理性创伤、生物性创伤和化学性创伤三类。物理性创伤由机械、电流、高温、低温等引起。生物性创伤由虫、蛇、犬及其他可能伤及人类的生物蜇咬所致，犬类咬伤时还可引起狂犬病。化学性创伤是因酸、碱、氨、苯、酚、磷等各种化学物的腐蚀作用对人体组织造成的伤害，有些化学物在造成组织损伤的同时还有毒性；酸、碱常引起化学灼伤，氨、苯、酚、磷等引起化学灼伤较少见，但其毒性可引起心、肝、肾等脏器功能的严重损害，甚至危及生命。

二、营养和创伤的关系

（一）创伤代谢特点

创伤后，机体为维持内环境稳定、修复损伤组织，会出现全身性应激反应，适度的应激反应对缓解创伤后休克，增加心、脑等重要器官的血流量，维持脑、骨髓、红细胞、肾上腺髓质等组织和细胞的能量供应有重要意义；应激反应过度或应激状态持续存在，将会导致严重的继发性损害，如代谢严重紊乱、机体能量耗竭、创伤愈合不良、感染机会增加、多脏器功能衰竭等。应激反应与神经内分泌系统的变化有关，细胞因子等炎症介质也参与其中。

1. 神经内分泌系统变化 创伤时出现的疼痛、出血、休克、紧张、感染等刺激可通过下丘脑-垂体-肾上腺系统、交感神经-肾上腺髓质系统、肾素-血管紧张素-醛固酮系统等，启动应激反应，以维持机体内环境的稳定。其中下丘脑-垂体-肾上腺系统、交感神经-肾上腺髓质系统的反应在创伤后高代谢中起了重要的作用。

（1）下丘脑-垂体-肾上腺系统：下丘脑-垂体-肾上腺系统的反应最早，也最重要。创伤刺激使下丘脑释放促肾上腺皮质激素释放激素（corticotropin releasing hormone，CRH），CRH 刺激垂体前叶合成和释放大量促肾上腺皮质激素（adrenocorticotropic hormone，ACTH），ACTH 升高刺激肾上腺皮质合成糖皮质激素。

糖皮质激素是分解激素，促进骨骼肌蛋白质分解生成氨基酸，增加脂肪动员分解生成脂肪酸和甘油，提供了创伤愈合所需的底物。此外，糖皮质激素还促进肝内急性期反应蛋白的合成，促进肝脏糖异生，增加肝糖原的储存，并有一定的胰岛素抵抗作用，减少外周组织对糖的摄取和利用，从而使血糖升高。糖皮质激素还参与机体应激反应的调控，具有显著的抗炎作用，使炎症反应不至于过度而引发继发性损害。

（2）交感神经-肾上腺髓质系统：是稳定内环境的重要内分泌系统，在创伤和感染后，交感神经促使肾上腺髓质产生儿茶酚胺类激素肾上腺素和去甲肾上腺素。创伤后的儿茶酚胺释放是持续性的，并在休克和感染时明显上升。

儿茶酚胺除能使机体在容量不足的情况下，重新分布全身血液，保证重要脏器的血液供应外，还是引起创伤后分解代谢的递质，可动员体内能量分解和利用。儿茶酚胺能刺激肌糖原、肝糖原分解和糖异生增加，抑制胰腺 β 细胞分泌胰岛素，促使胰腺 α 细胞分泌胰高血糖素，引起血糖升高。此外，脂肪分解增加，血浆中甘油和游离脂肪酸的浓度升高，从而为创伤后的高能量代谢提供能量物质。

2. 炎症介质　创伤后的高代谢，除神经、内分泌的变化导致激素水平改变外，炎症介质也是产生高代谢的重要因素。炎症介质与应激性激素相互作用，导致创伤后的高代谢反应。炎症介质包括脂类介质和细胞因子，前者如血小板活化因子、前列腺素、血栓素 B_2、白三烯等，后者如 IL-1、IL-6 和肿瘤坏死因子等。

创伤后，细胞因子通过损伤细胞自身、参与炎性反应的巨噬细胞和血小板 3 条途径被释放。这些细胞因子对机体有保护作用，可抗感染和促进伤口愈合，但过量的细胞因子可抑制机体的免疫功能，并对局部和全身代谢产生严重的不良影响。

（二）能量和营养素代谢改变

1. 能量　目前更倾向于将创伤后能量代谢的变化过程分为缓升期和高代谢期。缓升期是指伤后早期静息能量消耗（resting energy expenditure，REE）缓慢升高的过程。高代谢期则包含 REE 急剧升高并逐步适应的过程。由于机体应激，创伤后分解代谢高于合成代谢，胰高血糖素、儿茶酚胺、生长激素、糖皮质激素等在创伤后分泌量明显增多，使蛋白质、糖与脂肪等主要营养素的代谢发生明显的改变。创伤患者的代谢率因不同创伤而有所不同。一项对严重多发性创伤的研究表明，患者的 REE 增加可达基础能量消耗的 136%～146%。一些因素可影响创伤患者的能量代谢变化，主要包括：①创伤前机体的生理状况，一般情况下，年轻体壮者创伤后的代谢率增高较年老体弱者要多。②患者精神状态和活动情况，躁动、兴奋等可使代谢率增加。③患者营养状况，处于饥饿状态或中至重度营养不良的患者，代谢率低于正常水平。过多的能量及营养素供给可增加机体的代谢率。④环境温度，患者在 22～27℃环境中，呈现肌肉颤抖，产能增加，氮排出量增加，体重降低，患者处于高代谢状态；在 28～32℃温暖的环境中，肌肉不会因发冷而颤抖，产热减少，代谢率降低，但并不能恢复至正常水平。

2. 蛋白质　是非常重要的营养物质，是器官功能的效应因子。创伤后蛋白质分解代谢高于合成代谢，肌肉组织分解。严重创伤后，骨骼肌群和内脏蛋白呈进行性消耗，尿中 3-甲基组氨酸和尿氮排出量增加，出现负氮平衡。氮的丢失量除与创伤的严重程度相关外，还与患者伤前的营养状况、年龄和性别相关。骨骼肌群和内脏蛋白大量被分解，释放出大量的氨基酸。损伤后骨骼肌对支链氨基酸（branched chain amino acid，BCAA）的氧化加速，谷氨酰胺和丙氨酸的释放也增加。BCAA 可直接被肌肉组织摄取经脱氨基作用生成相应的支链酮酸和谷氨酸，前者用于供能，后者用于合成谷氨酰胺。一些快速增殖细胞如肠细胞对谷氨酰胺有很高的利用率和代谢率，同时由谷氨酸转化而来的丙氨酸是肝脏糖异生的底物。芳香族氨基酸和含硫氨基酸需经肝脏代谢，当这些氨基酸释放量过大，而肝脏来不及代谢时，血中浓度升高。肝脏对芳香族氨基酸中的苯丙氨酸的代谢能力很强，创伤时血清苯丙氨酸浓度的升高表示肝功能受损。

严重创伤后，肝脏利用氨基酸的能力下降，大量由骨骼肌分解而来的氨基酸用于合成急性期反应蛋白，急性期反应蛋白在伤后24～48h升高，用以维持机体酸碱平衡、支持免疫功能和促进损伤的修复。创伤后代谢的变化对维持血糖水平、合成急性期反应蛋白有益，是机体缓解病情的一种反应，但持续时间过长，会导致严重的代谢紊乱和脏器功能的衰竭。

3. 脂肪　严重创伤时机体出现高代谢，虽然有骨骼肌群和内脏蛋白的大量消耗、糖异生增加，但不足以维持创伤时的高代谢。脂肪是创伤患者重要的能量来源。创伤患者应激时，在神经-内分泌系统和细胞因子的调控下，脂肪分解氧化速度明显增快，可达正常速度的200%，血浆中游离脂肪酸和甘油三酯的浓度明显增高。脂肪分解产生甘油和游离脂肪酸，甘油作为合成葡萄糖的原料，而脂肪酸作为重要能量来源被骨骼肌、肝脏和其他组织利用。然而，创伤应激导致线粒体对脂肪酸的利用率下降，原因主要是肉毒碱作为长链脂肪酸进入线粒体的载体，应激时水平下降，导致长链脂肪酸进入线粒体发生障碍，补充肉毒碱可提高机体对长链脂肪酸的利用。

4. 糖　人体一些重要组织或器官，如脑、骨髓、肾上腺髓质和红细胞等只能依靠葡萄糖供能，严重创伤后的高代谢使机体对葡萄糖的消耗增加，为维持这些组织的功能，儿茶酚胺、糖皮质激素、胰高血糖素释放增加，在多种激素调节下，肝糖原分解增加、糖异生加速，氨基酸、乳酸、甘油、丙酮酸等都可作为糖异生的前体物，输注外源性葡萄糖不能阻止糖异生。由于在创伤应激状态下，丙酮酸不能进入三羧酸循环，糖的无氧酵解增加，患者主要依靠葡萄糖无氧代谢供能，血中乳酸和丙酮酸浓度增高。

创伤后应激患者出现高血糖现象，其血糖升高程度与应激程度相平行。此时胰岛素分泌减少，而葡萄糖的生成仅轻度增加；在分解代谢期，虽然胰岛素浓度正常或升高，但高血糖继续存在，由于胰岛素抵抗，患者虽然血糖很高，但细胞内仍处于饥饿状态。

5. 维生素及矿物质　对创伤后维生素代谢的研究多集中于维生素C。维生素C的缺乏可造成伤口延迟愈合和白细胞数量下降。创伤后随着尿氮的丢失，铁、钾、镁、锌、硫及磷等矿物质的排出也增加，排出的多少及持续时间的长短因创伤严重程度而异。

（三）创伤后饥饿状态下的代谢改变

创伤后患者常处于饥饿或半饥饿状态。为了生存，机体会发生代谢改变，尽可能地保存能量和维持生命组织。人体对饥饿的反应可分为3个阶段：早期阶段、代偿阶段和代偿后期。

1. 早期阶段　患者在短期饥饿后，血糖水平下降，肝糖原开始分解以提供葡萄糖；随着血糖水平下降，胰岛素/胰高血糖素比值下降，脂肪组织被动员、分解释放脂肪酸，使血浆游离脂肪酸含量增高；若继续处于饥饿状态，则开始分解蛋白质，并经糖异生途径提供葡萄糖。

2. 代偿阶段　饥饿初期，骨骼肌分解，尿氮含量较非饥饿时增加。随着饥饿期的延长，机体出现代偿，尿氮含量呈现进行性下降，此过程可持续于饥饿后1～3周。3周后，对饥饿的代偿达到高峰而趋于稳定状态。在代偿期，机体动用脂肪组织，脂肪分解产生的甘油可转化为葡萄糖，脂肪酸则进入血液循环后与蛋白质结合，被转运到各组织器官用于供能。脂肪分解使血浆游离脂肪酸含量增加，而胰高血糖素可促使脂肪酸氧化产生酮体，酮体能替代葡萄糖作为体内许多器官的能量来源。正常情况下，血浆内酮体含量仅为0.2mmol/L，饥饿时可达到7mmol/L。

3. 代偿后期　当饥饿持续达3周后，体内器官组织已完全适应饥饿并进入稳定状态。骨骼肌蛋白质丢失程度降至最低，尿氮排出量保持在低水平，而脂肪组织消耗增加，脂肪成为最主要的能量来源。此时，若能恢复饮食，机体即可结束代偿性改变；但若仍继续处于饥饿状态，随着大量骨骼肌的消耗，呼吸肌也减少和萎缩，将发生呼吸衰竭，其他脏器，如心脏和胃肠道萎缩和生理功能也将减退，甚至衰竭。伴随大量骨骼肌群的消耗，内脏蛋白质也被消耗，最终可因全身性代谢障碍而致死。

三、创伤的营养治疗

创伤患者营养治疗的目的是当患者不能获得足够的营养素时，通过肠内、肠外途径进行补充，促进体内合成代谢和机体组织的再建，维持和恢复人体的正常生理功能。因此，创伤的营养支持首先是代谢支持，其次是提高机体对创伤的耐受力，促进组织修复和提高生命质量，而非单纯的供能和供氮。

创伤后机体处于高代谢状态，按要求给予的营养底物并不能完全达到营养治疗的目的，外源性营养物不能被很好地利用。基于此，近年在营养治疗中提出了代谢支持、代谢调理、免疫营养的概念。代谢支持主要是通过改变所供给营养物的质和量，为机体提供适量的营养物质以维持细胞代谢的需要，避免因营养物质过多或不足而影响细胞代谢和功能。代谢调理是指从降低代谢率和促进蛋白质合成方面着手，应用药物或生物制剂调控机体的代谢反应，如环氧化酶抑制剂、生长激素等。免疫营养在 10 多年来越来越受到人们的关注，一些特殊的营养物质，如精氨酸、谷氨酰胺、ω-3 多不饱和脂肪酸等因具有增强免疫功能的作用已逐渐被临床应用。

（一）营养治疗的指征

1. 治疗时机 在合适的时机实施营养治疗，对创伤患者有着重要意义。一般认为在伤后 24～48h 开始营养治疗较为适合。此时，患者循环血容量已经基本恢复，内环境也趋于稳定。过早实施会加剧内环境的紊乱程度，加重脏器的负荷，不利于创伤的救治；过晚则患者营养风险升高，也不利于患者的康复。近年来，许多学者提出早期肠道营养的概念，认为早期肠道营养能够明显缓解创伤后应激和高代谢状态，维护肠道黏膜结构和功能，减少肠道细菌移位，防止肠源性感染，增加内脏血容量，维护内脏功能。

2. 适应证 以循证医学为基础，结合临床情况予以判断。通常能满足下列条件之一时，即应积极地进行营养治疗：

（1）预计患者在创伤后连续 5～7d 不能正常进食。

（2）患者伤前已经存在营养不良。

（3）存在营养风险：6 个月内体重下降大于体重的 10%～15% 或 BMI<18.5 或血清白蛋白<30g/L。

3. 禁忌证 当患者存在休克、内环境紊乱、生命体征不稳定等威胁生命的情况时，不宜进行营养治疗，此时的首要任务是抢救生命。

（二）能量及营养素供给

创伤引起的一系列代谢变化，使机体处于高代谢状态。对于创伤患者的能量和营养素供给，应综合考虑生理需要量、代谢特点及病情变化等。

1. 能量 创伤患者能量需求增加，但应激状态下，外源性营养物质不能很好地被利用，过多的营养物质特别是碳水化合物将加剧机体的代谢紊乱，加重肝、肺等脏器的负担。

（1）能量计算：采用间接测热法测定机体静息能量消耗值是判断患者能量需要量的理想方法。若临床上无法实现，也可通过公式计算机体的能量需要。哈里斯-本尼迪克特多元回归公式可计算出基础能量消耗（BEE）值，但该值是人体处于安静状态，不受精神、活动、食物以及环境温度等影响时的能量消耗，不能完全代表患者处于疾病状态下的能量消耗，需要在该值基础上用活动强度、体温升高情况及疾病应激状态予以矫正。此外，对于一般的创伤患者，更为简易地计算供给总能量的方法是按 25～40kcal/(kg·d) 计算。

哈里斯-本尼迪克特 BEE 计算公式（kcal/d）：

$$BEE(\text{男}) = 66.47 + 13.75 \times \text{体重(kg)} + 5 \times \text{身高(cm)} - 6.76 \times \text{年龄(岁)}$$
$$BEE(\text{女}) = 655.1 + 9.56 \times \text{体重(kg)} + 1.85 \times \text{身高(cm)} - 4.68 \times \text{年龄(岁)}$$

(23-1)

经活动系数、体温系数和应激系数校正的能量需求公式：

活动系数（AF）：①卧床，AF=1.2；②轻度活动，AF=1.3；③中度活动，AF=1.5；④恢复期，AF=1.75。

体温系数（TF）：① 38℃，TF=1.1；② 39℃，TF=1.2；③ 40℃，TF=1.3；④ 41℃，TF=1.4。

应激系数（IF）：①轻度饥饿，IF=0.85；②无并发症，IF=1.0；③中等以上手术后，IF=1.1；④肿瘤，1.1<IF≤1.45；⑤骨折，IF=1.2；⑥严重感染，IF=1.3；⑦腹膜炎，IF=1.4；⑧多发性创伤修复，IF=1.5；⑨多发性创伤+败血症，IF=1.6；⑩ 30%≤烧伤面积<50%，IF=1.7，50%≤烧伤面积<70%，IF=1.8，70%≤烧伤面积<90%，IF=2.0。

一日总能量需要 = 基础能量消耗 (BEE)×活动系数 (AF)×体温系数 (TF)×应激系数 (IF)

需要特别强调的是，对危重症患者的能量供给不是越多越好，在短期内予以"允许的低能量摄入"可能反而对病情有利。这是由于在系统性炎症反应的情况下，机体通过释放儿茶酚胺、皮质激素、胰高血糖素、生长激素和细胞因子来增加糖异生。同时，外周组织胰岛素抵抗阻碍了机体摄取代谢能源，这些能源包括葡萄糖、酮体、游离脂肪酸和氨基酸等。当能量供应量在 30～35kcal/(kg·d) 时可能会引起显著的血糖增高。

（2）三大产能营养素的能量分配：合理的能量分配，有利于机体合理有效地利用供能营养素，使各类供能营养素在体内充分发挥营养作用。

碳水化合物供能应占总能量消耗的 55%～65%，占非蛋白质能量的 50%～70%；脂肪能量密度高，其供能占总能量消耗的 20%～30%，占非蛋白质能量的 30%～50%；蛋白质供能占总能量消耗的 10%～20%。合理的热氮比能够使提供的蛋白质在体内得到最大程度利用，通常为 100～150kcal∶1g，可视病情适当调整。

2. 蛋白质 作为氮源，是进行细胞组织更新、修复等生命活动所必需的营养素。正常成人的蛋白质需要量为 1～1.5g/(kg·d)，创伤后机体对蛋白质的需要量增加，可达 2g/(kg·d)，甚至更高。在伴有肝肾功能严重受损时，人体对蛋白质的代谢和利用能力下降，蛋白质的供给量应适当减少，并有所选择。"代谢支持"学说主张氮的供给量为 0.25g/(kg·d)，热氮比降为 100kcal∶1g，以减少体内蛋白质的分解，满足合成急性期反应蛋白的需要。此外，一些氨基酸如精氨酸、谷氨酰胺和支链氨基酸有助于改善代谢，促进伤口愈合，可适量补充。

3. 碳水化合物和脂肪 是主要的供能营养素。脂肪还可提供必需脂肪酸。葡萄糖是较易获取且最符合人体生理需求和代谢利用的碳水化合物。对胰岛素分泌不足、应激或糖尿病患者应用时需加用外源性胰岛素，使用比例为每 4～10g∶1IU，并根据血糖、尿糖结果调整用量。碳水化合物的摄入不宜过多，过量的碳水化合物一方面会出现不能控制的高血糖、高渗状态和肝功能损害，另一方面碳水化合物在代谢过程中耗氧量和产 CO_2 量更多，会增加通气量和肺的负荷，故应在治疗中注意脂肪和碳水化合物的供给比例。在非蛋白质能量分配中，二者供能比例接近 1∶1，将更有利于患者的恢复。特别是在已有肺部疾病或肺功能损害时，应减少碳水化合物的供能比例，增加脂肪的供能比例。

4. 维生素 在机体物质代谢、调节生理功能、创伤愈合等方面有着重要作用。

（1）维生素 C：参与胶原等细胞间质形成，促进伤口愈合；降低毛细血管的通透性，可促进新鲜组织生成、减少渗出，增加对感染的抵抗能力等。创伤后维生素 C 的代谢异常，可能导致严重的维生素 C 缺乏。由于伤口代谢比正常结缔组织代谢更活跃，维持伤口完整性所需的维生素 C 比维持正常胶原代谢所需维生素 C 更多。

（2）B 族维生素：对损伤修复影响的相关资料尚不多见。然而，由于 B 族维生素在酶系统中通常起辅助因子的作用，当其缺乏时会出现蛋白质、碳水化合物和脂肪代谢的障碍，因此可以认为这些维生素的严重缺乏将干扰创伤修复。

（3）维生素 A：维持上皮组织结构的完整，促进创伤修复。严重创伤后，维生素 A 的需要量明显增加。维生素 A 缺乏时感染率明显增加，补充维生素 A 能促进伤口早期炎症反应和增加血管生成、修复胶原的沉积。

（4）维生素 K：如果维生素 K 缺乏，会影响伤口愈合并增加感染的易感性。

（5）维生素 E：缺乏维生素 E 对免疫功能有影响，主要表现在体液和细胞免疫上。严重创伤是否影响维生素 E 代谢及其需要量的相关内容还未见报道。

大多数维生素不能在体内合成，需要通过食物或营养补充剂供给。由于创伤部位、程度、范围不同，维生素的需求量可能存在差异，关于创伤患者的维生素的推荐补充量，目前国际上尚未有权威的统一标准。ESPEN 在 2022 年发布的《ESPEN 微量营养素指南》为患者实施维生素的补充提供了一定的依据（表 23-1）。水溶性维生素在体内无储备，长时间不能摄入的患者容易出现缺乏，应常规补充；脂溶性维生素在体内有一定的储备，短期不予提供时，一般不会导致缺乏，但若长期、过量地供给则可致蓄积性中毒。

表 23-1　维生素补充推荐量

维生素	每日推荐量		特殊医学用途食品中含量范围 /1500kcal	
	31≤年龄≤70 岁	年龄＞70 岁	最小	最大
维生素 A	700μg	900μg	525μg	2700μg
维生素 D_3	15μg	20μg	7.5μg	37.5μg
维生素 E	15mg	15mg	7.5mg	45mg
维生素 K_1	90μg	120μg	52.5μg	300μg
维生素 B_1	1.1mg	1.2mg	0.9mg	7.5mg
维生素 B_2	1.1mg	1.3mg	1.2mg	7.5mg
维生素 B_3	11mg	16mg	13.5mg	45mg
维生素 B_5	5mg	5mg	2.25mg	22.5mg
维生素 B_6	1.5mg	1.7mg	1.2mg	7.5mg
维生素 B_7	30μg（AI）	30μg（AI）	11.25μg	112.5μg
维生素 B_9	400μg DFE	400μg DFE	150μg	750μg
维生素 B_{12}	2.4μg	2.4μg	1.05μg	10.5μg
维生素 C	75mg	90mg	33.75mg	330mg

DFE：膳食叶酸当量；AI：适宜摄入量

5. 电解质和微量元素　创伤后，患者常由于诸多原因，如呕吐、禁食、消化液丢失等，电解质丢失增加，出现电解质紊乱。丢失量的多少及持续时间的长短随创伤的严重程度而异。治疗中，应结合血液生化检测结果注意进行电解质的补充，以维持各种电解质平衡，特别是钠、钾、钙、镁、磷等的血液浓度。

正常饮食或肠内营养液中含有各种电解质，但可能还不足以补充机体的需要量，可在静脉输液中或肠内营养液中适当添加予以补充，并在血、尿电解质的监测下调整补充量以维持正常的血液浓度。

创伤后，由于创伤引起的微量元素丢失和代谢改变使一些微量元素缺乏，而微量元素对机体的代谢、创面的修复有重要的作用，特别是锌和硒。锌与创伤修复的关系十分密切。在组织修复和上皮形成时，锌是细胞快速增殖和分化所必需的。硒以含硒酶的形式表现为促进生长，缺硒时可表现为生长发育延迟。另外，硒谷胱甘肽过氧化物酶（GSH-Px）在体内能特异性地催化还原型谷胱甘肽与过氧化物的氧化还原反应，从而消除过氧化物对机体组织和细胞的损伤。机体为了维持正常的生理功能、促进蛋白质合成、促进创面愈合、改善免疫功能，对微量元素的需要量上升。

创伤轻微时，对微量元素的需要量变化不大或仅有轻度上升，按照《中国居民膳食指南》和《中国居民膳食营养素参考摄入量（2023 版）》要求所提供的正常饮食或肠内营养液即可满足机体对微量元素的需要。严重创伤和感染的患者，应适当补充微量元素，对于每天应该补充微量元素的品种和剂量，目前尚无统一的推荐意见，应视患者的情况和营养治疗的方式而定。微量元素锌、硒等补充量一般不应低于《中国居民膳食营养素参考摄入量（2023 版）》所推荐的剂量。对严重创伤患者，在补充微量元素前，应充分考虑以下问题：目前有无微量元素缺乏症，以及何种微量元素缺乏及缺乏程度，伤前总体营养状况及微量元素状况如何？有无微量元素过度丢失的途径？排泄微量元素的途径有无障碍？有无导致微量元素血清水平降低，但总量并未减少的原因，如伤后感染引起微量元素由血液循环向肝、脾等脏器的重新分布等。患者合成及分解代谢状况如何？若进行营养支持，应明确营养液中有无与微量元素相互反应的溶液或药物，以避免影响微量元素的生物效价及产生有害物质沉积于组织中。营养液中微量元素含量是否超过每日需要量，有无微量元素过量引起的毒副作用。

6. 水 是维持人体代谢所必需的物质。在不进饮食、无额外丢失的情况下，创伤患者水的每天供给量可按正常生理需要量提供，在某些临床状况下需视病情和检测结果随时调整摄入水量（表 23-2）。

表 23-2 创伤患者的水补充

状态	正常需要量/[ml/(kg·d)]	增加水量/(L/d)
无额外丢失	30～45	
体温每升高 1℃		0.1～0.3
中等出汗		0.5
显著出汗、高热		1.0～1.5
通气过度		0.5
干燥环境中通气过度		1.0～1.5
创面、体腔持续暴露 5h		0.5～3.0

7. 几种特殊营养素和生长激素在创伤患者治疗中的应用

（1）谷氨酰胺（glutamine，Gln）：是人体内最丰富的游离氨基酸，占血浆游离氨基酸总量的 20%。Gln 是肠黏膜细胞的主要能量来源，也可作为其他迅速增生细胞，如免疫细胞的燃料。研究发现，创伤后 24h 即可出现血浆 Gln 水平降低，其丢失的程度与创伤的程度呈正相关。肠道、肾、淋巴细胞和巨噬细胞对 Gln 的摄取在创伤后大幅上升，最高可达 2 倍以上，此时为代偿应激反应，肌肉蛋白质分解，产生大量内源性 Gln。创伤应激也降低了肠黏膜内谷氨酰胺酶的数量和活性，使肠道对 Gln 的利用能力降低，加之大量的内源性 Gln 被肝和淋巴组织摄取，使肠黏膜细胞及肠道免疫细胞处于 Gln 饥饿状态。若不及时由外界补充，则肠黏膜代谢底物不足，肠黏膜屏障遭到破坏，易发生肠道细菌易位。另外，补充 Gln 也可增强内源性抗氧化剂谷胱甘肽的组织水平，改善氮平衡，降低严重感染并发症。目前可通过肠内营养途径给予患者 Gln 制剂和通过肠外营养途径给予 Gln 双肽制剂。由于肾脏和（或）肝脏功能不全者对氨基酸的耐受性较差，当此类患者补充 Gln 或 Gln 双肽时，可能导致氮质血症。当血尿素氮≥25mmol/L（无透析时），总胆红素≥175μmol/L，中枢神经系统功能不全时不用含 Gln 的肠内、肠外营养。

（2）生长激素（growth hormone，GH）：是垂体前叶分泌的一种具有促进生长、增强合成代谢和贮存作用的肽类激素，对蛋白质、脂肪和糖代谢均有影响。在创伤患者的肠内、肠外营养治疗中，给予 GH 被证明可以促使细胞生长、促进蛋白质合成、减少分解代谢期体蛋白和体细胞群的丢失量，改善氮平衡。目前通过重组 DNA 技术可制得人生长激素，即重组人生长激素（rhGH）。rhGH 和 Gln 在作用上有相同之处，都具有促进蛋白质合成、促进细胞，尤其是快速增生的细胞（如肠黏膜细胞和免疫细胞）增生的作用。研究表明，当把 rhGH 和 Gln 一起使用时可以发挥一种协同的作用。

（3）精氨酸：研究表明，在创伤后，精氨酸成为必需氨基酸。其作用包括：是部分激素的促分泌素，如刺激脑垂体分泌生长激素和泌乳素，刺激胰腺分泌胰岛素和胰高血糖素，刺激肝脏和小肠释放胰岛素样生长因子和刺激肾上腺释放儿茶酚胺等；对增强免疫功能有正向作用，实验观察到精氨酸可刺激淋巴细胞的母细胞合成增强及增强 T 细胞对刺激物的反应，明显增加 $CD4^+T$ 细胞百分比；增加胶原合成和促进伤口愈合。

（三）营养治疗的实施

1. 治疗方式的选择 肠内营养是指营养物质经胃肠道途径给予患者，此途径符合生理习惯，且安全、经济。营养物质可以口服，也可以管饲。管饲包括鼻胃管、鼻肠管和胃肠造瘘管 3 种途径。营养物质可以是自然食物，也可以是工业制剂。工业化生产的营养制剂有多个品种和剂型，可根据患者的病情和胃肠功能情况加以选择性使用。当肠内营养治疗难以满足患者营养需求时（少于60%），应联合使用肠外营养治疗或以肠外营养治疗为主。

肠外营养是指经静脉途径给予患者营养物质，营养物质的给予可以经外周静脉，也可经中心静脉。外周静脉较中心静脉方便，但不易完全满足患者的营养需要。通过经外周静脉置入中心静脉导管进行肠外营养治疗，囊括了外周静脉营养和中心静脉营养两者的优点，临床应用具有优势。肠外营养治疗的营养物质是机体可以直接利用的各种中小分子的营养素。肠外营养治疗没有统一的营养配方，但必须含有人体所需的全部的营养素。

选择肠内营养、肠外营养或者两者联合应用，很大程度上取决于患者的疾病状态、胃肠道功能和对营养供给的耐受程度。原则上，应选择治疗有效、危险性最小和操作最方便的营养供给方式。如果患者胃肠道有功能或有部分功能，且能安全使用时，则应首选肠内营养治疗。选择肠内、肠外营养的一般性原则包括：肠外营养治疗与肠内营养治疗均可选用时，应优先选用肠内营养治疗；在肠外营养治疗中，周围静脉营养治疗与中心静脉营养治疗均可选用时，应优先选择周围静脉营养治疗；只有当营养需要量较大或期望短期内改善营养状况时，才可考虑选用中心静脉营养治疗；单独使用肠内营养治疗不能满足患者营养需要时，可联合使用肠外营养治疗予以补充；预计为较长时间的营养治疗时，应尽可能选择肠内营养治疗。

2. 治疗方式的过渡 长期使用肠外营养治疗，可导致胃肠功能衰退，而肠内营养治疗具有维持和改善胃肠功能的作用，所以，肠外营养治疗应适时过渡到肠内营养治疗。这一过渡应该是有计划地逐步过渡，不应突然过渡，否则将会加重胃肠道负担而不利于康复（表 23-3）。

表 23-3 肠外营养向肠内营养过渡

程序	实施	要点
第一阶段	肠外营养与管饲肠内营养结合	肠外营养逐渐减量，管饲营养逐渐加量
第二阶段	单纯管饲肠内营养	逐渐加量至日需要量，并维持到胃肠功能适合经口摄食
第三阶段	管饲肠内营养与经口摄食结合	管饲营养逐渐减量，经口摄入医院基本膳食
第四阶段	从医院基本膳食过渡到正常膳食	遵循食物选择原则

3. 经口摄食的食物选择原则

（1）宜用食物

1）高能量、高蛋白质、易消化、无刺激性食物，如瘦肉、蛋类、乳类、大豆及其制品。

2）富含维生素和矿物质的新鲜蔬菜、水果，如番茄、苹果等。

3）创伤早期可选用均衡型营养制剂。

（2）忌用或少用食物：不易消化、刺激性强的食物。

第二节 围手术期

一、概 述

围手术期是指从确定手术治疗时起，直到与这次手术相关的治疗基本结束为止，包含术前、术中及术后的一段时间，一般为术前 5～7d 至术后 7～12d。

由于各类急、慢性疾病所致的进食不足，手术创伤应激，胃肠道功能不全及各种治疗的不良反应等因素，机体分解代谢增加，自身组织消耗增高，围手术期患者营养不良发生率高，这对机体组织、器官的生理功能有损伤作用，而且增加手术风险、术后并发症发生率及病死率，影响患者的临床结局及预后。

营养支持是围手术期治疗的重要组成部分，通过合理补充营养物质，改善围手术期患者的营养状况，对于提高患者手术耐受力、减少并发症、促进术后恢复有着十分重要的意义。

二、营养代谢特点

手术治疗是一种创伤性治疗手段，可诱导机体产生应激反应，干扰代谢和生理内环境稳定。这种应激反应被认为是一种先天性生存机制，通过维持血容量（盐和水潴留），增加心输出量和氧消耗，以及调节代谢过程，调动能量储备（糖原、脂肪和骨骼肌组织），为代谢过程、组织修复和免疫反应中蛋白质的合成提供底物。然而，持续或过度的应激反应会导致不良的临床后果，包括高血糖、高血压、心动过速和免疫抑制等。因此，从代谢角度来说，围手术期处理应尽量减轻机体的分解代谢状态，同时提供适量营养支持以促进合成代谢，增强机体免疫功能，加速康复。

（一）营养物质代谢变化

手术创伤初期，机体处于应激状态，一方面损伤刺激下丘脑-垂体-肾上腺轴和交感神经-肾上腺髓质系统，导致皮质激素、肾上腺素、胰高血糖素、生长激素、醛固酮和抗利尿激素分泌增加；另一方面，炎症反应介导大量细胞因子分泌，引起一系列代谢改变：肝糖原和肌糖原大量分解为葡萄糖进入血液，但脂肪组织、结缔组织、骨骼肌、皮肤等组织器官摄取和利用葡萄糖被抑制，出现高血糖、尿糖；以骨骼肌蛋白质为主的肝外蛋白质大量分解，产生的氨基酸随血液循环进入肝脏，经糖异生生成肝糖原；脂肪动员加强，血液中脂肪酸和甘油水平升高，分别用于氧化供能和糖异生。

1. 蛋白质代谢 手术应激状态下，体内蛋白质分解加速，氨基酸释放到循环中，尿氮排出增加，骨骼肌中氨基酸吸收受损，蛋白质合成速度跟不上分解代谢的速度，导致负氮平衡。总氮丢失量与手术创伤的严重程度呈正相关。低蛋白血症时，组织间隙易出现水潴留，导致内脏水肿。伤口水肿时愈合延迟，易合并感染。

2. 碳水化合物代谢 手术创伤引起患者血液中儿茶酚胺和胰高血糖素增多，导致胰岛素抵抗，使胰岛素作用降低，进而出现术后早期的血糖升高。肾上腺素与去甲肾上腺素通过与肝细胞及肌细胞上的膜受体结合，使肝糖原与肌糖原（体内约 75% 糖原储存于骨骼肌，约 25% 糖原储存于肝脏）分解为葡萄糖进入血液，同时脂肪组织、皮肤、结缔组织、淋巴组织、骨骼肌等摄取和利用葡萄糖被抑制，使血糖浓度保持高水平。这种适度高水平血糖浓度既可保证脑组织的能量供应，又可满足外周神经、红细胞、白细胞、吞噬细胞及肾髓质等组织细胞的应激需要，是对机体的保护性反应。

3. 脂肪代谢 手术后葡萄糖氧化减少和糖原合成减少，机体为了保存葡萄糖和满足更高的能量需求，脂肪氧化加速并成为术后主要的供能物质。脂肪动员加强使得血液中的脂肪酸和甘油水平升高，甘油通过肝糖异生作用产生葡萄糖，游离脂肪酸在肝脏或肌肉中被氧化，或转化为酮体，或重新转化为甘油三酯。脂肪过度分解可引起必需脂肪酸缺乏，引起细胞膜通透性发生病理性改变，导致细胞再生和组织修复能力降低。

4. 水、电解质代谢　围手术期由于禁食、各种体液的丢失、术后体内抗利尿激素和盐皮质激素释放增加等因素，围手术期患者常出现水电解质紊乱，会导致机体的生理功能异常，如大量失水会引起的低容量性休克、低钾可引起的心律失常等，甚至可能危及生命。

（二）心血管功能变化

生理性应激可使心血管出现防御性反应，表现为心率加快、心肌收缩力加强、心排血量增加、血压升高。手术创伤性应激引发交感神经兴奋，导致心律失常。儿茶酚胺分泌增加，血浆和心肌内其浓度升高，在适当范围内引起心血管防御性反应。但超过一定限度时，则使心肌耗氧量增加，脂质过氧化物生成增多，加之冠状动脉收缩使心肌缺氧，导致心肌细胞受损，甚至出现心肌坏死。

（三）消化道功能变化

手术创伤应激时交感神经兴奋，内脏血管收缩，尤其是肾脏和胃肠道血管收缩明显，胃血流量减少，胃酸分泌增加，胃黏膜屏障功能降低，胃黏膜出现充血、水肿、浅表糜烂和溃疡等病理改变。肠壁通透性增高、肠道上皮绒毛萎缩，可发生消化、吸收不良和肠屏障功能受损。

（四）免疫功能降低

围手术期患者的神经、内分泌系统出现功能紊乱，糖皮质激素、内啡肽、脑啡肽等大量分泌，致使淋巴细胞增殖、转化及功能发挥受到抑制，出现免疫抑制作用。

三、围手术期的营养支持

（一）营养风险筛查及营养评定

围手术期患者的营养状态是影响患者临床结局的一项独立预后因素，进行营养风险筛查和营养评定是制定营养干预方案的前提。外科大手术者均应进行营养风险筛查。营养风险筛查 2002（NRS 2002）可作为营养风险筛查工具，它具有较强的循证学基础，相对简单、易用，已被多个国家或国际营养学会推荐为住院患者营养风险筛查首选工具。

通过营养风险筛查，筛选出有营养风险的患者，并对其进行营养评定，判定患者机体的营养状况，确定营养不良的类型和程度，监测营养支持的疗效。营养评定可以从膳食摄入、身体组成、血生化指标（如血清白蛋白、前白蛋白、转铁蛋白等）等方面进行评价，综合的营养评估工具包括主观全面评定（subjective global assessment，SGA）、患者参与的主观全面评定（patient-generated subjective global assessment，PG-SGA）和微型营养评定（mini-nutritional assessment，MNA）。除 SGA、PG-SGA、MNA 外，目前评价患者营养状况的综合性评价方法还包括预后营养指数（prognostic nutritional index，PNI）、营养风险指数（nutritional risk index，NRI）及住院患者预后指数（hospital prognostic index，HPI）等。

（二）术前营养支持

术前营养支持旨在尽可能改善患者基础营养状况，最大限度地提高其手术耐受力。对于不存在营养风险的患者，建议术前均衡饮食，保证充足的营养摄入。推荐摄入目标能量为 25～30kcal/（kg·d），蛋白质量为 1.5g/（kg·d）。

存在营养风险的患者常伴有进食量少或胃肠道消化和吸收功能受限等问题。当患者每日进食量无法满足营养需求时，可增加口服营养补充（ONS）。肠道功能正常患者，可选择整蛋白型肠内营养制剂；胃肠道功能受损或吸收障碍者，可选择水解蛋白配方。当患者不能通过 ONS 的方式补充营养时，应放置肠内营养管，开始管饲肠内营养支持。当患者无法经肠道途径进行营养支持或经肠道营养支持无法满足能量或蛋白质目标需求时（不足推荐摄入量的 50%），建议术前进行肠外营养支持以改善营养状况。严重营养不良患者，肠外营养应逐渐增加，避免发生再喂养综合征等并发症。

术前营养支持治疗时间一般为 7～10d，严重营养风险患者可能需要更长时间的营养支持来改善患者营养状况。

（三）术前口服碳水化合物液体

传统观点认为，为使得胃充分排空，避免麻醉过程中出现反流误吸导致的一系列并发症，患者术前 10～12h 应开始禁食，术前 4h 禁饮，结直肠手术禁食时间可能更长。然而研究表明，术前长时间禁食、禁饮并不能改善胃内环境，反而会导致机体糖代谢紊乱，加重胰岛素抵抗，手术应激反应增强。此外，术前禁食亦增加了患者的不适感受，包括口渴、饥饿、头痛和焦虑等。

1999 年美国麻醉师协会首先在指南中提出缩短禁食、禁饮时间，特别是缩短对透明液体摄入时间限制的理念。对于术前不存在胃肠梗阻及胃轻瘫的患者，多数情况无须术前隔夜禁食。在麻醉诱导前 2h 口服≤500ml 透明液体不仅不会导致胃潴留和误吸，反而可以促进胃排空。建议在麻醉医生的许可下，术前 10h 口服 12.5% 碳水化合物饮品 800ml，术前 2h 口服 12.5% 碳水化合物饮品 400ml，如麦芽糊精果糖溶液。术前碳水化合物负荷是加速术后康复（enhanced recovery after surgery，ERAS）的重要组成部分，对改善患者预后和满意度起到重要作用。

（四）术后营养支持

1. 营养支持原则　术后营养治疗的目的在于尽快改善患者的营养状态，促进机体恢复，最大限度地减少并发症的发生。术后营养治疗需结合手术部位和病情确定营养方案。如肠道有功能，首先给予肠内营养，可采用相应的肠内营养制剂或饮食方案。饮食可从流质开始，经半流质、软食逐渐过渡到普通饮食。必要时可采用肠外营养支持。

（1）口服膳食：多项指南推荐，应鼓励各种类型手术患者术后早期经口饮食，并根据患者耐受程度逐渐加量。这有助于改善患者术后营养状态，促进切口愈合，减少并发症并缩短住院时间。

（2）肠内营养：无法自主经口进食的高营养风险患者，应该在术后 24h 内开始肠内支持。当经口摄入<50% 营养目标量时，需要通过管饲肠内营养进行营养支持。

（3）肠外营养：如果口服和管饲肠内营养仍无法达到 50% 的蛋白质或能量需要量超过 7 d 时，则应启动肠外营养。具体营养治疗持续时间应根据手术情况和患者营养不良的程度决定。

2. 营养支持方案　术后患者因营养素的大量消耗，对能量和各种营养素的需要量增大，原因包括：手术创伤引起的应激反应使机体能量消耗和物质分解代谢增强；手术时出血和患者呕吐、出汗、胃肠减压、引流、创面渗出等丢失了大量含氮体液；损伤组织吸收及感染会引起体温升高，增加能量消耗；术后并发症，如消化道瘘等，造成的额外消耗。术后患者的营养补充要依病情而定，可通过各种途径提供高能量、高蛋白、高维生素的营养支持。

（1）能量：手术造成机体能量大量消耗，必须供给充足的能量以减少机体组织消耗，促进创伤修复。采用间接测热法测定机体静息能量消耗值是判断患者能量需要量的理想方法，如临床上无法实现，可通过体重公式计算机体的能量需要，建议非肥胖患者术后摄入能量 25～30kcal/(kg·d)，体重指数≥30kg/m² 的肥胖患者，推荐的能量摄入量为目标需要量的 70%～80%。亦可通过能量预测公式如哈里斯-本尼迪克特公式、斯科菲尔德（Schofield）公式、艾尔顿-约翰（Ireton-Jones）公式等估算机体静息能量消耗值，并结合患者疾病状态如严重创伤、感染、大面积烧伤等，指导术后能量供给量。

（2）碳水化合物：体内某些组织细胞，如周围神经、红细胞、吞噬细胞及创伤愈合所必需的成纤维细胞等，以葡萄糖作为主要能量来源。给予充足的碳水化合物，可发挥节约蛋白质作用，加速机体转向正氮平衡，防止酮症酸中毒，增加肝糖原储存量，具有保护肝脏作用。

（3）脂肪：是高效的供能物质，可占总能量的 20%～30%。对胃肠道功能低下和肝、胆、胰术后患者，应限制脂肪摄入量。若患者长时间依靠肠外营养支持，应保证必需脂肪酸的供给。对肝病患者最好给予中链甘油三酯，中链甘油三酯比长链甘油三酯更容易消化、吸收，且可直接经门静脉入肝脏，易于氧化分解代谢。

（4）蛋白质：术后患者处于应激、创伤状态，蛋白分解增多，急性期蛋白合成增加，必需氨基酸需求量增加。蛋白质摄入不足会导致机体瘦组织群丢失，损害生理功能，在提供足够能量的前提下，适当的氮补充可起到纠正负氮平衡、修复损伤的组织、合成蛋白质的作用。手术患者多伴有不同程度的蛋白质缺乏，常呈负氮平衡状态，不利于创伤愈合和恢复。术后患者应供给高蛋白质膳食，以纠正负氮平衡，术后患者蛋白质供应量可达到 $1.5 \sim 2.0 g/(kg \cdot d)$。

（5）维生素：与创伤、烧伤及创面愈合关系密切。一般术前存在维生素缺乏者应立即补充。营养状况良好的患者术后无须供给太多的脂溶性维生素，但应给予足量的水溶性维生素。维生素 C 为合成胶原蛋白、促进创伤愈合所必需，术后应每天给予 $500 \sim 1000 mg$。B 族维生素与能量代谢有密切关系，影响伤口愈合与机体对失血的耐受力，每天供给量应增加至正常供给量的 $2 \sim 3$ 倍为宜。

（6）矿物质：术后患者因失血和渗出液体等原因而大量丢失钾、钠、镁、锌、铁等矿物质，应根据实验室检查结果及时补充。

（7）其他：营养物质的补充不仅能改善机体营养缺乏，还能以特定的方式调控机体免疫反应。将这类营养物添加进标准肠内营养或肠外营养中，可达到增强免疫功能、保护胃肠黏膜屏障功能的作用，目前临床使用较多的这类营养素包括谷氨酰胺、ω-3 PUFA 等。

谷氨酰胺是机体中含量最丰富的氨基酸，是合成氨基酸、蛋白质、核酸和许多其他生物分子的前体物质，在肝、肾、小肠和骨骼肌代谢中起着重要调节作用，对维护肠道黏膜结构和功能的完整性起着十分重要的作用。围手术期患者补充外源性谷氨酰胺可改善机体免疫抑制状态，减轻氧化应激损害，调控细胞因子、炎症介质的产生和释放，防止肠黏膜萎缩，减少肠道细菌及内毒素移位，从而改善患者的临床结局。

ω-3 脂肪酸系多不饱和脂肪酸，属于必需脂肪酸。DHA 和 EPA 可发挥广泛的抗炎作用，减少氧化损伤。补充 ω-3PUFA 有助于改善手术应激后炎症反应、器官功能。

3. 常见疾病的术后营养治疗

（1）胃肠道手术：胃肠道是食物消化、吸收的重要场所。食物进入胃后，与胃部的消化液及酶混合，加上胃部不断地蠕动，把磨碎的食物送入小肠进一步消化、吸收。营养吸收开始于十二指肠远端，主要在空肠上端完成。以往认为胃肠道术后需禁食 $2 \sim 3d$，同时实施胃肠减压，采用肠外营养进行支持，待患者肠道功能初步恢复、肛门排气后，才可经口摄食。新近一些研究显示，术后小肠的蠕动、消化功能在术后几小时即可恢复正常，只要喂养管能保证置入空肠，胃肠术后第 1 天即开始的早期肠内营养对患者的顺利康复很有意义。临床对照研究发现，术后第 1 天即经口摄食的患者，其胃肠道功能恢复较应用传统治疗方法者要好；即使对于持续胃肠道功能不全的患者，进行肠外营养的同时给予适当途径的肠内营养是最可取的营养支持方式。多项指南建议，胃、小肠手术患者术后经口摄食时，应先给予少量清流食，视病情改为普通流食，$5 \sim 6d$ 后改为少渣半流食、半流食，一般术后 10 天左右即可供应软质饮食。直肠和肛门术后也应先给予清流食，$2 \sim 3d$ 后可使用少渣、易消化的要素饮食，以减少粪便形成，使伤口保持清洁，减少感染及疼痛。

（2）肝、胆、脾手术：肝胆疾病患者，术前常常因疾病损害影响机体营养储备，术后肝功能受损、胆汁分泌减少。术后患者的营养支持与胃肠道术后相似，但应注意采用低脂、高蛋白的半流食，以减轻肝胆代谢负担。因门静脉高压症行脾切除术后的患者，由于存在肝功能障碍和食管静脉曲张，一般要限制膳食中脂肪及粗纤维的含量，烹调时要将食物切碎、做烂，尽量避免食用带有骨、刺的食物及粗糙、干硬的食物。

（3）一般腹部手术：如阑尾切除、子宫切除术，术后对胃肠道影响较小，术后第 1 天即可进食流质膳食，术后 $2 \sim 3d$ 即可进食半流食，避免进食豆浆、过甜的流食等，以免加重腹胀。

（4）口腔、咽喉部手术：一般仅在术后一餐时禁食，下一餐时即可供给冷流食，至第 3 天中午可改为少渣半流食，注意食物温度要低，以免引起伤口出血，术后1周左右可供给患者软质饮食。

（5）其他部位手术：其他部位手术的患者，术后营养支持应根据手术创伤的大小、患者营养状况等因素决定营养支持的时间和方式。创伤小的手术一般不引起或很少引起全身反应，患者在术后即可进食；创伤大的手术或全身麻醉的患者，多伴有短时间的消化、吸收功能障碍，一般进食较少，可酌情进行肠内营养或肠外营养补充，对于颅脑损伤和（或）昏迷的患者应给予管饲肠内营养支持。

（杨　晶）

第二十四章 营养与儿科疾病

儿童时期包括婴儿、幼儿、学龄前儿童、学龄儿童四个阶段。在这些年龄段的疾病多会发生营养障碍。婴儿时期是指自出生到不满1周岁（0～12月龄），是生长发育最快的阶段之一，营养需求相对较大，但是其消化系统、免疫系统等发育尚未完全，此阶段非常容易出现营养不良、腹泻和（或）蛋白质-能量营养不良。一些遗传代谢性相关疾病也容易在此阶段表现出相应症状。幼儿是指2～3岁的阶段，相对婴儿期生长发育速度有所放缓，但此阶段营养需求仍较大，消化系统仍未发育完全，是自主进食的初始阶段，逐步由母乳喂养过渡到家庭食物喂养，是饮食习惯形成的关键时期，此阶段容易出现食物过敏、营养不良、营养过剩及其他饮食行为问题。学龄前儿童是指年龄在3～6岁之间的儿童，这个时期生长发育仍处于较高的水平，其饮食模式与成人接近，但其咀嚼、消化能力仍不及成人，需注意食物的加工烹饪方式。此阶段的儿童自主性强、好奇心重、模仿能力强，若教育引导不当，非常容易出现肥胖，增加其以后患代谢相关性疾病的风险（如糖尿病）。学龄儿童指6～17岁的儿童，这个阶段的儿童生长发育相对成人而言仍旺盛，营养需求高，多以食堂就餐为主，需注意加强学校食堂营养及卫生管理宣教，做到均衡膳食和充足的营养，保障其身心健康发育。本章主要关注几种常见的与营养有关的儿科疾病，包括蛋白质-能量营养不良、儿童和青少年肥胖、小儿腹泻和遗传代谢性疾病，儿童和青少年糖尿病详见第十九章。

第一节 蛋白质-能量营养不良

一、概述

营养不良涵盖营养缺乏和营养过剩，营养缺乏病主要有蛋白质-能量营养不良（protein-energy malnutrition，PEM）和维生素、矿物质、微量元素等缺乏病。营养过剩疾病主要有体内脂肪储存过多引起的肥胖症和其他一些营养素过多引起的中毒。本节主要叙述PEM，其他营养素缺乏疾病和营养过剩则另有章节叙述。儿童与成人相比，除个体差异外，还有属于该年龄段的特点。儿童体重、身高、各个器官功能随着年龄增长而不断变化，儿童生长发育速度快，对营养需求较大，但是胃肠道消化、吸收能力相对不完善，容易发生消化不良甚至腹泻。此外，儿童免疫系统发育不完善，也容易发生感染性疾病，因此不能简单地将儿童视为成人的缩小版，应结合儿童的特点进行防治。

（一）定义

PEM是临床最常见的营养缺乏病，是由于各种原因导致机体能量和（或）蛋白质长期缺乏，不能维持机体正常代谢的一种临床综合征，主要见于3岁以下婴幼儿，常伴有各种器官功能紊乱和其他营养素缺乏。

（二）流行病学

随着生活水平的提高，世界范围内儿童营养不良状况都不同程度地得到了持续改善。《2019年世界儿童状况》显示，全球儿童发育迟缓率在2000年到2019年期间，从32.5%下降到21.9%，总数从1.98亿下降到1.49亿。我国数据显示，2013年，我国0～5岁儿童低体重率、生长迟缓率、消瘦率、贫血率分别为2.5%、8.1%、2.0%和11.6%；2014年，我国7～12岁小学生营养不良率、生长迟缓率、消瘦率分别为10.2%、1.0%、9.4%；农村高于城市，西部高于东部。

（三）病因

PEM可根据发病原因分为原发性和继发性。原发性PEM主要因食物中蛋白质和能量摄入不足所致，大多发生在贫困地区，继发性则多为疾病所致。具体原因如下：

1. 蛋白质和能量摄入不足　由于各种原因导致的蛋白质和能量摄入不足，不能满足小儿生理需要。

（1）母乳不足而长期单纯喂哺母乳，未及时添加其他乳品或代乳品，或人工喂养不当（未选择合适的配方奶或奶粉调配过程中水的比例过多），长期用淀粉类食物（如米粉、糕点等）而未添加蛋白质类食物（鱼、肉、蛋类等）辅喂。

（2）突然断奶而未及时添加辅食，小儿不习惯母乳以外的食物，又未添加其他辅食，常见于断奶后数周或数月内发生。

（3）年长儿以大米、小米为主食，缺乏动物性食物或明显偏食、挑食、吃零食过多或早餐过于简单，学校午餐摄入不足等。

（4）先天营养基础差，多见于胎儿营养不良引起的低出生体重儿，如双胎、早产等，出生时即瘦小，出生后喂养不当更易发生营养不良。

2. 消化、吸收不良　由于消化系统解剖或功能异常，如先天性唇裂、腭裂、幽门梗阻等消化道畸形，咀嚼困难，吞咽肌瘫痪，影响进食，或迁延性腹泻、过敏性肠炎、肠吸收不良综合征等引起食物消化、吸收障碍。

3. 蛋白质和能量消耗增加或机体需要突增　消耗或需要量显著增加，导致机体相对不足，影响小儿生长发育。

（1）急慢性传染病后恢复期、双胎早产、生长发育快速阶段等情况都可能导致机体对蛋白质和能量的需求增加，如供应未及时增加，可引起机体相对不足。

（2）糖尿病、大量蛋白尿、急性发热性疾病、甲状腺功能亢进、恶性肿瘤等均可使各种营养素消耗增加。

（四）临床表现

PEM 的临床表现视个体蛋白质和能量缺乏关系、缺乏程度、持续时间长短及年龄大小等因素而不同，临床上一般分为三型：

1. 消瘦型营养不良　以能量供应不足为主。可见于慢性疾病或长期饥饿的患者，但多见于婴幼儿，临床表现为脂肪和肌肉消耗，体重明显减轻、皮下脂肪减少。严重的消瘦型营养不良儿童似"皮包骨""小老头"，皮肤黏膜干燥、萎缩，神志淡漠或易怒，体温也可低于正常，腹部因无脂肪呈舟状腹或因胀气呈蛙状腹。病程较长者可表现为生长发育迟缓、消瘦无力、贫血，血浆白蛋白可显著降低，伴有抵抗力下降，容易发生感染性疾病，无明显水肿表现。

2. 水肿型营养不良　又称低蛋白血症型营养不良，以蛋白质供应不足为主，常发生于食物供应不足的地区，发达国家较罕见。与消瘦型相比，水肿型患者保留了部分体脂，体重减轻不明显，但其生长发育处于迟缓状态。具体表现为水肿、皮肤改变（色素沉着、皮肤红斑、过度角化、鳞样改变等）、头发细软稀少易脱落、神情淡漠、贫血等。水肿与蛋白质缺乏程度、盐与水的摄入量有关，凹陷性水肿常见于下肢，也可遍布全身，腹水、胸腔积液较轻。另可出现伤口愈合延迟，常伴有明显的生化指标异常，主要为血浆白蛋白值明显下降和淋巴细胞计数下降，若不及时干预，可因免疫力受损，导致严重感染。如婴幼儿容易发生感染性腹泻，既是营养不良的诱因，又可加重营养不良，而形成恶性循环。

3. 消瘦-水肿型营养不良　又称混合型营养不良，是由于蛋白质和能量摄入均不足所致，常见于晚期肿瘤和消化道瘘的患者。临床表现介于两者之间，因机体储备少，极易发生感染和伤口不愈等并发症，死亡率高。

PEM 根据体重下降的程度不同分为三度营养不良：轻度营养不良体重下降 15%～25%；中度营养不良体重下降 25%～40%；重度营养不良体重下降 40% 以上。

（五）判定标准

PEM 的判断应该综合年龄、喂养史、临床症状、体征及实验室综合考虑，严重营养不良的判断比较容易，对于轻度早期的营养不良，需详细的饮食史、长期的生长监测和营养评估及实验室指标来明确。我国 5 岁以下儿童生长状况判定可根据 Z 评分界定，Z 评分<-2 为生长迟缓/低体重/消瘦，Z 评分<-3 为重度生长迟缓/重度低体重/重度消瘦。学龄儿童青少年营养不良筛查根据分年龄身高筛查和分年龄 BMI 筛查判断生长迟缓或消瘦。

二、营养与蛋白质-能量营养不良的关系

蛋白质和能量摄入不足、消化和吸收不良或消耗过多将导致 PEM，PEM 营养代谢也会发生一系列变化：

1. 能量动用与消耗 能量摄入减少后机体将减少体力活动以减少消耗。如不能满足消耗，将动用体内储存的脂肪，生成酮体供能。若仍不能满足需求，则出现肌肉蛋白质分解代谢增强以供能。

2. 蛋白质分解与合成 由于摄入蛋白质不足或消耗增加，机体除动员脂肪外，还将动用体内的组织蛋白供能，如肌细胞的蛋白质，导致肌细胞停止分裂，并逐渐萎缩。若长期蛋白质-能量得不到供应，将进一步分解体内各种组织器官、内脏蛋白质供能，导致组织器官生长发育停滞、功能衰退，如大脑细胞生长发育受阻，神经系统功能障碍。总体而言，机体内蛋白质代谢处于负氮平衡，当血清总蛋白浓度<40g/L，白蛋白<20g/L 时会出现低蛋白性水肿。

3. 碳水化合物 饥饿的早期首先消耗肝糖原，后期消耗肌糖原。长期摄食不足导致糖原储备不足，或者由于糖原消耗过多，而体内供给能量不足，导致血糖浓度偏低，轻者症状不明显，重者会出现昏迷甚至猝死。

4. 脂肪 当体内储存的有限的糖原消耗完后，机体将首先动员脂肪组织，导致血清胆固醇降低。水肿型 PEM 因脂肪动员速度超过肝脏代谢能力，同时脂蛋白合成不足，脂质转运障碍，导致大量甘油三酯沉积于肝脏，引起肝脏脂肪浸润及变性，出现营养不良性脂肪肝。

5. 水、电解质代谢 由于能量供给不足，ATP 合成减少，导致细胞膜上钠泵的运转障碍，使钠离子滞留在细胞内，细胞外液晶体渗透压降低，另因蛋白质供给不足，导致低蛋白血症，使细胞外液胶体渗透压降低，所以 PEM 患儿细胞外液多呈低渗状态，易发生低渗性脱水、低钠、低钾、低钙等。

三、营养治疗

（一）营养治疗原则

1. 增加食物摄入量 患儿营养不良，伴有体重减轻、低蛋白血症、生长发育迟缓等。为了纠正营养不良，蛋白质和能量摄入应高于正常儿童需要量。但因长期摄入不足，其基础代谢率和营养素需要量均降低，消化道黏膜萎缩水肿，若突然摄入大量高能高蛋白食物，容易出现消化、吸收不良，出现腹泻、食物不耐受等。因此在追赶生长过程中，应根据营养不良的程度、胃肠道的消化能力和对食物的耐受情况，从小量开始，逐渐增加能量和营养物质的供给，充实、巩固，达到正常膳食后再给予正常需要量。

2. 正确补充维生素和矿物质 因组织合成需要蛋白质、钾、镁、磷和锌，另外营养不良容易伴随维生素和矿物质的缺乏，因此还要注意补充维生素和矿物质。

3. 补充液体，维持水、电解质平衡 患儿常伴有低蛋白血症，血浆胶体渗透压降低，全身总液体量增多，使细胞外液呈低张性。当发生呕吐、腹泻时容易引起低张性脱水及电解质严重紊乱，出现低血钠、低血钾等，因此在补充能量和蛋白质的同时应注意补充液体，维持机体水、电解质平衡。

4. 选择合适的补充途径 根据患者的病情尤其是胃肠道功能等情况选择合适的营养补充途径，如口服、管饲和胃肠外静脉补充。经口饮食根据病情可采用流质、半流质或软质饮食。若胃

肠道功能良好，首选口服补充；若胃肠道功能良好但存在进食障碍，可选择管饲喂养；若胃肠道功能障碍，可考虑静脉补充营养。

5. 及时增加活动量 随着蛋白质、能量摄入的增加，体力将逐渐恢复，要及时增加活动量，促进患者恢复。

（二）食物和营养素的选择

1. 能量和蛋白质的供给 蛋白质摄入应从 $1.5\sim2.0g/(kg\cdot d)$ 增加到 $3.0\sim4.5g/(kg\cdot d)$。轻度营养不良者能量供给可从 $334\sim418kJ/(kg\cdot d)[80\sim100kcal/(kg\cdot d)]$ 起，中、重度营养不良者从 $168\sim252kJ/(kg\cdot d)[40\sim60kcal/(kg\cdot d)]$ 起，逐渐增加到 $502\sim628kJ/(kg\cdot d)[120\sim150kcal/(kg\cdot d)]$，待体重接近正常后，再逐渐恢复至正常能量供应。

2. 食物和营养素的选择 食品以乳制品（母乳、脱脂乳、半脱脂乳、全羊牛乳）、豆浆、蛋类、肝泥、肉类、鱼、粉等为主，也可给酪蛋白水解物、氨基酸混合液或要素饮食。治疗开始后就应供给富含维生素和矿物质的食物，如仍有缺乏症状，应给予相应药物治疗。

3. 婴儿以母乳喂养和乳类为主，应逐渐添加辅助食品，如果汁、菜水、蛋黄、肝泥、鱼泥、菜泥和粥类。

4. 儿童饮食应为易消化、富含蛋白质食物，如乳类、鱼、肝、肉及豆制品，开始给半流质，逐渐过渡到普食。

5. 烹饪时应尽量提供多样化的食物，注意兼顾食物的色、香、味、形，以促进食欲。必要时根据患儿需要，将食物切碎或做成糊状，使食物容易咀嚼、吞咽和消化、吸收。尽可能选择营养密度高的食物。

（三）食谱举例

例一：男，1岁6个月，体重9kg（低于25%），轻度营养不良（表24-1）。

表24-1 轻度营养不良患儿食谱举例

进餐时间	食品名	重量/g	蛋白质/g	脂肪/g	碳水化合物/g	能量	
						kJ	kcal
7:00	甜牛奶	（牛奶）200ml	7	8	10	585	140
		（白砂糖）20	—	—	20	334	80
	小面包	（面粉）20	2	—	15	284	68
10:00	蒸鸡蛋	（蛋）50	6	6	—	326	78
		（食油）—	—	3	—	113	27
13:00	鱼粥	（大米）15	1	—	12	217	52
		（鱼泥）15	1.5	1	1	75	18
		（食油）4	—	4	—	150	36
16:00	甜牛奶	（牛奶）200ml	7	8	10	585	140
		（白砂糖）20	—	—	20	334	80
	蛋糕一小块	（面粉）10	1	—	7.5	142	34
19:00	猪肝粥	（大米）15	1	—	12	217	52
		（猪肝）20	4	1	1	121	29
		（食油）4	—	4	—	150	36
合计		—	30.5	35	108.5	3633	870

例二：女，7 岁，体重 16kg，中度营养不良，对脂肪耐受性差（表 24-2）。

表 24-2　中度营养不良患儿食谱举例

进餐时间	食品名		重量/g	蛋白质/g	脂肪/g	碳水化合物/g	能量	
							kJ	kcal
7:00	甜牛奶	（脱脂奶）200ml		6.6	2.5	10	372	89
		（白砂糖）15		—	—	15	251	60
	饼干	12		1	—	10	184	44
10:00	猪肝粥	（猪肝）20		4	1	1	121	29
		（食油）2		—	2	—	75	18
		（大米粉）40		3	—	30	552	132
13:00	甜牛奶	（脱脂奶）200ml		6.6	2.5	10	372	89
		（白砂糖）15		—	—	15	251	60
16:00	鸡蛋粥	（鲜蛋）50		6	6		326	78
		（大米）（40）		3	—	30	552	132
		（香油）1		—	1		38	9
19:00	肉末面条	（面条）50		5.5		39	744	178
		（瘦肉末）15		3	1		88	21
		（食油）2		—	2		75	18
合计				38.7	18	160	4001	957

（四）预防

1. 提倡母乳喂养　本病主要发病原因为长期食物摄入不足，故应大力提倡母乳喂养。母乳不足或无母乳者，应合理采取混合喂养或人工喂养，并及时正确添加辅食。

2. 协助改变不良饮食习惯　防止偏食、挑食、节食、不合理地吃零食等不良饮食习惯，早餐应加强营养。

3. 及时治疗相关疾病　加强卫生，防治各种急、慢性传染病，及时治疗小儿先天性消化系统疾病，如唇裂、腭裂、幽门梗阻等。及早治疗糖尿病、大量蛋白尿、甲状腺功能亢进等消耗性疾病。

4. 早发现、早治疗　定期测体重，并与正常小儿生长发育标准对照，一旦出现生长发育减慢或停滞不前，就应立即采取措施。早期营养不良应及时治疗。

第二节　儿童和青少年肥胖

一、概　　述

（一）定义

肥胖（obesity）是指一种由遗传和环境等多种因素引起的、由于机体的能量摄入大于机体的能量消耗，从而使多余的能量以脂肪的形式储存，导致机体脂肪含量过多和（或）局部含量增多及分布异常，对健康造成一定影响的慢性代谢性疾病。

（二）流行病学

随着经济水平提高，儿童和青少年肥胖的发生率也逐年增加。有调查显示，我国 18 岁以下儿童人数约为 3.0 亿，约占全国总人口的 22.6%，6～17 岁的儿童青少年超重/肥胖率近 20%，6 岁以下的儿童超重/肥胖率超过 10%，其中男童高于女童，城市高于农村，婴儿期与学龄前期是肥胖的高发阶段。

（三）肥胖的病因

儿童和青少年肥胖主要与以下因素有关：

1. 环境因素 几乎所有儿童肥胖都受到环境因素的强烈影响，久坐不动的生活方式和摄入超过实际需要的能量，都会导致肥胖的发生。食物血糖生成指数的升高趋势、含糖饮料、快餐、家人共餐机会不断减少、体力活动不断减少、电子产品娱乐活动日益增加及居住环境缺乏运动场所都是导致肥胖患儿增多的原因。此外，罐头食品和塑料包装食品中常见的污染物双酚 A 和杀虫剂二氯二苯三氯乙烷等环境中的内分泌干扰物也可能会诱发或加重肥胖。

2. 遗传因素 遗传物质的变异（如染色体缺失、基因突变）可以导致肥胖，遗传因素在肥胖的发生机制中起容许性作用，并与环境因素相互作用导致肥胖。调查显示，父母体重均正常的后代 10%～14% 发生肥胖，父母均肥胖的后代肥胖发生率高达 70%～80%。

3. 出生体重过大或小于胎龄 母亲孕期营养摄入过多，新生儿出生体重过大（尤其是糖尿病母亲所生的巨大儿）或小于胎龄等出生情况与成年期肥胖及其他代谢疾病相关。

4. 其他 内分泌紊乱疾病可以引起肥胖，存在这些疾病的儿童大多身材矮小和（或）存在性腺功能减退症，常见引起肥胖的内分泌系统疾病有皮质醇过多（如使用皮质类固醇药物、库欣综合征）、甲状腺功能减退症、生长激素缺乏、假性甲状旁腺功能减退症等。

（四）儿童和青少年肥胖的判定

儿童和青少年肥胖是机体脂肪增多而不是小儿体重增多，如单纯以体重或体重身高比来诊断肥胖可能出现假阳性。临床多以 BMI 升高来诊断儿童和青少年肥胖症，BMI 等于体重（以千克计）除以身高（以米计）的平方，BMI 随小儿年龄和性别不同而不同，不同年龄和性别儿童和青少年肥胖症的诊断标准不同。BMI 不能直接测定体脂，因此可能会高估肌肉质量增高的儿童（如运动员）的肥胖状态，并低估肌肉质量减少的儿童（如久坐不锻炼的儿童）的肥胖状态。BMI≥同年龄同性别人群的第 85 百分位数，但＜第 95 百分位数判定为超重；BMI≥同年龄同性别人群的第 95 百分位数判定为肥胖；BMI≥第 95 百分位数对应值的 120%，或 BMI≥35kg/m² 判定为重度肥胖。

（五）儿童和青少年肥胖对健康的危害

儿童和青少年肥胖容易导致多系统疾病发生率增加，包括：

1. 心血管系统 肥胖儿童发生高血压的可能性是非肥胖儿童的 3 倍。动态血压监测发现，约 50% 的肥胖儿童有高血压，超过 50% 有血脂异常。肥胖还导致内皮功能障碍、颈动脉内膜-中膜增厚、主动脉和冠状动脉脂质和纤维斑块形成、动脉扩张性下降及左心房内径增大，引起动脉粥样硬化、心功能障碍及成年期发生重大心血管事件的风险增加。

2. 皮肤 肥胖儿童最常见的皮肤改变——黑棘皮病是肥胖人群常见的皮肤异常，与胰岛素抵抗相关。较少见的皮肤异常包括褶烂和化脓性汗腺炎。

3. 内分泌系统 肥胖导致糖尿病的风险增加，0.5%～4% 肥胖儿童合并糖尿病。肥胖儿童也容易合并代谢综合征。代谢综合征是指 2 型糖尿病和动脉粥样硬化性心血管疾病的一系列危险因素聚集出现，包括腹型肥胖、高血糖、血脂异常和高血压。此外，肥胖的青春期女孩也更易出现雄激素过多症和早发性多囊卵巢综合征（PCOS）。PCOS 表现为多种临床异常，包括月经不规则、痤疮、多毛症、黑棘皮病和皮脂溢出症。成年期肥胖还与生育力下降有关。

4. 消化系统 肥胖与一系列临床肝脏异常相关，这些异常统称为"非酒精性脂肪性肝病"（NAFLD），其是儿童肝病最常见的原因。约 2% 肥胖儿童合并有无症状性胆结石，其中多为女童。

5. 呼吸系统　约 10% 肥胖儿童和青少年存在睡眠呼吸暂停，重度肥胖和（或）持续性打鼾的儿童中发生率更高。

6. 泌尿系统　肥胖患者更易出现肾功能受损，其危险因素包括糖尿病、高血压和重度肥胖。

7. 骨骼系统　肥胖容易合并的骨科疾病包括股骨头骨骺滑脱（SCFE）和胫骨内翻（Blount病）。此外，相比非肥胖儿童，肥胖儿童更常发生骨折、膝外翻、肌肉骨骼疼痛（如背部、腿部、膝部、踝关节和足）、活动度受损和下肢力线不良。

8. 心理社会方面　儿童肥胖的心理社会学影响很常见，包括与他人疏远、同伴关系扭曲、自尊心低下、体象障碍、焦虑、抑郁和进食模式异常。心理社会疾病的发病风险随年龄增长而增加，女孩的风险高于男孩。

儿童和青少年肥胖严重影响健康。因此，人们越来越重视肥胖应从小儿期开始防治。

二、营养与儿童和青少年肥胖的关系

宏量营养素摄入过量是儿童青少年肥胖的发病原因之一。肥胖也会引起机体营养代谢发生变化：

1. 能量代谢变化　长期能量摄入超过机体消耗，多余的能量将以脂肪的形式存储在体内引起肥胖。成年后的肥胖多为脂肪细胞体积增大，而幼年肥胖多为脂肪细胞数量增多并且体积增大，因此儿童起病的肥胖更难控制。体力活动不足可以引起肥胖，肥胖也可进一步导致机体更不愿意运动，从而进入更胖的恶性循环。

2. 糖代谢变化　过量摄食碳水化合物是部分肥胖儿童的发病原因，作为糖过量摄取的代偿反应，这部分儿童会出现空腹胰岛素水平升高及餐后高胰岛素血症以维持血糖水平正常，此时认为体内存在胰岛素抵抗，随着病情进展而不能有效代偿时，将出现糖耐量异常、糖尿病。

3. 脂类代谢变化　体内参与脂类代谢的激素或酶发生了变化，如生长激素水平降低、胰岛素升高、血浆脂蛋白酶活性降低等，将导致脂类代谢紊乱，表现为脂肪合成过多、极低密度脂蛋白升高、甘油三酯升高、胆固醇含量升高、高密度脂蛋白降低及胆汁代谢异常。如不及时治疗，可能发展为高血压、冠心病、胆石症、脂肪肝等。

4. 蛋白质代谢变化　蛋白质代谢基本正常，但嘌呤代谢异常，肥胖患儿尿酸排泄减少，血尿酸增加，导致高尿酸血症或痛风。

5. 水、电解质代谢变化　肥胖患儿由于体脂含量增加，导致机体含水量降低。此外，部分患儿可能存在水钠潴留，这可能是减重最初几日利尿消肿导致体重迅速下降的原因。

三、营养治疗

■（一）营养治疗原则

对于儿童肥胖，应该根据肥胖程度选择合适的首要目标，不是减轻体重，而是应该通过减少能量摄入并增加能量消耗，从而达到能量负平衡、促进脂肪分解是肥胖治疗的根本原则。治疗开始阶段，机体呈负氮平衡，肌肉组织中蛋白质丢失较多，水丢失也多，体重下降明显。之后负氮平衡逐渐适应而减轻，在足量优质蛋白的供给下，体内蛋白的合成增加，能量负平衡由脂肪分解代偿，体重下降幅度有所减少，此时必须坚持治疗不得放松，否则体重势必回升。开始减重 2～4kg，以后每月减 0.5～2kg 为宜。对于有生长发育需求的儿童，短期快速的减重方案、饥饿疗法、药物减重及手术减重都应该避免。

■（二）食物及营养素选择

限制每天的食物摄入量和摄入种类，以便减少摄入能量。

（1）蛋白质是生长发育所必需的，不宜低于 2g/(kg·d)，脂肪应严格控制，尤其是动物油，保证主食的量，但要控制甜食、含糖饮料等添加糖的摄入。

（2）能量供给：5 岁以下每天 2500～3350kJ（600～800kcal），5～10 岁小儿每天 3350～4180kJ（800～1000kcal），10～14 岁小儿每天 4180～5020kJ（1000～1200kcal）。

（3）应选低脂、高蛋白、高维生素、高膳食纤维的食物，如奶类、瘦肉、鱼类、蛋类、豆制品、水果、蔬菜等。

（4）在控制饮食的同时，应尽量满足食欲和避免饥饿感，可选用体积大、能量低的食物（如粗加工的米面食品）为主食，多吃含纤维素的蔬菜，如青菜、芹菜、萝卜等。烹饪时宜适当限制用油，少吃油炸食品和甜食。改掉暴饮、暴食、吃零食、偏食、晚餐过饱、临睡前加餐等不良习惯，培养和坚持少吃多餐、细嚼慢咽等良好习惯，可以变每天三餐为五餐，能量分布应加强早午餐量，减少晚餐量。治疗后体重减轻，身高正常增长是减肥成功的标志。身高增长减慢或停滞，应该及时修改食谱。适当的能量限制不会影响最终身高。

（三）食谱举例

某男孩，6 岁，体重 32kg，诊断为肥胖症。供给能量 4100kJ（980kcal）详见表（24-3）。

表 24-3　肥胖症患儿食谱举例

餐次	食品名	重量	蛋白质/g	脂肪/g	碳水化合物/g	能量 kJ	能量 kcal
上午 7 点	馒头	（面粉）30g	3	0.5	22	439	105
	牛奶	120ml	3.5	4	4	276	66
10 点	饼干	3 片	1	—	7	134	32
中午 12 点	米饭	（大米）50g	3.5	—	39	710	170
	香菇蒸鸡	（香菇干）3g	1	—	1	33	8
		（鸡）50g	14.5	7	1	523	125
	炒小白菜	（白菜）100g	1.5	—	2	59	14
下午 3 点	苹果	50g		—	8	134	32
6 点	米饭	（大米）50g	3.5	—	39	711	170
	黄瓜云耳炒瘦肉	（黄瓜）100g	1	—	3	67	16
		（云耳）3g	1	—	—	17	4
		（瘦肉）50g	10	3	1	297	71
	煮蕹菜	（蕹菜）100g	3	—	3	100	24
		全日食用油 16g	—	16	—	602	144
合计			46.5	30.5	130	4102	981

（四）食物、营养与预防

在小儿生长发育时期，只有正确安排食物营养，既保证其正常生长所需，又把体重控制在正常范围，小儿才不会出现营养不良或营养过剩。肥胖是摄入能量过多而活动过少所致的营养过剩性疾病。保证体力活动、适当控制饮食量是预防肥胖的最根本原则。从胎儿期预防开始，妊娠末期需要适当减少脂肪摄入量，生后提倡母乳喂养（母乳喂养可有效防止儿童肥胖的发生），及时添加辅助食品，同时培养小儿爱活动、合理吃零食、不暴饮暴食的习惯。及时监测体重，指导小儿平衡膳食，多参加户外活动。并且只有小儿和父母对治疗的必要性和长期性充分理解，懂得与医生紧密配合，并持之以恒地坚持，才可预防儿童和青少年肥胖的发生。

第三节 小儿腹泻

一、概 述

（一）定义

小儿腹泻（infantile diarrhea）是不同原因引起的一种以大便次数增多和大便性状改变（稀便、水样便、黏液便或脓血便等）为主要表现的儿科消化系统疾病，又称"腹泻病"，是婴幼儿期常见病之一。2 岁以下小儿占发病总人数约 71%，夏、秋季发病率高。需要注意的是，频繁排成形大便以及母乳喂养的婴儿经常排松散的"糊状"粪便不是腹泻的特点，需注意鉴别。

（二）危险因素与病因

小儿腹泻常见的危险因素与病因如下。

1. 消化系统发育未成熟，胃酸和消化酶分泌较少，活性较低，由于处于生长发育高峰期，对营养物质需求量大，胃肠道负担较重，尤其是 1 岁以内的婴儿。

2. 小儿照料者卫生意识差，玩具消毒不到位，饮用水不干净，或者小儿饭前便后未洗手等，容易导致病毒和细菌感染，夏季主要是致泻性大肠埃希菌和痢疾杆菌，秋季主要是轮状病毒。

3. 喂养不当，母乳含有很多抗感染因子，如免疫球蛋白、乳铁蛋白、溶菌体等，热奶过程中温度过高容易被破坏，导致婴幼儿抵抗感染能力下降，另外添加辅食过早过量，不同配方的配方奶过渡未转奶等，均可以引起腹泻。

4. 其他，如对牛奶、麦类食物中的谷蛋白等过敏；气候变化（过冷、温差变化过快导致胃肠蠕动加快）等。

（三）临床表现

1. 轻型腹泻 食欲减退，偶有溢奶或呕吐，大便次数增加但量尚可，常见白色或黄白色奶瓣和泡沫，可有少量黏液，精神尚可，体温偶有低热，无脱水中毒症状。

2. 中型腹泻 介于轻型和重型之间，轻至中度脱水，或有轻度中毒症状。

3. 重型腹泻 腹泻次数和量均增加，大便呈蛋花汤样或水样，可有少量黏液。有明显中毒症状，烦躁、精神萎靡、嗜睡、面色苍白、体温降低等，可有明显脱水、酸中毒、低钾血症。

（四）病程分类

1. 急性腹泻 主要原因为肠道内、外感染。小儿消化系统发育不够成熟，当喂食过多、不定时喂养、过早或过多喂淀粉或脂肪类食物，以及突然改变食物性质时均可引起腹泻。病程不超过 14d。急性水样泻的主要危险是脱水，若腹泻时予以禁食，容易发生急性营养不良。急性血性腹泻，又称为"痢疾"，容易导致肠道损伤、脓毒症、急性营养不良及脱水。

2. 慢性腹泻 是指病程超过 2 个月的腹泻。多数是由于急性感染性腹泻未彻底治疗所致，而长期滥用各种抗生素引起菌群失调或喂养不当等可加重小儿腹泻。人工喂养儿和营养不良儿患此型腹泻者多。慢性腹泻的主要危险是慢性营养不良、严重的非肠道感染、脱水和维生素缺乏。

3. 吸收不良以及免疫性、过敏性腹泻 吸收不良性腹泻有乳糖酶缺乏、蔗糖酶缺乏、葡萄糖半乳糖吸收不良症等；免疫性、过敏性腹泻有牛奶蛋白过敏症、大豆蛋白过敏症、选择性 IgA 缺乏症等。这类疾病虽属少见，但可因诊断不明、治疗措施不及时，使腹泻迁延不愈。

二、营养与小儿腹泻的关系

腹泻是儿童 PEM 的发病原因之一，导致身体和认知发育迟缓，造成不可逆的缺陷。营养不良每年导致全球超过 500 万儿童死亡。虽然腹泻时大量营养素吸收不良，但大部分的碳水化合物、脂肪、蛋白质仍可被吸收。急性腹泻主要改变为水、电解质紊乱，出现不同程度的脱水和代谢性酸中毒、低钾血症、低钙血症、低镁血症等症状。慢性腹泻主要改变为低蛋白血症、贫血及多种维生素缺乏，易出现各种并发症。腹泻还破坏肠道乳糖酶，导致乳糖不耐受，这是婴幼儿腹泻迁延的原因之一。腹泻预后与患儿本身营养状况密切相关，营养状况差者更容易迁延不愈，导致营养状况进一步恶化，营养状况好的患儿腹泻常呈自限性，恢复较快，营养状况迅速得到恢复。

三、营养治疗

（一）治疗原则

急性腹泻的营养治疗原则：减轻小儿肠道负担，恢复消化功能，补充水、电解质，尽快纠正脱水。慢性腹泻的营养治疗原则：在进行对症治疗的基础上应针对腹泻原因治疗，切忌滥用抗生素。

（二）食物和营养素选择

（1）发病初期禁食4～6h，如吐泻严重可延长禁食时间至12～24h，以限制能量来减轻肠道负荷。

（2）因脂肪不容易消化，且脂肪本身有通便作用，有增加腹泻的风险，因此应限制脂肪摄入。单糖、双糖易在肠道内发酵刺激肠道，因此应限制单糖、双糖的摄入。膳食纤维会刺激肠蠕动，同时喝水增加粪便体积，因此避免高膳食纤维食物。供给适量的蛋白质和甲硫氨酸，供给大量的水溶性维生素。

（3）饮食调整要依呕吐、腹泻、中毒症状、食欲及营养情况而定。如临床表现轻，食欲较好可以恢复快些。增加乳量或恢复乳量，添加辅食时应遵循逐渐增加次数和先加少量的原则，食品种类也需逐一改变，使用一种食品适应后再换另一食品。一定要防止过分保守限制而产生饥饿性腹泻，也要杜绝饮食种类和量突然增加或改变过多而加重胃肠负担。

对于已经进食半流食或固体食物的患儿，建议继续日常饮食，食物种类建议选择淀粉、谷类、酸奶、水果和蔬菜。主食可选用粥、汤面、米粉等，蔬菜建议选择去皮的番茄、冬瓜、芋头、土豆等膳食纤维少的食物。

（4）禁食后的营养供给

1）轻型腹泻：开始供正常需要量的1/3～1/2，以后逐渐增加，5～6d后恢复正常需要量。

母乳喂养儿，先哺少量母乳，每次哺5～7min，间歇5～6h，以后逐渐缩短间隔时间，延长哺乳时间至每次15～20min，15d后可恢复正常哺乳。

人工喂养儿，先辅喂5%的米汤少许，以后将牛乳煮沸，以5%米汤冲淡（1∶1或2∶1牛乳），每天3～4次，病情好转后逐渐增加牛奶量，直至正常喂养为止。

2）重型腹泻：禁食后第1天供能42～84kJ/kg（10～20kcal/kg），以后每日增加84～126kJ/kg（20～30kcal/kg），直至正常需要量为止。

母乳喂养儿，先给予少量5%的米汤或焦米汤来代替部分母乳，以后减少米汤量增加母乳，逐渐恢复全部母乳。头几天喂以挤出的母乳可正确控制乳量，母乳先被吸出部分含脂肪量低，哺喂小儿更好。如患儿平时已添加辅助食品应暂停，待消化道症状完全消失后再逐一增加。

人工喂养儿，先喂5%米汤或焦米汤，以后将米汤与脱脂乳间地喂，逐渐减少米汤而增加脱脂乳，待消化道症状完全消失时将部分脱脂乳改为全乳，直至正常需要为止。对大便仍不正常者，可选用酸牛乳或蛋白乳，对原来饮食不足或饮食失调小儿，不必突然改变其饮食习惯，消化功能恢复时应尽快使进食量能满足小儿生长发育所需。

（5）不管患儿被确诊为哪一种腹泻，均应首先明确是否伴有水、电解质的紊乱，并根据水、电解质紊乱的程度和性质制定出不同的补充方案和补充途径。临床上可采取口服补液法和静脉补液法。

（三）食物、营养与预防

小儿腹泻的发病与饮食关系密切。人工喂养儿由于喂养不定时，量过多、过少或食物成分不适宜，个别婴儿对牛奶或某些食物过敏、不耐受，均可引起小儿腹泻。因此，要宣传母乳喂养，指导合理喂养，如各种乳制品或代乳品的调配，添加辅食时应注意时间、原则、方法。人工喂养儿应选择好代乳品的种类。

第四节 遗传代谢性疾病

遗传代谢病是指遗传性生化代谢缺陷的总称。由于基因突变，使蛋白质分子在结构或功能上发生改变，导致酶、受体、载体、辅因子等的缺陷，导致机体生化反应和代谢异常，反应底物或中间代谢产物在体内大量蓄积，引起一系列临床表现。先天性代谢缺陷较多在新生儿期或婴儿期有临床表现。遗传代谢病种类繁多，常见的有 400～500 种，多为常染色体隐性遗传，单一病种患病率较低（发病率大都不足 1/100 000），但总体发病率较高（发病率为 1/2500～1/800），危害严重，应注意早期诊断和治疗。遗传代谢病可根据先天性缺陷所累及的生化物质进行分类，如氨基酸代谢病（苯丙酮尿症、白化病、高同型半胱氨酸血症等）、碳水化合物代谢病（糖原贮积症、果糖不耐受、半乳糖血症、葡萄糖-6-磷酸脱氢酶缺乏症等）、脂肪酸氧化障碍、金属元素代谢异常 [肝豆状核变性、门克斯（Menkes）病等]、核酸代谢异常等。

一、苯丙酮尿症

（一）概述

苯丙酮尿症（phenylketonuria，PKU）是一种最常见的氨基酸代谢缺陷病，因患儿尿液中排出大量苯丙酮酸等代谢产物而得名。本病为常染色体隐性遗传病。

欧洲人群 PKU 的发病率约为 1/10 000，但其在非洲裔美国人群中的发病率较低，约为 1/50 000。PKU 在芬兰罕见，在日本也很罕见，但发病率可能存在显著的地区间差异。我国调查显示发病率约为 1/16 500～1/11 000，北方略高于南方。

患儿出生时表现均正常，随着含有苯丙氨酸的食物摄入增加（如母乳或婴儿配方食品），3～6 个月时出现症状，后逐渐加重，1 岁左右症状最明显。临床表现为不可逆的智力低下，精神分裂症样行为（烦躁易激惹、兴奋多动、攻击性行为等）和癫痫发作，小头畸形，毛发、皮肤、虹膜色泽变浅（酪氨酸产生减少，黑色素合成不足），尿有鼠尿臭味（尿液中含苯乙酸所致）等。约 80% 可见脑电图异常，但无特异性。血苯丙氨酸浓度多大于 $1200\mu mol/L$，而血酪氨酸浓度正常或稍低。

（二）营养与苯丙酮尿症的关系

苯丙氨酸是人体必需氨基酸，进入人体的苯丙氨酸约 25% 用于蛋白质的合成，约 75% 通过苯丙氨酸羟化酶及辅酶四氢生物蝶呤（tetrahydrobiopterin，BH_4）作用转变为酪氨酸，以供合成甲状腺素、肾上腺素、黑色素。绝大部分病例由编码苯丙氨酸羟化酶（phenylalanine hydroxylase，PAH）的基因（定位于人染色体 12q24.1）的突变引起，导致肝脏内苯丙氨酸羟化酶的先天缺陷，苯丙氨酸不能转化为酪氨酸，较多经次要代谢途径分解为苯丙酮酸、苯乙酸等，大量苯丙氨酸及其代谢产物潴留在血液、脑组织及各种组织中，并随尿排出。苯丙氨酸过多可干扰脑的生长、髓鞘形成和神经递质的合成，使脑功能发生障碍甚至出现不可逆转的脑损伤。约 2% 苯丙氨酸浓度升高是由 BH_4 代谢缺陷所致，合成 BH_4 的酶发生基因突变导致 BH_4 不足，苯丙氨酸异常蓄积。因 BH_4 除参与苯丙氨酸代谢外，还参与酪氨酸、色氨酸代谢，因此 BH_4 代谢缺陷时多巴胺、5-羟色胺等重要神经递质合成也将受阻，加重了神经系统的损害。

因本病发病与饮食中苯丙氨酸含量有直接关系，故必须尽早进行低苯丙氨酸饮食治疗。有报道表明，生后 2～3 个月开始饮食治疗可使智力发育接近正常，生后 6 个月开始治疗者，大部分智力低下，4～5 岁以后开始治疗者，已存在严重的智力低下，但可防止脑损伤的发展，并能减少癫痫样发作和行为异常。所以应尽可能在生后 2～3 个月即给予低苯丙氨酸饮食治疗，并经常根据血苯丙氨酸含量调整饮食治疗。一般 1 岁内每周测 1 次，1 岁以后每月测 1 次，3 岁以后每半年测 1 次。血清苯丙氨酸最好保持在 0.12～0.6mmol/L。

（三）营养治疗

1. 饮食治疗　低苯丙氨酸饮食为苯丙酮尿症的主要治疗方法，以维持血浓度大致正常。在症状出现前应尽早开始治疗。对血清苯丙氨酸含量持续≥1.2mmol/L 者，必须严格饮食治疗，而低于此值者不必严格限制饮食，仅需限制蛋白每天摄入 1.2～2.0g/kg 即可。饮食治疗应坚持到青春期以后。应注意低苯丙氨酸饮食的不良反应，如低血糖、低蛋白血症、贫血等。饮食治疗似乎可逆转苯丙酮尿症的所有体征，除了已经发生的认知损害。

2. 食物选择　小儿生长发育所需苯丙氨酸量因年龄而异，生后 2 个月内需 50～70mg/(kg·d)，3～6 个月为 40mg/(kg·d)，7～10 个月为 30mg/(kg·d)，2 岁为 25～30mg/(kg·d)，4 岁以上为 10～30mg（kg·d）。除糖和脂肪外，所有食物均含蛋白质，所有蛋白质均含 3%～5% 的苯丙氨酸。动物性食物、谷物、坚果、土豆、红薯、豆类等所含蛋白质中苯丙氨酸占 5%，绿叶植物蛋白质中含 4%，其他水果、蔬菜蛋白质中含 3%。由此可见，在完全进食正常饮食的情况下，难以做到既保证营养供给以保证生长发育需要，又限制苯丙氨酸的摄入量，必须用特制的食品，如低苯丙氨酸的水解蛋白、酪蛋白酶的水解物、低苯丙氨酸奶粉，这些食品国内均有生产。

人奶含苯丙氨酸较少，约为牛奶的 1/3，很适合小儿食用，因此推荐婴儿实行母乳喂养，并搭配不含苯丙氨酸的配方奶粉，母乳喂养的占比通常限制在 25% 左右，具体取决于疾病的严重程度。由于限制产妇的饮食不会影响母乳的氨基酸组成，不建议产妇采取低苯丙氨酸饮食。添加辅食时应逐渐增加饼干、面包、米饭、蔬菜、脂肪，而对肉类、鱼类、鸡蛋等宜从小量开始，使小儿逐渐适应。新食谱制定后，应在食用 4d 至 1 周后测定血浓度，以便调整食谱，使苯丙氨酸浓度控制在理想范围。此后也应该定期监测血清苯丙氨酸浓度，婴儿每周 1 次，幼儿每月 1～2 次，学龄儿童每月 1 次，及时调整饮食治疗和食物选择。

3. 食谱举例　1～2 岁小儿患苯丙酮尿症，每天提供能量 4.2MJ（1000kcal），蛋白质 20～30g，苯丙氨酸 250mg（表 24-4）。

表 24-4　1～2 岁患儿限制苯丙氨酸食谱

餐次	内容	食物量/g	低苯丙氨酸水解蛋白粉用量/g
早餐	稠粥	（白米）50	8
		（白糖）15	
	蒸南瓜	（南瓜）80	
午餐	麦淀粉糊糊	（麦淀粉）50	8
	碎扁豆	（扁豆）30	
	苹果泥	（苹果）80	
加餐	西瓜	（西瓜）150	
晚餐	麦淀粉面片	（麦淀粉）60	8
	碎番茄	（番茄）50	
加餐	藕粉加糖	（藕粉）15	
		（白糖）15	

4. 食物、营养与预防　由于苯丙酮尿症为常染色体隐性异常，因此应该避免近亲结婚，高危家庭应进行产前诊断，对有本病家族史的夫妻可进行 DNA 分析。开展新生儿筛查，及早发现苯丙酮尿症患儿，尽早开始治疗，防止发生神经系统损害。

二、肝豆状核变性

（一）概述

　　肝豆状核变性（hepatolenticular degeneration，HLD）是一种由 13 号染色体上编码铜转运蛋白 ATP7B 的 ATP7B 基因突变引起的常染色体隐性遗传病，由威尔逊（Wilson）在 1912 年首先描述，故又称为"威尔逊氏症"（Wilson disease，WD）。该基因异常导致肝细胞铜转运障碍，引起铜在肝脏及其他组织（包括脑）内蓄积。世界各地均有发病，在大多数人群中其患病率约为每 30 000 例活产儿中 1 例。临床症状多在 5 岁以后出现，青春期前多以肝病表现为主，临床表现分为肝硬化、慢性活动性肝炎和暴发性肝衰竭三型。精神症状多出现较晚，主要为锥体外系表现，如腱反射亢进、肌张力改变、精细动作困难、构音障碍等。眼科检查发现角膜色素环，又称 K-F 环，呈棕黄色，为本病特征性体征。如果不治疗，通常会威胁生命。

（二）营养与肝豆状核变性的关系

　　食物和水中的铜在小肠上部吸收，经门静脉聚集于肝脏，在肝细胞内，在 P 型铜转运 ATP 酶（ATP7B）的调节下，铜与前铜蓝蛋白结合成结合型铜蓝蛋白，结合型铜蓝蛋白进入血液循环被多种组织摄取而发挥作用。当摄入的铜超过生理需要量，肝细胞处于高铜环境，ATP7B 将重新定位，促使所携带的铜经胆汁以粪铜形式排出，这是铜从体内排出的主要方式，剩余 5%～15% 的铜由肾脏排泄。肝豆状核变性中这种转运出现异常，胆汁排铜障碍，导致铜在一些器官内蓄积（最主要为肝脏、脑和角膜）。随着时间的推移，肝脏进行性损伤，最终发生肝硬化，但不同患者进展速度并不相同。少部分患者（约 5%）发生急性肝衰竭，最常见于进展期肝纤维化患者。此外，患者还可能出现严重的神经系统并发症。

（三）营养治疗

　　本病的治疗原则是减少铜的摄入和增加铜的排出，避免铜在体内沉积，以恢复和维持机体正常功能，治疗越早预后越好。饮食控制是肝豆状核变性治疗中很重要的环节，尤其是治疗初期及重症病例。

　　1. 限制铜的摄入　每日食物中铜含量不应高于 1mg，在平衡膳食的基础上，避免食用富含铜的食物，特别是贝类、坚果、巧克力、蘑菇、内脏、蚕豆、豌豆、玉米等。此外，检测天然饮用水的铜含量，或使用合适的过滤器除去微量元素，避免使用铜制器皿存放或烹调食物。

　　2. 补充蛋白质及微量元素　出现肝硬化时，膳食中蛋白质、碳水化合物、维生素等应充足，因鸡蛋白和牛奶中铜含量相对较低，且为优质蛋白，可适当多用。当出现肝性脑病时应限制蛋白质摄入。

三、糖原贮积症

　　糖原贮积症（glycogen storage disease，GSD）是一类由于参与糖原合成和分解过程中的酶类先天缺陷所造成的糖原代谢障碍性疾病。根据不同的酶缺陷及其他代谢障碍，目前已知分型有 15 种，多数类型可见到糖原在肝脏、肌肉、肾脏等组织累积，其中 GSD Ⅰ型、GSD Ⅲ型、GSD Ⅵ型、GSD Ⅸ型（均累及肝脏）和 GSD Ⅱ型（累及骨骼肌）占绝大多数。

（一）概述

　　GSD Ⅰa 型是糖原贮积症中最常见的一种，由葡萄糖-6-磷酸（glucose-6-phosphate，G6P）水解酶活性缺乏引起，属常染色体隐性遗传的代谢性疾病，又称"von Gierke 病"，在 GSD Ⅰ型中占 80% 以上，发病率为 1/100 000 例活产。GSD Ⅰa 型的特征性表现是代谢性低血糖/乳酸酸中毒，患者的空腹耐受性差，特别是婴幼儿患者，餐后数小时内即可出现低血糖和乳酸酸中毒。患者往往在 3～6 月龄时出现肝大、生长不良和"玩偶样"面容、精神运动发育迟缓，其他临床表现有高尿酸血症、高脂血症、贫血、出血感染倾向等。

GSD Ⅲ型是位于1p21上编码脱支酶（淀粉葡萄糖苷酶）的基因（AGL）发生突变，导致脱支酶缺乏，使糖原在糖链分枝处分解葡萄糖障碍，导致大量形态结构异常的短侧链糖原在肝脏伴或不伴骨骼肌累积，是一种常染色体隐性遗传性糖原贮积症。累及肝脏的肝糖原分解障碍，导致空腹期不能维持正常血糖水平，主要表现为低血糖和肝大。肌糖原是高强度肌肉活动的主要能量来源，累及肌肉的糖原代谢障碍的主要表现为肌肉痉挛、运动不耐受、易疲劳和进行性肌无力。患儿还表现为酮症酸中毒、高脂血症和生长迟缓。

（二）营养与 GSD 的关系

GSD Ⅰa型：糖原分解或糖异生的过程中，葡萄糖-6-磷酸在葡萄糖-6-磷酸酶的作用下释放出游离葡萄糖以供能，维持血糖平衡。葡萄糖-6-磷酸酶主要在肝脏和肾脏中表达，葡萄糖-6-磷酸酶活性缺乏，葡萄糖-6-磷酸堆积于肝脏和肾脏，不能释放葡萄糖，出现空腹低血糖，糖酵解途径增强，丙酮酸、乳酸升高，继而生成大量乙酰辅酶 A，导致甘油三酯、胆固醇、低密度脂蛋白、游离脂肪酸、尿酸水平升高。

GSD Ⅲ型：糖原是葡萄糖的贮存形式，是餐后体内碳水化合物负荷时期由葡萄糖经 α-1,4 糖苷键连接形成的长链聚合物，每隔 4～10 个残基插入一个由 α-1,6 糖苷键连接的支链，在葡萄糖需求大或膳食中葡萄糖摄入量少时分解。基因突变导致脱支酶缺乏，使糖原在糖链分枝处分解葡萄糖障碍，导致大量形态结构异常的短侧链糖原在肝脏伴或不伴骨骼肌累积。

（三）营养治疗

1. GSD Ⅰa 型　GSD Ⅰa 型的治疗目标是维持血糖生理水平，尽可能抑制继发的代谢异常，减轻 GSD 临床症状。

（1）预防低血糖：频繁口服葡萄糖可以维持血糖浓度。

由于婴儿可能无法充分消化玉米淀粉，故可采用母乳喂养或采用添加麦芽糊精的无乳糖配方奶，可能需要整夜持续鼻饲或胃造口管饲，输注速度为婴儿每分钟 8～10mg/kg 的葡萄糖，大龄儿童为每分钟 4～8mg/kg 的葡萄糖。

1 岁以后婴儿胰淀粉酶活性成熟，可从小剂量开始选用生玉米淀粉，它是一种葡萄糖聚合物。生玉米淀粉在体内被逐渐地消化、吸收，因此可以缓慢、稳定地释放葡萄糖，以达到维持血糖的目的。长期治疗可以改善患儿的生长发育，不良反应包括腹泻、肠胃气胀增多和体重过度增加。也可使用其他市售的葡萄糖聚合物产品。

生玉米淀粉的剂量为：幼儿每 3～4 小时 1 次，1 次 1.6g/kg；大龄儿童、青少年每 4～6 小时 1 次，1 次 1.7～2.5g/kg（1 汤匙约为 8.6g）。生玉米淀粉以 1∶2 比例与凉白开混合成生玉米淀粉混悬液服用，不宜加糖，也可与牛奶、酸奶混合。

（2）饮食要求：饮食应以复合碳水化合物为主（占摄入总能量的 60%～70%）。不应摄入糖、水果、果汁、高果糖玉米糖浆和山梨醇。应限制摄入乳糖、半乳糖、果糖和蔗糖（这些食物依赖葡萄糖-6-磷酸酶活性来代谢）。高蛋白质饮食无益于维持血糖水平（糖异生依赖 G6P 的水解）。限制脂肪摄入以预防高脂血症，注意补充维生素和矿物质，尤其是钙。

2. GSD Ⅲ型　GSD Ⅲ型治疗与 GSD Ⅰa 型的治疗基本相同，目标是维持血糖生理水平，尽可能抑制继发的代谢异常，减轻 GSD 临床症状，但 GSD Ⅲ型中低血糖的严重程度往往比 GSD Ⅰa 型中轻，所以治疗要求也相对较低。

夜间持续喂食配方奶粉和频繁喂食生玉米淀粉以维持血糖水平，具体可参照前面 GSD Ⅰa 型治疗部分。但因 GSD Ⅲ型患者的糖异生作用正常，故采用高蛋白饮食有利于生长发育，也无须在饮食中避免果糖和半乳糖。

（刘菊英）

第二十五章　营养与妊娠并发症

　　妊娠是一个特殊的生理时期，孕妇摄取的能量和营养素不仅要满足母体的需要，还要满足胎儿的需要，机体的代谢负担也会大大增加。妊娠期由于激素的改变，孕妇心理和生理的变化使其对食物的摄入、消化、吸收及代谢发生变化，可能会出现食欲降低，能量和营养素摄入不足导致营养不良；或者膳食不平衡，能量摄入过多消耗太少造成能量过剩，导致孕期超重和肥胖。无论是营养不良或营养过剩均会影响胎儿正常的生长发育，也可能增加妊娠高血压和妊娠期糖尿病等妊娠并发症的发生风险，从而导致早产、巨大儿、小于胎龄儿、大于胎龄儿等不良出生结局。此外，妊娠并发症如能尽早进行营养干预和营养治疗，可降低不良出生结局的风险。因此，妊娠期合理的膳食和营养摄入对维持正常的妊娠，防治妊娠并发症，保障母婴健康非常重要。本章节主要关注妊娠剧吐、妊娠期高血压疾病和妊娠合并糖尿病等妊娠并发症的发生发展与营养的关系，以及其营养防治原则和临床营养治疗方案。

第一节　妊娠剧吐

　　孕期由于生理和心理的改变，胃肠道功能发生了变化。绝大多数孕妇在孕早期出现择食、食欲不振、轻度恶心、呕吐、头晕、倦怠等症状，称为早孕反应（morning sickness）。早孕反应多在妊娠12周前后自然消失，一般不需特殊治疗。但是，0.3%～2%的孕妇早孕反应严重而持续，恶心、呕吐频繁，不能进食，并引发脱水、酮症甚至酸中毒等体液失衡及新陈代谢障碍，影响孕妇和胎儿健康，需要住院治疗甚至威胁其生命，称为妊娠剧吐（hyperemesis gravidarum，HG）。

一、概　　述

　　妊娠剧吐多见于首次怀孕或多胎妊娠的妇女，其确切病因尚不明确。激素水平的改变是重要原因，目前多认为与血人绒毛膜促性腺激素（HCG）水平增高以及甲状腺功能改变有关。激素水平的改变导致大脑皮质及皮质下中枢功能失调，致使下丘脑自主神经系统功能紊乱。心理和精神因素与妊娠剧吐密切相关，在精神压力大、情绪紧张、对妊娠恐惧或厌烦、生活不安定、社会地位低下和经济条件差的孕妇中该病的发病率高。营养不良如维生素 B_6 缺乏及幽门螺杆菌感染也可能促使妊娠剧吐的发生。

二、营养与妊娠剧吐的关系

　　妊娠剧吐导致孕妇营养物质的大量丢失，造成营养代谢紊乱。妊娠剧吐患者由于频繁呕吐、不能进食，引起脱水、血容量不足、血液浓缩、细胞外液减少，以及钾、钠、氯等离子丢失，致电解质紊乱及体重下降，下降幅度甚至超过5%。由于营养摄入不足，发生负氮平衡，以致血浆尿素氮及尿酸升高；由于长期饥饿，机体动用脂肪组织供给能量，脂肪组织大量消耗，导致脂肪代谢中间产物丙酮、乙酰乙酸及β-羟丁酸增多，加之肠道碱性液的丢失，形成代谢性酸中毒，还可出现低血糖和维生素、矿物质缺乏。妊娠剧吐时维生素 B_1 摄入量不足，吸收不良，而代谢对其需要量增加，可导致体内维生素 B_1 严重缺乏，进而诱发妊娠期韦尼克脑病（Wernicke encephalopathy，WE）。临床表现为在妊娠剧吐的基础上出现意识障碍或精神症状、眼球运动障碍、躯体性共济失调，多数患者还可有周围神经病变的表现，如多发性神经炎等。病程长达数周者，由于可能出现维生素 C 缺乏，血管脆性增加，可致视网膜出血。

　　妊娠剧吐导致孕妇营养不良及代谢紊乱会严重影响胎儿的生长发育，发生宫内发育迟缓、早产、低出生体重、小于胎龄儿的危险增加，尤其是孕期体重增长不足的孕妇，严重时导致胚胎畸形及出生后智力低下。妊娠剧吐孕妇的情绪改变影响其体内的皮质酮激素水平，可能对孩子出生

353

后的性格和情绪产生不良影响。

三、营养防治

对于妊娠剧吐首先应注意预防。在妊娠前应加强早孕相关知识的宣教，鼓励采取积极的应对方式，注重情感上的交流和理解，消除不必要的担心和顾虑，提高心理健康水平是预防妊娠剧吐的关键。妊娠前 3 个月服用复合维生素、微量元素及叶酸制剂能够降低妊娠期恶心、呕吐的发病率和严重程度。同时，妊娠后尽量给予孕妇喜欢吃的、易消化的食物。少量多餐，清淡为主，保证摄入充足的维生素 B_1、维生素 B_6 和维生素 C 等营养素。妊娠剧吐的营养治疗目的是供给足够的能量及营养素，以满足孕妇及胎儿的需要，纠正水、电解质紊乱和代谢性酸中毒。

1. 轻型妊娠剧吐的营养治疗 对症状轻者应多给予精神鼓励，让患者尽量经口摄入少量食物，但不要为了满足营养需要量而强制孕妇进食。要根据孕妇喜好给予高能量、高维生素、低脂肪、易消化的清淡食物，如烤面包、烤馒头片、苏打饼干、水果、果汁等。固、液体食物分开进食。用餐后不要立刻进食流质，宜在两餐中间补充水分。采用少量多餐的进食方式。鼓励孕妇每日摄入至少 150g 碳水化合物（约 200g 主食），以免发生酮症。妊娠剧吐者对气味相当敏感，因此应让孕妇远离厨房。冷食的气味较小，有助于抑制胃肠蠕动。进食酸奶、冷饮、冰冻山楂水等均能够减少呕吐。此外，便秘也可加重腹胀、呕吐，故应多食用些新鲜蔬菜、水果、薯类等以助于排便。进食后尽量卧床休息 0.5～1h，少活动，以减少呕吐的发生。

生姜对妊娠剧吐的治疗作用现已得到了国内外的公认。有研究认为生姜的作用可能与其能抑制幽门螺杆菌的生长繁殖有关。我国的中医食疗方如生姜橘皮红糖水、姜汁甘蔗露等具有较好的治疗效果。

2. 重型妊娠剧吐的营养治疗 症状重者应住院治疗，可按以下步骤循序渐进地进行处理。

（1）补液和营养支持：孕妇严重呕吐，长时间不能经口进食并出现脱水时，应采用静脉补给营养物质。每日静脉滴注葡萄糖液及葡萄糖盐水共 3000ml。输液中加入氯化钾、维生素 C 及维生素 B_6，同时肌内注射维生素 B_1。合并有代谢性酸中毒者，应根据血二氧化碳结合力值，静脉补充碳酸氢钠溶液。一般经上述治疗 2～3d 后，病情多迅速好转。对于孕妇不能维持体重时，应通过肠内营养管饲（鼻胃管或鼻肠管）来提供营养支持。全肠外营养疗法，即通过胃肠外途径（通常是静脉）供给机体足够的氨基酸、脂肪乳、碳水化合物、维生素、微量元素、电解质和水，因为可能增加菌血症和血栓性疾病的风险，通常在不能耐受肠内营养时使用。

（2）供给高能要素膳：对呕吐停止但消化功能尚未完全恢复者可给予高能要素膳，以满足母体和胎儿的需要，同时促使胃肠道功能逐步恢复正常。

（3）摄取营养丰富的清淡膳食：当孕妇能适量进食时，应供给低脂、高蛋白、高维生素和富含矿物质的食物。少量多餐，每 1～2 小时进食一次，食量可根据孕妇的食欲作相应的调整。若进食量不足，应适当补液。

3. 预防韦尼克脑病 韦尼克脑病是指因体内维生素 B_1 缺乏所引起的一系列神经精神症状。对持续性的妊娠剧吐的治疗除给予必要的补液、纠酸和心理治疗外，还应补充足量的维生素，尤其是维生素 B_1，以预防韦尼克脑病发生。确诊为韦尼克脑病后应立即使用足量维生素 B_1 治疗，剂量为每日 200～400mg。维生素 B_1 的应用能防止疾病的发展，逆转无结构变化的脑损伤。补充维生素 B_1 前，禁用葡萄糖及激素，因前者使丙酮酸脱氢酶反应减慢，维生素 B_1 耗尽，后者可阻止丙酮酸氧化，使意识障碍加深，甚至引起呼吸停止。该病在给予维生素 B_1 治疗后症状可在数日至数周内有不同程度的恢复，可以继续妊娠，约 50% 的患者可至足月妊娠且分娩出健康新生儿。若治疗后神经精神症状未得到明显改善应及时终止妊娠。

第二节　妊娠期高血压疾病

妊娠期高血压疾病（hypertensive disorders of pregnancy，HDP）是妊娠与血压升高并存的一

组疾病，包括妊娠高血压（gestational hypertension）、先兆子痫（preeclampsia）、子痫（eclampsia），以及慢性高血压并发子痫前期（chronic hypertension with superimposed preeclampsia）和妊娠合并慢性高血压。

一、概　述

2018 年国际妊娠期高血压研究学会（International Society for the Study of Hypertension in Pregnancy，ISSHP）制定的《妊娠期高血压疾病：ISSHP 分类、诊断和管理指南》将 HDP 划分为两大类：第一类为妊娠前诊断或妊娠 20 周前新发现的高血压，包括 3 个亚型：慢性高血压（原发性和继发性）、白大衣性高血压和隐蔽性高血压；第二类为妊娠 20 周后发生的高血压，包括 3 个亚型：一过性妊娠高血压、妊娠高血压和先兆子痫（新发或由慢性高血压基础上演进而来）。该分类方法包含了 3 种特殊类型 HDP，即白大衣性高血压、隐蔽性高血压和一过性高血压，强调了孕期血压随访监测的重要性。白大衣性高血压，指诊室血压升高（≥140/90mmHg），但在家庭或工作时血压正常（＜135/85mmHg）。隐匿性高血压，是高血压的特殊类型，临床上难以识别，其特征是诊室血压正常，但在其他时段血压升高，24h 动态血压监测或家庭血压监测可以明确诊断。一过性高血压，指妊娠中晚期新发的高血压，无须任何治疗即可缓解，通常在诊室检查时发现，但随后重复测量血压正常。2020 年中华医学会心血管学分会（Chinese Society of Cardiology，CSC）妊娠期高血压疾病血压管理专家共识采纳了 2018 ISSHP 的这一分类标准。

HDP 发生率为 5%～12%，主要表现为血压升高、水肿、蛋白尿等，严重时出现抽搐、昏迷、心肾功能衰竭。HDP 严重威胁母婴健康，增加产后出血、胎盘早剥、新生儿窒息、早产、剖宫产、死胎、新生儿死亡及低出生体重的发生风险，是孕产妇和围产儿病死率升高的主要原因。

二、营养与妊娠期高血压疾病的关系

妊娠期高血压疾病的发病原因至今尚未阐明。根据流行病学调查，妊娠期高血压疾病发病可能与有高血压家族史、体形矮胖、营养不平衡、低蛋白血症、钙缺乏、气温剧烈变化、免疫功能紊乱等因素有关。虽然妊娠期高血压疾病的病因尚未明确，发病机制较为复杂，但有大量研究资料表明，营养因素与妊娠期高血压疾病的发生发展有重要的联系。

（一）肥胖

营养过剩可导致肥胖。目前，临床上常用 BMI 来判断肥胖。国内外相关研究均表明孕前 BMI 升高，HDP 发生率增加。孕前 BMI≥24kg/m² 的孕妇，其患 HDP 的风险是孕前 BMI＜24kg/m² 孕妇的 3 倍以上。而孕前控制体重可减少 HDP 的发生。

（二）宏量营养素

1. 蛋白质　HDP 孕妇常伴有以白蛋白减少为主的低蛋白血症，可能与以下因素有关：①饮食中的蛋白质摄入不足。有多项调查发现 HDP 孕妇平均每日蛋白质摄入量显著低于正常孕妇；② HDP 患者全身小动脉痉挛，影响了胃肠道对蛋白质的吸收和利用；③与尿中排出蛋白质数量增加有关，也可能存在含氮物质代谢障碍。低蛋白血症可影响胎儿生长发育及母体本身与蛋白质有关的代谢过程，如脂类、钙、锌、铁等物质的转运等，进而对 HDP 孕妇产生不良影响。

2. 脂类　正常妊娠时，由于胎儿生长发育的需要以及母体内分泌的变化，如雌激素、黄体酮和肝脂肪酶活性的改变等导致孕期血脂和脂蛋白代谢的变化，表现为生理性高血脂状态。正常妊娠时，孕期血清总胆固醇（TC）和甘油三酯（TG）自第 9～13 周开始升高，于第 31～36 周达峰值，维持至分娩。由于 HDL-C、LDL-C 也随之升高，因此 LDL-C/HDL-C 比值与非孕妇女相比无显著差异，这可能是正常妊娠虽有高脂血症而未引起血管变化的原因。

HDP 患者血脂、脂蛋白代谢存在明显异常，突出改变在于其 TG 水平较正常孕妇明显升高，而 HDL-C 水平较正常孕妇明显下降，LDL-C/HDL-C 比值明显增高，并且血清脂质过氧化物（lipid peroxide，LPO）成分明显增多，造成对内皮细胞的损害。此外，以花生四烯酸为前体的前列环素（PGI_2）与 HDP 有关，HDP 孕妇母血、脐血甚至胎盘组织中 PGI_2 含量明显下降，而血栓素 A_2（TXA_2）含量升高。PGI_2 有扩张血管抑制血小板聚集的作用，与 TXA_2 作用相反，血中 LDL 可抑制 PGI_2 合成，HDL 则促进 PGI_2 合成，HDP 孕妇血中 LDL 升高而 HDL 下降可使 PGI_2 合成受抑制而促进 HDP 病变发生。有调查发现，HDP 孕妇能量、动物脂肪摄入较多，与血中 TC、LDL-C、TG 及 LDL-C/HDL-C 升高有关。

3. 碳水化合物　对于 HDP 患者，碳水化合物仍是主要供能物质。妊娠晚期胎儿生长发育需要能量较多，孕妇的摄入量也应增加。足够的碳水化合物可保证能量供给、节约蛋白质，但也不可过量，否则会引起孕妇能量过剩，体内脂肪堆积、肥胖，加剧血压升高。

（三）钙

钙是人体含量最多的一种无机元素。作为第二信使，它参与细胞代谢的调节，完成跨膜信息传递，调节神经肌肉的兴奋性，在人体代谢中起着极其重要的作用。近年来，多数研究结果显示，孕妇缺钙与 HDP 发病有关，而孕期补钙能降低 HDP 的发生。

钙的摄入量与 HDP 呈明显负相关，钙摄入量较低的地区（每人每日 240～360mg），HDP 发病率较高（1.5%～12.0%），钙摄入量较高的地区（每人每日 884～1100mg），其发病率则较低（0.4%～0.9%）。血清钙测定结果亦发现，HDP 孕妇血钙水平低于正常孕妇，而且孕早期血钙水平越低，病情越严重。HDP 孕妇血清钙水平降低与体内 1,25-$(OH)_2$-D_3 降低，使肠道吸收钙减少有关。

HDP 孕妇补钙后发现血压有一定程度下降。孕妇血钙降低会刺激甲状旁腺分泌甲状旁腺激素（PTH）。后者增加钙离子内流，使细胞内钙离子浓度增加，引起周围血管平滑肌机械性收缩而使血压升高。因此在孕期补钙，能够减轻或缓解由于血钙降低而引起的甲状旁腺功能亢进，使血压降低，这可能是补钙能预防孕妇高血压疾病的原因。

（四）微量元素

1. 锌　锌在核酸和蛋白质的合成中发挥重要作用，参与体内多种酶的代谢。正常妊娠时，由于胎儿发育的需要，大量的锌自母体输送给胎儿，母体血锌浓度降低。而 HDP 孕妇血清锌显著低于正常孕妇，一般认为锌降低是由于 HDP 患者有肝、肾损害，血浆总蛋白（包括锌结合蛋白）减少及肾上腺皮质功能增强所致。

2. 铁　贫血孕妇的 HDP 发病率高，几乎是正常孕妇的 3～4 倍，尤其妊娠早期血红蛋白低于 100g/L 并伴有严重低蛋白血症者更易发病。补铁可降低 HDP 发生率。贫血孕妇易发 HDP 机制不明，可能与子宫胎盘缺血有关。

3. 硒　是谷胱甘肽过氧化酶的重要组成部分，此酶可防止机体受 LPO 的损害，并提高机体免疫功能，维持细胞膜的完整性，从而改善 LPO 对血管壁的损伤。有研究显示，HDP 孕妇血硒浓度显著低于正常孕妇，其中重症 HDP 患者血硒浓度尤其低，可能与 HDP 患者体内 LPO 产生多，消耗硒较多有关。体内硒减少可致前列环素合成减少，而血栓素合成增加，导致血管收缩，引起血压升高。有研究发现，补充硒可预防 HDP 的发生。

（五）维生素

妊娠期高血压疾病孕妇血中脂质过氧化物较高，而血浆维生素 E 水平及红细胞谷胱甘肽还原酶活性均低于正常孕妇。孕期维生素 E、维生素 C 等抗氧化营养素不足，可使体内脂质过氧化物增多，加重 HDP 的进程。孕期补充维生素 E 和维生素 C 可预防和减缓内皮细胞的损伤和先兆子痫的发展，故应供给孕妇充足的维生素 E 和维生素 C。

最近研究发现，高同型半胱氨酸血症（hyperhomocysteinemia,Hcys）可导致血管内皮细胞损伤，并可能是 HDP 的发病原因之一。而血中 Hcys 升高与饮食中叶酸、维生素 B_{12} 缺乏有关，孕期又易出现叶酸、维生素 B_{12} 摄入不足，故易造成高同型半胱氨酸血症，导致血管内皮受损，从而诱发 HDP。但引起血中 Hcys 升高的因素较多，补充叶酸、维生素 B_{12} 能否理想地降低 Hcys 水平，从而预防 HDP 发生，还有待深入探讨。

另有研究报道，维生素 B_1、B_2 等缺乏，使妊娠期高血压疾病发病率增高。先兆子痫患者胎盘中吡哆醇水平和吡哆醛活性下降，补充维生素 B_6 后孕妇轻度妊娠期高血压疾病发生率显著下降。

三、营养防治

妊娠期高血压疾病与营养密切相关，调整膳食结构是营养防治的重点。主要包括以下几个方面。

（一）遵循合理的膳食模式

膳食模式（dietary pattern）是一个国家、一个地区或个体日常膳食中各类食物的种类、数量及其所占的比例。合理的膳食模式能够有效防治营养相关的慢性病，对 HDP 也能够产生有益的影响。研究发现，预防和控制高血压饮食（dietary approaches to stop hypertension，DASH）即 DASH 饮食能够减少妊娠期高血压患者和慢性高血压合并妊娠患者发生先兆子痫和重度先兆子痫的风险。DASH 饮食强调足量的全谷物、水果、蔬菜摄入；适量的瘦肉、鱼类摄入；适量的脱脂或低脂奶制品摄入；少油脂，尤其是减少动物油脂摄入；减少甜食、糖分摄入；减少红肉摄入；减少食盐摄入。原则可归纳为"五高一低"，即高钾、高镁、高钙、高膳食纤维、高不饱和脂肪酸和低饱和脂肪酸。研究发现，DASH 饮食能显著降低收缩压和舒张压，并且 DASH 饮食比单纯添加钾、镁和膳食纤维效果更好。另外，推荐遵循的膳食模式还包括地中海饮食及中国居民膳食指南所推荐的孕期膳食模式等。

（二）控制体重

孕期能量摄入过高可导致肥胖，而超重和肥胖是 HDP 的一个重要危险因素。控制体重主要通过限制能量摄入和增加体力活动来实现。因此孕期要适当控制主食（碳水化合物）摄入量，不要完全无节制地进食。尽量少用或不用糖果、点心、甜饮料、油炸或油酥点心等添加糖和脂肪含量高的食品。一般的体力活动即可增加能量消耗，对健康十分有益。而定期的体育锻炼则可产生重要的治疗作用，可降低血压、改善糖代谢等。有研究表明，每周 3 次、每次 50min 的有氧运动可以有效降低妊娠高血压、先兆子痫和巨大儿的发生，同时减少孕期增重。孕妇要定期测量体重，保持适宜的体重增长。

（三）适当限制脂肪的摄入

孕期脂肪供能不超过总能量的 25%，其中亚油酸达到总能量的 4%，增加 n-3 系多不饱和脂肪酸的摄入，α-亚麻酸达到总能量的 0.6%，二十碳五烯酸（EPA）和二十二碳六烯酸（DHA）达到 250mg/d。少吃动物性脂肪，代之以植物油，从而增加不饱和脂肪酸的摄入。这样不仅能提供胎儿生长发育所需要的必需脂肪酸，而且有利于降低血脂水平，减轻炎症，增加前列腺素 PGI_2 的合成，舒张血管，降低血压。

（四）补充足量优质蛋白质

HDP 孕妇因尿中排出大量蛋白质，常有低蛋白血症，应摄入优质蛋白以弥补其不足，妊娠期膳食中优质蛋白质至少占蛋白质总量的 1/3 以上，蛋白质供能应占总能量的 15%。禽肉、鱼类、大豆及其制品、脱脂奶类含丰富的优质蛋白质，大豆蛋白能降低胆固醇，对心血管具有保护作用。同时，这些食物中还含有丰富的多不饱和脂肪酸和必需脂肪酸，有益于脂质代谢。但对于肾功能差的孕妇，必须适当控制蛋白质的摄入量，以减轻肾脏的负担。

（五）增加钙、锌的摄入

牛奶及奶制品含丰富而易吸收的钙，是补钙的良好食物。海产品如鱼、牡蛎等贝壳类食物含锌丰富。应尽量做到每日食用牛奶、大豆、海产品等以增加钙、锌的摄入。妊娠期膳食钙推荐摄入量为 800mg/d，锌为 10.5mg/d。由于我国居民膳食中钙、锌摄入普遍不足，如仅从食物中摄取钙、锌等元素，一般难以满足 HDP 患者的需要，在妊娠后期可予以补充钙、锌制剂。

（六）增加蔬菜、水果的摄入

绿叶蔬菜中含有大量胡萝卜素、B 族维生素、维生素 C、钙、镁等，根茎类蔬菜如土豆、白薯等含钾丰富。人群研究提示，钾摄入量与血压呈负相关，其机制可能在于钾抑制肾素-血管紧张素系统，激活钾钠泵，增加钠和水的排泄，降低血管阻力。水果也是维生素 C 和钾的良好来源，蔬菜、水果中还含有丰富的膳食纤维，能降低肠道胆固醇的吸收。所以每日应保证摄入蔬菜 300～500g，水果 200～400g，同时注意种类多样，搭配食用。

（七）限制钠盐的摄入

钠盐在高血压的发病中发挥非常重要的作用。每天摄入过多的钠，通过水钠潴留，增加血容量，增加血管对缩血管因子的敏感性等机制导致血压上升。因此 HDP 孕妇应适当控制钠盐的摄入，尽可能减少烹调用盐，减少味精、酱油等含钠盐的调味品用量，同时少食或不食含盐量高的各类加工食品如咸肉、咸鱼、酸菜、榨菜、酱菜等，以减少水钠潴留。一般对于轻度患者不必严格限制食盐摄入，有严重水肿者，如全身浮肿时，则应严格限制钠和水的摄入。

对于有重度妊娠期高血压疾病而不能进食的孕妇，应采用静脉内补充营养，提供营养治疗。待病情好转时，可给予高能量高碳水化合物流食或半流食。

第三节　妊娠合并糖尿病

妊娠合并糖尿病（diabetes in pregnancy）包括孕前糖尿病（pre-gestational diabetes mellitus，PGDM）和妊娠期糖尿病（gestational diabetes mellitus，GDM）。无论 PGDM 还是 GDM，都会导致孕期高血糖或糖耐量受损，增加不良妊娠结局如自发性流产、胎儿畸形、子痫前期、新生儿脑病、巨大儿、新生儿低血糖、高胆红素血症、新生儿呼吸窘迫综合征等的风险。同时，妊娠合并糖尿病还会增加子代远期肥胖、高血压和 2 型糖尿病的发生风险，GDM 孕妇产后发生 2 型糖尿病的风险也显著增加。

一、概　　述

妊娠合并糖尿病尤其是 GDM 的诊断标准一直存在争议，中华医学会妇产科学分会产科学组/围产医学分会妊娠合并糖尿病协作组制定的《妊娠合并糖尿病诊治指南（2014）》推荐了我国妊娠合并糖尿病的诊断标准。妊娠前已确诊为糖尿病；或妊娠初次检查，空腹血糖（FPG）≥7.0mmol/L 或糖化血红蛋白（HbA1c）≥6.5% 或随机血糖≥11.1mmol/L 且有症状或 OGTT 2h 血糖值≥11.1mmol/L 有一条，则诊断为 PGDM。GDM 指妊娠期发生的糖代谢异常，妊娠期首次发现且血糖升高已经达到糖尿病诊断标准，应诊断为 PGDM 而非 GDM。该指南参考了 2010 年国际妊娠合并糖尿病研究组织（International Association of Diabetic Pregnancy Study Group，IADPSG）推荐的 GDM 诊断标准：尚未被诊断为 PGDM 或 GDM 的孕妇，在妊娠 24～28 周及 28 周后首次就诊时进行 2h 75g OGTT 检查，服糖前、服糖后 1h、2h 血糖值应分别低于 5.1mmol/L、10.0mmol/L、8.5mmol/L（92mg/dl、180mg/dl、153mg/dl），任何一项血糖值达到或超过上述标准则诊断为 GDM。

GDM 的危险因素有高龄、多孕产次、孕前超重或肥胖、糖尿病家族史、妊娠期高血压、孕前月经紊乱、孕期体重增长过快、长期久坐、习惯性吸烟和多囊卵巢综合征等。随着糖尿病的年轻化和育龄期女性超重或肥胖的流行，妊娠合并糖尿病的发病率逐年增加。据报道，全球大约有16.5%的孕妇受到 GDM 的影响，中国孕妇 GDM 患病率达到 14.8%，且患病率整体呈上升趋势。由于妊娠合并糖尿病的发病率高，危害大，美国糖尿病学会（ADA）在 2024 版《糖尿病诊治指南》中对于妊娠期高血糖建议，在孕前、整个孕期以及产后应加强保健咨询和血糖管理，包括医学营养治疗以保证良好的母婴结局。

二、营养与妊娠合并糖尿病的关系

（一）妊娠期母体糖代谢的特点

妊娠期糖代谢有两个特点使孕妇易发生糖耐量降低或高血糖。第一个特点是胎儿只能利用葡萄糖作为能量来源，母体需提供大量葡萄糖以满足胎儿生长发育的需要。妊娠早期胎儿不断从母血中摄取葡萄糖，使孕妇血糖水平略低于非孕时。随妊娠进展，碳水化合物代谢率不断增高，胰岛素的分泌量代偿性增多，以维持其糖代谢平衡。第二个特点是妊娠期特有的几种抗胰岛素因素日益增多，使胰岛素分泌量日渐增加，而且胰岛素廓清延缓，血胰岛素水平上升。孕期特有的抗胰岛素因素包括以下 5 种：①绒毛膜生长激素，又名人胎盘催乳素（human placental lactogen, HPL），是一种由胎盘绒毛合体细胞分泌的多肽，在妊娠 3 周后开始分泌，并逐渐增加。此激素可引起口服糖耐量降低。②雌激素，主要为雌三醇，孕晚期可达非孕期的 1000 倍，可使糖耐量降低。③胎盘胰岛素酶，为一种蛋白酶，可使胰岛素降解为氨基酸及肽而失活。④孕激素，胰岛素可与黄体酮受体相结合。⑤肾上腺皮质激素，也有拮抗胰岛素作用。故妊娠期胰腺需分泌更多的胰岛素才能维持体内血糖的平衡。如胰腺代偿功能不足，将出现糖耐量异常或 GDM。如存在 PGDM 的孕妇，由于孕期糖代谢的改变、长期用药等的影响，血糖更容易出现异常（低血糖或高血糖）。

（二）妊娠合并糖尿病对母儿营养代谢的影响

妊娠合并糖尿病时，在全身内分泌系统发生变化的基础上，出现各种代谢异常。由于胰岛素的不足，肝脏摄取葡萄糖合成肝糖原能力降低，末梢组织利用葡萄糖能力减弱，血中葡萄糖浓度高，而机体则仍处于能量不足状况。为了弥补能量的不足，机体被迫动员体内储存的能量，使蛋白质和脂肪分解加强，糖异生过程加快。随着蛋白质分解、脂肪动员，使体内出现严重的负氮平衡、血氨基酸、非蛋白氮和血脂浓度增高，影响水及酸碱平衡，产生酸中毒等。

患糖尿病的孕妇因糖利用不足，能量不够，常发生产程延长或产后因宫缩不良导致产后出血。因羊水中含糖量过高，刺激羊膜分泌增加，致使羊水过多的发生率可高达 8%～30%。羊水过多易发生胎膜早破，导致早产。另外，因糖尿病患者糖、脂代谢紊乱，常见负氮平衡，可导致骨骼系统内的糖蛋白和胶原合成减少，并可使肾脏合成 1,25-(OH)$_2$-D$_3$ 减少，肠钙吸收少，加之肾小管重吸收率降低，体内钙大量丢失，钙、磷可呈负平衡，血钙、发钙低，故易发生骨质疏松。

由于孕妇血糖增高，葡萄糖可通过胎盘进入胎儿血液循环，而胰岛素不能通过，使胎儿长期处于高血糖状态，刺激胎儿胰岛 β 细胞增生，产生大量胰岛素，活化氨基酸转运系统，促进蛋白、脂肪合成和抑制脂肪分解，使胎儿全身脂肪聚集，导致胎儿巨大。妊娠合并糖尿病时畸形胎儿发生率高，可能与早孕时的高血糖有关，也可能与治疗糖尿病的药物有关，但尚缺乏充足的证据。糖尿病常伴有严重血管病变或产科并发症，影响胎盘血供，而致死胎、死产。新生儿由于母体血糖供应中断而发生反应性低血糖和由于肺泡表面活性物质不足而发生新生儿呼吸窘迫综合征，增加了新生儿死亡率。

三、营养防治

育龄女性在孕期前就应注意平衡膳食，保持健康体重，避免孕前超重和肥胖，并在妊娠期注意饮食均衡，避免体重增长过快，以预防 GDM 的发生。对于妊娠期糖尿病患者，营养治疗是最基本的措施。进行营养治疗的目的是控制血糖和血脂，避免出现高血糖、低血糖和酮症，同时要供给孕妇、胎儿充分营养，保证胎儿健康成长。妊娠期糖尿病的营养治疗原则如下。

（一）合理控制能量

糖尿病患者在妊娠期间，代谢复杂，病情变化多，血糖、尿糖浓度虽然高，但机体对糖的利用率则较低，机体仍需要更多的能量，以弥补尿糖的损失和供给胎儿的需要。能量的需要按标准体重计算，一般糖尿病孕妇在孕中、后期每日供给能量 0.13～0.16MJ（30～38kcal）/kg 体重，每日 7.5～9.2MJ（1800～2200kcal）。根据孕期体重增长情况给予调整，全程增重 10～12kg，一个月不超过 2kg。对于肥胖患者，不应过分限制饮食，但总能量的摄入量也不宜过多，以保持正常体重增长为度。对于体重不足的患者，可相应摄入稍高的能量。总之，应根据孕妇体重增长、血糖、尿糖等病情随时调整糖尿病孕妇膳食的能量，使之既能控制母体糖尿病，又能为发育中的胎儿提供营养需要。

（二）增加蛋白质摄入量

妊娠期糖尿病患者的蛋白质分解增加，氮丢失增多，易发生负氮平衡。因此，蛋白质供给量应较正常孕妇多，每日供给 100～110g，蛋白质供能比应为 15%～20%。乳、蛋、肉、豆制品等优质蛋白质占总蛋白质的 1/3 以上。

（三）减少脂肪摄入量

膳食脂肪提供的能量占膳食总能量的比例在 25% 左右，同时还应控制饱和脂肪酸的摄入量，尽量少食动物性脂肪，包括固体的黄油、牛油、羊油、猪油等。为补充蛋白质应选用低脂肪的瘦肉类食品如鱼类、瘦猪肉、牛肉、羊肉、鸡肉、兔肉及大豆类、低脂奶类等。可选用些坚果类食物（如花生、核桃、瓜子等），以供给较多不饱和脂肪酸。烹调食物时宜选用植物油。

（四）适当限制碳水化合物的摄入

碳水化合物的摄入总量、摄入时间、每次摄入量及组成都应适当控制。碳水化合物摄入总量不宜过高或过低，以每日摄入 200～300g 为宜，占总能量的 50%～60%。在碳水化合物总摄入量既定的情况下，增加餐次，一日最好 5～6 餐，减少每餐进食量。最好选用多糖类如米、面、粗粮及制品等。莜麦面、荞麦面、玉米面等粗杂粮的 GI 低于精米、精面，宜常选用。应严格限制精制糖（单、双糖）的摄入量，避免甜食及甜度高的水果。由于不同食物来源的碳水化合物在消化、吸收、食物相互作用方面的差异以及由此引起的血糖和胰岛素反应的区别，混合膳食使糖消化、吸收缓慢，有利于病情的控制。

（五）增加膳食纤维摄入量

膳食纤维具有良好的降低血糖作用，尤其是果胶等可溶性纤维，延长食物在胃肠道的排空时间，减轻饥饿感，又可延缓葡萄糖的吸收，降低餐后血糖。因此糖尿病孕妇应多选用粗杂粮类为主食，多吃蔬菜、水果、海藻和豆类等富含膳食纤维的食物。

（六）供给充足的维生素和矿物质

维生素，尤其是维生素 B_1、维生素 B_2 和烟酸，在糖代谢中起重要作用，应注意从食物中补充。微量元素中的锌、铬、镁参与体内胰岛素生物合成和体内能量代谢，提高组织对胰岛素的敏感性等，而糖尿病孕妇锌、铬、镁代谢常呈负平衡状态，故应供给充足。

（杨雪锋）

第二十六章　营养与原发性骨质疏松症

骨质疏松症（osteoporosis，OP）是以骨量减少和骨组织微细结构破坏为特征，表现为骨的脆性增加及易于发生骨折的一种全身性骨骼疾病。即使是轻微的创伤或无外伤的情况下也容易发生骨折。该病发病率随年龄增长而增加，女性高于男性，常见于绝经后妇女和老年人。在骨折发生之前，通常无特殊临床表现，往往严重到一定程度时，突然出现疼痛、骨折等症状。因此，骨质疏松症也被称为"沉默的杀手"。随着经济的发展和人民生活水平的提高，人们的寿命普遍延长，人口老龄化已成为世界各国发展过程中不可避免的问题，骨质疏松症的患病率也随着老龄化的趋势在逐年递增。据统计，全世界患骨质疏松的总人数超过 2 亿，其中美国、西欧、日本有 7500 万人，而我国患者已超过 9700 万，高居世界常见病、多发病的第 7 位，是绝经后妇女、中老年人发病率、致残率、死亡率及保健费用消耗较大的疾病之一。

2018 年 10 月 19 日，国家卫生健康委员会发布首个中国骨质疏松症流行病学调查结果显示，我国 50 岁以上人群的骨质疏松症患病率为 19.2%，其中老年女性的骨质疏松问题尤为严重，50 岁以上女性的骨质疏松症患病率为 32.1%，男性为 6.0%，65 岁以上女性的骨质疏松症患病率高达 51.6%。我国男性骨质疏松症患病率与其他国家间差异不大，但女性的患病率显著高于欧美国家，与日韩等亚洲国家相近。调查结果还显示，我国低骨量人群庞大，40～49 岁人群低骨量率为 32.9%，50 岁以上人群低骨量率达到 46.4%，是骨质疏松症的高危人群。骨质疏松症及其导致的骨折不仅给患者带来严重的健康问题，也给社会、个人造成巨大的经济负担。因此，骨质疏松的防治已成为被普遍关注的一项重要公共卫生问题。

第一节　概　　述

目前根据病因将骨质疏松症分为原发性和继发性两大类。原发性骨质疏松症（primary osteoporosis）分为三型，原发性骨质疏松症 Ⅰ 型亦称高转换或绝经后骨质疏松症，以骨吸收增加为主，多见于更年期的妇女；Ⅱ 型亦称低转换或老年性骨质疏松症，以骨形成减少为主，一般发生于 70 岁以上的老年人；特发性骨质疏松症主要发生在青少年，病因尚未阐明。继发性骨质疏松症指由任何影响骨代谢的疾病和（或）药物及其他明确病因导致的骨质疏松症。

骨质疏松症的诊断基于全面的病史采集、体格检查、骨密度测定、影像学检查及必要的生化测定。诊断骨质疏松症的方法基本上以骨密度（bone mineral density，BMD）和骨矿物质含量（bone mineral content，BMC）减少为依据。骨质疏松症的临床诊断主要基于双能 X 射线吸收法（dual energy X-ray absorptiometry，DXA）骨密度测量结果和（或）脆性骨折发生情况。临床上诊断原发性骨质疏松症应包括两个方面：确定是否为骨质疏松症和排除继发性骨质疏松症。

骨质疏松症初期通常没有明显的临床表现，但随着病情进展，骨量不断丢失，骨微结构破坏，患者会出现骨痛、脊柱变形，甚至发生骨质疏松性骨折。部分患者可没有临床症状，仅在发生骨质疏松性骨折等严重并发症后才被诊断为骨质疏松症。

原发性骨质疏松症的发生与年龄、性别、内分泌、遗传、营养状况、运动、生活习惯及免疫因素等有关，其中营养因素在骨质疏松症的发生发展中起着重要的作用。

目前，人们越来越重视肌少症（sarcopenia）在骨质疏松发生和防治过程中的作用。肌少症是一种与增龄相关的进行性、以骨骼肌质量及其力量下降为特征的综合性退行性疾病，会增加跌倒、骨折、躯体失能和死亡等不良事件发生的风险。老年人常见肌少症与骨质疏松相伴出现，成为一种疾病状态，即肌少-骨质疏松症（osteosarcopenia）。流行病学数据显示，居住在社区的 75 岁以上老年人肌少-骨质疏松症的发生率，男性为 59.4%，女性为 48.3%。在骨折患者中观察到肌少-骨质疏松症的发生率最高（低创伤骨折约 46%，髋部骨折 17.1%～96.3%）。

第二节 营养与原发性骨质疏松症的关系

是否发生骨质疏松与年轻时的峰值骨量（peak bone mass，PBM）的高低以及年老时骨量减少的速度有关。各种营养因素在骨质疏松症的发生中起着重要的作用，钙、磷、维生素 D、蛋白质等营养素的摄入水平与骨质疏松症的发生存在着密切关系。

（一）矿物质

1. 钙 是人体内重要的、含量最多的矿物元素，其中 99% 存在于骨骼和牙齿之中，用于维持人体骨骼的物理强度，而且与循环中可溶性钙保持动态平衡。随着尿钙和消化液中钙的丢失，人体需要不断补充足量的钙，以减少骨骼中钙的动员，否则骨中钙丢失的增加会引起骨量减少，引起骨折。动物实验中观察到喂饲低钙饲料的动物其骨长度、骨重量与骨密度均显著低于喂饲一般常备饲料者，且其骨骼很容易骨折。

研究表明，儿童、青少年时期摄入充足的钙有助于在遗传允许的限度内使个体达到更高的峰值骨量。许多在儿童和青少年时期进行的钙干预实验也得到补钙有利于增加骨密度的结果。儿童和青少年时期补充钙剂、奶制品、牛奶或富钙奶粉 1～3 年，其骨量较未补钙的对照者更多。该研究是将原来饮食习惯中的每天 600～800mg 钙提高到 1000～1300mg。推测如果维持较高的钙摄入水平至达到骨峰值的 30 岁以后，则可使骨密度增加 5%～10%，而峰值骨量如果增加 10%，则可使未来发生骨折的危险降低 50%。更有说服力的一项研究是在单卵双胞胎中进行的双盲试验，结果证实补钙组（1600mg/d）腰椎 BMD 明显高于未补钙的对照组（900mg/d）。补钙对于长期低钙摄入儿童的效果尤为明显，有人观察到习惯于低钙摄入（280mg/d）的 8～9 岁中国儿童每日额外接受 300mg 钙 18 个月后，桡骨远端 1/3 处的 BMC 和 BMD 增加值分别比安慰剂组高 18.2% 和 50%。

随年龄增长而出现的钙丢失可能是钙摄入不足和钙吸收功能受损综合作用的结果。老年人血清甲状旁腺激素（parathyroid hormone，PTH）含量随年龄而升高。PTH 在维持细胞外液钙生理浓度恒定上具有重要作用。老年人存在着由于钙摄入不足或吸收功能缺陷而造成的程度不同的低钙血症，机体为维持血钙的水平，将骨中的钙释放入血，导致骨中钙量逐渐减少，易引起骨质疏松，在低钙血症时 PTH 含量继发性升高，可促进骨吸收和骨钙释出，同时加速骨质丢失。因此，膳食钙的摄入量和它的生物可利用性对老年人骨质状况有很大影响。临床试验证实补钙可防止高龄老人骨质丢失和降低骨折发生率。一份纵向研究将平均年龄 84 岁的 3270 名老年妇女随机分为两组，补钙组每日额外获得 1.2g 钙和维生素 D800U。观察持续 18 个月，发现补钙组的股骨颈骨密度增加 2.7%，而安慰剂对照组却下降 4.6%。由于骨密度增加，髋骨骨折减少 43%，总骨折率下降 32%。研究发现，老年男女每日钙摄入量低于 400～500mg 是骨折风险增加的一个阈值界限。

绝经期妇女骨质疏松症与雌激素水平降低有关。但适宜的钙摄入在预防绝经后妇女骨质疏松症上仍有着不可替代的作用：①用血浆中 ^{45}Ca 衰减曲线药代动力学方法评价补钙效果，发现给绝经期妇女补充 $CaCO_3$ 形式的钙可以降低骨吸收。②补钙可以使反映骨吸收的重要指标尿羟脯氨酸排出量降低。③补充雌激素或接受雌激素替代治疗的绝经期妇女摄入 1000mg/d 钙可以获得钙平衡，而未用激素者在摄入 1500mg/d 钙时，也同样可以获得钙平衡。④以往钙摄入低于 400mg/d 的妇女在补充柠檬酸苹果酸钙（calcium citrate malate，CCM）后，能够显著地延缓脊柱、股骨颈和桡骨 BMD 的降低。

流行病学资料显示，钙摄入量与椎骨骨折发生率呈负相关。据一项钙摄入与骨质疏松症骨折关系的调查，日本妇女平均钙摄入量最低（400mg/d），骨折发生率最高，而芬兰妇女钙摄入最高（1300mg/d），骨折发生率最低。在南斯拉夫相同经济状况的 2 个地区居民中进行的调查证实，高钙摄入地区髋骨骨折率比低钙摄入地区低 50%。

2. 磷 是骨质中仅次于钙的第二大无机盐，与钙以一个适宜的比值构成羟基磷灰石，以维持骨骼健康。增加膳食磷摄入可降低钙在肠内吸收，目前认为与血清磷在肾合成 $1,25-(OH)_2-D_3$ 调节上的重要作用有关。当每天膳食磷从<500mg 增加到 3000mg 时，$1,25-(OH)_2-D_3$ 合成速度降低，使其血清浓度从高于正常 80% 降至正常范围。因增加磷摄入，同时减少肾钙排泄，故对健康成人钙平衡可能无影响。然而，对于肾功能下降，或需要更大正钙平衡者，则可能产生不良影响。特别是高磷低钙膳食，对处于骨质增长期的儿童青少年，可能会妨碍骨质正常生长发育，而对于钙吸收和转运功能低下的老年人，则可能导致继发性甲状旁腺功能亢进，从而加速与年龄相关的骨丢失。也有研究表明，每增加 100mg 的磷摄入量将会增加 9% 的骨折风险。有研究者发现钙磷比值低的饮食会使血 PTH 和尿钙水平增加，可能会干扰骨代谢和增加骨吸收，这也间接证明了高磷饮食对骨的不利影响。因此，膳食中的磷摄入量应适量，膳食中钙磷比维持在 2:1～1:1 比较好，不宜低于 1:2。

3. 镁 是人体细胞内的主要阳离子，浓集于线粒体中，是体内多种细胞基本生化反应的必需物质，其中 60%～65% 存在于骨骼、牙齿，27% 分布于软组织。镁是促进骨生长、维护骨细胞结构与功能的重要矿物质。镁与其他一些电解质、维生素 D 以及 PTH 之间存在相互关联。血镁高低可直接或间接影响钙平衡与骨代谢。有研究者发现每日给年轻成年男性口服补充适量的镁（350mg），能显著降低血清中骨形成和骨吸收的生化标志物，首次证明每天给青壮年口服补充标准量的镁能短暂性地抑制骨转换，而骨转换的增强被认为是骨质疏松患者骨量丢失的潜在致病原因。一项随机对照试验发现，给镁摄入欠佳的少女补充镁能增加其髋部的骨密度。动物实验证明，镁对骨的生长是必需的，其可直接影响骨的代谢。如对怀孕大鼠进行低镁喂养时，其幼子的矿化骨减少，可发生多种骨骼畸形。长期禁食、胃肠切除术后、长期腹泻、血液透析等特殊情况下才可引起镁的吸收不良或丢失过多。经实验证实，当机体缺镁时，尽管摄入和吸收了足够的钙，仍可出现低血钙与低血磷，而造成骨质疏松。

4. 钠、钾 钠在肾脏内能增加尿钙的排泄，尿钠浓度（可反映钠的摄入量）和尿钙的排泄成正比。长期摄入低钙高盐的膳食，会造成骨的高溶解，导致骨密度较低。但若同时摄入充足的钙和钾，可以减少钠对骨健康构成的威胁。钾对骨骼健康的影响主要是影响钙平衡，它能调节尿钙的存留和排泄。研究证实膳食中增加钾的摄入，可促进钙的吸收，缓解较高的骨溶解，使骨丢失量减少，达到骨密度增高的目的。而长期进食低钾膳食，会促使尿中的钠增加尿钙的排出，可能会影响骨密度达到峰值，并加快骨矿物含量的下降。我国北方地区饮食习惯口味偏咸，易于导致尿钙丢失增加。

5. 微量元素 微量元素中的锌、铜、氟、锰、锶与骨代谢关系密切。

锌是增加成骨细胞的数量和骨形成的必需微量元素。锌是骨中最丰富的微量元素，质量浓度每克骨可高达 $300\mu g$，是骨代谢中的一个重要因素。锌缺乏伴随着骨重塑的不平衡。锌离子作为主要转录因子的促进者，能刺激成骨细胞增殖和分化，锌还能抑制破骨细胞的分化，影响骨形成。锌能通过增加成骨细胞生长及小鼠原成骨细胞（MC3T3-E1）中的碱性磷酸酶（ALP）和胶原蛋白的合成来增加骨形成。缺锌能降低骨量，延缓骨代谢，妨碍骨骼的生长、发育及骨骼的健康。缺锌时，含锌酶的活性迅速下降，直接影响其刺激软骨生长的生物学效应。成骨细胞活性降低，骨骼发育受抑制，影响骨细胞的生长、成熟与骨的钙化，在成骨细胞居多的部位表现最为明显，X线检查显示骨龄推迟。

含铜的赖氨酰氧化酶能促进骨骼、皮肤和血管中弹性蛋白与胶原蛋白的交联。成人体内如果铜缺乏，会影响骨胶原的合成与稳定性，使其强度减弱，骨骼的矿化作用不良，成骨细胞活动减少、停滞。临床检查发现骨质异常、骨骼变形、结构疏松，发生骨折的危险性增加。人头发中铜低可能是原发性骨质疏松症的骨外表现，可作为疾病早期的特征，用于诊断。由于绝经后妇女雌激素水平降低影响血浆铜蓝蛋白水平，长期使用糖皮质激素治疗导致体内铜水平降低，乳糖干扰铜代谢，因而应该更加注意微量元素，特别是铜在绝经后妇女骨质疏松病因学中的作用。

氟由于抗龋齿作用而被确定为人体必需微量元素。氟过多摄入可以通过对成骨细胞作用促进骨形成，但同时可造成皮质骨骨矿化不全。流行病学调查显示，水氟含量≥4mg/L的高氟区居民较氟含量为1mg/L的正常地区居民骨折发生率明显增高。但是，水氟含量范围为0.7～1.2mg/L时，氟含量与骨质疏松症及其骨折发生率之间无相关性。

锰参与软骨和骨骼形成所需的糖蛋白的合成，在糖胺聚糖的合成中需要锰激活葡糖基转移酶。卜硫酸软骨素是软骨和骨骼发育至关重要的糖胺聚糖，缺锰时会导致硫酸软骨素合成障碍，进而妨碍软骨生长，造成软骨结构和成分改变。缺锰也可能通过动员骨盐，引起骨化异常，骨发育不良；皮质激素可致骨质疏松大鼠锰含量下降。有学者认为缺锰是骨质疏松症的潜在致病因素。大量研究表明，锶元素对体内骨骼中代谢有显著影响，锶既有抑制骨吸收，又有促进骨形成的作用。

（二）维生素

1. 维生素 D　维生素 D 的体内活性形式为 $1,25\text{-}(OH)_2\text{-}D_3$。从食物中摄入的和皮肤表皮组织合成的维生素 D 需在肝脏和肾脏进行二次羟化才能转变为这种激素活性形式。维生素 D 促进骨形成。成骨细胞上有 $1,25\text{-}(OH)_2\text{-}D_3$ 的受体，是维生素 D 作用的重要靶细胞，$1,25\text{-}(OH)_2\text{-}D_3$ 可促成骨细胞合成骨钙素等，使骨组织胶原矿化，这是维生素 D 对骨形成的直接作用；另外，肠黏膜中也有 $1,25\text{-}(OH)_2\text{-}D_3$ 的受体，尤以十二指肠最多，诱导小肠上皮合成钙结合蛋白，其与钙离子有较大的亲和力，1 分子钙结合蛋白结合 2 个钙离子从而促进钙吸收。维生素 D 缺乏对钙代谢，成骨细胞的活性，基质骨化，骨重塑都有不利影响，从而影响骨密度。维生素缺乏还会引起继发性甲状旁腺功能亢进，促进 PTH 分泌，增强骨吸收，从而导致皮质骨丢失、骨质疏松和骨折。通常情况下正常人通过皮肤合成充足的维生素 D 以满足机体的需要。我国人群维生素 D 缺乏的发生率较高，尤其是冬季。一项多中心全国性的维生素 D 营养状况调查结果显示，夏季 43.8% 的绝经后妇女为维生素 D 缺乏，86.5% 的绝经后妇女为维生素 D 不足，冬季 61.4% 的绝经后妇女为维生素 D 缺乏，91.2% 的绝经后妇女为维生素 D 不足。冬季，北方高纬度地区居民，不能进行户外活动的老年人和慢性神经疾病、胃肠道疾病、慢性肝病、慢性肾病及一些皮肤维生素 D 合成障碍患者则需要从饮食或药品中补充维生素 D。由于老年人户外活动少及肾脏功能降低，血清维生素 D，特别是 $1,25\text{-}(OH)_2\text{-}D_3$ 的浓度常常低于年轻人。$1,25\text{-}(OH)_2\text{-}D_3$ 的数量和效能降低可能是导致老年人骨质疏松发生的重要原因之一。适当补充维生素 D 能够延缓骨质丢失和骨折发生率。

2. 维生素 K　是骨钙素（osteocalcin，OCN）中谷氨酸 γ 羧化的重要辅酶。OCN 是由成骨细胞合成并分泌于骨基质中的一种非胶原蛋白，其中的谷氨酸 γ 羧化后才具有生物活性，羧化后的骨钙素与钙离子和羟基磷灰石结合，使骨矿化，促进骨的形成。低维生素 K 摄入可导致谷氨酸蛋白羧化不全，引起骨组织代谢紊乱，增加骨质疏松的危险。同时，维生素 K 还通过抑制 NF-κB 活化等途径促进成骨、抑制骨吸收，双向调节骨代谢平衡，是一种对骨健康重要的维生素。维生素 K 与骨健康关系的流行病学研究显示，骨钙素的羧化是评价维生素 K 状况的一项灵敏指标。绝经妇女血中未羧化骨钙素水平与骨密度及髋部骨折率呈负相关关系。研究表明，维生素 K 能有效增加骨密度，减少骨折发生率，对各种原因引起的骨质疏松有治疗作用。同时，当前采用的剂量水平并无可观察到的副作用。一项随机对照试验发现，对绝经后的韩国妇女补充维生素 D 和钙的同时补充维生素 K，可以增加其第 3 腰椎的 BMD，并降低血清中羧化不全的骨钙素的质量浓度。有研究者在对 440 名骨量减少的绝经后妇女的研究中得出结论：每天补充 5mg 维生素 K_1，持续 2～4 年，可以预防骨量减少的绝经后妇女骨折的发生。

3. 维生素 A　在体内具有多种生理功能，它是上皮组织生长和分化所必需，也为骨的生长、生殖和胚胎发育所需要。维生素 A 参与骨有机质胶原和糖胺聚糖的合成，对骨骼钙化有利。维生素 A 摄入量或血清维生素 A 水平由低到高对骨折风险的影响呈现 U 型量效关系。维生素 A 过量可促进骨吸收，导致骨量丢失，骨密度降低，骨折风险增加；而缺乏同样会对骨骼产生不利影响。

成骨细胞和破骨细胞上可能都存在视黄醇受体，视黄酸抑制成骨细胞发挥功能，刺激破骨细胞形成。如果持续摄入高剂量的维生素 A，骨量丢失会加重骨脆性危险，最终导致骨折。动物实验发现，摄入过高的维生素 A 可引起骨脱矿。因此，高摄入量的维生素 A 是不可取的。

4. 维生素 C　能促进成骨细胞生长，增加机体对钙的吸收。细胞和动物实验表明，维生素 C 在促进胶原蛋白合成、骨基质发育、促进软骨细胞和成骨细胞分化、限制骨吸收方面发挥重要作用。因此，维生素 C 可能有助于加强骨质量和预防骨折。有实验表明，去卵巢大鼠骨密度显著下降，而补充维生素 C 能有效地在可控制水平上恢复骨密度；卵巢切除能诱导骨和血浆中的氧化应激，氧化应激与骨密度下降有关联，维生素 C 作为抗氧化剂能减少氧化应激反应。在美国田纳西州 51～60 岁的人群中也发现维生素 C 与指（趾）骨密度呈正相关。其他观察性人群研究也发现，人群中膳食或补充剂来源的高维生素 C 摄入，都与高骨密度和低骨折发生率呈正相关关系。在南非班图尼格罗人中发现拒绝摄入维生素 C 的工人患有骨质疏松症。

5. 维生素 E　包含两大类生物活性物质：生育酚和生育三烯酚。维生素 E 通过抗氧化、抗炎性反应和免疫调节等机制影响骨代谢，在细胞和骨质疏松动物模型中被证实可通过多种信号因子调节途径，促进成骨和抑制破骨。

（三）蛋白质

蛋白质对骨健康的影响存在矛盾。一方面，骨基质主要是由胶原蛋白构成，蛋白质作为合成骨基质的原料显得非常重要。蛋白质摄入量对生长激素、胰岛素样生长因子-1 的合成和分泌，以及对骨基质中 I 型胶原和许多其他非胶原蛋白质（骨钙素、骨涎蛋白和基质 Gla 蛋白）的合成都至关重要。当饮食中的蛋白质数量从缺乏增加到适宜水平时，钙的吸收、肌肉的强度和质量会随之增加。蛋白质摄入不足会引起不适当的蛋白质代谢，可导致骨微结构的不利变化，从而降低骨强度。另一方面，蛋白质吸收后释放的酸性氨基酸，如半胱氨酸和甲硫氨酸，能刺激破骨细胞骨吸收，从而减少骨密度。较高的蛋白质饮食会促进尿液中钙的排泄，其机制是，高蛋白饮食使体内含硫氨基酸增多，从而引起高的酸负荷。此时，机体从骨骼中提取钙以平衡体内的 pH，然后由肾排出，这表明了其对骨的不利影响。然而，有研究发现，高蛋白质摄入会导致肠道吸收钙增加，故推测高蛋白质饮食引起的尿钙排泄可能是由肠道吸收钙增加而非骨吸收增加导致。

高蛋白质膳食是否因增加钙的流失从而对骨骼健康有不利作用，不同的实验结果不同。关于高蛋白摄入导致钙丢失的机制尚未完全明确，尚无足够的证据明确预防骨质疏松症的蛋白质适宜摄入水平。

（四）其他膳食因素

蔬菜中的草酸、谷类中的植酸、过高的膳食纤维等都能影响肠道对钙的吸收，使机体对钙需要量加大。饱和脂肪可能通过多种途径来威胁骨健康，它能通过降低细胞膜的流动性，减少细胞膜囊泡刷状缘对钙的摄取，从而影响钙的吸收和成骨细胞的形成等。大豆异黄酮是存在于大豆及其制品中的一类植物雌激素。大量研究表明，异黄酮能对骨代谢产生明显影响，促进骨形成，抑制骨吸收，有效地预防骨质疏松症的发生。流行病学研究也提示，它可能对骨质疏松症的发生有一定预防作用。

第三节　营养与运动治疗

不健康生活方式是骨质疏松症的危险因素中的可控因素，包括体力活动少、吸烟、过量饮酒、过多饮用含咖啡因的饮料、营养失衡、蛋白质摄入过多或不足、钙和（或）维生素 D 缺乏、高钠饮食、体质量过低等。目前已经有多种药物用于骨质疏松症的治疗，但在防治骨质疏松的过程中，营养和运动是不容忽视的基础治疗手段。

一、营养治疗

骨质疏松症主要是骨基质和矿物质均不足，骨质含量减少，骨脆弱，其后果是容易造成骨痛、骨折、形体畸形等。骨量是随着年龄的增长而不断变化的，大约在 30 岁达到顶峰（骨峰值），以后逐年下降。骨峰值越高，人们今后发生骨质疏松的可能性越小或时间越晚。因此，骨质疏松的预防比治疗更为重要。自青少年时期起就应注意平衡膳食和积极进行户外运动，获取充足的钙和维生素 D，以获得最佳骨峰值，并在中老年时补充钙质，减缓骨量下降的速度，延缓并降低老年时期的骨量丢失率，从而有效预防老年后出现骨质疏松。骨质疏松症营养防治的目标是在合理能量和蛋白质供给的基础上，通过膳食补充钙、维生素 D 等营养素，预防和治疗骨质疏松症。

（一）能量供应量应与需要量适应

能量摄入影响机体瘦组织（肌肉）质量。大量研究表明，瘦组织与骨骼各部位的骨密度及骨强度呈显著正相关，低 BMI 是骨质疏松的重要危险因素。超重、肥胖患者的骨折风险升高。能量的摄入量应与个人年龄、生理状况、劳动强度等相适应，保持适宜体重，既要防止能量长期超量摄入，导致肥胖，又要避免盲目节食、减肥，导致营养不良。关于各类人群能量摄入量的推荐值请参照《中国居民膳食营养素参考摄入量（2023 版）》。成人维持 BMI 的适宜值为 $18.5 \sim 24 \text{kg/m}^2$，老年人 BMI 的适宜值为 $20.0 \sim 26.9 \text{kg/m}^2$。

（二）适量的蛋白质

蛋白质是组成骨基质的原料，适量的蛋白质可增加钙的吸收与储存，对防止和延缓骨质疏松有利。但过量的蛋白质有可能促进钙排泄，因此蛋白质的摄入应适量。健康成人每天摄入 $1.0 \sim 1.2 \text{g/kg}$ 的蛋白质比较合适，处于生长期、妊娠期、哺乳期则应酌量增加。一些富含胶原蛋白和弹性蛋白的食物（如牛奶、蛋类、核桃、动物软骨、碎骨糊、肉皮、猪蹄胶冻、鸡爪等）可适当选用。

（三）充足的钙

成人每天通过膳食达到钙的供给量为 800mg，更年期后的妇女和老年人应达到 1000mg/d，妇女妊娠期和哺乳期钙的摄入量应增加到 1200mg/d。食物补钙最为安全，也容易被人体接受。奶和奶制品含钙丰富，吸收率高，是钙的理想来源。中国妇女饮食钙摄入较少（平均<500mg/d）。香港进行对照试验显示，服用高钙奶（800mg/d）2 年，骨质丢失显著减少。大豆和豆制品如豆腐除了含丰富的钙质外，还含大豆异黄酮，可以降低骨破坏，增加骨形成和骨密度；带壳食物往往富含钙，虾、蟹等动物肉本身也有一定钙含量，如能嚼壳一起吃，吃进去的钙就更多；花生、瓜子、杏仁等坚果含钙质。必要时可采用钙剂或钙强化食品来补钙，但是要注意钙的可耐受最高摄入量，总钙摄入量最好不要超过此值。

（四）适量且平衡的无机盐

合适的钙磷比例有利于钙的利用和减慢骨钙丢失，如磷摄入过多会加重骨质疏松的危险性，膳食磷的成人推荐摄入量为 720mg/d。妇女绝经后骨质疏松被认为与镁的缺乏有关，应注意选用一些富含镁的食物，镁的成人推荐摄入量为 330mg/d。绿叶蔬菜、粗粮、坚果、蘑菇、海带等含镁较高。缺锌时，含锌酶的活性迅速下降，骨骼生长受抑制，骨折延迟愈合，因此，要摄入一些含锌高的食品，如海鱼、牡蛎等，蛋类、大豆、面筋，以及某些坚果如核桃、花生、松子、瓜子仁等食品。铜缺乏会导致骨骼变形，结构疏松，易发生骨折。应摄入一些含铜高的食品，有虾、蟹、贝类包括牡蛎、螺等，动物肝、肾、脑、蘑菇、坚果、干黄豆、巧克力和可可粉等。

（五）丰富的维生素

维生素D调节钙、磷代谢，促进钙、磷吸收和骨胶原合成，65岁以下的人群推荐摄入量为10μg/d。65岁以上的老人要适当增加维生素D的摄入达到15μg/d。因此，老年人均应多进行户外活动，多晒太阳，以增加体内维生素D的合成。老年人可在医生的指导下适量补充维生素D。多摄入富含维生素D的食物，如鱼肉、奶油、蛋、肝、牛奶等。必要时可服用维生素D强化食品或在医生的指导下采用维生素D制剂。维生素C有利于钙的吸收和钙在骨骼中的沉积。故应多吃新鲜的水果和蔬菜，如柳橙、杧果、奇异果、番茄、芥蓝、菜心等。骨质疏松症尤其是骨折者，血清维生素K水平低，可适当补充维生素K。中国成人维生素K的适宜摄入量为80μg/d，建议骨质疏松患者和高危人群保证深绿叶蔬菜的摄入量，占每日蔬菜量的1/2，满足维生素K摄入。有证据表明，成骨细胞和破骨细胞中都含有视黄醛，因此维生素A在骨重建中发挥重要作用。维生素A水平过高或过低都对骨骼健康不利，因此维生素A应适量摄入。动物类食品，红色、黄色、橙色蔬菜是维生素A的良好来源。

（六）科学的膳食调配和烹调加工

烹调加工应尽量消除和避免干扰钙吸收的膳食因素。谷类中的植酸及某些蔬菜如菠菜、蕹菜、苋菜等中的草酸影响钙的吸收和利用。含草酸盐过多的菠菜、蕹菜、苋菜等可以先在沸水中烫一下，除去部分草酸。烹调加醋，有利于钙在酸性环境中溶解和被吸收。谷类如面粉、玉米粉、豆粉用发酵的方法，可减少植酸含量。对含钠多的食物如酱油、盐渍或腌制肉、酱菜、咸菜、咸鱼、火腿、香肠等宜少吃或不吃。

此外，加强自我保健意识，建立健康的生活方式，改变不良嗜好和饮食习惯，不饮酒或适量饮酒，不抽烟，避免高脂食物，以及咖啡、可乐等碳酸饮料，浓茶等刺激性饮料。

目前，医学家和营养学家都认为食物疗法对预防骨质疏松症的效果比较显著，下面介绍几种骨质疏松食疗方法：

1. 虾皮拌青椒 青椒350g，洗净切丝，虾皮60g，加食盐、食醋、香油、味精各适量，拌匀食用，有开胃消食、补肾壮阳、祛风湿之功效，对骨质疏松、软骨病等有益处。

2. 炼乳芸豆 芸豆、炼乳、白糖、蜂蜜各适量。芸豆用水泡涨，放入锅中，加适量水、白糖、蜂蜜煮烂。食用时蘸少许炼乳即可。带皮芸豆更是钙含量非常高的一种食品，每100g带皮芸豆含钙达349mg。

3. 燕麦黑芝麻粥 大米、燕麦、黑芝麻、白糖各适量。燕麦用水泡开备用。将大米和黑芝麻煮成粥，出锅前放入燕麦，再煮5min，放入适量白糖拌匀即可。燕麦的钙含量高，是精白大米的7.5倍，而黑芝麻的补钙和养生效果优于白芝麻。

4. 泥鳅烧豆腐 泥鳅、豆腐、姜、葱、盐、鸡精、料酒、香油、高汤、胡椒粉各适量。泥鳅宰杀、洗净，上笼蒸约3min，取出备用。砂锅内放适量高汤，下入豆腐块、泥鳅、姜片、葱段，调味后小火炖煮，最后淋少许香油即可。

5. 食谱举例 骨质疏松症患者一日食谱举例见表26-1。

表26-1 骨质疏松症患者一日食谱

早餐	脱脂牛奶250ml，馒头（面粉50g），煮鸡蛋（鸡蛋50g），拌黄瓜（黄瓜50g）
午餐	米饭（大米125g），豆腐干炒瘦猪肉（豆腐干50g，瘦猪肉50g），虾皮冬瓜汤（虾皮8g，冬瓜150g），水果（橙子100g）
晚餐	米饭（大米100g），清蒸鱼（鲈鱼100g），炒素菜（油菜200g），海带猪骨汤（海带30g，猪骨25g）
能量 7.6MJ（1825.3kcal）：蛋白质85.5g，脂肪47.0g，碳水化合物262.9g，钙1088.1mg

全日烹调用油20g

二、运动治疗

运动可改善机体敏捷性、力量、姿势及平衡等，降低跌倒风险，有助于增加骨密度。因此，防治骨质疏松，良好的运动习惯需保持并贯穿于从儿童青少年到老年的整个生命周期。缺乏运动也是与肌少-骨质疏松症相关的危险因素之一，而阻力训练是预防肌少症和脆性骨折最经济有效的方法。

建议进行有助于骨健康的体育锻炼和康复治疗，适合骨质疏松症患者的运动包括负重运动及抗阻运动，推荐规律的负重及肌肉力量练习，以减少跌倒和骨折风险。肌肉力量练习包括重量训练，其他抗阻运动及行走、慢跑、太极拳、瑜伽、舞蹈和乒乓球等。运动应循序渐进、持之以恒。骨质疏松症患者开始新的运动训练前应咨询临床医生，要量力而行，根据自身健康水平，决定体力活动的程度。

（杨　艳）

第二十七章 营养与口腔疾病

口腔疾病是人类的常见病、多发病。常见的口腔疾病为龋齿、牙周病、错颌畸形和颞下颌关节紊乱病，通常称为口腔四大疾病。WHO 已将牙病之一的龋齿同心血管病、肿瘤列为重点防治的三大疾病。口腔疾病与全身系统性疾病是一个局部与整体的关系，不少代谢性与营养性疾病都可能引起口腔疾病。此外，营养缺乏也是导致口腔疾病的一个重要原因。食品营养与口腔保健的关系十分密切。食物中的营养物质通过吸收可以增强口腔防病能力。但食物又可通过菌斑细菌代谢产物的作用引起牙病。因此对食物的选用要有一个比较全面的考虑。

第一节 概　述

营养对牙齿与颌骨的发育影响很大。妊娠期母体的营养与健康对子代牙齿与颌骨的发育有一定的影响，胎儿从第 2 个月起，乳牙的牙板就开始发生，至第 5 个月时，牙体硬组织形成，婴儿颌骨内乳牙的牙冠已钙化一半左右。这时进入乳牙中的无机盐总量约为 0.5g，约相当于成熟乳牙的无机盐含量的 1/5。而婴儿半岁至 1 岁时，可见 4 个切牙，其余乳牙牙冠都已形成，且恒牙的牙尖部也已形成。这一时期的婴儿，如遭受营养障碍或发生佝偻病时，可使恒牙的牙釉质发育不全，在 2～6 岁时期，营养不良可对全部恒牙发育和钙化有影响。因为除了口腔中的 20 个乳牙以外，在颌骨里还有 28 个恒牙牙胚。如果乳牙发生感染或龋坏，可以破坏下方恒牙的牙胚组织，使恒牙被迫长成倾斜或错位，造成日后牙列不齐，或恒牙发育和钙化不良。健康的乳牙可以保证幼儿期的消化、吸收和口部发育良好，也保证日后有一副完整的恒牙，在构成牙齿与颌骨过程中，需要一定的原料，就是必须从饮食中获得的蛋白质、无机盐与维生素。

第二节 营养与口腔疾病的关系

（一）几种营养性及代谢性疾病的口腔症状

口腔症状与全身系统性疾病是局部和整体的关系。不少营养缺乏症、代谢性疾病、内分泌疾病等都可引起口腔病变。在疾病的诊断和治疗中不能忽略对口腔症状的观察，以求诊断精确。

1. 缺水　人体缺水时最敏感而症状出现最早的首推口腔，口干燥是缺水的第一个信号。但某些系统性疾病如甲状腺功能亢进、糖尿病、高热以及唾液腺的分泌障碍也可引发口干燥。缺水可引起黏膜干燥，唇舌颊运动不便，使发音、进食、咀嚼及吞咽困难，自觉苦味、口臭、多龋，促使牙体、牙周、黏膜造成对疾病的易感性。

2. 缺乏维生素

（1）维生素 A 缺乏症：幼儿缺乏维生素 A 可使恒牙萌出迟缓，牙列不齐，成人可能出现牙龈增生过长，龈炎、牙周炎，也可以引起造釉细胞及造牙本质细胞的退化，形成牙体组织发育不全症。

（2）维生素 B_1 缺乏症：单纯的维生素 B_1 缺乏症在口腔方面表现不明显，有舌肌张力减低，舌体轻度肥大，边缘有牙印出现，菌状乳头肥大充血等症状，也可有牙龈炎及黏膜水肿及面部神经痛等症状。

（3）维生素 B_2 缺乏症：有口角炎，舌红光亮，有烧灼感或刺痛，因丝状乳头萎缩、菌状乳头增大而呈杨梅状，或舌裂光秃，呈地图舌，唇炎，唇红肿、糜烂。

（4）烟酸缺乏症：口腔黏膜发红、发痛，牙龈边缘时有炎性症状出现，常有舌炎，呈牛肉样红色光秃舌，舌疼痛，咽痛、咀嚼、吞咽困难，另有不同程度的呕吐，水样腹泻，以及胃酸缺乏症状组成的胃肠道症状。

（5）维生素 C 缺乏症：牙龈炎，牙龈红肿，呈紫红色，易出血、糜烂、溃疡，牙周膜萎缩、骨质疏松，牙齿松动，有血腥样口臭。

（6）维生素 D 缺乏症：幼儿出牙延迟，牙槽骨钙化不良，易错位咬，牙发育不良。

3. 缺铁性贫血　一般表现为唇、舌及口腔黏膜苍白、萎缩。有舌炎症，另有口腔感觉过敏，舌乳头萎缩、光秃，可有舌炎与溃疡，吞咽困难，是普卢默-文森（Plummer-Vinson）综合征之一。

4. 慢性胃炎　当营养缺乏时常见口腔症状有舌炎（舌发红光亮，中央后部出现血斑，称结节样舌炎）、阿弗他口炎、唇炎、龈炎。

5. 肝硬化及严重肝功能损害　因蛋白质合成减少而引起营养不良，多种维生素缺乏可使涎腺缺少刺激，酶原贮积而腮腺肿大。因维生素缺乏可引起舌炎、龈炎，严重肝病因多种凝血因子合成障碍，以及维生素 K 吸收不足而有广泛性出血倾向。口腔黏膜自发或继发出血，各种黄疸患者可在软硬腭交界处的黏膜早期出现黄染。

6. 糖尿病　糖尿病患者的口腔出现牙龈炎或牙周炎，齿龈充血、肿胀，龈缘呈息肉样肉芽增生，甚至牙龈剥脱，牙周脓肿，牙石形成，牙周萎缩，牙齿松动，口干，口渴；重症患者有酮味（水果香味），可因血胆固醇增高而于舌背出现结节状黄色瘤。

7. 尿毒症　尿毒症患者的口腔黏膜因贫血而苍白，黏膜萎缩，晚期有尿毒性口炎、口臭并有尿味，微白色苔膜，水肿，糜烂、渗血和继发性龈口炎。

（二）口腔黏膜病的病因和发病机制

口腔黏膜病是指发生在口腔黏膜和软组织的病变，包括唇、舌、颊、腭等处的疾病。如黏膜颜色异常，斑点，溃疡，真菌疾病，舌黏膜病，口角炎等，除少数由于单纯的局部因素外，多数与全身疾病有关。口腔各组织是整体的一部分，它的健康反映整体的健康。反过来，全身性的疾病也可影响口腔黏膜出现不同的病变，尤其在某些皮肤疾病、血液疾病、内分泌紊乱、营养缺乏，以及在急慢性感染期内，表现更明显。不少口腔黏膜病变也是某些全身疾病的先兆。

1. 发病因素　分为外因与内因。属于外因的有：①机械性的摩擦与损伤；②物理性的如温度、光能、电能、气压变化等；③化学性的如酸、碱、药物、金属盐的灼伤；④生物性的如微生物、真菌、病毒、毒素等。属于内因的有：①精神因素；②遗传因素；③过敏因素；④代谢障碍；⑤营养缺乏。某些营养素的缺乏可引起黏膜病变，如维生素 B_1 缺乏时，有牙龈炎及黏膜水肿；维生素 B_2 缺乏时，口角两侧部位的皮肤和黏膜上出现湿白糜烂，另有唇炎、舌炎；维生素 A、维生素 C 可增强口腔黏膜上皮组织的再生和抵抗力。铁缺乏时对口腔黏膜有不良影响；锌不足时可引起口腔溃疡，味觉减退等。

2. 发病机制　当中枢神经系统调节紊乱，内在因素与外在环境方面失去平衡时，就产生组织的反应。如反应表现在口腔黏膜部位，就产生口腔黏膜病。

（三）龋齿的病因和发病机制

龋齿（dental caries）俗称"虫牙"或"蛀牙"，是牙齿在外界因素影响下，牙釉质、牙本质及牙骨质发生进行性破坏所致。特点是牙齿硬组织在色、形、质各方面均发生变化，从最初牙齿的硬组织发生脱钙、牙齿透明度下降，到最终牙体缺损，形成龋洞。龋齿主要发生在牙齿之间的接触点、牙龈的边缘或后牙的窝沟。目前我国学龄前儿童及小学生的龋齿患病率已出现下降趋势，然而我国口腔卫生工作仍面临着严峻的形势，特别是中老年人龋齿患病水平呈上升趋势。第四次全国口腔健康流行病学调查结果显示，我国 5 岁和 12 岁儿童患龋率分别是 71.9%、38.5%，而 35～44 岁、55～64 岁以及 65～74 岁成人恒牙患龋率分别为 89.0%、95.6% 和 98.0%。龋齿的防治已超越了单纯的口腔医学问题，成为备受关注的公共卫生问题。

龋齿的发病，不是单纯某一原因引起的，而是由多种因素导致。在我国，导致龋齿的主要原因包括不合理的饮食结构和相对落后的口腔自我保健意识，从而影响牙齿体组织的构造、牙齿钙化不全或没有完整的保护层，另外还包括口腔环境等因素，包括食物、水、细菌等。龋齿的致病因素主要包括微生物、食物和宿主三大因素。

1. 微生物因素 主要的致龋微生物有乳酸菌属、链球菌属及放线菌属等产酸的细菌，它们能与口腔中的单糖（如果糖、葡萄糖）作用而产酸。酸再作用于牙齿，使牙齿中的无机盐类溶解脱钙而形成龋洞。

2. 食物因素 食物常与牙釉质表面接触，可作为致龋微生物的底物直接影响龋齿的发生过程。食物与龋齿发病的关系非常密切，不同食物因其性质、种类和烹调方法不同，其致龋齿能力不同，甚至差异很大。与龋齿发生密切的食物营养因素如下。

（1）碳水化合物：最容易致龋的营养素是碳水化合物，如蔗糖是致龋细菌代谢的底物，为细菌生存提供了丰富营养，其代谢产物可以造成牙齿破坏。黏软的糖果、糕饼等容易在牙齿间隙或窝沟内沉积下来，也易引起龋齿。各种碳水化合物食物的产酸能力和致龋性呈正相关，其中纯糖食物（蔗糖）是碳水化合物中致龋性最强的，碳水化合物的致龋能力从强到弱为蔗糖、葡萄糖、麦芽糖、乳糖、果糖、山梨醇、木糖醇。

（2）膳食纤维：最不容易致龋的营养素是膳食纤维，它可以增强口腔的自洁作用，清除附着于牙间隙的食物残渣与碳水化合物，而且本身不易黏附牙面，可大大减少患龋齿的机会。

（3）氟化物：饮水中氟化物含量的高低，对患龋与斑釉产生影响。氟对牙齿与骨骼的发育影响很大，牙齿的釉质表面含有氟。氟的作用主要是使牙齿的硬组织变成难溶于酸的氟磷灰石，增强硬组织的抗酸性能，又可抑制嗜酸菌的滋生，从而抑制口腔内葡萄糖发酵产酸，对防龋起到作用。我国广州已实行了在饮水中加氟这一防龋措施，使水质中含氟量提高到每升 0.8mg，10 多年来降低龋齿数 40%～60%，其他如使用加氟牙膏，经常咀嚼含氟口香糖，对牙面进行涂氟，都能预防龋齿。但如果水中含氟量超过 1mg/L 时，会出现地区性斑釉，使牙面产生黄斑，俗称黄斑牙。当水中含氟量在 3mg/L 时，斑釉患者可高达 100%，在 4mg/L 时，可产生氟骨症。水源中含氟量越高，饮用时间越长，症状也越明显。但氟化物只对牙齿发育期即 7 岁以前儿童造成损害，而充足的维生素 A、D 与均衡的钙、磷，则可减少氟的危害。如果 7 岁以前长期生活在高氟区，虽以后迁居他处，也可产生斑釉。反之，在 7 岁以后开始迁入高氟区的，就很少会产生斑釉。对高氟地区，为了预防斑釉，可实行水质的改良。

（4）蛋白质：与龋病的易感性关系尚未有定论。但动物实验已证明，严重的营养缺乏可影响牙齿的生长发育和唾液分泌，从而增加龋病的易感性。故建议在妊娠期的妇女和哺乳期的婴幼儿应摄入充足蛋白质。

（5）脂肪：动物实验表明牙齿萌出后增加食物中脂肪的含量可降低患龋率。这可能是由于在牙釉质表面形成了一层脂肪膜防止牙釉质脱矿或隔绝了碳水化合物与细菌的接触。

（6）维生素：维生素 A 严重缺乏时，可引起釉质发育不全、釉质器萎缩、造釉细胞变形，并对造牙本质细胞和牙本质都有一定影响；维生素 D 与钙、磷代谢有关，维生素 D 可促进牙齿中钙、磷的沉积，对预防龋病可能有一定作用。有研究显示，在患有系统性维生素 B_{12} 缺乏症的儿童中，龋齿患病率和相关的牙龈问题增加。

（7）矿物质：食物中的矿物质，特别是钙、磷、氟对牙齿的矿化很重要。钙与磷是牙齿的主要组成部分。牙齿的生长发育受钙与磷代谢的影响。食谱中若钙含量高、磷含量低，对龋病易感性增加，可造成龋损；若食谱中增加适量的磷可降低患龋率。如食谱中缺乏铁，不仅造成贫血还会容易产生牙病。含蔗糖的致龋食谱中，如果再增加铁的含量，患龋率可降低 50%。

食用未经烹调或粗糙食物者的患龋率一般低于食用精、细、软、黏食物者，这与食物的物理性质和化学组成有密切关系。

3. 宿主因素 影响龋齿发病的宿主因素主要是牙齿本身和唾液。牙齿本质钙化不良与没有完整釉质的保护层，使牙齿上产生点、隙、裂沟和牙齿排列不整齐，都容易滞留食物残渣。如不注意牙的清洁卫生，就会产生细菌繁殖的温床。这些结构上的缺陷，给病原刺激物活动创造了条件。

钙化良好的牙齿不容易患龋，釉质中氟、锌含量较高时，患龋的概率较低。唾液质与量的变化、缓冲能力的大小及抗菌系统的变化，都影响到龋病的发生。

（四）牙周病的病因和发病机制

牙周病（periodontal disease，PD）是由革兰氏阴性厌氧菌引起的慢性感染性疾病，在全球范围内发病率高达90%。通常从牙菌斑开始，发展到牙龈组织炎症、牙龈红肿和出血，波及深层的牙槽骨、牙周膜、牙骨质，出现上述结构的炎症和破坏，表现为口臭，牙齿动摇、脱落，咀嚼功能丧失等。牙周病中以中老年人较多。我国居民牙周健康状况不容乐观，第四次全国口腔健康流行病学调查显示，35～44岁年龄组牙周健康率仅为9.1%，牙龈出血检出率达87.4%。引起牙周病的因素很多，它是由于某些全身性疾病或代谢紊乱而影响到牙周组织细胞的功能和营养而产生的牙周病变。所以牙周病变是全身疾病的局部表现，它的病因与营养有关。

1. 营养不足　中度及严重的营养缺乏常常是产生牙周病的因素。如坏血性龈炎，无机盐缺乏性牙槽。当食物中维生素C稍有缺乏时，组织的抵抗力下降，毛细血管的渗透性增加。营养不足不一定是进食太少，而与食物的消化和代谢过程发生障碍有关：①食物中所含营养物质缺乏某些成分，如在缺乏新鲜蔬菜、水果的地区维生素C摄入不足；②由于消化道疾病，影响某些营养素的消化与吸收；③在特殊生理阶段如妊娠、患病时维生素C需要量增加，如果维生素C的供给量不增加，也可出现营养缺乏的病变；④营养物质在食物中含量是正常的，但进入人体后的代谢有障碍。如钙进入消化道后，钙以磷酸盐的形态由肠吸收，吸收之后在骨齿组织中以磷酸盐形态储存，都需要维生素D参加，当维生素D缺乏时，即能引起钙、磷代谢障碍而发生不足现象。

2. 新陈代谢紊乱　糖代谢紊乱引起的糖尿病可引起牙周病、牙齿松动、牙周脓肿。

3. 精神体质因素　在长期神经紧张的状态下出现牙龈病变，严重的牙槽骨脱钙或口腔黏膜、舌、唇的病变。

4. 其他　如恶病质时出现牙龈出血，铅中毒时在龈缘上形成铅线。口腔卫生不良、食物嵌塞、牙垢堆积、不正确的刷牙方法，均对牙周病有影响。

第三节　营养治疗

（一）口腔黏膜病的营养治疗

疾病导致的继发性口腔黏膜病要治疗原发性疾病，原发性疾病好转的同时口腔黏膜病会得到有效改善。营养素的缺乏引起的黏膜病变，可针对性地补充富含该营养素的食物或营养制剂。

（二）龋齿的营养防治

国外在孕妇和婴儿早期就非常关注口腔保健，而我国缺乏对儿童乳牙的保护措施，往往是等孩子上小学以后才开始口腔卫生的普及教育。龋齿的饮食防治，要强调合理均衡饮食，不单靠某些营养素或药物。

1. 胎儿期母体营养充足，其中钙、磷之比（1：2～1：1.5）要适当　尽量采用天然食品，因为天然食品除含有已知的主要营养成分外，还可能含有尚未被认识的其他营养成分。母体摄入的钙、磷充足，营养素平衡，可使牙胚组织与日后钙化及齿质结构良好，有抗龋力。

2. 坚持母乳喂养　从防龋角度来讲，母乳胜过牛奶，一是母乳不含蔗糖，所含乳糖甜度低，二是含有丰富的无机盐与必需的维生素。

3. 多食纤维丰富的食物　膳食纤维丰富的食物如蔬菜、水果、肉类等，对牙面有摩擦和洁净作用。相反地，精制食品如精白米、白面、饼干、糖果等对牙面没有摩擦和洁净作用，易被口腔微生物产酸发酵致龋。另外，食物烹调时不要煮得过烂，纤维素可加强咀嚼活动，咀嚼有利于颌骨的生长，促进牙周及牙龈组织的血液循环，使牙齿坚固。

4. 控制食糖　糖是一种营养素，适量地吃糖是必要的，但不能过量，也不要在饭前或睡前吃糖。饭前吃糖会影响食欲，妨碍其他营养素的摄入，睡前吃糖会给细菌发酵产酸创造条件，要有意识地选择含木糖醇的龋齿预防食品等。

5. 增加体力活动和锻炼　锻炼身体，增强体质，使牙齿颌骨发育钙化良好，机体保持正常代谢，牙齿的防龋能力强。相反，体质差的人牙齿内的钙、磷、氟等无机盐代谢发生障碍，牙齿的抗龋力会下降。

6. 氟化物防治　自来水加氟，饮料强化氟素，食盐加氟，口服氟片等是低氟地区人民防龋的有力措施。提高含氟量，既可增强抗酸抗菌作用，又可改变唾液的酸碱度，抑制细菌发酵产酸，减少脱钙，以此来达到防龋目的。因为过量氟可以引起中毒，所以在使用时注意控制剂量。

此外，应注意口腔卫生，及时消除食物残渣，定期进行牙齿检查，发现龋齿，应及时到医院就诊，不可拖延时间，耽误治疗。

（三）牙周病的营养治疗

1. 各种营养素之间的分配比例要适当　过多的摄入与缺乏，都可引起机体的营养代谢的紊乱。食物中的优质蛋白质要稍多于正常人，摄取适量的氟化物，脂肪食物不宜过多。

2. 充足的维生素　维生素 A 可以预防牙周病，加强釉质的抵抗力，使牙周组织的上皮细胞活力增强。维生素 B_1、维生素 B_2、烟酸也是牙周病防治中常需补充的维生素。维生素 C 与胶原的合成，以及牙本质细胞和成骨细胞的功能有关，对于牙龈、牙槽骨和牙周膜，均有影响。

3. 科学的膳食搭配和加工烹调　中医认为牙周炎是由于火气与肾虚二者引起的，凡由火气引起的牙周病，应以戒厚味、清火邪为主，可用绿豆汤、芦根汤。不用油煎炸、少用厚滋浓味的食物，多用瓜果蔬菜清淡的食物。凡由肾虚引起的牙周病，应以补肾为主。可用高质量的动物性蛋白质，多用奶类与贝壳类食品与新鲜的红、黄、绿色蔬菜。如取鲜马兰头 4 两洗净，放适量水煮烂，再用纱布绞汁，每日取汁一碗，分两次服用，5 天为一个疗程，有消炎解毒的功效。

（杨　艳）

参 考 文 献

孙长颢, 2017. 营养与食品卫生学. 8 版. 北京: 人民卫生出版社.

杨月欣, 2018. 中国食物成分表标准版 (第一册). 6 版. 北京: 北京大学医学出版社.

杨月欣, 葛可佑, 2019. 中国营养科学全书. 2 版 (上册). 北京: 人民卫生出版社.

杨月欣, 中国疾病预防控制中心营养与健康所, 2019. 中国食物成分表标准版 (第二册). 6 版. 北京: 北京大学医学出版社.

中国抗癌协会肿瘤营养专业委员会, 中华医学会肠外肠内营养学分会, 2020. 中国肿瘤营养治疗指南 (2020). 北京: 人民卫生出版社.

中国营养学会, 2016. 食物与健康: 科学证据共识. 北京: 人民卫生出版社.

中国营养学会, 2023. 中国居民膳食营养素参考摄入量 (2023版). 北京: 人民卫生出版社.

中华人民共和国卫生部疾病控制司, 2006. 中国成人超重和肥胖症预防控制指南. 北京: 人民卫生出版社.

Anim-Koranteng C, Shah H E, Bhawnani N, et al., 2021. Melatonin—a new prospect in prostate and breast cancer management. Cureus, 13(9): e18124.

Farhat D, Lincet H, 2020. Lipoic acid a multi-level molecular inhibitor of tumorigenesis. Biochimica et Biophysica Acta Reviews on Cancer, 1873(1): 188317.

Joint WHO/FAO/UNU Expert Consultation, 2007. Protein and amino acid requirements in human nutrition. World Health Organization Technical Report Series, (935): 1-265, back cover.

附表 1　中国居民膳食能量需要量（EER）

年龄/阶段	男性						女性					
	PAL I[a]		PAL II[b]		PAL III[c]		PAL I[a]		PAL II[b]		PAL III[c]	
	MJ/d	kcal/d	MJ/d	kcal/d	MJ/d	kcal/d	MJ/d	kcal/d	MJ/d	kcal/d	MJ/d	kcal/d
0岁~	—	—	0.38MJ/(kg·d)	90kcal/(kg·d)	—	—	—	—	0.38MJ/(kg·d)	90kcal/(kg·d)	—	—
0.5岁~	—	—	0.31MJ/(kg·d)	75kcal/(kg·d)	—	—	—	—	0.31MJ/(kg·d)	75kcal/(kg·d)	—	—
1岁~	—	—	3.77	900	—	—	—	—	3.35	800	—	—
2岁~	—	—	4.60	1100	—	—	—	—	4.18	1000	—	—
3岁~	—	—	5.23	1250	—	—	—	—	4.81	1150	—	—
4岁~	—	—	5.44	1300	—	—	—	—	5.23	1250	—	—
5岁~	—	—	5.86	1400	—	—	—	—	5.44	1300	—	—
6岁~	5.86	1400	6.69	1600	7.53	1800	5.44	1300	6.07	1450	6.90	1650
7岁~	6.28	1500	7.11	1700	7.95	1900	5.65	1350	6.49	1550	7.32	1750
8岁~	6.99	1600	7.74	1850	8.79	2100	6.07	1450	7.11	1700	7.95	1900
9岁~	7.11	1700	8.16	1900	9.20	2200	6.49	1550	7.53	1800	8.37	2000
10岁~	7.53	1800	8.58	2050	9.62	2300	6.90	1650	7.95	1900	8.79	2100
11岁~	7.95	1900	9.20	2200	10.25	2450	7.32	1750	8.37	2000	9.41	2250
12岁~	9.62	2300	10.88	2600	12.13	2900	8.16	1950	9.20	2200	10.25	2450
15岁~	10.88	2600	12.34	2950	13.18	3300	8.79	2100	9.83	2350	11.09	2650
18岁~	9.00	2150	10.67	2550	12.55	3000	7.11	1700	8.79	2100	10.25	2450

续表

年龄/阶段	男性						女性					
	PAL I[a]		PAL II[b]		PAL III[c]		PAL I[a]		PAL II[b]		PAL III[c]	
	MJ/d	kcal/d	MJ/d	kcal/d	MJ/d	kcal/d	MJ/d	kcal/d	MJ/d	kcal/d	MJ/d	kcal/d
30岁~	8.58	2050	10.46	2500	12.34	2950	7.11	1700	8.58	2050	10.04	2400
50岁~	8.16	1950	10.04	2400	11.72	2800	6.69	1600	8.16	1950	9.62	2300
65岁~	7.95	1900	9.62	2300	—	—	6.49	1550	7.74	1850	—	—
75岁~	7.53	1800	9.20	2200	—	—	6.28	1500	7.32	1750	—	—
孕早期	—	—	—	—	—	—	+0	+0	+0	+0	+0	+0
孕中期	—	—	—	—	—	—	+1.05	+250	+1.05	+250	+1.05	+250
孕晚期	—	—	—	—	—	—	+1.67	+400	+1.67	+400	+1.67	+400
乳母	—	—	—	—	—	—	+1.67	+400	+1.67	+400	+1.67	+400

PAL I[a]、PAL II[b] 和 PAL III[c] 分别代表低强度身体活动水平、中等强度身体活动水平和高强度身体活动水平

"—" 表示未制定或未涉及；"+" 表示在相应年龄阶段的成年女性需要量基础上增加的需要量

中国营养学会, 2023. 中国居民膳食营养素参考摄入量 (2023 版). 北京: 人民卫生出版社

附表 2 膳食矿物质推荐摄入量（RNI）或适宜摄入量（AI）

年龄/阶段	钙/(mg/d) RNI	磷/(mg/d) RNI	钾/(mg/d) AI	钠/(mg/d) AI	镁/(mg/d) RNI	氯/(mg/d) AI	铁/(mg/d) RNI 男	铁/(mg/d) RNI 女	碘/(mg/d) RNI	锌/(mg/d) RNI 男	锌/(mg/d) RNI 女	硒/(mg/d) RNI	铜/(mg/d) RNI	氟/(mg/d) AI	铬/(mg/d) AI 男	铬/(mg/d) AI 女	锰/(mg/d) AI 男	锰/(mg/d) AI 女	钼/(mg/d) RNI
0 岁～	200 (AI)	105 (AI)	400	80	20 (AI)	120	0.3 (AI)		85 (AI)	1.5 (AI)		15 (AI)	0.3 (AI)	0.01	0.2		0.01		3 (AI)
0.5 岁～	350 (AI)	180 (AI)	600	180	65 (AI)	450	10		115 (AI)	3.2 (AI)		20 (AI)	0.3 (AI)	0.23	5		0.7		6 (AI)
1 岁～	500	300	900	500～700a	140	800～1100b	10		90	4.0		25	0.3	0.6	15		2.0	1.5	10
4 岁～	600	350	1100	800	160	1200	10		90	5.5		30	0.4	0.7	15		2.0	2.0	12
7 岁～	800	440	1300	900	200	1400	12		90	7.0		40	0.5	0.9	20		2.5	2.5	15
9 岁～	1000	550	1600	1100	250	1700	16		90	7.0		45	0.6	1.1	25		3.5	3.0	20
12 岁～	1000	700	1800	1400	320	2200	16	18	110	8.5	7.5	60	0.7	1.4	33	30	4.5	4.0	25
15 岁～	1000	720	2000	1600	330	2500	16	18	120	11.5	8	60	0.8	1.5	35	30	5.0	4.0	25
18 岁～	800	720	2000	1500	330	2300	12	18	120	12	8.5	60	0.8	1.5	35	30	4.5	4.0	25
30 岁～	800	710	2000	1500	320	2300	12	18	120	12	8.5	60	0.8	1.5	35	30	4.5	4.0	25
50 岁～	800	710	2000	1500	320	2300	12	10c 18d	120	12	8.5	60	0.8	1.5	30	25	4.5	4.0	25
65 岁～	800	680	2000	1400	310	2200	12	10	120	12	8.5	60	0.8	1.5	30	25	4.5	4.0	25
75 岁～	800	680	2000	1400	300	2200	12	10	120	12	8.5	60	0.7	1.5	30	25	4.5	4.0	25
孕早期	+0	+0	+0	+0	+40	+0	—	+0	+110	—	+2	+5	+0.1	+0	—	+0	—	+0	+0
孕中期	+0	+0	+0	+0	+40	+0	—	+7	+110	—	+2	+5	+0.1	+0	—	+3	—	+0	+0
孕晚期	+0	+0	+0	+0	+40	+0	—	+11	+110	—	+2	+5	+0.1	+0	—	+5	—	+0	+0
乳母	+0	+0	+400	+0	+0	+0	—	+6	+120	—	+4.5	+18	+0.7	+0	—	+5	—	+0.2	+5

a 1 岁～为 500mg/d，2 岁～为 600mg/d，3 岁～为 700mg/d

b 1 岁～为 800mg/d，2 岁～为 900mg/d，3 岁～为 1100mg/d

c 无月经

d 有月经

"—"表示未涉及；"+"表示在相应年龄阶段的成年女性需要量基础上增加的需要量

附表 3　膳食维生素推荐摄入量（RNI）或适宜摄入量（AI）

年龄/阶段	维生素A/(μgRAE/d) RNI 男	女	维生素D/(μg/d) RNI	维生素E/(mgα-TE/d) AI	维生素K/(μg/d) AI	维生素B1/(mg/d) RNI 男	女	维生素B2/(mg/d) RNI 男	女	烟酸/(mgNE/d) RNI 男	女	维生素B6/(mg/d) RNI	叶酸/(μgDFE/d) RNI	维生素B12/(μg/d) RNI	泛酸/(mg/d) AI	生物素/(μg/d) AI	胆碱/(mg/d) AI 男	女	维生素C/(mg/d) RNI
0岁~	300 (AI)		10 (AI)	3	2	0.1 (AI)		0.4 (AI)		1 (AI)		0.1 (AI)	65 (AI)	0.3 (AI)	1.7	5	120		40 (AI)
0.5岁~	350 (AI)		10 (AI)	4	10	0.3 (AI)		0.6 (AI)		2 (AI)		0.3 (AI)	100 (AI)	0.6 (AI)	1.9	10	140		40 (AI)
1岁~	340	330	10	6	30	0.6	0.6	0.7	0.6	6	5	0.6	160	1.0	2.1	17	170		40
4岁~	390	380	10	7	40	0.9	0.9	0.9	0.8	7	6	0.7	190	1.2	2.5	20	200		50
7岁~	430	390	10	9	50	1.0	0.9	1.0	0.9	9	8	0.8	240	1.4	3.1	25	250		60
9岁~	560	540	10	11	60	1.1	1.0	1.1	1.0	10	10	1.0	290	1.8	3.8	30	300		75
12岁~	780	730	10	13	70	1.4	1.2	1.4	1.2	13	12	1.3	370	2.0	4.9	35	380		95
15岁~	810	670	10	14	75	1.6	1.3	1.6	1.2	15	12	1.4	400	2.5	5.0	40	450	380	100
18岁~	770	660	10	14	80	1.4	1.2	1.4	1.2	15	12	1.4	400	2.4	5.0	40	450	380	100
30岁~	770	660	10	14	80	1.4	1.2	1.4	1.2	15	12	1.4	400	2.4	5.0	40	450	380	100
50岁~	750	660	10	14	80	1.4	1.2	1.4	1.2	15	12	1.6	400	2.4	5.0	40	450	380	100
65岁~	730	640	15	14	80	1.4	1.2	1.4	1.2	15	12	1.6	400	2.4	5.0	40	450	380	100
75岁~	710	600	15	14	80	1.4	1.2	1.4	1.2	15	12	1.6	400	2.4	5.0	40	450	380	100
孕早期	—	+0	+0	+0	+0	—	+0	—	+0	—	+0	+0.8	+200	+0.5	+1.0	+10	—	+80	+0
孕中期	—	+70	+0	+0	+0	—	+0.2	—	+0.1	—	+0	+0.8	+200	+0.5	+1.0	+10	—	+80	+15
孕晚期	—	+70	+0	+0	+0	—	+0.3	—	+0.2	—	+0	+0.8	+200	+0.5	+1.0	+10	—	+80	+15
乳母	—	+600	+0	+3	+5	—	+0.3	—	+0.5	—	+4	+0.3	+150	+0.8	+2.0	+10	—	+120	+50

"—"表示未涉及；"+"表示在相应年龄阶段的成年女性需要量基础上增加的需要量